Dong Quai
Kava
Lakritze
40-60mg Isoflavonoide
(Hummus, Falafel)
Miso, Tempeh
Lignane
Traubensilberkerze
Mönchspfeffer, Hopfen
Frauenmantel + Johann.kraut

Dr. med. Jonathan V. Wright
Dr. phil. Lane Lenard

Bioidentische Hormone

Alles, was Sie wissen müssen
Das Standardwerk

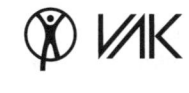

VAK Verlags GmbH
Kirchzarten bei Freiburg

Titel der amerikanischen Ausgabe:
Stay Young & Sexy with Bioidentical Hormone Replacement
© Dr. Jonathan V. Wright & Dr. Lane Lenard, 2010
Mit ISBN 978-1-890572-22-8 erschienen bei
Smart Publications, Petaluma, Kalifornien (USA)

Obwohl aus Gründen der besseren Lesbarkeit im Text die männliche Form gewählt wurde, beziehen sich alle Angaben selbstverständlich auf Angehörige beider Geschlechter.

Bibliografische Information der Deutschen Nationalbibliothek
Die Deutsche Nationalbibliothek verzeichnet diese Publikation in der Deutschen Nationalbibliografie; detaillierte bibliografische Daten sind im Internet über http://dnb.d-nb.de abrufbar.

VAK Verlags GmbH
Eschbachstraße 5
79199 Kirchzarten
Deutschland
www.vakverlag.de

© VAK Verlags GmbH, Kirchzarten bei Freiburg 2011
Übersetzung: Rotraud Oechsler
Lektorat: Nadine Britsch
Layout: Karl-Heinz Mundinger, VAK
Satz: Goar Engeländer (www.dametec.de)
Umschlag: Hauptmann & Kompanie Werbeagentur, Zürich
Druck: Media-Print, Paderborn
Printed in Germany
ISBN: 978-3-86731-092-5

Inhalt

	Geleitwort von Suzanne Somers	7
	Vorwort von Dr. med. Jonathan Wright: Der Weg der BHT ins 21. Jahrhundert	9
	Vorwort von Dr. phil. Lane Lenard: Der Fingerzeig	15
Kapitel 1	Lassen Sie sich bloß keinen Pferdeurin verschreiben!	23
Kapitel 2	Sie hatte das Gefühl, dass etwas einfach „nicht stimmte"	45
Kapitel 3	Die Hormone und der Menstruationszyklus	71
Kapitel 4	Von Hormonen und Medikamenten, Urin und Yams	81
Kapitel 5	Was Sie gegen Wechseljahresbeschwerden tun können	109
Kapitel 6	Wie Sie Osteoporose verhindern und rückgängig machen	149
Kapitel 7	Krebs durch Hormonersatz?	195
Kapitel 8	Östrogen ist gut für das weibliche Herz – oder etwa doch nicht?	233
Kapitel 9	Wie man die BHT richtig nutzt: Dosierungs- und Anwendungshinweise	259
Kapitel 10	Hormone für ihn: Warum auch Männer die BHT brauchen	307
Kapitel 11	Individuell hergestellte bioidentische Hormone – genau nach der Verordnung Ihres Arztes	333
Kapitel 12	Die BHT in den Mühlen der Politik: Warum und wie versucht wird, sie abzuschaffen	343
	Anhänge	385
	Quellenverzeichnis	443
	Danksagungen	479
	Stichwortverzeichnis	483
	Über die Autoren	493

Hinweise des Verlags

Dieses Buch dient der Information über Möglichkeiten der Gesundheitsvorsorge. Wer sie anwendet, tut dies in eigener Verantwortung. Autoren und Verlag beabsichtigen nicht, Diagnosen zu stellen oder Therapieempfehlungen zu geben. Die hier vorgestellten Vorgehensweisen sind nicht als Ersatz für professionelle Behandlung bei ernsthaften Beschwerden zu verstehen.

GELEITWORT

von Suzanne Somers

Bioidentische Hormone: Die Lektüre dieses Standardwerks kommt einer Vorlesung der führenden Professoren unserer Zeit gleich – in diesem Falle von Dr. Jonathan V. Wright und Dr. Lane Lenard. Das herrschende Chaos zum Thema Hormonersatz in den Wechseljahren muss entwirrt werden, und dieses Buch tut genau das. Der Ersatz fehlender Hormone mit zunehmendem Alter und durch Stress ist die tragende Säule der Anti-Aging-Medizin. Die Schulmedizin neigt allerdings eher dazu, über diese Fachrichtung die Stirn zu runzeln, als ob sie ein nicht existentes Phänomen wäre, doch es ist nun einmal unbestritten, dass die Menschen heute länger leben als je zuvor. Leider ist die verbleibende Qualität dieses längeren Lebens mitunter sehr gering.

Gegenwärtig beginnt der hormonelle Abbau in den mittleren Jahren (die infolge des zunehmenden Stresses immer früher einsetzen), und das Rezept der Schulmedizin dagegen besteht typischerweise in der Verschreibung eines oder mehrerer Medikamente. Schlaflos? Nehmen Sie Zolpidem*. Niedergeschlagen? Nehmen Sie Fluctin®.** Erhöhte Cholesterinwerte? Nehmen Sie Sortis®/Lipitor®. Angstzustände oder Panikattacken? Nehmen Sie Valium®. Dann gibt es noch etwas gegen Bluthochdruck und Schmerzen dazu, und bald schon sind Sie für alle Gelegenheiten medikamentös hochgerüstet – und bauen ganz allmählich ab. Sie können nicht mehr klar denken, Ihre Gelenke schmerzen, Ihre Libido geht verloren – all das, was Sie im Kern ausmacht, stiehlt sich langsam in Richtung Krankheit davon.

Wissen ist Macht

Mehr als je zuvor ist es zwingend notwendig und lebensrettend, dass wir medizinischen Laien uns informieren. Bleiben Sie weiterhin auf Ihrem gegenwärtigen chemisch-pharmazeutischen Kurs, werden Sie sich schließlich im Medikamentennebel und der schleichenden Vergiftung verlieren, wie an vielen Menschen überall in unserer Umgebung zu beobachten ist.

---

* In den USA unter dem Namen Ambien® im Handel; im deutschsprachigen Raum wird es u.a. als Bikalm (D), Ivadal, Mondeal (A), Dorlotil, Zoldorm (CH), Stilnox (D, CH, auch I), Zoldem (D, A) vertrieben.

** Prozac® in GB und USA, u.a. im Handel als Fluxet (D), Felicium, Floccin, Mutan, NuFluo, Positivum (A), Fluctine (A, CH), Fluocim, Fluoxifar (CH).

Dr. Wright und Dr. Lenard präsentieren mit diesem informativen Buch die Arbeit, die sie für uns geleistet haben. Sie wissen, dass die Grundvoraussetzung für einen geglückten Übergang ins Alter darin besteht, die natürlichen, von unserem Körper bisher selbst hergestellten Hormone durch echte, bioidentische zu ersetzen. Um uns dieses neue lange Leben, das uns vom Fortschritt auf vielen Gebieten beschert wird, zunutze zu machen, müssen wir unsere Hormonspiegel in einem gesunden Gleichgewicht halten.

Dieses Buch erklärt den Unterschied zwischen bioidentischen Hormonen und den von der Pharmaindustrie hergestellten patentrechtlich geschützten Hormonen, die nicht identisch sind mit denen, die unser Körper selbst herstellen kann. Und gerade die Letzteren haben sich als gefährlich erwiesen! Lesen Sie hier – wissenschaftlich fundiert – wie wirksam und erfreulich der Ersatz der im Laufe des Alterungsprozesses oder durch den Stress unserer hektischen Lebensweise verloren gegangenen, vormals vom Körper selbst hergestellten Hormone durch bioidentische Hormone ist.

Alles steht in diesem Buch – es bleiben keine Fragen offen. Das ist wahre Wissenschaft, frei von den Vorgaben der Pharmaindustrie. Diese beiden Doktoren haben alles darangesetzt, um Ihnen die Wahrheit nahezubringen, damit es uns allen besser gehen kann, damit wir auch im Alter ein gesundes Leben genießen können.

Ich empfehle Ihnen, dieses Buch von der ersten bis zur letzten Seite zu lesen und es fortan als *das* „Nachschlagewerk in Sachen bioidentische Hormone" zu benutzen. Alle Informationen, alle Antworten werden Sie hier finden. Um dieses Buch zu schreiben, bedurfte es vieler Jahre des intensiven Studiums und der klinischen Anwendung. Dr. Jonathan V. Wright und Dr. Lane Lenard werden eines Tages als diejenigen in die Geschichte eingehen, die die Medizin trotz aller Schwierigkeiten und gegen heftigen Widerstand verändert haben.

Das ist ein großartiges Buch!

Suzanne Somers
Juni 2009

VORWORT

von Dr. med. Jonathan V. Wright

Der Weg der Bioidentischen Hormontherapie (BHT) ins 21. Jahrhundert

Ärzte lernen von ihren Patienten oft ebenso viel wie Patienten von ihren Ärzten. Eines von vielen solcher Beispiele erlebte ich Anfang der 1980er-Jahre, als eine Frau mit Wechseljahresbeschwerden mich eindringlich darauf aufmerksam machte, dass sie kein Pferd sei (mehr dazu in Kapitel 2), und es daher vorzöge, die versiegenden Hormone ihrer Eierstöcke durch exakt dieselben Stoffe zu ersetzen, die im Zuge der Menopause schon überwiegend verloren gegangen waren – und nicht durch tierische Fremdhormone vom Pferd. Das spornte mich dazu an, ein Paket zu schnüren, das zur ersten ganzheitlichen „Ersatztherapie mit bioidentischen Hormonen" (BHT) in Nordamerika wurde. Zu den bioidentischen Hormonen gehörten Östradiol, Östriol, Östron (aus technischen Gründen wird dieses dritte Östrogen nicht mehr so häufig verwendet), außerdem Progesteron, DHEA, Testosteron und Schilddrüsenhormone.

Die BHT verbreitete sich anfangs durch Mundpropaganda, da Frauen einander erzählten, wie viel besser es ihnen ging. „Ich habe das Gefühl, ich bin wieder ich selbst", lautete eine sehr typische Äußerung. Dann folgten Aufsätze und Bücher (einschließlich des allerersten Buches zu diesem Thema von Dr. Lenard und mir, das 1997 erschien) und viele andere Veröffentlichungen. Seit 2004 erhält die BHT eine enorme öffentliche Aufmerksamkeit durch die Buchreihe von Suzanne Somers zu diesem Thema und neuerdings auch dank TV-Größen wie Oprah Winfrey (deren Gast Suzanne Somers Anfang 2009 war) und anderen.

Seit der Geburtsstunde der ganzheitlichen BHT Anfang der 1980er-Jahre verbreitet sie sich ständig weiter. Was mit einer Frau, einem Arzt und einer Apotheke, die individuelle Arzneimittel herstellte (sogenannte *Compounding Pharmacy*), begann, erstreckt sich auf inzwischen Hunderttausende von Frauen und (zum Zeitpunkt, als das Buch entstand) mehrere Tausend Ärzte sowie Apotheken. Auch Männer haben die BHT für sich entdeckt und unterziehen sich immer häufiger einer an den männlichen Hormonhaushalt angepassten Behandlung mit bioidentischen Hormonen (siehe Kapitel 10).

Doch obwohl ich der Erste in Nordamerika war, der die ganzheitliche BHT verordnete, stehen mir die Lorbeeren für ihre „Erfindung" nicht zu. Denn die „Vorlage" dafür hatte ich die ganze Zeit vor meiner Nase, im Körper jeder Frau (und jedes Mannes). Ich erfand sie nicht, ich imitierte sie, und zwar so genau ich konnte, indem ich mich von den natürlich vorkommenden Hormonen leiten ließ, genau dieselben Molekülstrukturen in denselben Mengen und mit derselben zeitlichen Koordination verwendete und den besten Weg wählte, sie dem Körper zuzuführen. Und bei alldem beherzigte ich den Grundsatz, der mein gesamtes ärztliches Handeln in Bezug auf größtmögliche Sicherheit und Wirksamkeit von jeher bestimmte: Kopiere die Natur! Trotzdem kann ich nicht einmal in Anspruch nehmen, dass ich der Erste oder der Beste war, der die Natur nachahmte. Denn dies gelang in Wirklichkeit vor langer Zeit schon in China, zwischen 1025 und 1833 unserer Zeitrechnung.

Lektionen aus dem alten China

Das ist kein Scherz! Die Einzelheiten werden in Band 5 des klassischen mehrbändigen Werkes *Science and Civilization in China** (zu Deutsch etwa: „Wissenschaft und Zivilisation in China") von Joseph Needham und Lu Gwei-djen besprochen. (Für alle, die keine Zeit haben, die 36 eng beschriebenen Seiten zu diesem Thema zu lesen, gibt es eine ausgezeichnete vierseitige Zusammenfassung in Robert Temples *The Genius of China*** (in englischer Sprache; zu Deutsch etwa: „Die Genialität Chinas"). In dem Buch von Needham und Lu werden mehrere Methoden zur Herstellung vollständiger menschlicher Hormonstrukturen so lückenlos beschrieben, wie in keiner anderen heute verfügbaren Abhandlung. Dazu gehören nicht nur die bereits aufgezählten Hormone, sondern auch das menschliche Wachstumshormon (HGH), die Hormone der Hypophyse, das Hormon der Nebennierenrinde (ACTH), das schilddrüsenstimulierende Hormon (TSH), das follikelstimulierende Hormon (FSH) und das luteinisierende Hormon (LH), die Schilddrüsenhormone T4, T3, T2 und T1, außerdem Parathormon (PTH), Calcitonin, Cortisol, Dehydroepiandrosteron (DHEA), Aldosteron, Erythropoetin (EPO) ... Ich könnte immer weitermachen und jedes in

---

* Needham, J., Lu G-D: *Proto-Endocrinology: The Enchymoma in the test-tube: Medieval preparations of urinary steroid protein hormones in science and civilization in China.* Vol. 5: Chemistry and chemical technology, part 5: Spagyrical Discovery and Invention: Physiological Alchemy, 1983; Cambridge, UK; Cambridge University Press: 301–337.

** Temple, Robert: *The Genius of China: 3000 years of science, discovery, and invention.* Part 5, Section 52: The science of endocrinology, 1986; New York: Simon and Schuster: 127–130

den heutigen Lehrbüchern erwähnte Hormon nennen, die Liste wäre dennoch nicht vollständig, da diese Zubereitungen auch jedes bis heute noch nicht entdeckte, aber trotzdem im Körper vorhandene Hormon enthielten. Wie konnte das sein, noch dazu im 11. Jahrhundert, wo doch die Wissenschaft bis ins späte 19. und frühe 20. Jahrhundert keines dieser einzelnen Hormone überhaupt identifiziert hatte?

All das ist auf denselben, bereits erwähnten Grundsatz zurückzuführen: Kopiere die Natur! Nein, diese chinesischen Wissenschaftler im Mittelalter konnten keines der einzelnen Hormone kennen, doch sie vermuteten richtig, dass alle Substanzen, die den Körper „antreiben", im menschlichen Urin vorkommen. In der Tat hat die „moderne Wissenschaft" herausgefunden, dass Urin jedes Hormon enthält, von dem man weiß, dass der Körper es ausschüttet* (und auch Mineralstoffe und Spurenelemente, wie Natrium, Kalium, Kalzium, Magnesium usw., sowie in unserer Nahrung enthaltene Stoffe – doch darüber wird ein anderes Mal zu reden sein). Bevor Sie sich jetzt angewidert abwenden und aufhören zu lesen, bedenken Sie bitte, dass seit Ende der 1960er-Jahre bis zum heutigen Tag Millionen Amerikanerinnen und viele weitere Millionen Frauen in Deutschland sowie zahlreichen anderen Ländern Tabletten mit dem Namen Presomen® verschrieben bekommen und bereitwillig schlucken, die konzentrierte Hormone aus Pferdeurin enthalten. (In den USA werden sie unter dem Handelsnamen Premarin® vertrieben. Der Name setzt sich aus den Begriffen *pregnant mare's urine* zusammen (das bedeutet „Urin einer trächtigen Stute" – Anm. d. Übers.) Leider sind dies keine bioidentischen Hormone für Menschen und haben daher jahrzehntelang jede Menge Probleme verursacht, bis die „moderne Medizin" beschloss, sie endlich genauer unter die Lupe zu nehmen.

Es leuchtet durchaus ein, dass der Urin junger Erwachsener wohl die größte Menge an Sexualhormonen (und allen anderen Hormonen) enthält, also wandten die chinesischen Ärzte im Mittelalter eben diesen Urin geschlechtsspezifisch bei Männern und Frauen an. Needham und Lu dokumentieren detailliert, dass chinesische, sehr häufig berühmte taoistische Ärzte zwischen dem 11. und 19. Jahrhundert Urin in Mengen von wenigen bis zu mehreren Hundert Litern auf einmal verdampften oder ausfällten, um Konzentrate der enthaltenen Hormone

---

* Es ist ziemlich unwahrscheinlich, dass die moderne Wissenschaft bereits alle im menschlichen Urin befindlichen Hormone entschlüsselt hat. Zum Beispiel war das für die Regulierung des Eisenspiegels wichtige Hormon Hepcidin bis zu seiner Entdeckung im menschlichen Urin im Jahr 2001 nicht bekannt. (Ross, E.: *Hepcidin – the iron regulatory hormone*. Clin. Biochem. Rev. 2005; 26: 47–49)

herzustellen. Diese wurden anschließend mit Harzen, Gummi und Gewürzen zu Pillen gepresst und von verschiedenen Kaisern und Kaiserinnen sowie vielen anderen Menschen eingenommen, die gerne ein langes, gesundes Leben führen wollten. Beobachtungen von Needham und Lu zufolge, wirkten viele dadurch deutlich jünger, als sie tatsächlich waren – schon damals war dieses ursprüngliche Modell der BHT also dafür bekannt, dass es ein gesundes Altern und jüngeres Aussehen förderte.

In absehbarer Zukunft wird die BHT des „modernen" 21. Jahrhunderts weit hinter dem mittelalterlichen chinesischen Therapieansatz zurückbleiben, da sie bedauerlicherweise noch nicht alle Hormonstrukturen kennt. Der einzige Bereich, in dem die heute angewendete BHT tatsächlich überlegen ist, ist die Verabreichung: Transdermal (über die Haut) oder noch besser – wie es in der Folge heißen wird – transmukös (über die Schleimhaut) durch Cremes, die uns besser als Tabletten dabei helfen, die Natur zu kopieren. Transmuköse Cremes leiten, genau wie unsere Körperzellen, die enthaltenen Hormone direkt in den Blutstrom. Im Gegensatz dazu gelangen die Hormone in Tablettenform zunächst in den Magen-Darm-Trakt und von dort aus zur Leber, die von der Natur ganz bestimmt nicht als erste „Haltestelle" auf ihrer Reise durch den Körper vorgesehen ist. Für viele Hormone ist die Leber auch tatsächlich der wichtigste Teil des körpereigenen Hormon*entsorgungs*systems (und nicht Hormon*versorgungs*systems). Werden übermäßig hohe Hormonmengen entsorgt, bevor sie anderen Körperzellen überhaupt zur Verfügung stehen, führt dies zu potenziellen Nebenwirkungen, einschließlich der erhöhten Gefahr von Blutgerinnseln, Herzerkrankungen und Krebs.

Heute basiert die BHT auf Hormonen, die aus der mexikanischen Yamswurzel und/oder Sojapflanzen synthetisiert werden – gewiss, sie sind bioidentisch, aber eben unvollständig. Und dennoch: So unvollständig die heutige BHT auch sein mag, für die damit behandelten Frauen ist sie weitaus sicherer und wirksamer als eine Hormonersatztherapie (HET), die sich aus Östrogenen von Pferden und patentrechtlich geschütztem Medroxyprogesteron zusammensetzt (Premarin® plus Provera® bzw. Presomen® plus Prodafem®), und seit Jahrzehnten Frauen in den Wechseljahren verschrieben wird. In diesem Buch werden Sie und Ihr Arzt, der vielleicht noch nicht ganz davon überzeugt ist, mehr als genügend Belege dafür finden (auch durch Literaturhinweise auf Veröffentlichungen in Fachzeitschriften), Ihr Risiko für folgende Erkrankungen auf sichere Weise erheblich zu mindern: Morbus Alzheimer und andere kognitive Fehlfunktionen, Herzinfarkt,

Schlaganfall und weitere Erkrankungen der Herzkranz- und Gehirngefäße, Osteoporose und (auch für Nichtraucherinnen) das Lungenemphysem sowie die chronisch-obstruktive Lungenerkrankung COPD.

Was für viele Menschen genauso wichtig ist: Die heute praktizierte BHT kann die sichtbaren Alterserscheinungen, richtig und regelmäßig angewendet, deutlich verlangsamen. Fast jede Frau stellt nach 5 bis 10 Jahren fest, dass „sie jünger aussieht, als sie ist" und bekommt dieses Kompliment auch von anderen. Nach 10 Jahren und mehr wird der Unterschied zwischen gleichaltrigen Frauen, die eine BHT anwenden und solchen, die es nicht tun, dann für jedermann deutlich. Ein Beispiel: Meine Frau Holly gehörte zu den BHT-Anwenderinnen und ich habe ihre Erlaubnis, ihr Bild bei Seminaren zu zeigen und es hier abzudrucken – immer mit der Frage: „Wie alt war sie, als dieses Foto aufgenommen wurde?" (Die Antwort steht im Register unter dem Stichwort „Holly".)

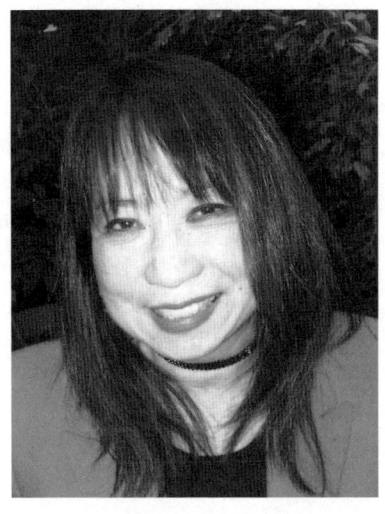

All das heißt natürlich keinesfalls, dass die Therapie mit bioidentischen Hormonen absolute Sicherheit bietet! Auch wenn sie mit exakten Kopien menschlicher Hormone arbeitet und nachweislich sicherer ist als die schulmedizinische Hormonersatztherapie – es sind allemal Hormone. Eine zuverlässige BHT-Behandlung bedeutet für eine Frau nicht, dass sie ihre Hormone verschrieben bekommt und ihren Arzt dann nie mehr aufsuchen muss. Eine sorgfältige Verlaufskontrolle, sowohl bezüglich der Mengen jedes verabreichten Hormons (nicht zu viel, nicht zu wenig, sondern in der individuell richtigen Dosierung), als auch der Biotransformation der einzelnen Hormone ist sehr wichtig, wobei im Bedarfsfall problemlos korrigierend eingegriffen werden kann. Von zentraler Bedeutung ist dabei die Frage, ob das jeweilige Hormon zu viele Prokarzinogene (das sind Stoffe, die nicht selbst krebsauslösend sind, aber im Körper zu solchen mit krebsauslösender Wirkung verstoffwechselt werden können. – Anm. d. Übers.) und nicht genug krebshemmende Metaboliten bildet.

In der Therapie mit bioidentischen Hormonen qualifizierte und erfahrene Ärzte wissen nicht nur, welche Untersuchungen sie durchführen müssen, sondern auch, welche Mineralstoffe, Vitamine und pflanzlichen Präparate sie empfehlen können, um ein sicheres Stoffwechselmuster herzustellen. Sollten Sie nicht bereits einen entsprechenden Arzt kennen, erhalten Sie im Internet zum Beispiel unter dem Stichwort „naturheilkundlich arbeitende Ärzte" eine große Anzahl entsprechender Treffer.

„Routine"-Untersuchungen sind noch immer sehr wichtig für Frauen, die sich der BHT unterziehen: Das Abtasten der Brust, Pap-Abstriche (zur Krebsvorsorge), Infrarotthermografie (so treffsicher wie die Mammografie, aber weitaus weniger unangenehm und erheblich weniger riskant) zum Aufspüren von Knoten in der Brust, Ultraschalluntersuchungen und in manchen Fällen sogar Mammogramme. Ein erfahrener BHT-Spezialist kann Sie natürlich am besten individuell beraten.

Doch die BHT ist nur *eine* Methode – wenn auch eine sehr wichtige –, um auch im Alter gesund zu bleiben. Ernährung und Bewegung stehen, wie immer, ganz oben auf der Liste, dicht gefolgt von allgemeinen und individuell spezifischen Nahrungsergänzungen.

Dr. Lane Lenard und ich hoffen, dass Ihnen dieses Buch gefällt und Sie hier neue Informationen über die Therapie mit bioidentischen Hormonen finden. Was aber noch wichtiger ist: Wir hoffen, dass Sie dieses Wissen dazu nutzen können, um ein langes und gesundes Leben zu führen!

Dr. med. Jonathan V. Wright
Tahoma-Klinik, Renton, Washington
www.tahomaclinic.com
September 2009

VORWORT

von Dr. phil. Lane Lenard

Der Fingerzeig

Mehr als ein Jahrzehnt ist vergangen, seit wir mit unserem Buch *Natural Hormone Replacement for Women Over 45* (zu Deutsch etwa: „Natürlicher Hormonersatz für Frauen über 45"; erschienen bei: Wright JVW, Morgenthaler J., Smart Publicatons, 1997) das damals bereits mehr als 10 Jahre alte Konzept einer Hormonersatztherapie mit bioidentischen Hormonen (BHT) schriftlich vorlegten – zu einer Zeit, als nur eine Handvoll sachkundiger Ärzte überhaupt schon einmal etwas von bioidentischen Hormonen gehört hatte.*

Das war auch zu der Zeit, als Premarin®/Presomen® und Provera®/Prodafem® (in den USA als Kombipräparat Prempro®, in der Schweiz und Österreich unter dem Namen Premella®) zu den meist verkauften patentrechtlich geschützten Medikamenten der Welt gehörten und ihrem Hersteller, dem Pharmaunternehmen Wyeth, viele Milliarden Dollar im Jahr einbrachten. (Premella® ist in der Schweiz seit Anfang 2009 nicht mehr im Handel. In Österreich wird es weiterhin unter diesem Namen verkauft. In Deutschland wurde es nicht unter diesem Namen vertrieben. Hierzulande erhältlich ist das Kombipräparat Climopax®, das ebenfalls konjugierte Östrogene und Medroxyprogesteron enthält. Eine Anfrage dazu, ob es sich dabei um dasselbe Präparat unter anderem Namen handelt, wurde von Wyeth nicht beantwortet. – Anm. d. Übers.) Die unter dem Namen „Hormonersatztherapie" (HET) vermarktete, patentrechtlich geschützte Kombination aus Östrogenen von Pferden und für den Menschen körperfremden Pseudohormonen war von schulmedizinischer Seite praktisch das einzige Angebot für Frauen, die die Beschwerden der Wechseljahre mildern oder sich vor den Langzeitwirkungen des altersbedingten Abbaus von Sexualhormonen schützen wollten.

---

* Aufmerksame Leserinnen und Leser werden bemerkt haben, dass sich unser erstes Buch auf den Ersatz „natürlicher Hormone" bezog, wohingegen wir jetzt vom Ersatz „bioidentischer Hormone" sprechen. Am Konzept hat sich nichts geändert, doch die Terminologie ist eine andere, um der größeren Genauigkeit in Bezug auf die Hormonquellen willen und um Verwechslungen mit anderen Produkten zu vermeiden, die zwar „natürlich", für den Menschen jedoch nicht „bioidentisch" sind. Dazu gehören konjugierte Östrogene von Pferden (zum Beispiel Premarin®/Presomen®), die für Pferde, nicht aber für den Menschen natürlich sind, sowie pflanzliche Präparate wie die Trauben-Silberkerze (*Cimicifuga racemosa*) und Engelswurz (*Angelica sinensis*, auch Dong quai, weiblicher Ginseng) und pflanzliche Östrogene (Phytoöstrogene), wie Genistein, die bioidentisch für Pflanzen sind, aber ebenfalls nicht für den Menschen.

Inzwischen konnten wissenschaftliche Studien belegen, deren Resultate auch die amerikanische Gesundheitsbehörde FDA nicht anzweifeln kann, dass die Kombination dieser beiden Hormonpräparate nicht sehr viel mehr bewirkt, als allenfalls die Eindämmung der Hitzewallungen für ein paar Jahre. Darüber hinaus und trotz neuer, ständig aber ungeprüft empfohlener niedrigerer Dosierungen ist die konventionelle HET durch die damit verbundenen Risiken und Unwägbarkeiten selbst in diesem begrenzten Rahmen praktisch unbrauchbar.

Unser kleines Buch lüftete den Vorhang, hinter dem sich die wahren Gefahren der HET verbargen, und es machte gleichzeitig Patienten und Ärzte mit den Vorteilen der geeigneteren bioidentischen Hormonersatztherapie mit menschlichen Hormonen bekannt – Östrogenen, Progesteron, Testosteron und DHEA –, deren molekulare Struktur den vom Körper selbst produzierten Hormonen gleicht.

Viele Frauen erfuhren erst durch unser Buch die Wahrheit über HET und BHT; andere hörten später durch die amerikanische Schauspielerin und Sachbuchautorin Suzanne Somers davon, deren Bestseller ihre persönlichen Erfahrungen mit einer anderen Variante der BHT dokumentierten. Doch der Wechsel von der HET zur BHT im großen Stil setzte erst nach der vorzeitigen Beendigung einer großen, staatlich geförderten Studie – der *Women's Health Initiative* (WHI, zu Deutsch etwa: „Amerikanische Initiative für die Gesundheit der Frau") – im Jahr 2002 richtig ein, deren Ergebnisse bestätigten, dass die Risiken der konventionellen HET ihren Nutzen fraglos überwogen. Diese Studie und ihre Nachwirkungen erwiesen sich als erhebliche Bedrohung für die Profite der Pharmaindustrie.

Die Nachricht von den Gefahren der HET war wahrscheinlich keine Überraschung für die Millionen von Frauen, die mit der Hormonersatztherapie begonnen, sie aber nach wenigen Monaten wieder abgebrochen hatten, weil sie mit den Nebenwirkungen oder dem durch die Behandlung verursachten „komischen" Gefühl nicht zurechtkamen. Was auch sonst könnte eine Frau erwarten, die ihrem Körper jeden Morgen Pferdeöstrogene und nicht bioidentische Pseudohormone zuführt?

Im Gegensatz dazu ist die Therapie mit bioidentischen Hormonen fast ein Selbstläufer. Schon nach kurzer Zeit stellen die Frauen fest, wie viel besser es ihnen geht (vor allem, wenn sie bereits Erfahrungen mit konventioneller HET gemacht haben). Fast alle halten an der Therapie fest und empfehlen sie weiter.

Infolge der WHO-Enthüllungen verzeichnete die BHT einen Rekordzuwachs an Frauen, deren Wechseljahre unmittelbar bevorstehen. Dieser Trend blieb der

Pharmaindustrie natürlich nicht verborgen, die daraufhin eine beispiellose juristische, Lobby- und PR-Kampagne schürte, um die Zulassungsbehörde FDA und den amerikanischen Gesetzgeber – de facto – dahingehend zu beeinflussen, ihr die Konkurrenz „aus dem Weg zu räumen". Da die Schlacht vor Gericht und im Kongress geschlagen wird, ist es fraglich, ob die bioidentische Hormontherapie, sobald sich der Pulverdampf verzogen hat, in den USA überhaupt noch erlaubt sein wird.

Überrascht? Aber nicht doch!

Obwohl wiederholt belegt wurde, dass die HET unnatürliche und gefährliche Veränderungen und Reaktionen im Körper hervorruft, ist sie weiterhin in jeder amerikanischen Apotheke erhältlich. (Die entsprechenden Medikamente sind auch im deutschsprachigen Raum weiterhin auf Rezept erhältlich, eine HET wird aber nicht mehr bedenkenlos empfohlen. Es wird vielmehr auf die Risiken – sowohl die generellen, als auch die sich aufgrund der persönlichen Vorgeschichte ergebenden – hingewiesen und nicht verschwiegen, dass eine HET nicht für jede Frau geeignet ist. – Anm. d. Übers.) Die Tatsache, dass Premarin®/Presomen® und Provera®/Prodafem® immer noch auf dem Markt sind, obwohl sie nachweislich zu Krebs, Herzerkrankungen und anderen ernsthaften Schäden führen können, offenbart die „Kuschelkoalition" zwischen Pharmaindustrie und FDA. Aufgabe letzterer Bundesbehörde ist es eigentlich, sich um Präparate zum Wohle des gesamten amerikanischen Volkes zu kümmern – und nicht um das Wohl der Pharmaindustrie.

Die Ironie der Hetzkampagne gegen die BHT besteht darin, dass sie vorgibt, Frauen vor den angeblichen „Gefahren" der Therapie mit bioidentischen Hormonen schützen zu wollen. Der einzige Nachweis, den die Pharmaindustrie zu den angeblichen Risiken jedoch anführen kann, entstammt den Studien zu ihren eigenen, freilich gefährlichen, von der US-Gesundheitsbehörde zugelassenen HET-Präparaten, die aber weder auf chemischer noch auf molekularer Ebene etwas mit bioidentischen Hormonen gemeinsam haben. Die Argumentation der Pharmalobby ist etwa Folgende: „Wenn unsere Hormonpräparate gefährlich sind, dann müssen die anderen es auch sein" – so, als handelte es sich bei HET und BHT um dieselben Präparate.

Auffallend ist jedoch, dass die Argumentation der Pharmakonzerne sich auf keinerlei wissenschaftliche Belege stützt. Seite an Seite mit der Zulassungsbehörde FDA weigert man sich, die Existenz Hunderter wissenschaftlicher Studien anzuerkennen, die im Laufe der Jahre veröffentlicht wurden und die, einmal abgesehen von den Gefahren der konventionellen HET, die Wirksamkeit und Sicherheit bioidentischer Hormone bestätigen. Inzwischen sind sie sogar so weit gegangen, eine harmlose und seit Langem allgemein anerkannte Form von Östrogen (Östriol), das der Körper jedes Menschen produziert (in besonders großen Mengen in der Schwangerschaft), und das ein wesentlicher Bestandteil der korrekten Durchführung der BHT ist, als nicht zugelassenes Medikament zu diffamieren und seine Anwendung in den USA im Grunde genommen zu verbieten. (Und das ungeachtet der Tatsache, dass Östriol in Europa von derselben Pharmafirma seit Jahren als die „ideale Behandlung" für Frauen in den Wechseljahren vermarktet wird.) Bei all dieser Heuchelei und Unehrlichkeit verschlägt es einem den Atem. (Mehr zu diesen medizinisch-rechtlichen Verfahrensproblemen erfahren Sie in Kapitel 12.)

Umfangreiche Forschungen und jahrelange klinische Erfahrung

Betrachtet man die ganze negative Presse zum Thema BHT, initiiert durch den Pharmakonzern Wyeth und die FDA, so ist es verständlich, dass viele Frauen sich scheuen, ihren Arzt zu fragen, ob man nicht einen Versuch mit bioidentischen Hormonen machen könnte; vor allem, wenn dazu noch mangelndes Wissen oder die Voreingenommenheit eines durchschnittlichen Mediziners kommen.

Sind Sie verunsichert wegen angeblicher unbekannter Risiken der bioidentischen Hormontherapie? Selbstverständlich müssen Bedenken in Bezug auf Krebs und andere ernsthafte Erkrankungen immer thematisiert und die Risiken sorgfältig überprüft werden. Dennoch, trotz aller Behauptungen, die von den Kritikern der BHT aufgestellt werden mögen, bürgen zahlreiche Veröffentlichungen wissenschaftlicher Forschungsarbeiten und Jahrzehnte gewissenhafter klinischer Praxis für Wirksamkeit und Sicherheit der BHT. Ein wichtiges Anliegen dieses Buches ist es, einen großen Teil dieser angeblich nicht existenten Forschung und klinischen Erfahrung zusammenzufassen und an die Öffentlichkeit zu bringen.

Im Laufe der Jahre wurden Hunderte vergleichende Studien, alle frei von wirtschaftlichem Interesse, über Premarin®/Presomen® und Provera®/Prodafem® sowie bioidentische Hormone durchgeführt – und diese Studien wird es auch in Zukunft geben –, und zwar in vitro (im Reagenzglas), in Tierversuchen und natürlich auch an freiwilligen Probandinnen. Das sind vielleicht nicht immer die großen prospektiven, placebokontrollierten Doppelblindstudien, die die FDA gerne als die einzig wahren hochhält, die gültige Daten liefern können. In den meisten Fällen handelt es sich um kleinere, dennoch gut kontrollierte Studien, die darauf ausgelegt sind, einen bestimmten Aspekt der Funktion, Wirksamkeit oder Sicherheit von Hormonen zu testen, wie den Cholesterinspiegel, die Blutgerinnung, die Herzfunktion, die Leberfunktion, das Krebs- oder Osteoporoserisiko. Für sich mögen diese einzelnen Ergebnisse zwar nicht das „große Gesamtbild" widerspiegeln, doch alle zusammen bieten einen bemerkenswerten Ausblick darauf, wie das große Gesamtbild aussehen wird. Solche Studien sorgen kaum für Schlagzeilen, doch sie liefern stichhaltige wissenschaftliche Argumente, und diese haben alle eines gemeinsam: Werden sie unter halbwegs vergleichbaren Bedingungen durchgeführt, erweisen sich die bioidentischen Hormone in praktisch jedem Fall als eindeutig sicherer und wirksamer als Premarin®/Presomen® und Provera®/Prodafem®.

Wenn die verheerenden Ergebnisse der WHI-Studie für die überwiegende Mehrheit der schulmedizinisch arbeitenden Ärzte ein Schock waren, dann nur deshalb, weil sie diese kleineren, teils jahrzehntealten, teils aber auch neuen Studien weitgehend ignoriert hatten, obwohl deren Ergebnisse eindeutige Hinweise auf das lieferten, was später durch die WHI-Studie bestätigt wurde – nämlich die Risiken der konventionellen HET.

Die Ergebnisse und Schlussfolgerungen der meisten dieser kleineren Studien sind heute immer noch genauso gültig wie am Tag ihrer Veröffentlichung. Doch die Schulmedizin, die unter dem Zepter der gewinnorientierten Pharmaindustrie steht – denn nur was patentfähig ist, ist auch profitabel –, und die rückschrittliche, bürokratische FDA halten an ihrem gefährlichen, aber einträglichen Lizenzgeschäft mit der HET fest und wiederholen ohne Unterlass das falsche Mantra vom Fehlen gültiger Studien zu Sicherheit und Wirksamkeit der BHT.

In jüngster Zeit, seit die konventionelle HET als große „Geldmaschine" immer mehr an Rentabilität einbüßt, während die Akzeptanz der BHT zunehmend steigt, haben die großen Pharmaunternehmen damit begonnen, ihr Augenmerk auf von der FDA zugelassene, sogenannte bioidentische Hormone zu legen. Dabei handelt es sich jedoch in erster Linie um großtechnisch hergestellte Varianten des bioidentischen Östrogens Östradiol. Eine individuelle Dosierung, so behaupten die Konzerne, sei nicht notwendig und unnötig riskant. Diese Strategie lässt mehrere Fakten außer Acht:

1. Die standardisierte Einheitsdosis dieser Östradiolpräparate ist normalerweise mindestens viermal so hoch wie die Menge, die der Körper gefahrlos verstoffwechseln kann, ohne dass das Brustkrebsrisiko steigt (siehe dazu Kapitel 9).

2. Die US-Gesundheitsbehörde ignoriert nicht nur das krebshemmende Östrogen Östriol – ein Standbein der BHT –, sondern unterdrückt aktiv seine Verbreitung, obwohl dies gesetzeswidrig ist.

3. Niemand hat je wissenschaftlich belegt, dass sorgfältig individuell zusammengestellte Hormone oder andere Medikamente in irgendeiner Weise gefährlicher sind als solche aus großtechnischer Massenproduktion. Dieser letzte Punkt ist ein Mythos, der von einer einzelnen jahrzehntealten, absichtlich verzerrten und von der FDA gesponserten „Stichprobenerhebung" gestützt wird, deren mangelnde wissenschaftliche Aussagekraft von dem damit betrauten „Forscher" sogar vor einem Ausschuss des US-Senats unter Eid bestätigt wurde (siehe hierzu Kapitel 12).

Eine Anmerkung zum Quellenverzeichnis

Beim Lesen des Buches wird Ihnen sicherlich eine große Anzahl von Anmerkungsziffern auffallen, also Quellenhinweise auf wissenschaftliche Studien, die alle unsere Fakten und Argumente stützen. Solche Angaben, die nach Kapiteln sortiert am Ende des Buches stehen, sind in der wissenschaftlichen Literatur gängige Praxis, nicht aber in einem normalen „verbraucherorientierten" Buch wie diesem. Die konventionelle Denkweise geht dahin, dass Laien wahrscheinlich weniger daran interessiert sind, wie diese Aussagen durch die wissenschaftliche Forschung untermauert werden, dass kaum jemand nachprüft, was genau dort zu lesen steht, und dass die Quellenangaben den Lesefluss behindern. Selbstverständlich können Sie diese Hinweise beim Lesen also einfach ignorieren. Versuchen Sie jedoch gleichzeitig, sich ihre Bedeutung klar zu machen, dass nämlich jedes Mal, wenn so etwas wie [1–3] im Text erscheint, diese spezielle Aussage durch drei wissenschaftliche Studien gestützt wird, die Sie und/oder Ihr Arzt gerne unter die Lupe nehmen dürfen.

Angesichts der wiederholten Falschaussagen von BHT-Gegnern, es gebe „keine wissenschaftliche Untermauerung" für die Wirksamkeit und Sicherheit der bioidentischen Hormontherapie, und daher müsse sie als ebenso gefährlich eingestuft werden wie die HET, hielten wir es für zwingend notwendig, diesen wissenschaftlichen Forschungen so detailliert wie möglich Raum zu geben. Auf diese Weise können die Kritiker oder diejenigen, die geneigt sind, sich von ihnen beeinflussen zu lassen, feststellen, wie sehr sie sich täuschen. Wir begrüßen die Gelegenheit, diese Forschungen für sie zusammenzufassen und hoffen, dass sie jede Quellenangabe in diesem Buch nachschlagen werden. (Die Quellen sind bis auf ganz wenige Ausnahmen in englischer Sprache, sodass sehr gute Englischkenntnisse erforderlich sind. – Anm. d. Übers.) Wer sich ernsthaft mit diesen wissenschaftlichen Belegen befasst, kann nicht auf seinem negativen Standpunkt beharren.

Sollten Sie nach der Lektüre dieses Buches immer noch Zweifel an der Sicherheit von bioidentischen Hormonen hegen, denken Sie bitte einmal hierüber nach: Wie hätte die Menschheit überleben können, wenn normale Mengen weiblicher Geschlechtshormone zu tödlichen Krankheiten führen würden? Würden natürliche oder bioidentische menschliche Geschlechtshormone bei Frauen überhaupt zu einem höheren Risiko für Herzerkrankungen oder Krebs führen, wie viele Kritiker heute behaupten, dann wäre die Menschheit wahrscheinlich schon sehr, sehr lange ausgestorben. Eine physiologische Dosis, die dem Körper auf vernünftige Weise zugeführt wird und den weiblichen Zyklus beachtet, an den sich der Körper in Jahrzehnten der natürlichen Hormonsekretion aus den Eierstöcken angepasst hat, kopiert lediglich diese natürlichen Hormonmengen, nicht mehr und nicht weniger. Einmal abgesehen von unseren Argumenten, für die es kaum mehr als einen gesunde Menschenverstand braucht, fördern wir außerdem viele Ergebnisse „vergessener" oder ignorierter wissenschaftlicher Studien zutage, die zusammen mit aktuellen klinischen Erfahrungen die Sicherheit und den Nutzen der BHT zuverlässig untermauern.

Dr. phil. Lane Lenard
Millstone Township, New Jersey
September 2009

Kapitel 1
Lassen Sie sich bloß keinen Pferdeurin verschreiben!

Krebsforscher sind naturgemäß eher konservativ; sie sind typischerweise darauf bedacht, die Ergebnisse ihrer Studien nicht dahingehend zu nutzen, dass Menschen sich zu große Hoffnungen machen oder übertriebene Ängste entwickeln. Doch im November 2006 geschah auf einem Medizinerkongress in San Antonio, Texas, etwas Verblüffendes: Dort legten medizinische Forscher des renommierten Krebszentrums *MD Anderson Cancer Center* in Houston neue Studienergebnisse vor, die nicht nur in San Antonio, sondern überall auf der Welt die Kinnladen nach unten klappen ließen.

Der Studienleiter, Dr. Donald Berry, beschrieb sie als „erstaunlich". Andere nannten sie „faszinierend", „provokant" und „ohne offensichtliche Mängel". Ein anderer prominenter Krebsforscher lobte: „Das könnte durchaus die Krebsstudie des Jahres sein."

Was war das nun für ein verblüffendes, erstaunliches, provokantes Ergebnis, das die Welt der Krebsmedizin erschütterte? Es war etwas wirklich ganz Einfaches und keineswegs überraschend für diejenigen von uns, die Naturmedizin praktizieren – jenseits der Grenzen des schulmedizinischen Wissens, das von der auf Patente ausgerichteten Medizinindustrie (auch Pharmaindustrie genannt) verzerrt wurde (s. S. 391).

Dr. Berry und seine Kollegen ermittelten einfach die Anzahl der in den letzten etwa 25 Jahren in den Vereinigten Staaten jährlich aufgetretenen Fälle von Brustkrebs. Dann verglichen sie diese Zahlen mit der Anzahl von Verschreibungen patentgeschützter Hormonpräparate im Rahmen einer HET, also die täglich eingenommenen Dosen von Premarin®/Presomen® (konjugierte Östrogene von Pferden) und Provera®/Prodafem® (Medroxyprogesteron, MPA) oder die Kombination aus beiden, Prempro®/Premella®/Climopax®. Was sie herausfanden, ist in der Abbildung 1.1 zusammengefasst.

Von Mitte der 1940er- bis in die 1970er-Jahre nahm die Auftretenshäufigkeit von Brustkrebserkrankungen langsam, aber stetig zu. Ab den späten 1970er- und den frühen 1980er-Jahren stieg die Krebsrate jedoch bei Frauen kurz vor oder in den Wechseljahren, also ab einem Alter von 45 Jahren, sprunghaft um

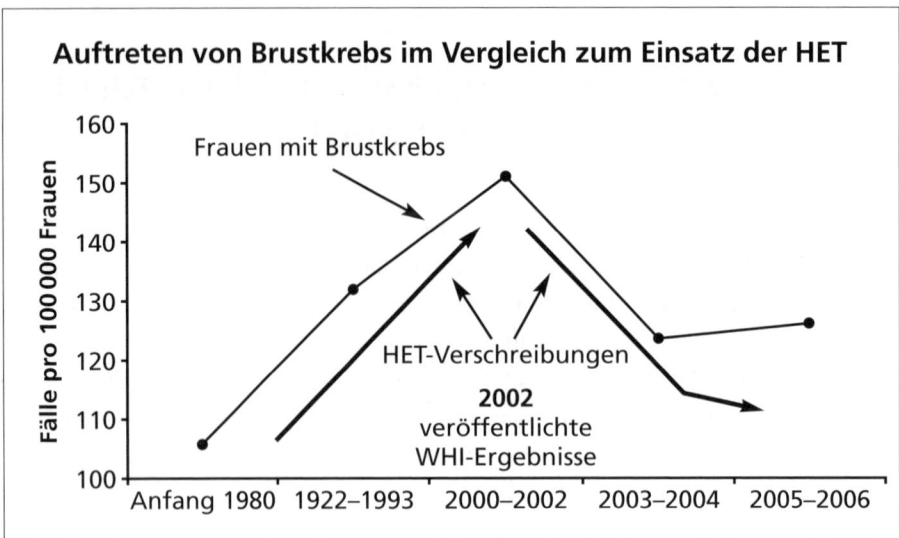

Abbildung 1.1: Die Inzidenz von Brustkrebsneuerkrankungen bei Frauen ab 45 hat im Laufe der letzten drei Jahrzehnte in direkter Korrelation mit der Anzahl von Verschreibungen konventioneller Hormonpräparate im Rahmen einer HET zu- und abgenommen. Angesichts dieser Daten haben Wissenschaftler dies als eindeutigen Beleg dafür gewertet, dass die HET Brustkrebs verursacht. (Adaptiert nach Ravdin PM et al. *N Engl J Med.* 2007; 356: 1670–1674 und Glass AG et al. *J. Natl. Cancer Inst.* 2007; 99: 1152–1161)

mehr als 300 Prozent an, es gab bis zu 200 000 Neuerkrankungen pro Jahr, 40 000 endeten tödlich. Dies hielt an bis etwa 1999, dann begann die Rate zu sinken. Bei den Frauen unter 45 Jahren, das heißt noch vor den Wechseljahren, war die Zahl der Brustkrebsneuerkrankungen in diesem Zeitraum im Wesentlichen unverändert.

Im Jahr 2003 geschah dann etwas Seltsames, und der Fokus der Öffentlichkeit richtete sich darauf: Im Vergleich zum Vorjahr war die Rate östrogenpositiven Brustkrebses*, der häufigsten Form der Krankheit, um erstaunliche 18 Prozent gesunken – einfach so! Zum ersten Mal seit 1945 waren die jährlichen Brustkrebsneuerkrankungen im Laufe des Jahres aus damals nicht ersichtlichen Gründen zurückgegangen.

---

* Für etwa 70 Prozent der Tumoren bei Brustkrebs ist das Hormon Östrogen verantwortlich. Mit Ansteigen des Östrogenspiegels wächst der Tumor und umgekehrt. Solche Tumoren werden als „Östrogenrezeptor-positiv" oder „ER+" bezeichnet.

Der eindeutige Nachweis

Wodurch wurden diese starken Schwankungen bei den Brustkrebsneuerkrankungen ausgelöst? Das Schlüsselereignis fand Mitte 2002 statt, stellten Dr. Berry und seine Kollegen fest. Es handelte sich um eine nach etwa 5 Jahren außerplanmäßig früher beendete große placebokontrollierte und von der Regierung finanzierte klinische Studie mit dem Namen *Women's Health Initiative* (WHI, amerikanische Initiative für die Gesundheit der Frau). Die WHI war konzipiert worden zur Evaluierung der Wirksamkeit und Sicherheit von konventioneller HET bei postmenopausalen Frauen.*

In den folgenden Kapiteln wird von dieser WHI-Studie, der eine Schlüsselrolle zukommt, noch detailliert die Rede sein. Vorerst nur so viel, dass ihre Ergebnisse den Anhängern der konventionellen, patentrechtlich geschützten HET den Boden unter den Füßen wegzog. Es hat sich eindeutig gezeigt, dass sie wesentlich weniger zweckdienlich und weitaus gefährlicher war, als der überwiegenden Mehrheit der Ärzte und ihren Patientinnen in den Wechseljahren vorgegaukelt worden war.

Doch der Rückgang der Brustkrebserkrankungen war nur die halbe Wahrheit. Wie wir bereits wissen, fanden die Krebsforscher heraus, dass diese Schwankungen mit der Verschreibung der HET korrelierten. Wie Sie aus der Abbildung 1.1 leicht entnehmen können, unterzogen sich Frauen in den beiden Jahrzehnten, in denen die Inzidenz von Brustkrebsneuerkrankungen massiv anstieg, der konventionellen HET in einem ständig steigenden und noch nie da gewesenen Ausmaß; die entsprechenden Präparate gehörten damals zu den meistverkauften Medikamenten der Welt.

Doch ab Juli 2002, mit Veröffentlichung der ersten von mehreren Arbeiten zu den Einzelheiten der WHI-Ergebnisse, gingen die Verkäufe der konventionellen HET-Präparate schlagartig zurück. In den sechs Monaten nach der Veröffentlichung der WHI-Studienergebnisse sackten sie für Prempro®/Premella®/Climopax® um mehr als die Hälfte ab, von 61 Millionen Verschreibungen im Jahre 2001 auf 27 Millionen im Jahr 2003 und auf 18 Millionen im Jahr 2005. Zu Recht verängstigt, brachen die Frauen die HET in Scharen ab.

---

* Man mag es kaum glauben: Obwohl das Herstellungsverfahren von Premarin®/Presomen® patentrechtlich geschützt und das Präparat in den 1940er-Jahren für den Gebrauch zugelassen sowie in den 1960er-Jahren im großen Stil vermarktet worden war und obwohl es darüber hinaus seit den 1970er-Jahren in Kombination mit Provera®/Prodafem® großflächig vertrieben wurde, war eine wissenschaftliche Studie unter anerkannten definierten Versuchsbedingungen zur Evaluation seiner Sicherheit und Wirksamkeit niemals durchgeführt worden. Was Ärzte also über die konventionelle HET zu wissen glaubten, beruhte weitgehend auf unzulänglicher Forschung, Gerüchten und Mythen, abgerundet mit einer kräftigen Prise Wunschdenken und Werberummel.

Auch wenn die Gefährlichkeit der konventionellen HET aus der WHI-Studie eindeutig hervorging, so hatte doch kaum jemand damit gerechnet, dass der abrupte Einnahmestopp dieser Pseudohormone einen sofortigen und umfassenden Nutzen für so viele Frauen mit sich bringen würde. Dennoch war der Zusammenhang unmissverständlich: Ihr Risiko, an Brustkrebs zu erkranken, verminderte sich schnell.[1, 2] Die Forscher waren zuerst vom Ausmaß und der Geschwindigkeit des Rückgangs überrascht. Später erklärte Dr. Berry, „es leuchtet total ein", wenn man bedenkt, dass die HET als wichtiger Faktor zur Krebsentstehung beitragen kann.[3]

Nur weil zwei Ereignisse miteinander in Beziehung gesetzt werden, bedeutet das aber natürlich nicht automatisch, dass das eine die *Ursache* des anderen ist. Die neuen Daten liefern keinen Beleg dafür, dass die konventionelle HET Brustkrebs *verursacht* (möglicherweise liefern sie „nur" einen Beitrag zur Krebsentstehung). Es könnte einen dritten Faktor geben – zum Beispiel die steigende Anzahl von Mammogrammen –, der für den Anstieg von Brustkrebserkrankungen verantwortlich ist. Dennoch, wie der Onkologe Dr. Peter Ravdin, Hauptautor der wissenschaftlichen Arbeit des Anderson-Instituts erklärte, schien der etwas unglücklich und fälschlich gewählte Begriff „Hormonhypothese" die perfekte Erklärung für die Krebsdaten zu sein, und eine andere Ursache konnten sie nicht finden.[2, 4] „Natürlich sind wir nicht sicher. Das sind wir nie", sagte Dr. Berry, „aber es passt. Es ist ein eindeutiger Nachweis."[5]

Jeder Zweifel bezüglich eines dritten Faktors, wie einer geringeren Anzahl von Mammogrammen als mögliche Ursache für den Rückgang von Brustkrebserkrankungen, wurde kürzlich in einem größeren Artikel im *New England Journal of Medicine* von den WHI-Forschern selbst ausgeschlossen. Bei erneuter Prüfung ihrer eigenen Daten kamen sie zu dem Schluss, dass „... der neueste Rückgang der Inzidenz von Brustkrebserkrankungen ... hauptsächlich mit einer Reduzierung der kombinierten Einnahme von ‚Östrogen' und Progestin zusammenhängt."[6]

Die Alternative: bioidentische Hormone

Obwohl die konventionelle HET ursprünglich entwickelt wurde, um Hitzewallungen und andere unangenehme Symptome in der Menopause durch den Rückgang der ovarialen Östrogenproduktion zu lindern, wird es den Frauen und ihren Ärztinnen und Ärzten seit Jahrzehnten als eine Art „Jungbrunnen" verkauft. Der Rummel begann in den 1960er-Jahren mit der Veröffentlichung des

Buches *Forever Young* (zu Deutsch etwa: „Für immer jung"), dessen ärztlicher Autor, wie Jahrzehnte später herauskam, von der Ayerst Corporation (Vorläufer des heutigen Pharmakonzerns Wyeth), dem Hersteller von Premarin®/Presomen®, Provera®/Prodafem® und Prempro®/Premella®/Climopax, finanziert wurde. Als (nicht nur) Wyeth das Geld zu schätzen lernte, das mit dem Geschäft „Hormonersatz" für die Wechseljahre zu verdienen war, wurden zahllose andere PR-Tricks eingesetzt, um mit den behaupteten Vorteilen ihrer patentrechtlich geschützten HET-Präparate zu werben, wohingegen die bekannten Gefahren verharmlost wurden; und all das ohne überzeugende wissenschaftliche Belege.*

Gleichzeitig haben die Pharmaindustrie und ihre Gleichgesinnten bei der Zulassungsbehörde FDA versucht, eine wertvolle naturidentische, doch gemeinhin nicht patentfähige, als bioidentische Humanhormone bekannte Alternative zu ignorieren, in Verruf zu bringen und sogar ganz aus der Welt zu schaffen. Während Studien, wie die WHI und viele andere, den Beweis dafür antraten, dass die patentrechtlich geschützte HET weniger nützte und größere Risiken barg, als man ursprünglich annahm, ergaben andere Studien – einige alt und andere sehr aktuell –, dass die Ersatztherapie mit bioidentischen Hormonen (BHT) die üblichen Symptome der Wechseljahre bemerkenswert sicher und wirksam beseitigte sowie Langzeitwirkungen des Hormonabfalls in der Menopause (wie Herzerkrankungen, Osteoporose, Gedächtnisschwund, Harninkontinenz und andere) abwehren konnte.

Worin besteht die Überlegenheit bioidentischer Hormone?

Wie Sie wahrscheinlich wissen, werden bei der konventionellen HET aus Pferdeurin gewonnene Östrogene eingesetzt (mehr hierzu später). Diese hat Mutter Natur für trächtige Stuten vorgesehen, in deren Körper sie ihren Zweck auch sehr gut erfüllen – ungeeignet aber sind sie für Frauen (wie auch für nicht trächtige Stuten!). Im Gegensatz dazu sind bioidentische Humanhormone in chemischer Hinsicht absolut identisch mit denen, die der weibliche Körper täglich selbst produziert, er kann sie nicht voneinander unterscheiden.

Was für eine radikale Idee! Hormone von *Menschen* – für Menschen!

---

* Ein aufwühlender und aufschlussreicher Bericht über die Anfangsjahre der HET ist das Buch *The Greatest Experiment Ever Performed on Women* von Barbara Seaman (zu Deutsch etwa: „Das größte Experiment, für das Frauen jemals herhalten mussten"). Hyperion; New York, 2003 (nur in englischer Sprache. – Anm. d. Übers.).

Es überrascht somit nicht, dass bioidentische Humanhormone sich praktisch immer als sicherer, verträglicher und wirksamer erweisen, als dies bei den konventionellen, von der FDA „zugelassenen" und in der HET eingesetzten Pferdehormonen der Fall ist, wie eine wissenschaftliche Studie nach der anderen ergibt.*

Wie kann jemand, der das Fortpflanzungssystem der Frau kennt, es wagen zu behaupten, Pferdehormone und pseudohormonelle Medikamente (wie Provera®/Prodafem®) seien für den menschlichen Körper möglicherweise besser und sicherer, als genau diejenigen, die der Körper auf natürliche Weise selbst herstellt? Das entbehrt jeder Logik!

Stellen Sie sich einmal vor, Sie wären zu Beginn der Ära des Hormonersatzes in der Menopause als Wissenschaftler tätig gewesen, und eine wohlmeinende Pharmafirma hätte Sie ausgewählt, um die bestmöglichen Produkte für eine Hormonersatztherapie zu entwickeln. Folgendes steht Ihnen zur Verfügung: 1. Sie arbeiten unter modernsten Versuchsbedingungen, mit den besten Mitteln und Methoden, und haben Zugriff auf Studiendaten jeder Art. 2. Sie können wählen, ob Sie mit bioidentischen Humanhormonen oder mit tierischen Pferdehormonen arbeiten wollen. Wofür würden Sie sich entscheiden?

Man kann darauf wetten, dass ein normaler Mensch mit gesundem Menschenverstand, dessen einzige Erfahrung mit Hormonen sich darauf beschränkt, sie auszuschütten und vielleicht noch, ihre Wirkungen beim anderen Geschlecht zu bewundern, sich jedes Mal für Humanhormone entscheiden würde. Ganz offensichtlich gebrauchen die Menschen, die konventionellen Pharmafirmen vorstehen, ihren gesunden Menschenverstand nicht. Im Gegenteil, sie stellen fast jedes Mal ihre Profitgier über den gesunden Menschenverstand, und aus Gründen, die zu komplex sind, als dass man sie in diesem Rahmen erklären könnte, neigt die überwiegende Mehrheit der praktizierenden Ärzte unglücklicherweise dazu, sich ihnen anzuschließen.

Leider stehen die Hersteller bioidentischer Hormone mit ihren Bemühungen, das Interesse der Pharmaindustrie zu wecken, von vornherein auf verlorenem Posten. Denn genauso wie Luft, Wasser, Vitamine, Blut, Schleim sowie zahlreiche andere Substanzen, kommen bioidentische Hormone natürlicherweise

---

* Eine ganz aktuelle Rezension von 196 Studien macht diesen Punkt ganz deutlich. (Holtorf K., *The Bio-identical Hormone Debate: Are Bio-identical Hormones (Estradiol, Estriol, and Progesterone) Safer or More Efficacious than Commonly Used Synthetic Versions in Hormone Replacement Therapy?* Postgraduate Medicine 2009; 129: 1–13)

vor. Infolgedessen sind sie nach dem Gesetz nicht ohne Weiteres patentfähig. In der Welt der Pharmakonzerne und der Schulmedizin heißt das, dass ihre Herstellung und Vermarktung nicht genügend profitabel wäre. Wie Generika, deren Patentschutz abgelaufen ist, kann jeder sie verkaufen, dadurch den Wettbewerb erhöhen und so den Verkaufspreis drücken.

Dieses legale Geschäftsprinzip bei der Vermarktung therapeutischer Substanzen, das die Profite der Pharmaindustrie mit nicht patentfähigen Präparaten beschneidet, hat unglücklicherweise den Weg für patentierbare, aber minderwertige Substanzen, wie Premarin®/Presomen® und Provera®/Prodafem® geebnet und sie so zum Standard der schulmedizinischen HET gemacht. Inzwischen werden bioidentische Hormone trotz ihrer von Natur aus überlegenen Wirksamkeit und Sicherheit für den Menschen auf breiter Front ignoriert, in Verruf gebracht und neuerdings widerrechtlich unterdrückt.

Wahrscheinlich haben Sie in den letzten Jahren über die Medien oder von Ihrem Arzt eine Menge Dinge, gute wie schlechte, über die BHT gehört. Wenn Sie nun verunsichert sind, dann verstehen wir das. Bedenken Sie, dass viele Informationen über die BHT, mit denen wir durch Fernsehen und Radio, in Zeitschriften, Zeitungen und im Internet in Berührung kommen, seien sie nun negativ oder positiv, ziemlich häufig falsch oder bestenfalls voreingenommen sind. Durch die ständig steigende Beliebtheit von Büchern zu diesem Thema – zum Beispiel *Breakthrough* von Suzanne Somers (zu Deutsch etwa: „Der Durchbruch"; nur in englischer Sprache erhältlich) – und durch ihre Auftritte in beliebten amerikanischen Fernsehsendungen, wurde glücklicherweise vielen von uns eine ausgewogenere Meinung darüber vermittelt.

Bioidentische Hormontherapie (BHT): So geht's!

Leider trifft ein ähnlich lockeres Verhältnis zu den Tatsachen auch auf viele zu, die von sich behaupten, Verfechter der BHT zu sein. Sie mögen ja in der Lage sein, etwas Gutes zu erkennen, wenn sie es sehen, doch fehlt es ihnen wahrscheinlich an theoretischem Wissen aus Forschungsdaten und praktischer klinischer Erfahrung, um wirklich zu verstehen, wie sie am besten anzuwenden ist. Folglich ist ihr Rat vielleicht irreführend oder gar gefährlich und könnte in manchen Fällen ebenso viel Schaden wie Nutzen anrichten. Die korrekte Anwendung der BHT besteht eben nicht einfach darin, dass nun Östrogenpillen statt Premarin®/Presomen® und Progesterontabletten statt Provera®/ Prodafem® eingenommen werden, wofür manche BHT-„Experten" plädieren. In diesem Buch betrachten wir viele Jahrzehnte wissenschaftlicher Forschung und klinischer Erfahrung mit der Hormonersatztherapie – Forschung sowohl mit bioidentischen Hormonen als auch mit konventionellen Präparaten. Wir glauben, dass dieses Unterfangen in seiner Gesamtheit nur auf eine Schlussfolgerung hinauslaufen kann: Der medizinischen Praxis ist immer besser damit gedient, sich an der Natur zu orientieren, als danach zu trachten, die Profite der Pharmaindustrie zu maximieren. Auch wenn Sie dies für eine Übertreibung halten, warten Sie nur ab. Wir sind sicher, dass Sie ohne Weiteres zustimmen werden, wenn Sie erst einmal wissen, wie das heutige, auf Patentrechten beruhende, schulmedizinische System tatsächlich funktioniert.

Wenn es um den Hormonersatz in den Wechseljahren geht, vergleichen wir Ärzte, so seltsam es auch klingen mag, manchmal gerne mit Automechanikern, um ein einfaches, aber sehr aufschlussreiches Bild zu verwenden. Überlegen Sie sich: Kein Automechaniker mit einem Funken Verstand würde funktions- und sicherheitsrelevante Teile eines Mercedes durch Ersatzteile austauschen, die für einen Chevrolet hergestellt wurden. Sie müssen nicht viel von Autos verstehen, um sich die Folgen ausmalen zu können, wenn man zum Beispiel versucht, das Getriebe eines Chevrolets in einen Mercedes einzubauen.

Was geschieht eigentlich in den Wechseljahren?

Vom Beginn der Pubertät an bis zur letzten Menstruation ist sich jede Frau der zyklusbedingten Hormonschwankungen in ihrem Körper deutlich bewusst. Mit Ausnahme der Schwangerschaftsmonate erlebt sie in einem regelmäßigen Zyklus von 26 bis 30 Tagen das komplexe Zusammenspiel ihrer anflutenden und abebbenden steroidalen Geschlechshormone, der Östrogene, des Progesterons und vieler anderer. (Steroide gehören zur chemischen Stoffklasse der Lipide [Fette] und sind in der Regel wasserunlöslich. Natürliche Steroide kommen in Menschen, Tieren, Pflanzen und Pilzen vor. Zu den beim Menschen am besten bekannten gehören das Cholesterin und die Geschlechtshormone. – Anm. d. Übers.) Ab Ende 40 oder Anfang 50 werden die hormonellen Zyklen jedoch unregelmäßiger, die Frau kommt in die Wechseljahre. So, wie die Pubertät den Beginn der Fortpflanzungsfähigkeit markiert, markiert die Menopause das Ende.

In fast 40 Jahren ärztlicher Tätigkeit habe ich (Jonathan V. Wright) Tausende Frauen bei diesem Übergang begleitet. Jede Frau geht mit den Veränderungen in ihrem Körper auf ihre eigene Weise um; ihre Reaktionen reichen von Freude und Erfüllung („Jetzt ist es endlich vorbei!"), über (zwangsläufige) Akzeptanz, Resignation, Depression („Jetzt bin ich nicht mehr jung"), bis hin zu Beschwerden und vielleicht chronischer Krankheit. Es gibt keine „typische" Reaktion.

Wenngleich die Menopause *in der Regel* um die Zeit herum eintritt, in der die biologische Uhr einer Frau auf die 50 zugeht, können die damit verbundenen körperlichen Beschwerden (und erste Hormonschwankungen) bereits mit 35 einsetzen. „Offiziell" sind Frauen in den Wechseljahren, sobald zwölf Regelblutungen hintereinander ausgeblieben sind. Die Phase, in der sich der hormonelle Zyklus rasch zu verändern beginnt, wird „Perimenopause" (wörtlich „um die Menopause herum") genannt, während die Zeit nach dem vollständigen Ausbleiben der Menstruation als „Postmenopause" bezeichnet wird. Im Allgemeinen verwenden wir den Begriff Menopause zur Bezeichnung des „offiziellen" Zyklusendes, doch manchmal dient er als Kurzwort, um die gesamte Zeit von der Peri- bis zur Postmenopause zu beschreiben.

Während der Monate (oder Jahre) der Perimenopause beginnt das empfindliche Gleichgewicht der hormonellen Sekretionen, das sich in der Regelmäßigkeit der Menstruationszyklen ausdrückt, zu schwanken. Wie ein sich rasch drehender Kreisel, der zu wackeln beginnt, sobald er langsamer wird, wird das hormonelle „Wackeln" – das schon Mitte dreißig beginnen kann – in den kommenden Jahren immer weniger vorhersehbar. Bei den meisten Frauen dreht sich der „Menstruationskreisel" wahrscheinlich schon nicht mehr, wenn sie zwischen 50 und 55 Jahren alt sind.

Hinsichtlich der physiologischen Veränderungen versteht man unter der Menopause den altersbedingten Abfall der Produktion und Sekretion der Steroidhormone Östrogen und Progesteron in den Eierstöcken. Bei den meisten Frauen ist das ein allmählicher Übergang. Einige wenige Glückliche haben keine Symptome, außer dass die Periode unregelmäßig wird und schließlich ganz ausbleibt. Allerdings gehen deutliche Veränderungen bei der Ausschüttung solch wichtiger Hormone wie der Östrogene und des Progesterons fast immer mit zumindest einigen wohlbekannten Anzeichen und Symptomen einher.

Da Sie dieses Buch ja aus einem bestimmten Grund lesen, werden Ihnen vielleicht schon einige der häufigsten Zeichen vertraut sein, die den Beginn der Wechseljahre einläuten: Hitzewallungen, Nachtschweiß, Scheidentrockenheit, was zu Unbehagen oder Schmerzen beim Geschlechtsverkehr führt, Depressionen, Stimmungsschwankungen, Verlust der Merkfähigkeit („schleichender

Gedächtnisschwund") und beschleunigte Faltenbildung. Die schulmedizinische HET wurde und wird in erster Linie zur Verhinderung dieser Symptome verschrieben.

Vielleicht haben Sie auch schon von anderen längerfristigen Veränderungen – und Risiken – gehört, mit denen viele Frauen in den Jahren nach der Menopause ebenfalls Bekanntschaft machen: Herzinfarkte und Schlaganfälle, Knochenbrüche an Hüfte, Handgelenken oder Wirbelkörpern (durch Osteoporose, also Knochenschwund), Harninkontinenz (Harntröpfeln) und manchmal einer erhöhten Anfälligkeit für Harnwegs- und Blaseninfektionen (Cystitiden), einem rasch voranschreitenden Verlust des Denkvermögens, einschließlich der Alzheimer-Krankheit, sowie Krebserkrankungen, insbesondere Brustkrebs.

Bis vor Kurzem hielt man die konventionelle HET für eine gute Möglichkeit, diese Langzeitfolgen zu verhindern, doch jetzt wissen wir, dass sie in Wirklichkeit einige davon verschlimmern kann. Wie wir zeigen werden, bestätigen wissenschaftliche Studien – von denen die Schulmedizin zu behaupten versucht, dass es sie gar nicht gibt – und klinische Erfahrungen aber, dass die wirksamere und weitaus sicherere BHT besser dafür geeignet ist.

Ja, genau: Pferd!

Wenn die Wechseljahressymptome mit einem Rückgang bestimmter Hormone zu tun haben, wäre es doch der logischste und vernünftigste Weg, diese Symptome zu lindern, indem man die fehlenden Hormone einfach ersetzt. Zu wenig Östrogen? Nehmen Sie welches ein. Zu wenig Progesteron? Nehmen Sie das auch ein. Dasselbe gilt für Testosteron. Zwar sollte man (wenigstens) alle drei Hormone ersetzen, doch der Einfachheit halber wollen wir uns vorläufig nur auf die Östrogene konzentrieren. Etwas später kommen wir dann auf Progesteron, Testosteron und die anderen zurück.

Bei dem von den meisten Ärzten seit Jahrzehnten verschriebenen „Östrogenersatz" handelt es sich um ein seit Langem patentrechtlich geschütztes Präparat, von dem allgemein bekannt war, dass es konjugierte Pferdeöstrogene (*Conjugated Equine Estrogens,* kurz: CEE) enthielt. Am bekanntesten unter den CEE ist Premarin®/Presomen®, das bereits seit 1942 im Handel, aber erst seit den 1960er-Jahren weithin verbreitet ist.

Was also hat es mit den konjugierten Pferdeöstrogenen auf sich? Was enthält nicht nur der Name, sondern auch das Präparat? Ja, genau: Pferd! Premarin® ist eine Form von Pferdeöstrogenen. In den USA wurde der Markenname tatsächlich aus den Begriffen **pre**gnant **mar**e's **ur**ine abgeleitet (zu Deutsch: Urin einer trächtigen Stute; wie bereits erwähnt, ist es in Deutschland unter dem Namen Presomen® im Handel. – Anm. d. Übers.).

Aber ist das wirklich so schlimm? Östrogen ist doch Östrogen, oder? Was macht es für einen Unterschied, woher es kommt? So wurde den meisten Ärzten und ihren Patientinnen und Patienten größtenteils beigebracht zu denken.

Während vorsätzlich blinde Schulmediziner immer noch verkünden, dass sie keinen wesentlichen Unterschied zwischen Premarin®/Presomen® und „Östrogen" (oder zwischen Provera®/Prodafem® und Progesteron) sehen können, werden die entscheidenden Unterschiede schon seit mehr als einem halben Jahrhundert in den einschlägigen Lehrbüchern, medizinischen Fachzeitschriften und Patentanmeldungen erklärt und schematisch dargestellt. Außer den offensichtlichen Unterschieden in der Schreibweise, gibt es viele verschiedene und ungemein wichtige Unähnlichkeiten.

Die Realität wird neu definiert

Zu einem gewissen Grad liegt die Verwirrung an der Sprachregelung. Menschen (wie Ärzte, Pharmafirmen, Regierungsbeamte, Medien und der „Durchschnittsmensch") bezeichnen im Allgemeinen das wichtigste weibliche Hormon einfach als „Östrogen". Das ist in der Tat eine irreführende, allzu starke Vereinfachung. Es gibt tatsächlich kein einzelnes Hormon, das „Östrogen" heißt, aber ziemlich viele unterschiedliche Hormone, deren ähnliche Molekularstruktur ihnen einen Platz in der „Klasse der Östrogene" zuweist. Diese Hormone mit Namen wie Östriol, Östradiol, Östron und Equilin werden alle zusammen korrekt als Östrogene bezeichnet, und jedes von ihnen kann als ein Östrogen betrachtet werden. Diese Unterscheidung mag sehr subtil erscheinen, aber sie ist unverzichtbar, weil sie (zusammen mit den US-amerikanischen Patentgesetzen) die Erklärung liefern, wie Pferdeöstrogene zur Standard-„Hormonersatz"-Therapie für Frauen in der Menopause werden konnten.

Diese Verwirrung ist nicht die Folge eines Versehens. Der Pharmaindustrie ist es durch grobe sprachliche Vereinfachung gelungen, in der Öffentlichkeit den Eindruck zu erwecken, dass es nur „das eine Östrogen" gebe: CEE sind „das Östrogen" und „das Östrogen" sind CEE. Durch die anfänglichen Erfolge ließ sich schließlich auch die überwiegende Mehrheit der Mediziner davon überzeugen, dass menschliche Hormone durch Pferdehormone austauschbar sind, und verschrieb den Frauen automatisch Premarin®/Presomen® als täglichen Ersatz für ihre eigenen sinkenden Östrogenspiegel. Seit fast einem Jahrhundert gehört die Neudefinition von Begriffen wie „Östrogen", „Progesteron", „Testosteron" und „Hormon" zu den wichtigsten Marketingstrategien der Pharmakonzerne, die ihnen viele Milliarden Dollar mit dem Verkauf ihrer hochprofitablen Präparate einbringt und die die betreffenden Frauen (und Männer) in dem Glauben lässt, dass sie tatsächlich Humanhormone einnehmen. Diese Rechnung ist für die Konzerne in finanzieller Hinsicht beispiellos aufgegangen. Für die Millionen von Frauen (und Männern), die diese sogenannten „Hormone" nach ärztlicher Verordnung eingenommen haben, waren die Folgen oft weniger ideal und manchmal buchstäblich todernst.

Was ist der Unterschied zwischen einer Frau und einem Pferd?

Das Fortpflanzungssystem der Frau (Homo sapiens) hat sich im Laufe von Millionen Jahren so entwickelt, dass es mit mindestens fünfzehn oder noch mehr verschiedenen Östrogenen oder Östrogen-Metaboliten ziemlich reibungslos funktioniert.[7, 8] Von diesen ist Östradiol (E_2) das potenteste Hormon und für die Entwicklung der sekundären Geschlechtsmerkmale (wie Brüste, Hüften) sowie für einen Großteil des „weiblichen Blickwinkels" vorrangig verantwortlich. Wie aus Abbildung 1.2 ersichtlich ist, gehören Östron (E_1) und Östriol (E_3) zu den anderen wichtigen Humanöstrogenen; 2-Methoxyöstron (2-MeOE$_1$) und 2-Methoxyöstradiol (2-MeOE$_2$) sind wichtige Östrogenmetaboliten, wobei Letzterer zwar genauso wichtig wie die anderen ist, jedoch nicht in der gleichen Menge vorkommt. In Tabelle 1.1 auf Seite 37 sind die bekanntesten Humanöstrogene und ihre Metaboliten aufgelistet.

Das Fortpflanzungssystem des Pferdes (Equus caballus) hingegen basiert aufgrund seiner Entwicklung auf einer vollkommen anderen Östrogenzusammensetzung. Sowohl bei Pferden als auch beim Menschen kommen Östron und Östradiol vor, wenn auch in sehr unterschiedlichem Verhältnis. Ist eine Stute jedoch trächtig, sezerniert sie mindestens acht weitere Östrogene, darunter Equilin, Dihydroequilin, Equilenin und Dihydroequilenin[9] (siehe Abbildung 1.2 und Tabelle 1.1). Somit ist die Mischung der Östrogene, die wir als konjugierte equine Östrogene bezeichnen, in der Regel nicht einmal für eine nicht trächtige Stute geeignet, geschweige denn für eine Frau in den Wechseljahren oder gar in der Zeit danach![10]

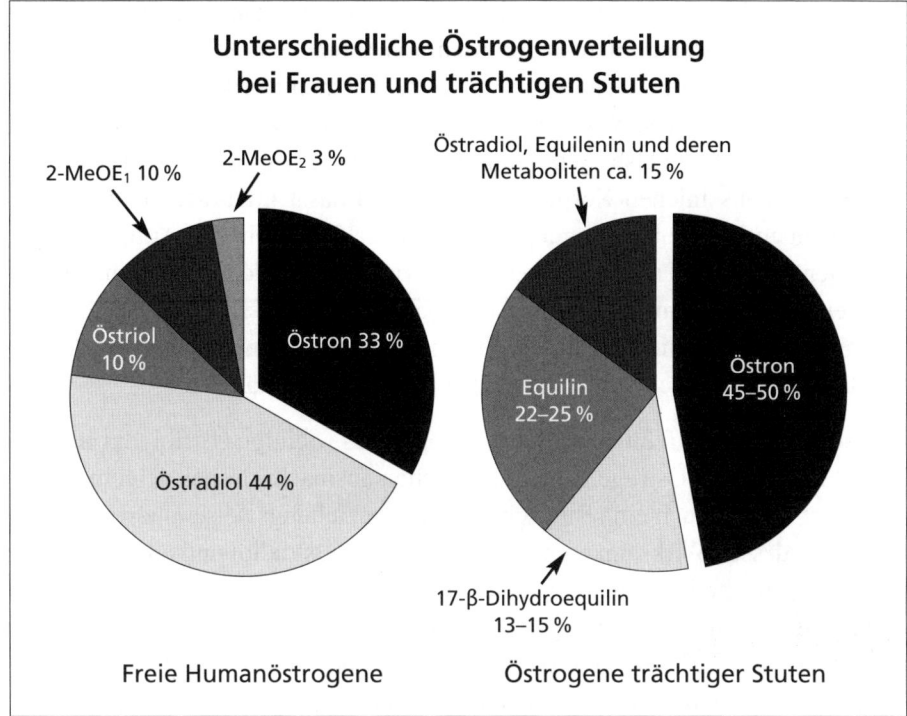

Abbildung 1.2, linke Seite: Ungefähre Verteilung der wichtigsten, im Serum (flüssiger, nicht mehr gerinnbarer Bestandteil des Blutes) einer erwachsenen Frau in der Prämenopause gefundenen freien, d.h. chemisch aktiven Östrogene. 2-Methoxyöstron (2-MeOE$_1$) und 2-Methoxyöstradiol (2-MeOE$_2$) sind Metaboliten (chemische Stoffwechselprodukte) von Östron bzw. Östradiol. Zahlreiche andere Metaboliten von Östron, Östradiol und Östriol sind ebenfalls vorhanden, doch ihre Spiegel sind so niedrig, dass auch modernsten Messverfahren sie nicht erfassen können (vgl. Tabelle 1.1 auf S. 37) (siehe Xu et al.[6, 7]).
Rechte Seite: Ungefähre Verteilung der wichtigsten, bei trächtigen Stuten gefundenen Östrogene. Equilin, Equilenin und deren Metaboliten (vgl. Tabelle 1.1) kommen nur bei trächtigen Stuten und in konjugierten equinen Östrogenen (CEE) vor.[10, 11] Sie sind daher nicht nur ungeeignet für Frauen, sondern auch für nicht trächtige Stuten.[9]

Das unterschiedliche Verhältnis von Östradiol und Östron wird aus Abbildung 1.2 ersichtlich: Östron macht etwa 50 Prozent des Östrogens bei Pferden aus, jedoch nur etwa 33 Prozent des Östrogens beim Menschen. Und menschliches Östrogen besteht zu etwa 44 Prozent aus Östradiol und zu 10 Prozent aus Östriol, wohingegen das Östrogen einer trächtigen Stute nur etwa 1 Prozent Östradiol und gar kein Östriol enthält. Beachten Sie bitte auch, dass Equilin (22–25 Prozent) und andere, den Pferden zugeordnete Östrogene des „Equi"-Typs in Humanöstrogen überhaupt nicht vorkommen.

Wichtig zu wissen ist auch, dass alle Pferdehormone, einschließlich Östron, Equilin und alle Metaboliten, außerordentlich potent sind. Dies wird insbesondere dann offenkundig, wenn sie in den menschlichen Körper gelangen, der an solch potente Östrogene, vor allem in diesen großen Mengen, gar nicht gewöhnt ist. Dennoch sind sie Östrogene und können viele der in sie gesetzten Erwartungen im menschlichen Körper erfüllen, wozu das Unterdrücken von Hitzewallungen und die Verlangsamung des Knochenabbaus gehören. Aufgrund ihrer extremen Potenz und anderer Unterschiede richten sie jedoch auch Schaden an, von leichteren Beschwerden wie Brustspannen und Wassereinlagerungen bis hin zu potenziell tödlichen Blutgerinnseln sowie Brust- und Gebärmutterkrebs. All das sind Anzeichen von übermäßiger Östrogenaktivität.

Wie schon erwähnt, fehlt dem Pferdeöstrogen das wichtige Östriol, das immerhin 10 Prozent des Östrogens beim Menschen ausmacht. Neben seinem hohen Anteil ist Östriol auch ein sehr „schonendes" beziehungsweise niedrigpotentes Östrogen, dessen Wirksamkeit nur ein Viertel von Östradiol und ein Achtel von Equilin ausmacht. Forschungen deuten darauf hin, dass Östriol zum Teil wegen dieser niedrigpotenten Wirkung einen unschätzbaren natürlichen Schutz gegen das Krebs verursachende Potenzial anderer, stärkerer Östrogene bieten könnte. Natürlich vertragen Stuten ihre eigenen hochpotenten Östrogene, Frauen aber eben nicht.

Es braucht keinen Doktortitel, um festzustellen, dass menschliche Östrogene und Pferdeöstrogene allenfalls entfernte Verwandte sind, wenn man Abbildung 1.2 und Tabelle 1.1 betrachtet. Die einzigen Östrogene, die sowohl bei Frauen als auch bei trächtigen Stuten vorkommen, allerdings in unterschiedlichen Anteilen, sind Östron und Östradiol.

Dass Pferde und Menschen sich aber nicht nur durch unterschiedliche Fortpflanzungshormone unterscheiden, bedarf eigentlich keiner Erwähnung. Niemand käme zum Beispiel auf die Idee, einem Menschen Pferdeblut zu transfundieren (oder umgekehrt; selbst bei einer Blutübertragung von Mensch zu Mensch müssen genaue Untersuchungen vorausgehen, um eine Inkompatibilitätsreaktion auszuschließen) und daher ist es ebenso wenig sinnvoll, dass Menschen Pferdehormone einnehmen.

Es sollte also nicht überraschen, dass artfremde Östrogene (CEE) im menschlichen Körper zu einem hormonellen Ungleichgewicht führen, das bei einer Frau nicht nur ein „komisches Gefühl", sondern auch beträchtliche Probleme hervorrufen kann. Für die meisten Ärzte, die Premarin®/Presomen® verschreiben, schien dieses hormonelle Ungleichgewicht zumindest bis vor wenigen Jahren nicht besonders ins Gewicht zu fallen: Es unterdrückt die Hitzewallungen ziemlich wirksam und „zugelassen" ist es schließlich auch. Also muss es doch sicher sein – oder etwa nicht?

Tabelle 1.1: Die bekanntesten Östrogene und ihre Metaboliten bei Frauen in der Prämenopause und bei trächtigen Stuten

Frauen in der Prämenopause[a]	Trächtige Stuten[b]
Östron (E_1)	Östron (E_1)
Östradiol (17β-Östradiol, E_2)	17β-Östradiol (17β-E_2)
Östriol (E_3)	17α-Östradiol (17α-E_2)
16α-Hydroxyöstron (16α-OHE_1)	Equilin (Eq)
16-Ketoöstradiol (16-$KetoE_2$)	17β-Dihydroxyequilin (17β-Eq)
16-Epiöstrol (16-$EpiE_3$)	17α-Dihydroxyequilin (17α-Eq)
17-Epiöstriol (17-$EpiE_3$)	Equilenin (Eqn)
2-Hydroxyöstron (2-OHE_1)	17β-Dihydroxyequilenin (17β-Eqn)
2-Hydroxyöstradiol (2-OHE_2)	17α-Dihydroxyequilenin (17α-Eqn)
4-Hydroxyöstron (4-OHE_1)	Δ^8-Östron (Δ^8-E_1)
16-Hydroxyöstron (16-OHE_1)	Δ^8,17β-Östradiol (Δ^8 17β-E_2)
2-Methoxyöstron (2-$MeOHE_1$)	$\Delta^{8,9}$-Dehydroöstron ($\Delta^{8,9}$-DHE_1)
2-Methoxyöstradiol (2-$MeOHE_2$)	17β-Hydroxyequilenin
3-Methoxyöstron (3-$MeOHE_1$)	4-Hydroxyequilenin
4-Methoxyöstron (4-$MeOHE_1$)	
4-Methoxyöstradiol (4-$MeOHE_2$)	

Die grau unterlegten Zeilen (Östron und Östradiol) benennen die einzigen Östrogene, die sowohl bei Frauen als auch bei Stuten vorkommen, wenn auch in deutlich unterschiedlichen Anteilen, wie Abbildung 1.2 zeigt.
a Quelle: Xu et al.[6, 7]
b Quelle: Woodcock/FDA[11] und Asthana et al.[12]

So, nun aber mal langsam. Eine der wesentlichen Wirkungen von Östrogenen ist die Förderung des Gewebewachstums in der Gebärmutterschleimhaut und in den Brüsten. Diese normale Reaktion auf die natürliche ovarielle Östrogenstimulation ist entscheidend, um den Körper auf eine mögliche Schwangerschaft vorzubereiten. Eine allgemein anerkannte Theorie besagt jedoch, dass selbst einige wenige Zellen in der Gebärmutter oder in der Brust, die – aus welchen Gründen auch immer, zufällig oder genetisch bedingt – zu (einer Vorstufe von) Krebs entartet sind, durch die zusätzliche Erhöhung der Östrogenspiegel infolge der Einnahme solch potenter Östrogene, wie sie in CEE enthalten sind, sich aus mikroskopisch kleinen Krebsherden zu bösartigen Tumoren entwickeln können.

Der Einsatz potenter Östrogene, wie in Premarin®/Presomen®, zur Behandlung von Hitzewallungen ähnelt dem Löschen einer Kerze mit dem Feuerwehrschlauch. Das funktioniert, ganz klar, aber wie viel Kraft braucht man dafür wirklich? Zwei führende Reproduktionsmediziner gaben schon vor mehr als 20 Jahren zu bedenken: „[Wenn Frauen Premarin® /Presomen® nehmen], ... können die Spiegel [von Equilin] dreizehn Wochen oder länger nach dem Absetzen noch erhöht bleiben, weil es im Fettgewebe gespeichert und nur langsam freigesetzt wird. Zudem kann die Verstoffwechselung von Equilin zu Equilenin und 17β-Hydroxyequilenin zur östrogenstimulierenden Wirkung der Therapie beitragen."[9] Ein weiteres Abbauprodukt des Equilins, das 17β-Hydroxyequilin, hat sich gegenüber den körpereigenen (endogenen) Östrogenen des Menschen in Bezug auf das übermäßige Wachstum der Gebärmutterschleimhaut als achtmal so wirksam erwiesen.[13] Diese unerwünschte Nebenwirkung kann bei natürlichen oder bioidentischen menschlichen Hormonen nicht eintreten, da sie kein Equilin oder einen seiner Metaboliten enthalten (siehe Tabelle 1.1).

Auf gut Deutsch heißt das, dass Premarin®/Presomen® eine Gewebe bildende „östrogenbedingte" Aktivität besitzt, die viel stärker und länger anhaltend ist, als die der natürlichen körpereigenen oder bioidentischen Östrogene des Menschen. Unter bestimmten Umständen ist es daher weitaus wahrscheinlicher, dass eine dieser östrogenbedingten Überreaktionen durch Premarin®/Presomen® zu einem beschleunigten Tumorwachstum in der Gebärmutter oder in der Brust führt, als dies durch humane bioidentische Hormone der Fall wäre.

Weiterhin wichtig, neben der Ausschüttung von Hormonen, sind auch die Rezeptoren, die wie kleine Antennen auf allen Körperzellen sitzen und von ihnen stimuliert werden. Während der ersten etwa fünfzig Lebensjahre „lernen" die mit Östrogenrezeptoren versehenen Körperzellen, sich auf ein regelmäßiges und relativ stummes Muster natürlicher östrogenbedingter Aktivität des weiblichen Körpers „einzustellen". Demzufolge ist es nicht schwer zu verstehen, warum die hochwirksamen Pferdeöstrogene so zerstörerisch und gefährlich auf das für Östrogene so sensible menschliche Gewebe wirken würden.

Fremde in einem „Fremdkörper"

Während konjugierte Pferdeöstrogene (CEE) vielleicht ganz gut zu trächtigen Stuten passen, sind sie für Frauen hingegen wie „Außerirdische von einem anderen Stern", im menschlichen „Fremdkörper" sind sie fremd. Haben die Hormonspiegel im weiblichen Körper ein physiologisches Niveau (Abbildung 1.2), so verfügt er über alle Enzyme sowie alle anderen, zur Verarbeitung (Verstoffwechselung) von Östriol, Östron, Östradiol und der anderen Östrogenmetaboliten benötigten chemischen Stoffe. Folglich ist die Hormonkonzentration fast immer unverändert und begünstigt Gewebewucherungen oder andere unerwünschte Wirkungen bezeichnenderweise nicht. Um Equilin, überschüssiges Östrogen und andere CEE-Metaboliten jedoch ordnungsgemäß zu verstoffwechseln, fehlen dem Menschen die entsprechenden Enzyme.

Ist es dann verwunderlich, warum sich so viele Frauen unter Premarin®/Presomen® „unnatürlich" fühlen und warum dieses Präparat so viele unangenehme Nebenwirkungen und Beschwerden (siehe Kasten) verursacht? Sollte es wirklich überraschen, dass die Einnahme in der empfohlenen Dosierung (insbesondere in Kombination mit dem gefährlichen Pseudoprogesteron Provera®/Prodafem®) mit einem deutlich

Häufige Nebenwirkungen von Premarin®/Presomen® (CEE)

- Blutgerinnsel
- Brustspannen
- Wassereinlagerungen
- Gallensteine
- Kopfschmerzen
- Bluthochdruck
- Glukosetoleranzstörung
- Erhöhtes Diabetesrisiko
- Erhöhtes Brustkrebs- und Gebärmutterkrebsrisiko
- Erhöhtes Herzinfarkt- und Schlaganfallrisiko
- Krämpfe in den Beinen
- Übelkeit und Erbrechen
- Vaginalblutungen
- Verschlimmerung von Gebärmutterfibroiden (Fasergeschwülsten) und Endometriose (außerhalb der Gebärmutter versprengte Schleimhaut)

erhöhten Risiko von Krebserkrankungen der Brust und des Endometriums (Schleimhaut der Gebärmutterinnenwand)[14] – nur bei Frauen, aber nicht bei Stuten – in Verbindung gebracht wird?

Die Pharmaindustrie, die seit mehr als 40 Jahren Milliarden Dollar mit dem Verkauf von Pferdeöstrogenen an Frauen verdient, hat die durch ihre Präparate verursachten Risiken und Beschwerden mit der Behauptung wegzudiskutieren versucht, dass der „Östrogenersatz" durch Premarin®/Presomen® auch die Risiken von Herzerkrankungen, Schlaganfällen und Osteoporose reduziere und vielleicht sogar vor Senilität und Alzheimer schützt, die oftmals nach der Menopause auftreten. Es könnte ein potenziell gewichtiges Argument sein, wenn es denn wahr wäre. Leider besagt der überwiegende Teil des unparteiischen wissenschaftlichen Materials, „gekrönt" durch den verheerenden WHI-Bericht von 2002, etwas ganz anderes aus.

Dennoch, trotz all der wohlbekannten Mängel von Premarin®/Presomen® wird es weiterhin nur allzu gerne verschrieben, ohne dass sich irgendjemand einmal die geradezu lächerlich einfache Frage gestellt hätte: Warum sollten Frauen artfremde Pferdehormone einnehmen? Wenn wir die Wahl haben – und wir haben sie –, sprechen dann die benutzerfreundlichen Humanöstrogene nicht für wesentlich mehr gesunden Menschenverstand?

Was bioidentische Hormone zu leisten versprechen

Über Aufstieg und Fall der konventionellen HET zu berichten, ist wichtig, doch noch viel wichtiger ist das, was die Hormonersatztherapie mit bioidentischen Hormonen zu leisten vermag. 1997, zu einer Zeit, als nur eine kleine Handvoll fortschrittlicher, sachkundiger Ärzte schon einmal von der BHT gehört hatte, unterstützten wir das Konzept durch unser Buch *Natural Hormone Replacement for Women Over 45* [15] (dt. etwa: „Natürliche Hormonersatztherapie für Frauen über 45"; nur in englischer Sprache erhältlich). Darin fassten wir viele der damals zur Verfügung stehenden Hinweise zusammen, die zeigten, was die BHT leisten kann:

- Verminderung von Hitzewallungen, Nachtschweiß, Scheidentrockenheit und von Dünnerwerden der Scheidenschleimhaut
- Verhinderung von Osteoporose und Wiederherstellung der Knochendichte
- Gesunderhaltung von Muskelmasse und -kraft

- Schutz vor Herzinfarkt und Schlaganfall
- Gesunderhaltung des Harnsystems
- Sinkende Cholesterinspiegel
- Vermindertes Risiko von Gebärmutter- und Brustkrebs
- Vermindertes Risiko von Depressionen
- Verbesserung von Schlaf, Stimmung, Konzentration und Denkvermögen
- Vorbeugung von Senilität und Alzheimer
- Gesteigerte Libido (sexuelles Verlangen)

Im Laufe der Jahre hat sich auf dem Gebiet des Hormonersatzes in der Menopause viel getan. Insbesondere wurden die Hinweise auf Nutzen und Sicherheit der BHT ständig eindeutiger, während sie in Bezug auf die konventionelle HET beträchtlich – und unzweifelhaft – abnahmen. Ihre Risiken wurden 1997 für diejenigen, die sie sehen wollten, zunehmend offensichtlich. Neuere Forschungen aus dem Jahr 2009 bestätigen endgültig, dass sie weniger wirksam und viel riskanter ist, als man bisher geglaubt hatte. Dennoch sind die Präparate der konventionellen HET weiterhin in jeder Apotheke auf Rezept erhältlich, während die BHT um ihr Überleben kämpft gegen die vereinten Kräfte von Pharmakonzernen, US-Gesundheitsbehörde, Massenmedien, US-Kongress und „ahnungslosen" Schulmedizinern und ihren Zugeständnissen an die konventionelle Medizin.

Auch wenn es kaum bis in die Welt der Schulmedizin vordringt, so liegt das Grundprinzip des bioidentischen Hormonersatzes doch auf der Hand: Es kopiert Mutter Natur, indem die versiegenden Hormone ersetzt werden durch bioidentische Hormone, und zwar in identischer Größenordnung, zum identischen Zeitpunkt und auf einem Weg in und über den Körper, der dem natürlichen Weg so nahe wie möglich kommt. Die traurige Geschichte der konventionellen HET zeigt jedoch, welch geringe Rolle der gesunde Menschenverstand in der seltsamen Welt der etablierten Schulmedizin spielt, wo das Marketing der „Pharmariesen" die Wissenschaft fast immer übertrumpft, und wo Profit meist vor Sicherheit und Wirksamkeit kommt.

„Patentrezepte" und patentrechtlich geschützte Medikamente: Worin besteht eigentlich der Unterschied?

In diesem Buch verwenden wir gerne den Begriff „Allheilmittel" oder „Patentrezept", jedoch in der Regel unter dem heute gängigen Begriff „Schulmedizin", was für manche Menschen – vor allem für solche, die mit der konventionellen Pharmaindustrie zu tun haben – unangenehm, vielleicht sogar ein wenig ärgerlich sein dürfte. Die meisten Menschen verbinden diese Begriffe mit den im 19. Jahrhundert (und früher) über Land ziehenden medizinischen Darbietungen und „Schlangenöl-Verkäufern", die ein endloses Sortiment an Pillen und Tinkturen zum Verkauf boten, von denen die meisten wahrscheinlich bestenfalls wirkungslos und manchmal schlimmstenfalls giftig waren. Diese Menschen möchten solche altertümlichen Allheilmittel ganz klar abgegrenzt wissen von der modernen, wissenschaftlich basierten Technologie der pharmazeutischen Industrie mit ihren Tausenden von brillanten und kreativen Wissenschaftlern, die mithilfe von Hightech nach Behandlungsmöglichkeiten für unsere schlimmsten Krankheiten forschen.

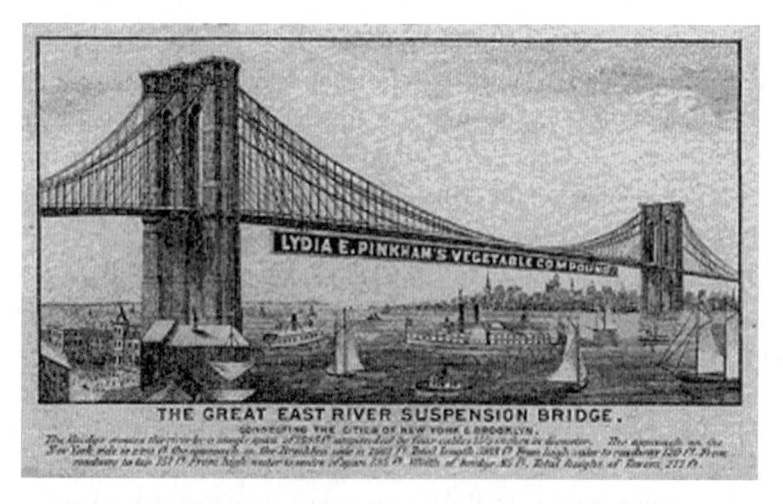

Eine Reklamekarte von 1880 mit der neu gebauten „Hightech"-Brooklyn-Bridge, mit Werbung für die „Pflanzliche Mixtur von Lydia E. Pinkham" *(Lydia E. Pinkham's Vegetable Compound).*

Das vielleicht bekannteste der frühen Allheilmittel war *Lydia E. Pinkham's Vegetable Compound.* Um das Jahr 1875 wurde Pinkhams Mixtur – ein therapeutischer Vorläufer der heutigen HET – als „Heilmittel für alle jene schmerzhaften, unserer hervorragenden weiblichen Bevölkerung wohlbekannten Beschwerden und Schwächen" beworben, das auch „Probleme mit den Eierstöcken" und selbst Tumore in der Gebärmutter angeblich „in einem frühen Stadium ... auflösen und ausscheiden" konnte.

Wie die meisten anderen „Patentrezepte" dieser Zeit war Lydia Pinkhams Mixtur natürlich auch nicht durch ein Patent geschützt (im Sinne des heutigen Patentrechtes). Verwendete man damals in diesem Zusammenhang den Begriff „Patent", so bezog er sich auf ein jahrhundertealtes Überbleibsel, das einstmals darauf hinwies, dass ein Produkt eine königliche Zustimmung erlangt hatte. Bis zum 19. Jahrhundert hatte der Begriff jede wirkliche Bedeutung verloren; das einzige Unterscheidungsmerkmal eines „Patentrezeptes" war zu dieser Zeit sein Markenzeichen. Jeder konnte ein identisches Gebräu herstellen und verkaufen – er durfte es eben nur nicht *Lydia E. Pinkham's Vegetable Compound* nennen.

Um ein Produkt vor den billigeren „generischen" Versionen ihrer Konkurrenten zu schützen, setzten die alten, sogenannten „Allheilmittel-Hersteller" (die Vorläufer der heutigen Pharmaindustrie) auf breit gestreute Werbung, die großen Wert auf den entsprechenden Markennamen legte und gleichzeitig versicherte, dass Ersatzpräparate anderer Hersteller minderwertig seien. In der Tat war dies die Geburtsstunde der modernen Werbeindustrie.

Um die Wende zum 20. Jahrhundert löste die moderne Pharmaindustrie mit ihrem neuen Patentrecht die alten „Patentrezept"-Hersteller ab. Als die Sensationspresse und Regierungsbeauftragte die wilden Behauptungen und die gefährlichen oder schlecht gekennzeichneten Allheilmittel bekannt zu machen begannen, schlugen die neueren, unter zunehmend strengeren Reglementierungen arbeitenden Pharmafirmen einen wissenschaftlicheren Weg bei der Arzneimittelentwicklung ein.

Durch die Weiterentwicklung der Industrie und die Schaffung von Gesetzen, die den Herstellern einen Zeitraum der exklusiven Vermarktungsrechte – also ein Patent – auf ihre neuen, synthetischen Arzneimittel einräumten (denn auf natürliche Substanzen kann nur unter außergewöhnlichen Umständen ein Patent erteilt werden), entstand schließlich die moderne, an Patenten orientierte Pharmaindustrie. In ihrer heutigen, auf wissenschaftlicher Forschung beruhenden Form mag ihr die Assoziation nicht gefallen, aber die Beschreibung „Patentrezept"-Hersteller passt eigentlich besser zu ihnen als zu ihren Vorfahren, denn ihre Produkte sind tatsächlich patentrechtlich geschützt.

KAPITEL 2
Sie hatte das Gefühl, dass etwas einfach „nicht stimmte"

Als junger naturheilkundlich tätiger Arzt in den 1970er-Jahren hatte ich (J. Wright) mir nicht besonders viele Gedanken über den Einsatz bioidentischer Hormone bei Frauen in den Wechseljahren gemacht. Wie damals fast jeder zweite Arzt verschrieb auch ich Premarin®/Presomen®, bei dem es sich, wie ich im Studium gelernt hatte, im Gegensatz zu den synthetischen Medikamenten, um ein „natürliches" Hormon handelte. Es stammte von „echten" Hormonen ab, wenn es sich dabei auch um solche handelte, die aus dem Urin von Stuten gewonnen und verarbeitet wurden; doch darin schien man seinerzeit keinen großen Unterschied zu sehen.

Im Übrigen standen damals ohnehin keine besseren Alternativen zur Verfügung. Bioidentische Hormone, wie wir sie heute kennen – rein, sicher, günstig, leicht anwendbar und problemlos von speziell ausgebildeten Apothekern nach Rezept hergestellt –, gab es nicht. Eine Frau konnte sich also nur dafür entscheiden, entweder die in den CEE enthaltenen Pferdeöstrogene (Premarin®/Presomen®) einzunehmen oder die Symptome zu ertragen, bis sie von selbst verschwanden, vielleicht ein wenig unterstützt von ein paar traditionellen Kräuterzubereitungen.

Eines Tages dann, im Jahr 1982, suchte die 48 Jahre alte Anna (Name geändert) zum ersten Mal meine Sprechstunde in der Tahoma-Klinik auf. Sie beschrieb viele ihrer Symptome – unregelmäßige Menstruationen, Hitzewallungen, Nachtschweiß, Schlafprobleme, Gedächtnisstörungen – und erklärte mir, sie sei deshalb in meine Praxis gekommen, weil sie meine monatlichen Kolumnen in der Zeitschrift *Prevention** las und natürliche Hormone einnehmen wollte. Nachdem wir fast eine Stunde miteinander gesprochen hatten, von der umfassenden Anamnese, über die Vorteile und möglichen Nachteile des Hormonersatzes bis hin zur Abwägung einiger pflanzlicher Alternativen, entschied sie sich für die Hormone

---

* Von Mitte 1976 bis Mitte 1986 schrieb ich monatliche Kolumnen für die Zeitschrift *Prevention* (zu Deutsch: „Vorsorge"), bis 1996 verfasste ich Artikel für die Zeitschrift *Let's Live* (etwa: „Lasst uns leben") und danach veröffentlichte ich mehrere Jahre lang zusammen mit dem Mediziner Dr. Alan R. Gaby den (monatlich unter www.wrightnewsletter.com erscheinenden) *Nutrition & Healing Newsletter* (zu Deutsch: „Ernährung und Heilen"). Später gab ich *Nutrition & Health* heraus; darin enthalten war eine monatliche Kolumne von Kerry Bone, der zusammen mit Simon Bone das Standardwerk *Phytotherapy*, eines der weltweit führenden Lehrbücher zur Pflanzenheilkunde, geschrieben hat.

und ich stellte ihr ein Rezept aus. Doch offenbar konnte sie „Spiegelschrift" lesen und unterbrach mich mit verschiedenen Beobachtungen und einer Frage. „Das sieht aus wie ein Rezept für Premarin®/Presomen®", sagte sie. „Ich habe darüber gelesen, und wenn ich auch nicht viel von Biochemie verstehe, weiß ich, dass Pferdeöstrogene nicht dasselbe sind wie Menschenöstrogene. Sehe ich vielleicht wie ein Pferd aus? Ich will genau dieselbe Art von Hormonen haben, die mein Körper bis vor ein paar Jahren noch selbst produziert hat!", beharrte sie. Ich stimmte ihr zu, dass sich einige Pferdeöstrogene in der Tat vollkommen von denen des Menschen unterscheiden, dass aber meine Professoren mir erklärt hätten, Premarin®/Presomen® sei ganz natürlich (entgegen anderer, damals ebenfalls als „Östrogen" beschriebener Substanzen, wie DES, d.h. Diethylstilbestrol). Doch das größte Problem sei, dass es Östrogene, deren Struktur mit der menschlichen Hormonstruktur übereinstimme, einfach noch nicht gebe. Anna lächelte: „Ich bin sicher, Sie kriegen das hin", sagte sie. „Ich komme in zwei oder drei Monaten wieder. Vielleicht probiere ich in der Zwischenzeit mal ein paar von den Kräutern, die Sie erwähnt haben."

Die damaligen Lehrbücher, einschließlich derjenigen, die im Medizinstudium verwendet wurden, betonten alle, dass der Körper einer erwachsenen Frau drei primäre Östrogene selbst bildet: Östriol, Östradiol und Östron. Wenn es jedoch um die Hormonersatztherapie bei Wechseljahresbeschwerden ging, wurden die menschlichen Östrogene ausnahmslos zugunsten der Pferdeöstrogene ignoriert.

Das Lesen von Fachzeitschriften war damals auch nicht besonders hilfreich. Die überwiegende Mehrheit der „Hormonersatz"-Studien, die in den führenden medizinischen Fachzeitschriften publiziert wurden (sämtlich unterstützt durch Werbeanzeigen der etablierten Pharmaindustrie), waren längst auf die Anwendung von CEE zugeschnitten. In den Überschriften dieser Fachartikel wurden zwar meist einige Einflüsse und/oder Risiken von „Östrogenen" angegeben, im Text selbst fand man jedoch fast immer nur Berichte über die Wirkungen der CEE, und diese waren praktisch nicht zu gebrauchen, um Frauen wie Anna zu helfen. (An diesem Beispiel kann man sehr gut erkennen, wie die etablierte Pharmaindustrie die „Wissenschaft" des Hormonersatzes durch Neudefinition von Schlüsselbegriffen zugunsten ihres Marketingkonzeptes geprägt hat; dazu später mehr.)

Es überrascht nicht, dass es vergleichbare Studien mit bioidentischen Humanhormonen, insbesondere in physiologischen Dosen, zur Anhebung der bei Frauen in den Wechseljahren typisch niedrigen Hormonspiegel, immer in weitaus geringerer Anzahl gibt. Der Grund ist einfach: Die Durchführung solcher Studien geht in die Millionen. Niemand, außer der Pharmaindustrie und den Regierungsbehörden, kann sie sich leisten. Doch die Pharmaindustrie gibt natürlich so gut wie keinen Cent für die Forschung an einem nicht patentfähigen Naturprodukt aus, das auch von Wettbewerbern vertrieben werden und ihre eigenen patentrechtlich geschützten Präparaten verdrängen oder mit ihren eigenen „Marken"-Naturprodukten konkurrieren könnte.

Ausnahmen gibt es: Wenn Pharmafirmen es – unter bestimmten Umständen – schaffen, von der amerikanischen Gesundheitsbehörde FDA die „Zulassung" für eine natürliche, in der Regel nicht patentfähige Substanz zu bekommen, können sie für genau den gleichen Artikel einen höheren Preis verlangen als Naturkostläden oder Apotheken (Compounding Pharmacies), die ihn selbst individuell herstellen. Dazu kommt, dass die hochpreisige „zugelassene" und rezeptpflichtige Variante von der Versicherung bezahlt wird, nicht aber das viel billigere, frei verkäufliche Produkt. Zu den neueren Beispielen gehören u.a. gewöhnliche Fischölkapseln, die als Omacor® oder Lovaza® erhältlich sind (bei uns ist nur Omacor® als rezeptpflichtiges Präparat im Handel – Anm. d. Übers.), L-Carnitin als Carnitor® (bei uns nicht unter diesem Namen erhältlich; doch es gibt zahlreiche andere Carnitinpräparate – Anm. d. Übers.) sowie Methylfolat als Deplin® (bei uns nicht unter diesem Namen erhältlich, doch es gibt zahlreiche andere Folsäurepräparate – Anm. d. Übers.).

Dieser erschreckende Trend wird dadurch verschlimmert, dass die FDA manchmal in Abstimmung mit den Pharmafirmen versucht, „nicht zugelassene" – obwohl identische – und nicht patentrechtlich geschützte Konkurrenzprodukte vom Markt zu nehmen. So hat sie kürzlich die Anweisung ausgegeben, dass der Verkauf von Pyridoxin, auch Pyridoxamin (einer natürlich vorkommenden Form von Vitamin B_6, die jahrelang von Naturkostläden vertrieben wurde), als „illegal" einzustufen sei. Rein „zufällig" steht eine Pharmafirma kurz vor der Zulassung für Pyridoxin – also für dieselbe Substanz, nur unter dem neuen Namen Pyridorin® (bei uns nicht unter diesem Namen im Handel – Anm. d. Übers.). Für Hunderttausende von Frauen (manche Schätzungen gehen sogar von ein bis zwei Millionen aus), die bereits bioidentische Hormone einnehmen, ist es von zentraler Bedeutung, dass aktuell ein solcher Kampf um Östriol geführt wird, das ein wichtiges Östrogen in der BHT ist (mehr Einzelheiten in Kapitel 12). (Anmerkung d. Übers.: Dieses Problem ist nicht USA-spezifisch. In Deutschland soll ein ähnliches Verfahren ebenfalls gesetzlich verankert werden. Dann wäre jede als Medizin verwendete Pflanze ohne amtliche Zulassung „illegal". Die Frist, bis zu der man beim Deutschen Bundestag Petitionen dagegen einreichen konnte, endete am 11.11.2010. Doch auch ohne offizielle Gesetzeslage verschwinden bereits jedes Jahr bewährte Naturheilmittel aus den Regalen. Dafür werden bisher frei verkäufliche auf einmal rezeptpflichtig, wie Johanniskraut bei mittelschwerer Depression.)

Regierungsorganisationen wie die amerikanische Gesundheitsbehörde NIH (*National Institutes of Health*)* sind sicher eher in der Lage, Studien für nicht patentfähige Präparate durchzuführen – und manchmal (wenn auch eher selten) tun sie das sogar –, doch der Druck der Pharmaindustrie auf die Wissenschaftler ist so stark, dass sie alle ins gleiche Horn blasen.

Überrascht es daher, wenn ein Großteil der Frauen, die Premarin®/Presomen® einnehmen, sich beklagen, dass „irgendetwas nicht stimmt"? Nie zuvor war der weibliche Organismus Equilin oder anderen Pferdeöstrogenen ausgesetzt! Überrascht es, dass die Hälfte derer, die auf den „Premarin®/Presomen®-Zug" aufgesprungen sind, schon bald wieder aussteigen[1,2] und sich lieber mit Hitzewallungen und anderen Symptomen abfinden, als mit den lästigen und gefährlichen Nebenwirkungen der patentrechtlich geschützten Pseudohormone?

Es musste eine bessere Alternative geben, das war sicher, aber genauso sicher war, dass diese nicht aus der Ecke der Pharmakonzerne kommen konnte.

Warum es nicht einfach wie die Natur machen?

Was damals, 1982, so bemerkenswert war, war nicht die offensichtliche Frage, die mir eine alarmierte Patientin stellte – „Warum Pferdehormone für Menschenfrauen?" –, sondern warum nicht schon vorher jemand diese Frage ernst genommen hatte.

Der erste Grundsatz der „Naturmedizin" ist, es wie die Natur zu machen! Erst Anna machte mich freundlich darauf aufmerksam, dass ich mich auf dem Gebiet des Hormonersatzes etwas mehr hätte anstrengen können!

Bevor ich die Natur kopieren konnte, musste ich natürlich erst einmal herausfinden, was ich überhaupt kopieren wollte. Insbesondere galt es herauszufinden,

---

* Vielfach wird angenommen, die FDA führe solche Studien durch, aber das tut sie nicht und sie könnte es auch nicht, selbst wenn sie wollte. Laut Gesetz ist die FDA eine Regulierungsbehörde, keine Forschungseinrichtung. Sie kann lediglich die Arzneimittelstudien anderer, meist der an der „Zulassung" ihrer Präparate interessierten Pharmakonzerne, prüfen.

welche Östrogene wann und in welcher Größenordnung durch den Körper einer typischen Frau in den Jahren vor ihrer Menopause zirkulierten. Man möchte glauben, solche Informationen wären leicht verfügbar, doch Anfang der 1980er-Jahre war das nicht der Fall.

Da die Pferdeöstrogene fest im Zentrum der Aufmerksamkeit standen, mangelte es offenbar völlig an entsprechendem Interesse, die Frage des Hormonersatzes durch menschliche Hormone systematisch zu untersuchen und die Ergebnisse zu veröffentlichen. Sicherlich war für die Pharmaindustrie, die einen großen Teil der veröffentlichten Studien zum Thema „Hormonersatz" unterstützt, kein großer Profit erkennbar. Um ehrlich zu sein: Sie vermieden es peinlich, die Pferdehormonspiegel bei Frauen zu bestimmen*, sonst wären sie wohl aufgeflogen! Sie waren eher daran interessiert, diese Hormone zu verkaufen, als herauszufinden, worin der Unterschied zu bioidentischen Humanhormonen besteht.

Mit so wenig zuverlässigen Informationen als Arbeitsgrundlage blieb mir nichts anderes übrig, als das selbst herauszufinden.

Die Geburtsstunde von „Tripel-Östrogen"

Weder von den Massenmedien noch von den meisten Ärzten würden Sie es erfahren – Tatsache ist aber, dass es kein *einzelnes* Hormon mit dem Namen Östrogen gibt. Hierbei handelt es sich vielmehr um einen „Gruppennamen", der buchstäblich Dutzende Subtypen von Östrogen (Östrogenmetaboliten) beschreibt. In den Jahren 1999 bis 2007 veröffentlichten Forscher am NIH einige recht umfassende, mit den modernsten Untersuchungsmethoden durchgeführte Studien über nahezu alle Östrogenmetaboliten des Menschen.[7,8] Anfang der 1980er-Jahre war das Interesse an solchen Forschungen jedoch noch sehr gering. Damals erforschte und diskutierte man nur die wichtigsten Östrogene Östron, Östradiol und Östriol. (Diese werden heute als die „klassischen Östrogene" bezeichnet.)

Da ich bei den damals in Kent (Washington) ansässigen *Meridian Valley Laboratories* (MVL) mit einer Frau zusammenarbeitete (die zufällig gerade selbst Wechseljahressymptome hatte), fragten wir mehrere größere und kleinere Referenzlaboratorien nach den „normalen Grenzwerten" dieser drei Östrogene (den Blutspiegeln, die sie generell bei ihren Analysen fanden). Die meisten nannten

---

* Warum? Weil der „normale" Equilin-Spiegel und anderer nicht-menschlicher Östrogene im menschlichen Körper gleich null ist!

sie uns für Östron und Östradiol, sagten aber, dass Östriol lediglich in der Schwangerschaft relevant sei, sodass sie es nur bei schwangeren Frauen bestimmten.

Zum Glück hatten einige Labore auch die Normalwerte aller drei Östrogene vorrätig. Wir berechneten den Durchschnitt aus allen Labordaten und schlussfolgerten (damals), das natürliche Verhältnis der Östrogene betrage ungefähr 80 Prozent Östriol zu etwa je 10 Prozent Östradiol und Östron. Wir schickten auch Blutproben von gesunden, nicht schwangeren Frauen ein, die wir jedoch als „schwanger" kennzeichneten (sonst wollte man sie ja nicht untersuchen) und erhielten sehr ähnliche Ergebnisse. Das machte mir die Entscheidung leicht: Ich würde als Östrogenersatz 80 Prozent Östriol, 10 Prozent Östradiol und 10 Prozent Östron verschreiben, genau wie die Natur es auch zu machen schien.

Nun mussten wir nur noch herausfinden, wo solche Rezepte eingelöst werden konnten, da keine Pharmafirma diese drei Humanöstrogene anbot, schon gar nicht in diesen Mengenverhältnissen. Anfang der 1980er-Jahre hatten fast alle Apotheken die jahrhundertealte Praxis aufgegeben, Arzneimittel aus originalen Ausgangsstoffen direkt vor Ort herzustellen. Wenngleich die Apotheker besser als je zuvor pharmazeutisch ausgebildet und in der Lage waren, Patienten außergewöhnlich gut über Nutzen und Risiken von Arzneimitteln aufzuklären, waren sie damals (und größtenteils sind sie es auch heute noch) hauptsächlich „akademische Verkäufer". Als „Östrogen" gab es in den Medikamentenschränken nur Pferdeöstrogentabletten, Ethinylestradiol (meist in der „Pille" zur Verhütung enthalten) und wenige andere patentfähige Östrogen-„Senkrechtstarter". Während es Östradiol als Injektionen gab, waren östradiolhaltige Tabletten schwer zu bekommen und wurden selten verschrieben. Apotheker, die selbst etwas nach Rezept „zusammenmischten", waren eine seltene und vom Aussterben bedrohte Art (Arzneimittel herstellende Apotheker werden im Englischen als „Compounding Pharmacist" bezeichnet, im Deutschen gibt es keine Entsprechung, da hierzulande nur selten individuelle Medikamente zusammengestellt werden. – Anm. d. Übers.).

Ich rief mehrere Apotheken an, doch ohne Erfolg. Schließlich machte ich Ed Thorpe von der Kripps-Apotheke im kanadischen Vancouver ausfindig, das zum Glück nur drei Autostunden von mir entfernt war. Ed stellte Kapseln her (und später eine Creme), die eine Kombination aus bioidentischem Östriol, Östradiol und Östron in einem Mengenverhältnis von 8:1:1 enthielten, wie es von der Natur vorgesehen schien.

Wir nannten diese Kombination „Tripel-Östrogen" (im Englischen auch als „Tri-Est" bezeichnet), wenngleich sie natürlich nicht patentrechtlich geschützt war. Tri-Est kam bei den Frauen, die es einnahmen, großartig an. Immer wieder hörten wir: „Meine Symptome sind weg und ich habe das Gefühl, ich bin wieder ich selbst!"

Erst später fiel mir auf, manchmal dauert es auch bei mir eine Weile, dass wir zwar mit den natürlichen Substanzen und Mengenverhältnissen arbeiteten, dem Körper die Hormone aber nicht wirklich auf dem idealen natürlichen Weg zuführten. Schließlich befinden sich die Eierstöcke bei einer Frau nicht im Magen-Darm-Trakt und sondern die Östrogene in den Darm ab, wo sie resorbiert und direkt zur Leber transportiert werden müssen (die sogenannte erste Leberpassage). Das wäre auch physiologisch nicht sinnvoll, denn bei der Frau ist die Leber das wichtigste Organ für die Verstoffwechselung und Ausscheidung von Östrogenen und anderen Steroidhormonen aus dem Körper (siehe Kapitel 9).

Der natürliche Weg des Östrogens (genauso wie für Progesteron, Testosteron und alle anderen endokrinen Hormone) führt von den Eierstöcken direkt in die Beckenvenen der Frau und von dort zum Herzen, das die Hormone sofort in jeden Teil des Körpers pumpt (und schließlich auch in die Leber – die sogenannte zweite Leberpassage). So reguliert der Körper die Hormonspiegel auf ganz natürliche Weise.

Ed und (damals noch) andere Apotheker, die Medikamente auch selbst herstellten, begannen also damit, „Tripel-Östrogen" in eine Salbengrundlage einzuarbeiten, die auf die Haut aufgetragen werden sollte (transkutane oder transdermale Anwendung). Die Hormone wurden leicht über die Haut aufgenommen und gelangten auf eine langsame, dem natürlichen Weg ähnlichere Art und Weise ins Blut. Diese Art der Verabreichung unterschied sich massiv von dem oral eingenommenen Premarin®/Presomen® (oder jedem anderen Steroidhormon), denn Steroidhormone zu schlucken, ist nicht nur unnatürlich, sondern kann auch Ausgangspunkt für viele sehr ernste Probleme sein.

[Später entdeckte ich nach engmaschiger Laborkontrolle vieler Frauen, dass ich die Natur noch immer nicht so genau wie möglich kopierte, und die Empfehlung für die transkutane bzw. transdermale Anwendung musste wieder geändert werden ... Aber das ist ein Thema für Kapitel 9.]

In den 1990er-Jahren hielt ich es für angebracht, unsere Thesen zu den korrekten physiologischen Anteilen von Östron, Östradiol und Östriol im Körper einer

Überprüfung zu unterziehen. Immerhin hatten sich seit 1982 die Labortechniken beträchtlich geändert. Viele meiner Patientinnen verwendeten nun „Tripel-Östrogen" (sowie Progesteron, Testosteron und DHEA), und die Meridian-Valley-Laboratorien (MVL) halfen mir, ihre Blut- und Urinspiegel zu überwachen, um die korrekte Mengenverordnung für jede Frau sicherzustellen. Die MVL untersuchten auch das Blut von 26 freiwilligen Probandinnen – Frauen im Alter zwischen 20 und 40 Jahren, gesund, nicht schwanger und Nichtraucherinnen – und maßen die relativen Plasmaspiegel* von Östriol, Östradiol und Östron. Die ersten Ergebnisse deuteten darauf hin, dass sich bei den Frauen die Humanöstrogene zu etwa 90 Prozent aus Östriol, zu 7 Prozent aus Östradiol und zu 3 Prozent aus Östron zusammensetzten.

Wie bereits erwähnt, kommen die neuesten Humanöstrogenanalysen von NIH-Forschern, die mit wesentlich empfindlicheren (und äußerst kostenintensiven) Untersuchungsmethoden arbeiten, inzwischen zu unterschiedlichen Mengenverhältnissen dieser Östrogene in Urin und Blut.[7, 8] Und dennoch ist es so vielen Frauen so gut gegangen, als sie Hormone in den von mir ursprünglich abgeleiteten Mengenverhältnissen einnahmen, dass der größte Teil unserer bioidentischen Östrogenverordnungen noch immer 50 Prozent oder mehr Östriol enthalten. Auch die Kontrollmöglichkeiten – insbesondere die Bestimmung multipler Steroidmetaboliten aus 24-Stunden-Sammelurin – ermöglichen es den Ärzten, „maßgefertigte" Rezepte für jede Frau auszustellen. (Weitere Einzelheiten zu dieser Kontrollmöglichkeit siehe Kapitel 9.) Da Östriol ein so ungefährliches und Schutz (vor Krebs) bietendes Östrogen ist, scheint es, als seien die genauen Anteile vielleicht weniger wichtig als die Tatsache, dass der Östriolanteil in den Rezepten für den Hormonersatz weitaus höher sein sollte, als der der beiden potenteren – und potenziell stärker Krebs erregenden Östrogene – Östradiol und Östron.

In den mehr als 25 Jahren, seit Ed Thorpe und ich zusammen an den ersten Chargen von Tripel-Östrogen arbeiteten, haben Anna und Hunderttausende Frauen wie sie bioidentische Östrogencremes verwendet (zusammen mit Progesteron, DHEA und Testosteron), um ihre Hormonspiegel so weit wiederherzustellen, dass sie ungefähr dem unteren Bereich der normalerweise bei Frauen vor der Menopause gefundenen Spiegel entsprachen. Ihre Hitzewallungen verschwanden, ihre Knochen blieben kräftig, ihre Haut verbesserte sich, sie fühlten sich wohl und meistens auch wieder ganz „normal".

---

* Plasma ist der flüssige Anteil des Blutes, ohne rote und weiße Blutkörperchen und andere feste Bestandteile, die normalerweise enthalten sind.

Na, also so was!

> **Eilmeldung:** „Frauen, die identische Kopien ihrer körpereigenen, von den Eierstöcken seit der Pubertät selbst gebildeten Hormone einnehmen, fühlen sich normal."

Man stelle sich das nur vor!

Progesteron, das vergessene Hormon (und warum das so verhängnisvoll ist)

Ärzte und Ärztinnen, die die BHT nach den Regeln der (ärztlichen) Kunst praktizieren, achten immer darauf, dass ihre Patientinnen zusätzlich zu den bioidentischen Östrogenen auch bioidentisches Progesteron nehmen. Wie Östrogen ist Progesteron ein Steroidhormon, das zum überwiegenden Teil in den Eierstöcken gebildet und von ihnen ausgeschüttet wird. Wie Östrogen sinkt auch Progesteron mit Beginn der Menopause ab, oft sogar schon vorher. (Die Nebennieren bilden ebenfalls viel Progesteron, ein Großteil davon wird jedoch zu anderen Hormonen als den Geschlechtshormonen verstoffwechselt.) Aus Gründen, auf die wir im Folgenden eingehen werden, sollten Frauen niemals Östrogen ersetzen – egal welchen Ursprungs –, wenn sie kein zusätzliches Progesteron einnehmen. Obwohl man meinen möchte, dass das jedem klar ist, der weiß, wie die menschliche Fortpflanzungsphysiologie funktioniert, zogen es die Hersteller von Premarin®/Presomen®, diese Tatsache zu ignorieren – mit verheerenden Konsequenzen.*

Bei der Mehrzahl von Frauen, die noch menstruieren, werden Östrogen und Progesteron normalerweise in einem Zeitrahmen von etwa 28 Tagen ausgeschüttet, und dieser ist teilweise für die bekannten Veränderungen des

---

* Etwa zur selben Zeit, als wir mit den ersten Zusammensetzungen von Tripel-Östrogen arbeiteten, unternahm Dr. John R. Lee, ein Hausarzt aus Kalifornien, einen ähnlichen Versuch mit bioidentischem Progesteron. Dr. Lee fand heraus, dass Progesteron viele wichtige Aufgaben im Körper hatte, u.a. fördert es das Knochenwachstum (zur Verhinderung von Osteoporose), es wirkt stimmungsaufhellend und trägt zur Gesunderhaltung von Herz und Brust bei. Außerdem schien es auch außerordentlich sicher und gut verträglich zu sein. Anfang der 1990er-Jahre begann Dr. Lee seine Ergebnisse zu veröffentlichen und das Buch *What Your Doctor May Not Tell You about Menopause* erscheint (Grand Central Publishing; zu Deutsch etwa: „Was Ihr Arzt Ihnen über die Wechseljahre verschweigt"; nur in englischer Sprache erhältlich). Mehr über Dr. Lees wichtige Arbeit finden Sie in Kapitel 6.

Menstruationszyklus, einschließlich Eisprung, Menstruation (die „Periode") und aller damit verbundenen Gefühle, verantwortlich. Während des natürlichen Anflutens und Abebbens der Hormone im Rahmen der 400 bis 500 Menstruationen einer Frau im fortpflanzungsfähigen Alter stehen Östrogen und Progesteron in der Regel in perfektem Gleichgewicht. Bevor dieses Zusammenspiel zu Beginn der Perimenopause aus der Balance gerät (manchmal schon bei dreißigjährigen Frauen), wird Östrogen niemals ausgeschüttet, ohne dass auch Progesteron zum genau richtigen Zeitpunkt in der genau richtigen Menge dazukommt, um dessen Wirkungen zu regulieren.

Im Laufe eines Lebens gewöhnen sich die verschiedenen Körpersysteme an diese regelmäßige Ausschüttung. (Eine genauere Beschreibung der hormonellen Vorgänge während des Menstruationszyklus finden Sie in Kapitel 3). In Anbetracht der großen Bandbreite der individuellen Wirkungen von Östrogen und Progesteron, nicht nur auf die Fortpflanzungsorgane, sondern auch auf viele verschiedene Gewebe im ganzen Körper, einschließlich Brust, Gehirn, Knochen, Harntrakt und Haut, überrascht es nicht, dass sich eine Frau „seltsam" oder „anders" fühlt, wenn Östrogen und Progesteron bei ihr nicht mehr im Gleichgewicht stehen.

Zu den wichtigsten Aufgaben des Östrogens gehört es, jeden Monat zur Vorbereitung auf eine mögliche Schwangerschaft das Wachstum der Gebärmutterschleimhaut anzuregen, um die Einnistung einer befruchteten Eizelle zu ermöglichen. Im Gegensatz dazu ist eine der wichtigsten Aufgaben des Progesterons, das östrogenstimulierte Zellwachstum in der Gebärmutter (und der Brust) zu begrenzen und im Gleichgewicht zu halten (siehe Kapitel 3). Ein „ungebremstes" östrogenstimuliertes Zellwachstum aufgrund eines längeren Ungleichgewichts zwischen Östrogen und Progesteron kann schließlich zu Krebs sowie dem sogenannten „Östrogendominanzsyndrom" führen, zu dem bestimmte spezifische Zeichen und Symptome gehören.

Progesteron hilft Gebärmutterkrebs auf zweierlei Art zu verhindern: Zum einen vermindert es die Anzahl der Östrogenrezeptoren (die Bindungsstellen für Östrogen auf den Zellen), etwa in der Gebärmutterschleimhaut oder der Brust. Östrogen, das durch Progesteron an einer Bindung gehindert wird, kann so das Zellwachstum nicht anregen. Zum anderen reguliert Progesteron direkt die Zellteilung bzw. Replikation voll ausgereifter Endometriumzellen und hemmt damit die östrogenstimulierte Zellwucherung (Hyperplasie) und manchmal das Krebswachstum.[9]

Obwohl man in den Pharmakonzernen über die Beziehung zwischen Östrogen und Progesteron von Anfang an Bescheid gewusst haben muss, zog man es vor, diese so lange zu ignorieren, bis es für viele Frauen zu spät war. Während der ersten Jahre der „Östrogenersatztherapie" (ÖET) nahmen die meisten Frauen Premarin®/Presomen® „weisungsgemäß" ohne Progesteron ein; in dieser Zeit erkrankten Tausende von ihnen an Gebärmutterkrebs. Hätten sich die Wissenschaftler so intensiv mit der Physiologie der Fortpflanzungsorgane des Menschen beschäftigt wie mit der des Pferdes, hätten sie wahrscheinlich ziemlich schnell realisiert, dass an ihrer Vorgehensweise etwas nicht stimmen konnte, und so hätte diese Tragödie leicht abgewendet werden können.

Diese Einstellung zeigt, dass die Pharmaindustrie eine Frau in den Wechseljahren nicht als Mensch betrachtet, dessen Hormonsystem aus dem Gleichgewicht geraten ist, sondern als Mensch, dessen Symptome unterdrückt werden müssen. Nicht anders, als hätte sie Kopfschmerzen und nähme ein Aspirin, um den Schmerz auszuschalten. So gesehen ist die Verabreichung von Premarin®/Presomen® ohne das antagonistisch wirkende Progesteron also ganz stimmig ... wenn man von diesem ärgerlichen „Krebsproblem" einmal absieht.

Die Pharmakonzerne vergaßen eine simple physiologische Tatsache – oder ignorierten sie absichtlich: Premarin®/Presomen® mochte zwar durch die Verhinderung von Hitzewallungen wie ein Medikament wirken, es war aber immer noch ein potentes Hormon mit einer großen Wirkungsbreite, die über die Erweiterung der Blutgefäße weit hinausging (der Ursache für Hitzewallungen). Sie betrachteten diese anderen Wirkungen lediglich als „Nebenwirkungen" und interessierten sich nicht weiter dafür. Leider bedachten die Forscher nicht, dass der Körper sie nicht ignorieren konnte.

Als die Pharmakonzerne schließlich mit der Zwangserkenntnis konfrontiert wurden, dass dem Östrogen etwas „entgegengesetzt" werden musste, um Gebärmutterkrebs zu verhindern, demonstrierten sie jedoch weiterhin Ahnungslosigkeit: Sie setzten kein von der Natur erprobtes, bioidentisches Progesteron ein, sondern lieber ein patentrechtlich geschütztes künstliches Pseudohormon namens Medroxyprogesteronacetat (MPA), das unter dem Markennamen Provera®/Prodafem® in den Handel gelangte. Der Bequemlichkeit halber und um auszuschließen, dass die Frauen weiterhin Premarin®/Presomen® ohne Provera®/Prodafem® einnahmen, was nicht nur Krebs, sondern auch Gerichtsprozesse zur Folge haben konnte, schufen sie ein Kombinationspräparat und nannten es Prempro®/Premella®/Climopax® (das englische Prempro setzt sich aus **Prem**arin und **Pro**vera zusammen – Anm. d. Übers.).

Bevor die Frauen erstmals Provera®/Prodafem® (MPA) einnahmen, um den wachstumsfördernden Wirkungen von Premarin®/Presomen® entgegenzuwirken, hatte es noch nie einen menschlichen Körper „von innen gesehen". (Genau genommen war es auf dem ganzen Planeten nicht zu finden gewesen, bevor es im Reagenzglas eines Pharmakonzerns auftauchte. Wie die meisten anderen patentrechtlich geschützten Arzneimittel unterscheidet sich Provera®/Prodafem® nicht von einer Substanz, die genauso gut von einem Außerirdischen auf die Erde hätte gebracht werden können.) MPA ist ein synthetisches (im Labor hergestelltes) Molekül, das dem Progesteronmolekül ein klein wenig ähnlich sieht und daher in der Lage ist, ein paar der Dinge zu bewirken, die bioidentisches Progesteron normalerweise im menschlichen Körper bewirkt. Für die Pharmaindustrie am wichtigsten war, dass Provera®/Prodafem® die CEE-induzierte Hyperplasie (übermäßige Zellbildung) der Gebärmutterschleimhaut ziemlich gut blockieren konnte. In der Kombination mit Premarin®/Presomen® eingenommen, kann man recht zuverlässig davon ausgehen, dass die Hitzewallungen aufhören, ohne das Risiko von Gebärmutterkrebs wesentlich zu erhöhen.

Die Pharmaindustrie fand aus zwei Gründen Gefallen an MPA:

1. Es war patentfähig, was immer das wichtigste Kriterium für jedes Pharmaprodukt ist; nicht patentfähige Substanzen (z. B. bioidentische Hormone) werden routinemäßig übergangen, gleichgültig, wie vielversprechend sie therapeutisch sein könnten.*

2. Die progesteronähnliche Wirkung von MPA reicht aus, um der durch Premarin®/Presomen® induzierten Wucherung der Gebärmutterschleimhaut „entgegenzuwirken" und damit den damals größten erkannten Nachteil dieses Präparates, das Risiko von Gebärmutterkrebs, zu minimieren.

Selbstverständlich erfüllt körpereigenes, bioidentisches Progesteron dieselben Funktionen und kann noch wesentlich mehr (siehe Kasten), doch die großen Pharmaunternehmen hatten noch nie echtes Interesse an der Herstellung eines

---

* Wie bereits festgestellt, gibt es seit ein paar Jahren einen erschreckenden Trend – seit nämlich die Pharmakonzerne ihren Absatz nicht bioidentischer Pseudohormone drastisch schwinden sehen. Nachdem sie sich der Strategie „umbenennen, zulassen, Konkurrenz ausschalten" verschrieben haben, hat ein Konzern Östriol in Trimesta®, ein anderer 2-Methoxyöstradiol in Panzem® umbenannt. Beide Konzerne veranstalten nun ein Wettrennen um die „Zulassung" für diese natürlichen Substanzen durch die US-Behörde FDA.

Progesterons, das dem körpereigenen exakt entspricht. Was sie ursprünglich erreichen wollten, war, mit einem patentfähigen „Schmalspur"-Präparat der östrogenstimulierten Hyperplasie entgegenzuwirken. Ob es weitere (Neben-)Wirkungen hatte oder nicht, war irrelevant.

Das also war im ersten Jahrzehnt des 21. Jahrhunderts die „Hormonersatztherapie" der Schulmedizin: eine Kombination aus potenten, nicht für den menschlichen Gebrauch bestimmten Östrogenen und ein patentrechtlich geschütztes, synthetisches Pseudohormon, das weniger das Progesteron ersetzen, sondern nur den Körper vor einer der potenziell tödlichen Nebenwirkungen von Premarin®/Presomen® schützen soll. Ziel erreicht!

Einige der vielen wichtigen Funktionen von Progesteron im weiblichen Körper

- Wirkt als natürliches Antidepressivum
- Wirkt als natürliches Diuretikum (entwässernd)
- Unterstützt die Wirkung der Schilddrüsenhormone
- Sorgt für normale Blutzuckerspiegel
- Erhält die Gebärmutterschleimhaut
- Kann die Libido unterstützen
- Normalisiert die Blutgerinnung
- Normalisiert die Spiegel von Zink und Kupfer
- Wird in andere Geschlechtshormone (Östrogen u. Testosteron) sowie Kortison umgewandelt
- Fördert die Knochenbildung und schützt vor Osteoporose
- Fördert die Fettverbrennung zur Energiegewinnung (Thermogenese)
- Sorgt für gute Sauerstoffversorgung der Zellen
- Schützt Embryo und Fötus in der Schwangerschaft
- Schützt vor Gebärmutterkrebs
- Schützt vor fibrozystischer Mastopathie (als Knötchen- oder Strangbildung tastbare Veränderungen in der Brust – Anm. d. Übers.)

Einfach nur die Natur kopieren – nicht mehr und nicht weniger

Die Voraussetzung für eine Ersatztherapie mit bioidentischen Hormonen ist wirklich ganz einfach: Man muss es nur machen wie die Natur. Man gibt dem Körper zurück, was er braucht, damit seine Organsysteme wieder in Ordnung kommen – nicht mehr, nicht weniger. Man verschreibt bioidentische Humanhormone und richtet Dosierung und Einnahmeschema so aus, dass die vor der Menopause bestehenden natürlichen Hormonspiegel so gut wie möglich wiederhergestellt werden. Mit patentrechtlich geschützten Medikamenten oder

Pseudohormonen ist das nicht möglich. Denn: Wie hoch ist der *natürliche* Equilinspiegel bei einer Frau? Wie hoch ist der *natürliche* MPA-Spiegel? (Nur zur Erinnerung: Er liegt bei null!)

In der BHT werden Hormone eingesetzt, die mit den von den menschlichen Eierstöcken seit vielen Millionen Jahren täglich produzierten Hormonen chemisch identisch sind. Biochemiker können sie nicht unterscheiden, und Ihr Körper kann es auch nicht. Da die Symptome der Wechseljahre durch den Zusammenbruch des gesunden hormonellen Umfeldes bedingt sind, verschwinden diese auch ganz einfach wieder, wenn der Körper sein normales hormonelles Gleichgewicht wiedererlangt: Die Ursache der Beschwerden wird beseitigt durch die Wiederherstellung dieses Umfeldes mit exakten Kopien der fehlenden Hormone.

Die Wiederherstellung des hormonellen Gleichgewichts stand auf der Tagesordnung der Pharmakonzerne nie besonders weit oben. Ihr grundlegendes Anliegen war eher die Entwicklung patentfähiger Medikamente, die sich zur Unterdrückung von Symptomen, wie Hitzewallungen usw., eigneten. Solche Medikamente gehörten von jeher zu den Verkaufsschlagern unter den pharmazeutischen Produkten. Dass sich die Bemühungen der Konzerne dabei gerade auf Östrogen konzentrierten, war reine Beliebigkeit. Sie hätten auch einfach *irgendetwas* anderes nehmen können. Tatsächlich propagieren neuere Studien die Möglichkeit, sogenannte Selektive Serotonin-Wiederaufnahmehemmer (SSRI) gegen Hitzewallungen einzusetzen. Das sind Medikamente wie Prozac® und Zoloft®, die eigentlich bei Depressionen und Angstzuständen verschrieben werden.[10] Das ist ein gutes Beispiel für die reine Unterdrückung von Symptomen, die in keinem Verhältnis zur eigentlichen Ursache des Problems steht. Zumindest macht man mit Premarin®/Presomen® und Provera®/Prodafem® den Versuch – so kläglich er auch ist –, die Ursache des Problems medikamentös zu beseitigen.

Das Fazit aus wissenschaftlicher Sicht

Bis heute beziehen Ärzte nahezu ihr gesamtes „Wissen" über Hormonersatz bei Frauen in den Wechseljahren aus – oft mit ernsten Mängeln behafteten – Studien, in denen Humanöstrogene durch solche von trächtigen Stuten und Humanprogesteron durch Provera®/Prodafem® „ersetzt" wurden. Die Verwendung des Begriffs „Ersatz" scheint in diesem Zusammenhang reichlich ungenau.

Anzeichen dafür, dass die Physiologie des Menschen auf diese hormonellen „Elefanten im Porzellanladen" gar nicht ausgelegt ist, waren vom ersten Tag an ersichtlich, doch die Schulmedizin hat sie weitgehend ausgeblendet. Die Vorteile, so hat man uns vorgebetet, überwiegen die Risiken. Sie wollen Ihre Hitzewallungen loswerden? Dann müssen Sie ein wenig Brustspannen, ein paar Wassereinlagerungen und vielleicht ein leicht erhöhtes Krebsrisiko hinnehmen. Schließlich, so erinnert man uns, „haben alle Medikamente Nebenwirkungen".

Überdies führte die Anwendung ungenauer Kopien menschlicher Hormone zu einer nicht entschuldbaren medizinischen Praxis. Jahrzehntelang wurden den Frauen zum Beispiel Dosierungen dieser potenten Pseudohormone verabreicht, ohne dass in der Folge getestet worden wäre, ob diese überhaupt sicher und wirksam waren. Wären geringere Dosierungen ebenso wirksam und sicher oder vielleicht sogar noch wirksamer und noch sicherer gewesen? Ob Sie es glauben oder nicht – niemand wusste das und niemand weiß es bis heute. Seit der Einführung von Premarin®/Presomen® und Provera®/Prodafem® wurden die „empfohlenen", von der FDA „zugelassenen" Dosierungen im Interesse der Sicherheit zweimal um die Hälfte reduziert, obwohl es keine Studien gibt, deren Ergebnisse dieses Vorgehen nahegelegt hätte.

Ungeachtet ihrer Herkunft sind Hormone und Pseudohormone immer potente Wirkstoffe; also fordert die korrekte Ausübung unseres ärztlichen Berufes, dass wir ständig nach möglichen nachteiligen Nebenwirkungen Ausschau halten, insbesondere nach tödlichen wie Krebs und Herzerkrankungen. Meinen Patientinnen sage ich immer, dass es keine hundertprozentig sichere Behandlung gibt, nicht einmal die BHT. Wesentliche Elemente der korrekten Durchführung der BHT sind nämlich die sorgfältige Dosierung und die regelmäßige Überwachung der Hormonspiegel – Maßnahmen, die von Ärzten, die mit der konventionellen HET arbeiten, ignoriert werden.

Aber machen wir uns die Fakten bewusst: Frauen schütten diese Hormone aus, solange sie fruchtbar sind, und haben die meisten Probleme, die durch Premarin®/Presomen® und Provera®/Prodafem® verursacht werden, überhaupt nicht. Außerdem hat die korrekte Anwendung bioidentischer Varianten von Humanöstrogen und Humanprogesteron durch Hunderttausende Frauen im Laufe der letzten 25 Jahre nicht den geringsten Hinweis darauf ergeben, dass dadurch ernsthafte Probleme verursacht würden. Es ist vielmehr so, dass die überwiegende Mehrheit der bei Premarin®/Presomen® (siehe S. 39) und Provera®/Prodafem® (siehe S. 60) festgestellten Nebenwirkungen bei bioidentischen

> **Einige der vielen Nebenwirkungen von Provera®/Prodafem® ***
>
> - Angeborene Fehlbildungen und andere Schäden bei Einnahme während der Schwangerschaft
> - Dauerblutung oder andere Unregelmäßigkeiten bei der Menstruation
> - Erhöhtes Brustkrebsrisiko
> - Milchbildung (Laktation)
> - Brustspannen
> - Depressionen und Stimmungsschwankungen
> - Verlust des Erinnerungsvermögens, Nervosität
> - Anfallsartige Kopfschmerzen, Schwindel
> - Nachlassendes Sehvermögen, Augenentzündung und Läsionen
> - Taubheit, Kribbeln in Armen oder Beinen
> - Brustschmerz
> - Wassereinlagerungen (Ödeme)
> - Bildung von Blutgerinnseln, insbesondere in Lunge und Gehirn
> - Haarausfall oder unerwünschter Haarwuchs im Gesicht (androgene Wirkungen)
> - Akne
> - Gestörte Glukosetoleranz (prädiabetische Wirkungen)
> - Hautausschlag
> - Gewichtszunahme
> - Übelkeit
> - Gelbsucht
> - Kurzatmigkeit
> - Anschwellen von Händen oder Füßen
> - Schmerzen in den Beinen

Östrogenen und Progesteron praktisch nie vorkommen. Wenn überhaupt, dann sind die Wirkungen bioidentischer Hormone denen der schulmedizinischen Präparate oft entgegengesetzt.

Hätten Humanöstrogene und Humanprogesteron nur annähernd solche Nebenwirkungen wie ihre patentrechtlich geschützten Pseudohormon-Pendants, würden nur wenige Frauen das Erwachsenenalter erleben. Aufgrund einer Reihe von klinischen Studien und der gemeinsamen Erfahrung Tausender sachkundiger Ärztinnen und Ärzten, die die BHT verschreiben, sieht es so aus, dass die meisten der bei der BHT auftretenden Probleme mit der Dosierung oder dem Stoffwechsel des Hormons zu tun haben. Passt man die Dosis an, verschwinden die Probleme in der Regel.

Sinnvoll für eine noch breitere Akzeptanz wäre natürlich die Durchführung groß angelegter klinischer Studien mit bioidentischen Hormonen zur überzeugenden Evaluation ihres Nutzens und ihrer Risiken, doch wer finanziert so etwas? Unabhängige Ärztinnen und Ärzte mit gut frequentierten Praxen? Oh nein, keine Zeit,

---

* ... unabhängig von gleichzeitiger Premarin®/Presomen®-Einnahme

kein Geld. Ein Pharmakonzern? Keine Chance! Wo bleibt der Profit? Die Regierung oder Gesundheitsbehörden (NIH)? Vielleicht, aber erwarten Sie nicht zu viel.

Die Mediziner und Medizinerinnen jedoch, die Erfahrung mit bioidentischen Hormonen haben und ihre Anwendung bei Tausenden von Frauen über einen Zeitraum von bis zu 25 Jahren und länger schon verfolgen, brauchen heute keine weiteren Belege mehr.

Die WHI-Studie und darüber hinaus

Die Verfechter der HET haben lange Zeit die Ergebnisse von Studien hochgespielt, die belegen, dass eine Langzeitbehandlung mit Premarin®/Presomen® und Provera®/Prodafem® das Risiko für Herzerkrankungen, Osteoporose, Darmkrebs und Demenz senken sowie das gesamte Wohlbefinden steigern kann. Gleichzeitig spielten sie die zunehmenden Nachweise dafür herunter, dass die Realität der HET dem weithin kultivierten öffentlichen Image eines „Jungbrunnens" nicht ganz entsprechen könnte.

Die WHI-Studie sollte nun einige der wichtigsten Löcher im Grundlagenwissen über die HET stopfen. Insbesondere „Experten" erwarteten sich davon die bisher eindeutigsten Antworten hinsichtlich der Rolle der HET bei kardiovaskulären Erkrankungen (Herzinfarkten, Schlaganfällen und Blutgerinnsel) sowie bei Krebs und hofften auf Ergebnisse, die eindeutig zugunsten der Anwendung dieser Medikamente ausfallen würden.

Die WHI-Studie war eine breit angelegte klinische Untersuchung mit mehr als 161 000 gesunden Frauen in den Wechseljahren (zwischen 50 und 79 Jahren), die von den Gesundheitsbehörden an vierzig verschiedenen Kliniken in den USA durchgeführt wurde. Die Anwerbung der Teilnehmerinnen begann 1993, die Dauer der Studie war auf 8,5 Jahre angelegt. Doch eines Tages, mitten im Sommer 2002, nach nur durchschnittlich 5,2 Jahren Behandlungszeit, kündigten die Behörden an, dass der wichtigste Zweig der Studie vorzeitig beendet werden sollte. Der Grund: Eine planmäßige zwischenzeitliche Sicherheitsprüfung hatte ergeben, dass die Risiken der HET ihren Nutzen überwogen.[3] Nahezu über Nacht stürzte das gesamte Kartenhaus, das mehr als 40 Jahre auf Mythen, Versprechen und fehlerhaften Daten aufgebaut worden war, plötzlich in sich zusammen.

Folgendes war geschehen: Im wichtigsten Zweig der Studie nahm die eine Hälfte der Frauen Prempro®/Premella®/Climopax® ein (CEE 0,625 mg + MPA 2,5 mg; also Pferdeöstrogen und künstliches Progesteron – Anm. d. Übers.), die andere Hälfte nahm gleich aussehende, aber wirkungslose Placebos. In einem zweiten Zweig nahmen Frauen, deren Gebärmutter entfernt worden war, entweder Premarin®/Presomen® ein (ohne Progesteron-Gegenspieler) oder eben Placebos. Es handelte sich um eine Doppelblindstudie, das bedeutet, weder die Teilnehmerinnen noch die Forscher wussten vor dem Ende der Studie (oder, wie in diesem Fall, bei einer zwischenzeitlichen Sicherheitsanalyse), wer womit behandelt wurde. Diese Art des Studienablaufs ist ein wichtiger Kontrollmechanismus, der den Einfluss möglichen „Wunschdenkens" seitens des Forschers oder der Teilnehmerin ausschließen soll.

Wie in der folgenden Tabelle 2.1 dargestellt, erwiesen sich die meisten mutmaßlichen Vorteile der HET, zu denen der Schutz vor Herzerkrankungen, Schlaganfällen, Verlust geistiger Leistungsfähigkeit, Demenz und sexueller Unzufriedenheit sowie die Stimmungsaufhellung gehörte, als trügerisch. Nach vierjähriger Behandlungsdauer nahm bei den Frauen, die Prempro®/Climopax®/Premella® eingenommen hatten, der invasive Brustkrebs um 26 Prozent zu. Zudem waren diese Tumoren, als sie entdeckt wurden, vergleichsweise größer und im Stadium weiter fortgeschritten, wodurch eine höhere Wahrscheinlichkeit bestand, dass sie bereits in die benachbarten Lymphknoten gestreut hatten – lauter Anzeichen einer ernst zu nehmenden Gefahr.

Tabelle 2.1: Wichtige Ergebnisse der WHI-Studie[3–6]

Pro	Kontra
Prempro®/Premella®/Climopax® schien das Fortschreiten von Osteoporose zu verlangsamen: 5 Hüftfrakturen weniger pro 10 000 Frauen.	Prempro®/Premella®/Climopax® erhöhte das Risiko für invasiven Brustkrebs um 26 Prozent nach 4 Jahren; absolute Erhöhung um 8 Fälle pro 10 000 Frauen; Risiko schien kumulativ zu sein.
Prempro®/Premella®/Climopax® verminderte die Darmkrebsrate um 37 Prozent: 6 Fälle weniger pro 10 000 Frauen.	Der Brustkrebs, der bei Anwenderinnen von Prempro®/Premella®/Climopax® gefunden wurde, war im Vergleich zur Kontrollgruppe tendenziell größer (1,7 vs. 1,5 cm), weiter fortgeschritten und streute häufiger in benachbarte Lymphknoten (24,6 % vs. 16 %).

Pro	Kontra
Premarin®/Presomen® (ohne Progesteron-Gegenspieler) wirkte sich weder positiv noch negativ auf das Herzinfarktrisiko aus.	Prempro®/Premella®/Climopax® erhöhte das Herzinfarktrisiko bei ansonsten gesunden Frauen: 29 % Gesamterhöhung und 81 % Erhöhung während des ersten Einnahmejahres; absolute Zunahme um 7 neue Fälle pro 10 000 Frauen und Jahr.
Für Premarin®/Presomen® (ohne Progesteron-Gegenspieler) war das Brustkrebsrisiko niedriger als für Prempro®/Premella®/Climopax®.	Prempro®/Premella®/Climopax® zeigte auf die gesundheitsbezogene Lebensqualität keine vorteilhaften Auswirkungen (gesamter Gesundheitszustand, Vitalität, geistige Gesundheit, Depressionen, sexuelle Zufriedenheit).
	Prempro®/Premella®/Climopax® verbesserte die geistige Leistungsfähigkeit nicht und verdoppelte das Risiko für die Entwicklung aller Arten von Demenz, einschließlich Alzheimer.
	Prempro®/Premella®/Climopax® verdoppelte die Inzidenz von Blutgerinnseln in Lunge und Beinen.
	Prempro®/Premella®/Climopax® erhöhte die Schlaganfallinzidenz um 41 Prozent: 7 neue Fälle pro 10 000 Anwenderinnen.
	Prempro®/Premella®/Climopax® erhöhte das Risiko von Harninkontinenz.
	Premarin®/Presomen® (ohne Progesteron-Gegenspieler) erhöhte das Schlaganfallrisiko.

Das erhöhte Brustkrebsrisiko war keine so große Überraschung. Die in die HET gesetzte Hoffnung wurde von Anfang an durch ein Krebsrisiko gedämpft, doch dieses Risiko wurde wegdiskutiert, indem man sich auf den mutmaßlichen

Schutz gegen die häufigeren Gefahren wie Herzerkrankung, Schlaganfall und vielleicht sogar Demenz berief.

Die eigentliche Enthüllung der WHI-Studie bestand darin, dass sich der lange angenommene und im großen Stil beworbene kardiovaskuläre Schutz der HET als Illusion erwies. Viele Studien hatten zuvor behauptet, dass „koronare Vorfälle" um 30 bis 50 Prozent gesenkt würden.[11-13] Bei den zu Beginn der Studie ansonsten herzgesunden WHI-Probandinnen wurde das Risiko von Herzerkrankungen durch Prempro®/Premella®/Climopax® jedoch insgesamt um 29 Prozent erhöht, und im ersten Jahr der Einnahme stieg es um sage und schreibe 81 Prozent an. Durch dieses Medikament wurde das Risiko von Blutgerinnseln in Lunge und Beinen verdoppelt sowie das Schlaganfallrisiko um 41 Prozent erhöht. Zu seinen Gunsten kann lediglich geltend gemacht werden, dass es eine Handvoll weniger Hüftfrakturen aufgrund von Osteoporose und ein leicht verringertes Darmkrebsrisiko gab.

Wenn Sie der Meinung sind, dass all das ein wenig zu riskant klingt, um lediglich ein paar Hitzewallungen loszuwerden, befinden Sie sich in guter Gesellschaft. Denn das war auch der Gedanke der amerikanischen Gesundheitsbehörde, die daraufhin den Prempro®/Premella®/Climopax®-Zweig der Studie vorzeitig beendete.

Eine andere Analyse der WHI-Daten im Laufe der folgenden Jahre befasste sich mit den weiteren nicht eingehaltenen Versprechen: Man hatte angenommen, dass die HET die kognitive Leistungsfähigkeit fördern würde, doch Prempro®/Premella®/Climopax® bat keinen Schutz, sondern verdoppelte in Wirklichkeit das Risiko für alle Arten von Demenz, einschließlich Alzheimer.[5]

Noch schlimmer war, dass die Frauen durch die HET nicht nur nicht gesünder, sondern auch nicht glücklicher wurden. Eine Auswahl von WHI-Probandinnen (etwa 16 600 Frauen) beantworteten breit gefächerte Fragebögen zur Bewertung ihrer gesundheitsbezogenen Lebensqualität (wie allgemeiner Gesundheitszustand, Vitalität, geistige Gesundheit, Depressionen, sexuelle Zufriedenheit, Schlaf, körperliche Funktionsfähigkeit und körperliche Schmerzen). Nach dreijähriger Behandlung zeigten die Ergebnisse jedoch keinerlei klinisch relevante Unterschiede zwischen der Prempro®/Premella®/Climopax®-Gruppe und der Placebogruppe.[6]

Die andere Katastrophe kam 2004, als der „Östrogen"-Zweig der WHI (nach 7 Jahren) vorzeitig beendet wurde. Sie erinnern sich, dass die WHI-Studie Premarin®/Presomen® bei einer Probandinnengruppe bewertete, die „Frauen ohne

Gebärmutter" (hysterektomiert) genannt wurde. Wenngleich das Medikament bei diesen Frauen das Herzinfarktrisiko nicht zu erhöhen schien, wie das mit Prempro®/Premella®/Climopax® bei Frauen mit Gebärmutter der Fall gewesen war, führte Premarin®/Presomen® hier allerdings zu einer deutlichen Erhöhung des Schlaganfallrisikos. Auf der positiven Seite standen dem ein geringeres Risiko für Hüftfrakturen und eine fragliche Senkung des Brustkrebsrisikos gegenüber.[4]

Für 40 und mehr Jahre hatten sich Premarin®/Presomen® und Provera®/Prodafem® (oder Prempro®/Premella®/Climopax®) am oberen Ende der Verkaufsstatistiken für Medikamente bequem eingerichtet und der Pharmafirma Wyeth Milliarden von Dollar eingebracht, obwohl es weder für ihre Sicherheit noch für ihre Wirksamkeit einen definitiven Nachweis gab. Und nun stellte sich angesichts aussagekräftiger Studienergebnisse heraus, dass sie keines von beiden waren.

Nach den Enthüllungen der WHI-Studie war es der Schulmedizin nicht mehr länger möglich, die Ergebnisse überzeugend zu ihren Gunsten zu frisieren. Angesichts einer Flutwelle negativer öffentlicher Aufmerksamkeit setzten die Frauen scharenweise ihre HET-Präparate ab. Noch im 2002 unterzogen sich 18,5 Millionen Frauen einer HET, 2 Jahre später waren es nur noch 7,6 Millionen, ein Rückgang um 69 Prozent. Die Verkäufe von Prempro®/Premella®/Climopax® stürzten um 74 Prozent ab.[14]

In einer ersten Reaktion änderte die US-Zulassungsbehörde FDA die offiziellen Beipackzettel* für Premarin®/Presomen® und Prempro®/Premella®/Climopax® ab – und zwar bei *allen* Östrogenersatzpräparaten, nicht nur bei den CEE, die laut WHI-Studie erwiesenermaßen Probleme verursachten –, und fügte einen Warnhinweis hinzu. Hierin wurden die WHI-Ergebnisse vereinfacht wiederholt und einer Warnung ausgesprochen vor „erhöhten Risiken von Myokardinfarkt [Herzinfarkt], Schlaganfall, invasivem Brustkrebs, Lungenembolie [Blutgerinnsel] und tiefer Venenthrombose [Blutgerinnsel] bei Frauen nach der Menopause während einer fünfjährigen Behandlungsdauer mit konjugierten equinen

---

* Ein Beipackzettel enthält all die relevanten Informationen zu einem Medikament, in denen die Pharmafirma und die amerikanische Zulassungsbehörde FDA übereinstimmen. Der Text ist meist aberwitzig klein gedruckt und wie eine Straßenkarte gefaltet.

Anm. d. Übers.: In Deutschland ist er in jeder Medikamentenpackung enthalten, und man ist um deutliche Lesbarkeit bemüht. In den USA gibt es ihn nicht in jeder Medikamentenpackung, die Informationen werden dort heutzutage über die Webseite des jeweiligen Pharmakonzerns vermittelt. Doch es wird darauf hingewiesen, dass der Apotheker in der Lage sein sollte, auf Nachfrage einen Beipackzettel mitzugeben.

Östrogenen (0,625 mg) in Kombination mit Medroxyprogesteronacetat (2,5 mg) im Verhältnis zum Placebo."[17]

Trotz der desolaten Geschichte der konventionellen HET – die WHI ist lediglich die aktuellste Studie, die diesen Umstand mahnend in Erinnerung ruft –, haben die Kontrollkräfte der etablierten Medizin für die Zukunft des Hormonersatzes in den Wechseljahren immer noch nur die patentrechtlich geschützten Pseudoöstrogene und die synthetischen, Progesteron imitierenden, ebenfalls geschützten Medikamente im Blick. Die nach der WHI-Studie von diversen Vereinigungen aufgestellten Richtlinien für die Behandlung der Wechseljahre erkennen die Existenz von bioidentischen Hormonen kaum an. Zu diesen mächtigen Organisationen zählen z. B. das *American College of Obstetricians and Gynaecologists* (ACOG, zu Deutsch etwa: „Amerikanisches Kollegium von Geburtshelfern und Gynäkologen")[18], die *North American Menopause Society* (NAMS, zu Deutsch etwa: „Nordamerikanische Gesellschaft für die Belange in den Wechseljahren")[19], die *International Menopause Society* (IMS, zu Deutsch etwa: „Internationale Gesellschaft für die Belange in den Wechseljahren")[20], die *United States Preventive Services Task Force* (zu Deutsch etwa: „Arbeitskreis Präventivmedizin der USA")[21], die *National Institutes of Health* (NIH, Nationale Gesundheitsbehörde)[22] sowie die *European Agency for the Evaluation of Medicinal Products* (EMEA, Europäische Arzneimittelagentur)[23]. Werden bioidentische Hormone von ihnen überhaupt erwähnt, dann geschieht dies lediglich in Zusammenhang mit einer Warnung vor den potenziellen unerwünschten Nebenwirkungen und/oder einem Mangel an Wirksamkeit in veröffentlichten Studien. An keiner Stelle werden in diesen Richtlinien jedoch Belege für diese unerwünschten Nebenwirkungen angeführt, geschweige denn, dass einmal jemand auf die „radikale" Idee käme, die therapeutischen Möglichkeiten bioidentischer Humanhormone zu erforschen.

Wenn eine Zulassungsbehörde stichhaltige Belege dafür hat, dass ein Medikament Krebs verursacht und keine brauchbaren lebensrettenden Vorteile bietet (kein Mensch ist je an Hitzewallungen gestorben), dann zieht sie es in der Regel aus dem Verkehr. Im Falle von Premarin®/Presomen® und Provera®/Prodafem® hatte Wyeth jedoch Glück: Anstatt die Anwendung der beiden Präparate zu verbieten, wurden sie von FDA einfach niedriger dosiert neu „zugelassen" (Premarin®/Presomen® 0,45 mg und Provera®/Prodafem® 1,5 mg, etwa die Hälfte der ursprünglich „zugelassenen" Dosis) und man nahm an, dass die geringere Dosis weniger riskant sei. Woher wussten sie, dass diese geringere Dosis sicherer sein würde? Nun, sie wussten es nicht. Es gab keine „kontrollierten Studien" – oder irgendwelche anderen – zur Rechtfertigung dieser Vorgehensweise. Es war einfach nur ins Blaue hinein geraten, doch die FDA kam damit durch.[15] Tatsächlich ergab jedoch eine erst kürzlich veröffentlichte Überprüfung der „Östrogenersatz"-Forschung in der Zeit von 1966 bis 2003, dass die niedrig dosierten Zubereitungen den Sicherheitsgrad von Premarin®/Presomen® wahrscheinlich nicht verbessern.

Diese Richtlinien empfehlen die Anwendung der konventionellen HET in niedrigstmöglicher Dosierung und kürzestmöglicher Dauer nur für die Behandlung von Hitzewallungen und anderen häufigen Wechseljahressymptomen. Mit anderen Worten: Sobald die Hitzewallungen von alleine nachgelassen haben, sollte sie wieder abgesetzt werden. Obwohl die konventionelle Hormonersatztherapie vielleicht das Risiko für Knochenbrüche durch Osteoporose vermindern kann, wird sie inzwischen lediglich als Mittel zweiter Wahl betrachtet und darf nur dann eingesetzt werden, wenn die konventionellen Osteoporosemedikamente nicht besser wirken. Frauen mit Herzerkrankungen sollten die HET nicht anwenden, und natürlich kann sie auch nicht länger zur Vorbeugung von Herzinfarkt, Schlaganfall und Senilität eingesetzt werden, da die WHI-Studienergebnisse gezeigt haben, dass sie diese Schutzfunktion nicht innehat.

Was nun? Folgen der WHI-Studie für die bioidentische Hormontherapie

Während die meisten Ärzte auf die Wahrheit über die schulmedizinischen Präparate, die sie bis dahin verschrieben hatten, mit „Schock, schwere Not!" reagierten, waren diejenigen Mediziner, die schon in den Jahrzehnten vor der WHI-Studie die Forschungsergebnisse aufmerksam verfolgten, über die verheerenden Ergebnisse eher erleichtert als überrascht. Nicht weniger davon sagten wir in unserem Buch von 1997 sogar voraus.[24]

Viele Studien – einige gingen sogar bis in die 1940er-Jahre zurück – ließen schon erahnen, dass eine Behandlung mit Premarin®/Presomen® die Risiken nicht wert war. Doch diese Studien wiesen fast immer einen oder mehrere methodische Fallstricke auf, aufgrund derer sie leicht abzulehnen waren oder durch die zumindest die Bedeutung ihrer Ergebnisse gemindert werden konnte, wenn das nur zur eigenen Denkweise passte. Das Design der WHI-Studie war so angelegt, dass sie diese Fettnäpfchen zwar umgehen konnte, sich dafür aber ein paar gewichtige neue auftaten. Es ist äußerst bemerkenswert, dass lediglich die *oral* verabreichten Präparate Prempro®/Premella®/Climopax® und Premarin®/Presomen® (bei hysterektomierten Frauen) als einzige aktive Behandlungsform getestet wurden. Was sagen die Ergebnisse der WHI-Studie – im positiven wie negativen Sinne – über die potenziellen Vorteile und Risiken anderer Behandlungen aus, insbesondere in Hinblick auf bioidentische Hormone?

Die einfache Antwort lautet: So gut wie gar nichts. Wie bereits erwähnt (und wir werden das gebetsmühlenartig wiederholen): Bioidentische Hormone und synthetische Pseudohormone sind in ihrer Molekularstruktur völlig verschieden, und der Körper reagiert völlig unterschiedlich auf sie.

Dennoch, die „offizielle" Antwort auf die WHI-Ergebnisse lautet: Da es keine großen prospektiven und placebokontrollierten Doppelblindstudien gibt, die etwas anderes aussagen, müssen alle Optionen als gleichermaßen fragwürdig gelten, bis eine mit der WHI vergleichbare Studie einen anderen Nachweis erbringt. Obwohl sich das eher nach der konservativen, advokatenhaften Denkweise der FDA anhören mag, hat es nichts mit den Realitäten medizinischer Wissenschaft zu tun und ignoriert die grundlegenden Unterschiede zwischen körperfremden konventionellen Präparaten und bioidentischen Humanhormonen. Unterwirft man sich diesem Diktat blind, würde man den Frauen eine zweifellos sichere und wirksame Quelle dauerhaft vorenthalten.

Setzt man Premarin®/Presomen® plus Provera®/Prodafem® mit bioidentischen Humanöstrogenen und ebensolchem Progesteron gleich, vergleicht man Äpfel mit Birnen (oder einen natürlichen Saft mit 100 Prozent Fruchtgehalt mit einem künstlichen Getränk wie Cola oder Pepsi). Würde sich herausstellen (wie geschehen), dass Letzteres bei einigen Menschen zu ernsthaften gesundheitlichen Problemen führt, hieße das dann, dass wir uns plötzlich auch fragen müssten, ob der reine Fruchtsaft, den wir trinken, überhaupt zuträglich ist? Natürlich ist das Unsinn, aber die Analogie ist zulässig. Damit kann man ganz klar demonstrieren, wie die pharmazeutische Industrie die etablierte Medizinerschaft einer „Gehirnwäsche" unterzogen hat, damit sie glaubt, dass Premarin®/Presomen® das Gleiche wie Östrogen und Provera®/Prodafem® das Gleiche wie Progesteron sei.

Eine ständig wachsende Datenmenge an wissenschaftlicher Forschung aus der ganzen Welt, zusammen mit den unmittelbaren Erfahrungen mehrerer Hunderttausend Frauen, die von sachkundigen, fortschrittlichen Ärzten behandelt werden, deren Praxis sich nicht auf das Diktat von FDA und Pharmakonzernen beschränkt, stellen die Sicherheit und den Nutzen der BHT täglich unter Beweis.

Die etablierte Medizin versucht, die Forschung zugunsten der BHT mit dem Argument in Misskredit zu bringen, dass die Studien den strengen Vorgaben der FDA nicht entsprechen und/oder, dass sie nicht in „namhaften", von Experten geprüften (soll heißen von der Pharmaindustrie gesponserten) Fachzeitungen veröffentlicht werden können. Wenngleich breit angelegte, teure, placebokontrollierte Doppelblindstudien oft als die *höchste* Form des wissenschaftlichen „Nachweises" hochgehalten werden, sind solche Studien in Wirklichkeit nur *eine* Form der Etablierung von wissenschaftlicher „Wahrheit". Die genaue Beobachtung der Natur hat eine lange und glorreiche Tradition in der Geschichte der Medizin. Es ist noch gar nicht so lange her, da bestand das Gros der medizinischen Forschung nämlich vornehmlich aus Überlieferungen und sorgfältiger Beobachtung.

Nicht alle „unkontrollierten" Beobachtungen sind notwendigerweise parteiisch, vor allem wenn kein Geld im Spiel ist. Das änderte sich erst, als die moderne, auf Patente ausgerichtete und zunehmend von den Zulassungsbehörden regulierte Medizin Mitte des 20. Jahrhunderts entstand. Die FDA forderte solche Studien, um die geltend gemachten Ansprüche auf Wirksamkeit und Sicherheit von Medikamenten untermauern zu lassen; vor allem, weil Pharmafirmen allzu oft gefährliche und/oder wirkungslose Medikamente in den Handel brachten. Natürlich waren die Einzigen, die sich solche Studien leisten konnten, die großen Pharmakonzerne. Wenn diese an einer bestimmten Behandlung nicht interessiert waren – soll heißen: wenn keine großen Gewinne in Aussicht standen –, waren die Chancen für eine „Zulassung" durch die FDA automatisch nicht besonders gut.

Doch wie wir in den letzten Jahren an der großen Anzahl von Rückrufaktionen und Warnungen vor „zugelassenen" patentrechtlich geschützten Arzneimitteln gesehen haben*, sind solche Studien weit davon entfernt, absolut sicher zu sein.** Natürlich haben sie ihre Berechtigung; die Ergebnisse, die nach festen statischen Grundregeln gewonnen werden, sind in hohem Maße zuverlässig. Solche Studien dienen jedoch meist dazu, die feinen Unterschiede zwischen verschiedenen Behandlungen hervorzuheben und/oder Einblicke, Ergebnisse und

---

* Vioxx®, Rezulin, Propulsid®, Bextra®, Baycol® (in Deutschland Lipobay® – Anm. d. Übers.), Fen-Phen und Redux sind nur ein paar der von der FDA „zugelassenen" Medikamente, die in den letzten Jahren vom Markt genommen oder „freiwillig" zurückgezogen wurden, da sie entweder für den Tod verantwortlich waren oder einen Menschen zumindest sehr, sehr krank machten.

** In der Tat ist es ein sehr langer Weg bis zur absoluten Sicherheit. Eine Studie des Obersten Rechnungshofes der USA (Government Accounting Office) an 198 patentrechtlich geschützten, von der FDA zwischen 1976 und 1985 zugelassenen Arzneimitteln ergab, dass 102 (51,5 %) ernste und oft tödliche Nebenwirkungen hatten. (GAO/PEMD 90-15 FDA Drug Review: Postapproval Risks 1976–1985, S. 3.)

Feststellungen aus ursprünglich weniger gut ausgestatteten Studien oder sorgfältigen Beobachtungen zu bestätigen (oder zu widerlegen). Außerdem kann jede Studie vorsätzlich so konzipiert werden, dass die Chancen auf den Erhalt eines gewünschten Ergebnisses steigen. Es ist kein Zufall, dass die Studien der Pharmaindustrie mit sehr viel größerer Wahrscheinlichkeit Ergebnisse zugunsten des eigenen Medikaments erzielen, als dies bei unabhängigen Studien der Fall ist.

Wie erwähnt, war die WHI-Studie nicht die erste Untersuchung, die die Risiken der HET aufzeigte – sie war nur die eindeutigste. Viele andere (hauptsächlich in europäischen und asiatischen medizinischen Fachzeitungen) veröffentlichte Studien haben ebenso dargelegt, dass bioidentische Hormone nicht nur Hitzewallungen und andere häufige Anzeichen von Östrogenmangel sicher und wirksam verhindern, sondern auch vor Herzkrankheiten, Osteoporose, Krebs und Demenz schützen können – Einsatzmöglichkeiten, für die die konventionelle HET als nicht mehr geeignet gilt.[25]

Dennoch, ohne eine „Zulassung" der FDA wird die BHT weiteren Angriffen ausgesetzt bleiben, sie wird potenziell genauso schlecht oder sogar noch schlechter eingestuft werden als Prempro®/Premella®/Climopax® und die anderen Behandlungen mit Pseudohormonen. Bioidentische Hormone werden abgewertet, weil sie nicht von der FDA zugelassen sind – obwohl die Natur sie schon so lange „zulässt", wie es Frauen gibt.

Was für eine Schande! Aber für alle, die der Idee offen gegenüberstehen, wird es immer mehr wissenschaftliche Nachweise und klinische Erfahrungen geben zugunsten der Anwendung einer ausgewogenen Kombination aus bioidentischen Östrogenen und natürlichem Progesteron, und in vielen Fällen auch anderer Hormone, wie DHEA, Pregnenolon, Melatonin und Testosteron, um nur ein paar zu nennen.

Wie bei Östrogen und Progesteron fand man heraus, dass auch viele dieser Hormone im Laufe des Alterns abnehmen. Und wie bei Östrogen und Progesteron kann es zu einer bemerkenswerten allgemeinen Revitalisierung kommen, von Herz und Immunsystem, über Stimmung, kognitive Leistungsfähigkeit sowie Knochen- und Muskelstärke, bis hin zu Energiespiegel und Libido, wenn viele dieser Hormone durch bioidentische Versionen wieder auf ein normales Niveau gebracht werden.

Kapitel 3
Die Hormone und der Menstruationszyklus

(Bitte, liebe Leserinnen, nehmen Sie diese vorangestellte Entschuldigung dafür an, dass wir Männer es nun wagen, einer Frau den Menstruationszyklus zu erklären! Sollten Sie dieses Kapitel unnötig oder langweilig finden, überspringen Sie es einfach. Ein kurzer Überblick über die relevanten Hormone trägt jedoch dazu bei, die Logik hinter der BHT zu verstehen, insbesondere ihren zeitliche Koordinierung. Auch wenn Sie es jetzt vorläufig auslassen, können Sie später jederzeit zurückblättern.)

Der weibliche Menstruationszyklus ist ein ausgezeichnet kalibriertes und sensibles System. Es ist in der Tat so komplex, dass Universitätsprofessoren es oft als Sinfonie bezeichnen, insbesondere gegenüber dem Fortpflanzungssystem des Mannes, das sie gerne mit der „Auf-und-zu"-Funktion eines Wasserhahns vergleichen. Die Komplexität dieses Systems ist ein Grund, warum eine möglichst präzise Nachahmung der Hormonfunktion des Menstruationszyklus so wichtig ist. Natürlich haben Pferdehormone in diesem System keinen Platz, doch die bioidentische Hormontherapie passt perfekt hinein.

Zum besseren Verständnis dessen, was während der Perimenopause geschieht (der zwei- bis zehnjährigen Übergangszeit vor der Menopause, also des endgültigen Ausbleibens der Menstruation), und wie der Hormonersatz funktioniert, werden an dieser Stelle einige grundlegende Informationen über den normalen Menstruationszyklus wiederholt.

Wenn man von Menstruation und Menopause spricht, geht es tatsächlich um die Beziehung und das hormonelle Zusammenspiel von Eierstöcken und Gebärmutter, die sich beide im Beckenbereich befinden (s. Abbildung 3.1), sowie der Hypophyse (Hirnanhangsdrüse), die „Meisterdrüse" an der Schädelbasis.

In jedem Eierstock befinden sich Tausende winziger Bläschen, die Follikel. Zur Zeit der Menarche, der ersten Menstruationsblutung eines jungen Mädchens, können es 500 000 sein, und jedes der Bläschen enthält eine Eizelle. Am Anfang jedes Menstruationszyklus beginnt in der Regel nur eine dieser Eizellen zu „reifen". (Es gehört zu den Wundern der Natur, dass lediglich eine einzige Eizelle „weiß", wann ihre Zeit gekommen ist, während die anderen „wissen", dass sie bis zum nächsten Monat warten müssen.)

Etwa in der Mitte des Zyklus platzt infolge eines sorgfältig inszenierten Zusammenspiels von Hormonen der Follikel mit der „reifen" Eizelle, und diese rutscht in den Eileiter, der zur Gebärmutter führt. Das wird als Ovulation (Eisprung) bezeichnet. Trifft die Eizelle auf ein Spermium, meist irgendwo im Eileiter, kann eine Befruchtung stattfinden. Auf ihrem weiteren Weg in die Gebärmutter beginnt sich die dann befruchtete Eizelle rasch zu teilen und zu einem Zellhaufen zu entwickeln.

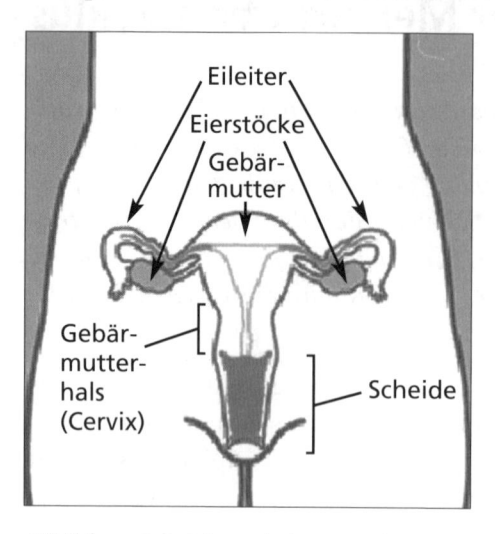

Abbildung 3.1: Schematische Darstellung der wichtigsten Teile des weiblichen „Fortpflanzungsapparates"

In der Zwischenzeit wurde die Gebärmutter seit dem Ende der letzten Menstruationsblutung von weiteren Hormonen darauf vorbereitet, eine befruchtete Eizelle aufzunehmen und zu versorgen. Die Gebärmutterschleimhaut (Endometrium) hat sich verdickt und wird besser mit Blut und Nährstoffen versorgt, sodass sich die Eizelle bei ihrer Ankunft leicht in der Gebärmutterwand einnisten und zu einem Embryo, einem Fetus und schließlich zu einem Kind heranwachsen kann.

Findet keine Befruchtung statt, setzt die Eizelle ihren Weg ebenfalls durch den Eileiter zur Gebärmutter fort. Da jedoch das Signal eines bestimmten Hormons, das eine Befruchtung anzeigt, ausgeblieben ist, stellt die Gebärmutter ihre Vorbereitungen auf eine mögliche Schwangerschaft ein und scheidet die aufgebaute Gebärmutterschleimhaut sowie das zusätzliche Blut und die angesammelten Nährstoffe aus.

Dieses wohl bekannte Ereignis ist unter einer Reihe von Nahmen bekannt: Menstruation, Menstruationsblutung, Periode, die Tage und vielen weiteren. Die regelmäßige Menstruation zeigt einer Frau an, dass sie nicht nur gesund, sondern auch nicht schwanger ist und darüber hinaus, dass es zu einem späteren Zeitpunkt immer noch einer Empfängnis kommen könnte.

Wird die Menstruation jedoch unregelmäßig (weicht also von dem üblichen Rhythmus von 26 bis 30 Tagen ab), kündigt das wahrscheinlich die nahenden Wechseljahre und das absehbare Ende der Fruchtbarkeit an. Eines der ersten

Anzeichen der bevorstehenden Veränderung ist die Zyklusdauer, das heißt, einige Menstruationszyklen sind plötzlich kürzer, andere dafür möglicherweise länger. Wenn die Menstruation – zwölf Monate hintereinander – ganz ausbleibt, ist die Menopause „offiziell", eine Schwangerschaft ist nicht mehr möglich.

Die erstaunliche Regelmäßigkeit des Menstruationszyklus ist in erster Linie einem empfindlichen Gleichgewicht von vier Haupthormonen geschuldet:

- Östrogen
- Progesteron
- FSH (Follikelstimulierendes Hormon)
- LH (Luteinisierendes Hormon)

Auch wenn wir das Wort „Östrogen" aus Bequemlichkeit oft in der Einzahl verwenden, denken Sie bitte daran, dass es sich dabei in Wirklichkeit um eine Gruppe sehr ähnlicher Substanzen mit winzigen Unterschieden in der Molekularstruktur handelt. (Östradiol, Östron und Östriol sind die drei wesentlichen Östrogene, die im menschlichen Körper vorkommen.) FSH und LH, die auch als hypophysäre Gonadotropine bekannt sind, werden von der Hypophyse (Hirnanhangsdrüse) ausgeschüttet. Ihre Aufgabe ist es, die Gonaden (die Eierstöcke bei Frauen und die Hoden bei Männern) zur Sekretion ihrer eigenen Hormone anzuregen.

Die Menstruationszyklen gehen etwa 40 Jahre lang nahtlos ineinander über. Obwohl kein Zyklus einen Anfang oder ein Ende hat, ordnen wir der Einfachheit halber typischerweise den ersten Tag der Menstruation dem Ende des einen Zyklus zu bzw. dem Beginn des nächsten. In Abbildung 3.2 auf S. 74 werden die gleichzeitig auftretenden Abläufe schematisch dargestellt.

1.–5. Tag:
Während der letzten Tage des vorhergehenden Zyklus gehen – vor dem ersten Tag des neuen Zyklus – die Östrogen- und Progesteronspiegel zurück und signalisieren so der Gebärmutter, dass es während dieses Zyklus nicht zu einer Schwangerschaft gekommen ist. Dadurch wird die Abstoßung der verdickten Gebärmutterschleimhaut ausgelöst. Die Regelblutung setzt am ersten Zyklustag ein und dauert etwa fünf Tage.

Da die hohen Östrogenspiegel die FSH-Sekretion unterdrücken, wird durch deren Abfall nun der Hypophyse das Signal gegeben, vermehrt FSH auszuschütten. Wie der Name schon sagt, regt das follikelstimulierende Hormon die

Der Menstruationszyklus

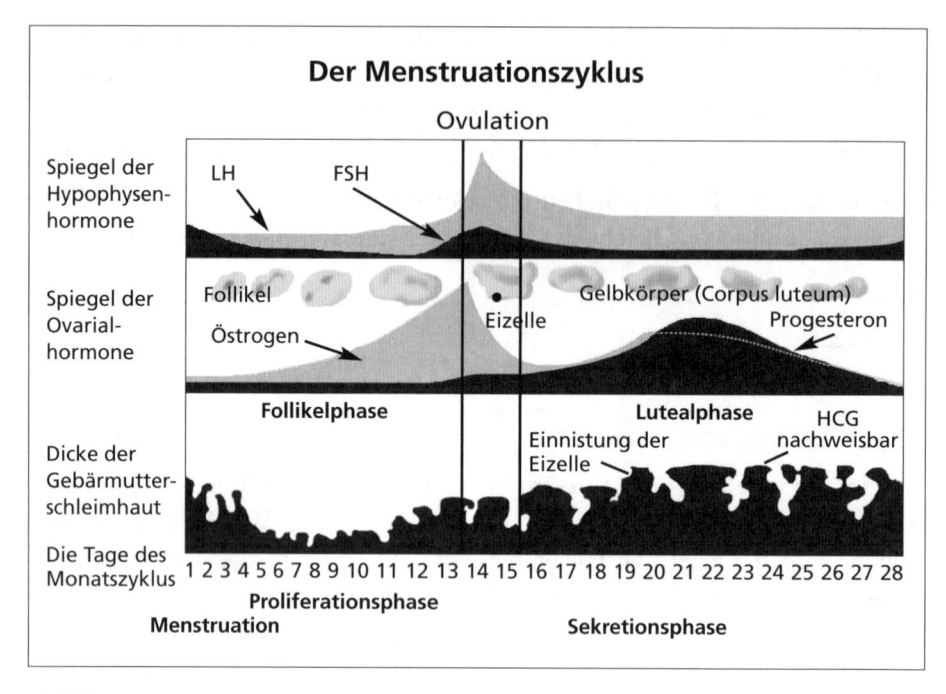

Abbildung 3.2.:
Schematische Darstellung der vielfältigen gleichzeitigen Abläufe im Menstruationszyklus

Follikelentwicklung an. Am 5. Bis 7. Zyklustag reagiert einer der Follikel stärker als die anderen auf die FSH-Stimulation und wächst. Dabei beginnt er große Mengen Östrogen auszuschütten.

6.–14. Tag:
Die vom Follikel während dieser Phase des Menstruationszyklus sezernierte große Östrogenmenge zieht mehrere wichtige Folgen nach sich:

Die Gebärmutterschleimhaut verdickt sich und wird zur Vorbereitung auf die Einnistung der befruchteten Eizelle stärker versorgt.

Die weitere Ausschüttung von FSH durch die Hypophyse wird unterdrückt.

Um die Zyklusmitte (14. Tag) wird mit Unterstützung des Östrogens die plötzliche Freisetzung von LH in großer Menge aus der Hypophyse stimuliert. Dieser plötzliche, von einer vorübergehenden Erhöhung der Körpertemperatur begleitete Anstieg von LH ist ein Zeichen für den bevorstehenden Eisprung (Ovulation).

Der Anstieg von LH führt zum Platzen des Follikels und zur Entlassung der reifen Eizelle in den Eileiter.

14.–28. Tag:
Nach dem Platzen des Follikels fallen seine Wände in sich zusammen, nun heißt er Corpus luteum (Gelbkörper). Unmittelbar nach der Ovulation beginnt das Corpus luteum mit der Sekretion großer Mengen von Progesteron sowie Östrogen, was ebenfalls zur Vorbereitung der Gebärmutter auf die Einnistung einer befruchteten Eizelle beiträgt. Hat eine Befruchtung stattgefunden, wird eine geringe Menge des Hormons HCG freigesetzt (Human Chorionic Gonadotropin, zu Deutsch: humanes Choriongonadotropin) freigesetzt. Auf diesem HCG, das bereits sieben Tage nach der Befruchtung im Urin nachweisbar ist, beruhen die frühen Schwangerschaftstests, die sich großer Beliebtheit erfreuen.

Durch das HCG bleibt der Gelbkörper funktionsfähig und schüttet weiterhin Östrogen und Progesteron aus, die ihrerseits für eine intakte Gebärmutterschleimhaut sorgen. Etwa in der 6. bis 8. Schwangerschaftswoche übernimmt die neu gebildete Plazenta die Sekretion des Hauptanteils von Progesteron.

Wird die Eizelle nicht befruchtet, erschöpft sich die Hormonmenge des Corpus luteum, wodurch die Spiegel von Östrogen und Progesteron abfallen. Ohne die Unterstützung dieser Hormone stößt die Gebärmutter schon bald die Schleimhaut ab und es kommt erneut zur Menstruation. Zusätzlich beginnt der FSH-Spiegel wieder zu steigen, da das Östrogen fehlt, das ihn unterdrückt. So geht ein Zyklus in den nächsten über.

Was geschieht während der Perimenopause und in der Menopause?

Der Schlüssel zur einwandfreien Funktion während der Jahrzehnte, in denen sich der hormonelle Kreisel reibungslos dreht, ist das hormonelle Gleichgewicht, insbesondere das Gleichgewicht zwischen Östrogen, Progesteron, FSH und LH. Wenn eine Frau in die Perimenopause kommt, fängt der hormonelle Kreisel leicht an zu schwanken: Östrogen und/oder Progesteron beginnen vielleicht, mit geringeren Spiegeln als bisher zu arbeiten, während FSH und/oder LH zum Ausgleich etwas höher als bisher steigen können, doch die Zyklen setzen sich fort. Nach der Menopause gehört ein dauerhaft hoher FSH-Spiegel zusammen mit einem dauerhaft niedrigen Spiegel von Östradiol und Progesteron zum typischen Hormonmuster.

Im Vergleich zu früheren Zyklen verlieren die in den Eierstöcken einer Frau in der Perimenopause verbliebenen Follikel im Allgemeinen ihre Empfindlichkeit für die FSH-Stimulation. In zunehmendem Maße kommt es zu Zyklen, in denen keine vollständige Follikelreifung stattfindet, und schließlich zu solchen, in denen überhaupt keine Eizelle mehr reift. Fast während der gesamten Perimenopause gibt es tendenziell eine Mischung aus normalen und unregelmäßigen Zyklen. In einem Monat reift ein Follikel ganz normal heran, und in anderen Monaten tut er es immer häufiger nicht.

Kommt es zu keiner ordentlichen Follikelreifung, wird weniger Östrogen sezerniert. Dadurch kann die Ausschüttung von FSH durch die Hypophyse nicht vollständig unterdrückt werden, das heißt, mit fallenden Östrogenspiegeln steigt FSH an. Sind die Östrogenspiegel stark abgesunken, können sie keinen LH-Anstieg auslösen, der zum Platzen des Follikels führen soll, und somit wird keine Eizelle freigesetzt. Man spricht dann von einem anovulatorischen Zyklus (einem Zyklus ohne Eisprung). Platzt der Follikel nicht, kann sich kein Corpus luteum bilden und folglich wird Progesteron nicht zeitgemäß freigesetzt. Solche Unregelmäßigkeiten können bereits auftreten, wenn eine Frau in einem Alter von Mitte bis Ende dreißig ist. Das erklärt, warum Frauen Ende dreißig und Anfang vierzig oft Schwierigkeiten haben, schwanger zu werden.

Da normale Mengen von Östrogen und Progesteron fehlen, kommt es zu den bekannten Wechseljahresbeschwerden: Hitzewallungen, Schlafstörungen, Depression, Stimmungsschwankungen und Herzklopfen.

Der Abfall der normalen ovariellen Östrogen- und Progesteronausschüttung gibt der Gebärmutter das Signal, ihre Schleimhaut vorzeitig abzustoßen, was zu einer allgemeinen Verkürzung der Zyklusdauer führt. Oft variiert der Zeitraum der Östrogen- und Progesteronsekretion von Monat zu Monat, wodurch es zu unregelmäßigen Zyklen kommt. Kürzere Zyklen, unregelmäßige Zyklen oder beides sind oft die ersten Anzeichen, dass die Perimenopause begonnen hat.

Versiegt die ovarielle Östrogensekretion nach der Menopause, ist Östrogen dennoch nachweisbar, es ergibt sich jedoch eine Verschiebung bei den Östrogentypen. Das wichtigste Östrogen vor der Menopause ist Östradiol, nach der Menopause ist es Östron, das aus drei Quellen stammt: 1. aus den Zellen der Nebennierenrinde, 2. aus Fettzellen, die das Androgen Androstendion in Östron umwandeln und 3. aus den Eierstöcken, die weiterhin kleine Mengen von

Androgenen produzieren, welche in Östrogene, vornehmlich Östron, umgewandelt werden.

Die Menge an Testosteron, das hauptsächlich in den Eierstöcken gebildet wird, verringert sich bereits, wenn eine Frau Ende zwanzig oder Anfang dreißig ist, hauptsächlich deshalb, weil altersbedingt das Testosteron-Vorläuferhormon DHEA zurückgeht. Anders als bei den Östrogenen und beim Progesteron nimmt Testosteron in der Menopause nicht sprunghaft ab. Es ist viel wahrscheinlicher, dass sich die vielleicht 20 oder 30 Jahre zuvor begonnene Abnahme einfach kontinuierlich fortsetzt.

Das Progesteronmangel- und Östrogendominanz-Syndrom

Wie erwähnt, setzt die Menopause in der Regel im Alter von etwa 50 Jahren ein, doch der „hormonelle Kreisel" einer Frau kann bereits Mitte dreißig erstmals aus dem Gleichgewicht geraten. Die ersten auftretenden Veränderungen sind tendenziell gelegentlich verkürzte Lutealphasen und sporadische anovulatorische Zyklen. Da das meiste Progesteron vom Corpus luteum während Lutealphase und Ovulation ausgeschüttet wird, bedeuten verkürzte Zyklen eine verringerte Ausschüttung von Progesteron, während die Östrogenspiegel relativ normal bleiben.

Diese Verringerung der Progesteronausschüttung ist alles andere als unbedeutend. Wenn Frauen in das vierte, fünfte und sechste Lebensjahrzehnt kommen, fällt das Progesteron immer weiter ab, sodass bei Erreichen der Perimenopause bereit 75 Prozent der Progesteronausschüttung ihrer Jugend fehlen.

Östrogene und Progesteron gleichen die Wirkungen des jeweils anderen Hormons aus, nicht nur in der Gebärmutter, sondern auch in der Brust, im Gehirn, in den Knochen, im Herzkranzgefäßsystem und an anderen Orten im ganzen Körper. Wenn also der Progesteronspiegel fällt, während die Östrogenspiegel normal hoch bleiben, kann dieses Ungleichgewicht – auch wenn es immer nur jeweils wenige Tage dauern mag – spürbare und oft unangenehme Wirkungen hervorrufen.

Da die „wachstumshemmenden" Wirkungen des Progesterons fehlen, können die Menstruationsblutungen, bei denen das Progesteron nicht oder zu wenig davon vorhanden ist, durch eine abnormal dicke Gebärmutterschleimhaut charakterisiert werden, was häufig zu starken Blutungen führt. (Zudem hat Progesteron viele Wirkungen, die weitgehend unabhängig vom Östrogen sind, siehe Kapitel 2.)

In seinem wegweisenden Buch *What Your Doctor May Not Tell You About Menopause* hat Dr. John R. Lee als Erster diesen Umstand als „Östrogendominanz-Syndrom" identifiziert. Er wies darauf hin, dass es nicht durch zu viel Östrogen, sondern vielmehr durch zu wenig Progesteron im Verhältnis zu den im Wesentlichen normalen Östrogenmengen verursacht wird. (Rückblickend wäre es vielleicht präziser – und möglicherweise leichter verständlich – gewesen, wenn diese Beziehung als „Progesteronmangel-Syndrom" bezeichnet worden wäre).

Über die Östrogendominanz (oder den Progesteronmangel) wurde nur in geringem Maße zuverlässig geforscht, doch laut Dr. Lee sowie zahlreicher anderer Ärzte und Wissenschaftler, kann sie zumindest teilweise für einige häufige Vorkommnisse verantwortlich gemacht werden. Dazu gehören das prämenstruelle Syndrom (PMS), Migräne und andere Kopfschmerzarten, Fasergeschwülste in der Gebärmutter, unerfüllter Kinderwunsch (Unfruchtbarkeit), Fibrozysten in der Brust, Empfindlichkeit der Brust, verminderte Libido, Verlust der Knochenmineraldichte, die zu einem hohen Osteoporoserisiko nach der Menopause führt, Gedächtnisschwund, vermehrte Bildung von Blutgerinnseln (mit steigendem Schlaganfallrisiko, Wassereinlagerungen, Völlegefühl, Angstzustände, Depressionen und viele andere Beschwerden. In einigen Forschungsarbeiten wird sogar behauptet, das ein relativer Progesteronmangel in dieser Zeit das Brustkrebsrisiko erhöhen kann.[3]

In den meisten Fällen kann die Östrogendominanz durch ergänzendes bioidentisches Progesteron ziemlich einfach behandelt werden, das während der zweiten Zyklushälfte – die normalerweise mit erhöhtem Progesteronspiegel einhergeht – eingenommen wird (14.–28. Tag).

Androgene: Männliche Hormone im weiblichen Körper

Androgene, einschließlich Testosteron, Androstendion und Dehydroepiandrosteron (DHEA) nehmen bei den meisten Frauen vor, während und nach der Menopause ebenfalls ab. Einige Frauen sind immer noch überrascht, wenn sie erfahren, dass sie auch „männliche" Hormone im Körper haben, doch es stimmt, wenn auch die Konzentrationen zwanzig bis dreißig Mal geringer sind als bei Männern. Auch Männer haben übrigens relativ geringe Mengen von Östrogenen im Körper. Wie wir später sehen werden, sind männliche Hormone für eine Frau selbst bei diesen niedrigen Konzentrationen enorm wichtig und umgekehrt.

Die meisten Androgene werden bei Frauen in den Eierstöcken sezerniert. Die Ausschüttung von Testosteron variiert während des Menstruationszyklus, Spitzen kommen um das mittlere Zyklusdrittel vor und Androgene bleiben bis zur Mitte der Lutealphase mäßig erhöht.[4] Im Gegensatz zu Östradiol und Progesteron setzen die Eierstöcke die Sekretion von Testosteron meist auch nach der Menopause fort.

Eine weitere wichtige Androgen- (und Progesteron-) Quelle sind die Nebennieren, die auf den Nieren sitzen. Einige der nach der Menopause gebildeten Hormone können zum Beispiel in der Brust, im Fettgewebe, im Knochen und im Gehirn in beachtliche Mengen Östradiol umgewandelt werden. Die Fähigkeit dieser außerhalb der Gonaden liegenden Gewebe, Östrogene aus Androgenen herzustellen, insbesondere aus DHEA, scheint mit dem Alter zuzunehmen. Diese Tatsache unterstreicht, wie wertvoll es ist, ergänzendes DHEA einzunehmen, um das körpereigene Hormon zu ersetzen, dessen Spiegel, wie bei allen anderen Geschlechtshormonen, mit dem Alter abnimmt.[5]

Den hormonellen Kreisel in Gang halten

Wie wir im Folgenden sehen werden, ist es möglich, den hormonellen Kreisel mit einem minimalen Schlingern selbst dann in Gang zu halten, wenn die Eierstöcke mit der Einstellung ihrer Hormonproduktion begonnen haben. Durch die Einnahme bioidentischer Hormone – Östriol, Östradiol, Östron, Progesteron, Testosteron, DHEA und möglicherweise noch anderer – zur richtigen Zeit, in der richtigen Menge und auf die richtige Weise, ist es möglich, das natürliche Abebben und Anfluten der körpereigenen natürlichen Hormone nachzuahmen, sodass der Körper reagiert, als wären die Eierstöcke noch immer normal funktionsfähig (jedoch natürlich ohne Ovulation und Menstruation), obwohl das nicht der Fall ist. Außer Östrogenen, Progesteron und Androgenen sind noch wesentlich mehr Hormone an dem sehr komplexen normalen Menstruationszyklus beteiligt. Dazu gehören nicht nur FSH und LH, wie erwähnt, sondern auch sogenannte „freisetzende Hormone", welche die Sekretion von FSH und LH auslösen und sehr wahrscheinlich noch andere, die bis jetzt noch nicht entdeckt oder zur Gänze beschrieben wurden. Auffallend, aber nicht wirklich überraschend, kommen bestimmte „Hormone" im Menstruationszyklus überhaupt nicht vor: konjugierte Pferdeöstrogene (Premarin®/Presomen®) und Medroxyprogesteron (Provera®/Prodafem®) sowie andere patentrechtlich geschützte körperfremde Substanzen.

KAPITEL 4

Von Hormonen und Medikamenten, Urin und Yams

Jahrhundertelang hat die Menschheit Hormone als eine Art Jungbrunnen betrachtet. Lange bevor irgendjemand auch nur die geringste Ahnung davon hatte, was ein Hormon überhaupt ist, erkannten die Menschen, dass die Gesundheit, Jugend, Vitalität und Sexualität junger Männer und Frauen durch eine geheimnisvolle „Essenz" in ihrem Körper bestimmt wurde.

Natürlich – Männer sind schließlich Männer – konzentrierten sich die frühen Ärzte und andere Männer, die versuchten, diesen „Essenzen" auf die Spur zu kommen und zu verstehen, wie sie sie vielleicht für die Verbesserung der (männlichen) Gesundheit, Vitalität und Langlebigkeit nutzen konnten, in ihren Bemühungen hauptsächlich auf die Suche nach der männlichen „Essenz", die in den Hoden vermutet wurde. Selbst für primitive „Medizinmänner" war es leicht ersichtlich, dass ein Mann kein „Mann" mehr war, wenn durch einen Geburtsfehler, durch Verletzung oder Krankheit die Hoden fehlten. Der Mangel an typisch männlichen Eigenschaften (wie Muskeln, Körper- und Gesichtsbehaarung, tiefe Stimme und funktionsfähige Genitalien) war nicht zu übersehen.

Diese männliche Essenz war unter anderem bei verschiedenen Kaisern im alten China begehrt und bis zum 19. Jahrhundert war sie zum „Heiligen Gral" der aufkeimenden wissenschaftlichen Medizin des Westens geworden. Als schließlich das „männliche Hormon" Anfang des 20. Jahrhunderts isoliert wurde, man nannte dieses Steroid Testosteron, erhielten seine beiden Entdecker den Nobelpreis.*

Die Suche nach einer vergleichbaren „weiblichen Essenz" schien in den Anfängen weniger dringlich zu sein (jedenfalls aus männlicher Perspektive). Als allerdings in den 1930er-Jahren auch Östrogene und Progesteron entdeckt waren, erkannten die Pharmafirmen das Marktpotenzial (auch von Testosteron) sehr schnell: Nun gab es die Möglichkeit, Männern und Frauen ihre Jugend, Schönheit und Sexualität wiederzugeben, von der Empfängnisverhütung ganz zu schweigen. Doch wie es in der Pharmabranche schon immer war und auch

---

* Für die Entdeckung von Östrogen gab es keinen Nobelpreis. Die Vermutung liegt nahe, dass das zum Teil an der Zusammensetzung des zuständigen Nobelpreiskomitees lag: Es bestand hauptsächlich aus Männern.

immer sein wird (schließlich zieht sie daraus ihre Existenzberechtigung), anstatt zu versuchen, die Hormone nach dem Vorbild von Mutter Natur zu verwenden, beeilte man sich damit, sie „zu verbessern", um etwas herzustellen, das sich patentrechtlich schützen ließ und womit man erheblich mehr Geld verdienen konnte.

Die Gewinnung von Hormonen

Seit Jahrzehnten stammen die in der Schulmedizin am häufigsten verwendeten „Ersatz"-Östrogene aus dem Urin von Pferden. Wenn Sie nun glauben, das Gewinnen von Östrogenen aus Pferdeurin hört sich ziemlich skurril an, dann haben Sie teilweise recht. Pferdeurin – ja, *das* klingt irgendwie schräg –, aber im Allgemeinen ist Urin (vor allem menschlicher Urin) ganz und gar nichts Skurriles. Tatsache ist, dass der Körper Geschlechtshormone über den Urin ausscheidet. Somit ist das Sammeln von Urin eine traditionelle Methode zur Gewinnung von Steroidhormonen, einmal abgesehen von der Kontrolle der weiblichen Hormonspiegel (siehe Kapitel 9).

Mindestens seit dem 11. Jahrhundert, wahrscheinlich liegt der Beginn aber noch weitere 1000 Jahre mehr zurück, benutzten taoistische Ärzte in China Zubereitungen aus getrockneten Feststoffen des menschlichen Urins zur Förderung von Langlebigkeit und zur Wiederherstellung der sexuellen Spannkraft und Potenz bei Menschen beiderlei Geschlechts. Dabei war der Urin von heranwachsenden Jungen und Mädchen wegen seines hohen Gehalts an den später als Sexualhormone identifizierten Stoffen ganz besonders begehrt.*

Insbesondere Angehörige der Adelsschicht waren Großverbraucher der aus dem Urin gewonnenen Hormone.[1] Wir wissen nicht mit Sicherheit, ob diese Zubereitungen gesundheitsförderlich waren, doch nach unserem heutigen Wissensstand über den Hormonstoffwechsel ist es sehr wahrscheinlich, dass einige dieser Präparate positive Wirkungen gehabt haben könnten.

Auf der Suche nach geeigneteren Quellen männlicher und weiblicher „Essenzen" waren Wissenschaftler bis ins 18. und 19. Jahrhundert daran gewöhnt,

---

* Moderne Analysetechniken belegen, dass der Urin von Männern und Frauen in den späten Teenagerjahren und Anfang Zwanzig nicht nur hohe Spiegel von Geschlechtshormonen enthält, sondern auch beachtlichen Mengen von Nebennierenhormonen, einschließlich Kortisol, DHEA, Aldosteron, Schilddrüsenhormone und HGH (Human Growth Hormone, zu Deutsch: menschliches Wachstumshormon) sowie alle Hormone, die im menschlichen Körper gebildet werden. Ordentlich gesammelt, konzentriert und gereinigt, könnten die Hormone aus solchem Urin der wirksamste und umfassendste Hormonersatz überhaupt sein!

Hoden, Eierstöcke und andere tierische Organe – von Hunden, Schweinen, Meerschweinchen, Hähnen, Kühen und Stieren – zu vermahlen und dann weiterzuverarbeiten. Zuerst bereiteten sie daraus eine Art Suppe und später lernten sie, die aktiven Bestandteile chemisch zu extrahieren. Einige mutige Menschen nahmen die so entstandenen Produkte dann ein, entweder oral oder mittels einer subkutanen Injektion (unter die Haut, nicht in Muskel oder Vene gespritzt – Anm. d. Übers.). Auch wenn der Gedankengang hinter diesen primitiven Zubereitungen durchaus auf dem richtigen Weg gewesen sein könnte, waren alle Berichte über positive Wirkungen sehr wahrscheinlich das Ergebnis von Wunschdenken (heute als Placeboeffekt bezeichnet).[2]

Um die Zeit der Jahrhundertwende zum 20. Jahrhundert brachte die Patentmedizinfirma Merck, Shape & Dohme (heute nur noch Merck) ein Produkt mit Namen „Ovariin" auf den Markt, das aus getrockneten Eierstöcken von Kühen hergestellt und für die Behandlung von Symptomen des „Klimakteriums" gedacht war, da man inzwischen von den Wechseljahren wusste. Zwar könnte Ovariin Spuren von Rinderöstrogen enthalten haben, doch gibt es keine zuverlässigen Berichte mit Hinweisen auf tatsächliche – positive oder negative – Östrogenwirkungen bei den Frauen, die es einnahmen.[3]*

Amerikanische Forscher experimentierten Ende der 1920er-Jahre mit einem Fruchtwasserderivat von trächtigen Kühen, das sie für Frauen mit Wechseljahresbeschwerden gedacht war.[4] Wenige Jahre später brachte Ayerst Labs (ein Vorläufer des heutigen Premarin®/Presomen®-Herstellers *Wyeth Pharma*) „Emmenin" auf den Markt, ein Präparat für die Wechseljahre, das an der McGill-Universität in Montreal entwickelt worden war. Als „erstes oral wirksames Östrogen" angekündigt, war „Emmenin" eine Rückkehr zum alten China, denn es wurde aus Urin kanadischer Frauen gewonnen – genau genommen aus dem Urin von Frauen im fortgeschrittenen Stadium der Schwangerschaft. Da die Östrogene, die der weibliche Körper zu diesem Zeitpunkt ausschüttet, sehr viel Östriol enthalten, befanden sich in Emmenin relativ hohe Konzentrationen davon. Etwa um dieselbe Zeit entwickelten Wissenschaftler der deutschen Pharmafirma Schering ein fast identisches Produkt aus „menschlichem Schwangerschaftsurin", das sie „Progynon" nannten.[3, 5]

---

* Wenngleich die alten Ärzte erkannten, dass Eierstöcke und Hoden als Quellen für die weiblichen und männlichen „Essenzen" dienten, erwies sich die lange vertretene Anschauung, dass diese Organe die „Essenzen" auch speicherten, als völlig falsch. Erst Anfang des 20. Jahrhunderts fanden Wissenschaftler heraus, dass die meisten der in den Eierstöcken und Hoden (wie auch in anderen endokrinen Drüsen) produzierten Hormone sofort direkt in den Blutstrom ausgeschüttet und nur wenige wirklich gespeichert werden.

Emmenin und Progynon waren sicherlich erste Schritte in die richtige Richtung, und doch waren sie von Anfang an zum Scheitern verurteilt, und es ist auch nicht schwer zu verstehen, warum: Stellen Sie sich vor, wie schwierig es zum einen in logistischer Hinsicht war, die riesigen Urinmengen schwangerer Frauen zu bekommen, die zur Extraktion kleinster Östrogenmengen benötigt wurden. Zum anderen zögerten selbstverständlich die Frauen, denen sie verabreicht wurden, Medikamente einzunehmen, die ganz offensichtlich nach Urin rochen und schmeckten.[3, 4]

Auch wenn sich diese Produkte im Hinblick auf den finanziellen Absatz als Sackgasse erwiesen, hatten die Wissenschaftler das Gefühl, mit Östrogenen aus Urin einer guten Sache auf der Spur zu sein. Leider verfolgten sowohl die kanadischen als auch die deutschen Firmen die Forschung am menschlichen Urin nicht weiter und wandten sich einer ergiebigeren Hormonquelle zu – dem Urin von Pferden.* Die Östrogenquelle der Wahl war für die Kanadier der Percheron-Zuchthengst (französische Pferderasse – Anm. d. Übers.). Obwohl es männliche Tiere waren, wurden in ihrem Urin die wirksamsten aller von männlichen oder weiblichen Tieren produzierten Östrogene gefunden. Dennoch wurde auch dieser Ansatz nicht weiterverfolgt, denn es gab ein kleines Problem bei der Uringewinnung: Die ausgelassenen Hengste stießen ständig die Sammelbehälter um![3]

Bald fanden Wissenschaftler heraus, dass Stuten, insbesondere in engen Ställen gehaltene trächtige Stuten, sehr viel fügsamer waren und sich als kostengünstig für das Sammeln der beträchtlichen Urinmengen erwiesen, die für die Produktion konjugierter Pferdehormone (CEE) im großen Stil benötigt wurden. Das war die Geburtsstunde von Premarin®/Presomen®.

Der weibliche heilige Gral

Das andere weibliche Geschlechtshormon, Progesteron, wurde erstmals um 1930 aus dem Gelbkörper (Corpus luteum) isoliert, dem geplatzten Follikel, aus dem die Eizelle kurz zuvor „geschlüpft" war (siehe Kapitel 3). Noch bevor sie es als Progesteron kannten, stellten Hormonforscher fest, dass der Lutealextrakt für die Behandlung bestimmter Menstruationsbeschwerden sowie für die Verhinderung von Fehlgeburten dienlich sein könnte.

---

* Man kann es den frühen Hormonforschern vielleicht nachsehen, dass sie equines und humanes Östrogen gleichgesetzt haben, da man den qualitativen und quantitativen Unterschied zwischen diesen beiden Östrogenen damals noch nicht richtig verstand. Für diese Forscher war Östrogen gleich Östrogen. Damals schien einzig und allein die Wirksamkeit zu zählen. Heute sollte man es eigentlich besser wissen.

Gegen Ende des Jahrzehnts fanden Wissenschaftler heraus, dass das bioidentische Progesteron aus den Gelbkörpern nicht nur schwangerschaftserhaltend, sondern auch schwangerschaftsverhindernd wirksam war. Letzteres war wesentlich sensationeller, denn wenn es für die Pharmaindustrie damals so etwas wie einen „weiblichen heiligen Gral" gab, dann war es eine Pille, durch deren Einnahme frau eine Schwangerschaft verhindern konnte. Ende der 1930er-Jahre schien es, als könnte Progesteron als orales Verhütungsmittel funktionieren.

Es wurde jedoch schnell klar, dass bioidentisches Progesteron den Anforderungen als empfängnisverhütende Pille nicht genügte. Zunächst einmal gab es keine Quelle für Progesteron, auf die man hätte zurückgreifen können, wie das bei „Östrogen" der Fall war (Pferdeurin). Und selbst dann wäre die Gewinnung sehr arbeitsaufwendig und äußerst unwirtschaftlich: Eine Möglichkeit war zum Beispiel, das Hormon aus tierischen Gelbkörpern zu isolieren und extrahieren; Säue waren eine besonders gute Quelle, doch man benötigte immer noch 50 000 geplatzte Follikel der armen Schweine für nur etwa 20 mg Progesteron. Das sind ganz schön viele Schweinekoteletts für ziemlich wenig Hormon.[5] Eine bessere Möglichkeit war, bioidentisches Progesteron über den „Umweg" Cholesterin herzustellen, so wie der Körper es machte. Wir werden im Folgenden noch darauf eingehen, dass Cholesterin die „Mutter aller Steroide" ist (vgl. Abb. 4.2 auf Seite 91). Trotzdem war auch das extrem schwierig und teuer. Im Labor aus Cholesterin hergestelltes Progesteron kostete seinerzeit etwa 80 Dollar pro Gramm, was etwa dem Achtfachen des Goldpreises entsprach![6]

Das vielleicht ernsthafteste Hindernis für bioidentisches Progesteron als Kontrazeptivum bestand jedoch in der Dosierung. Nimmt man Progesteron oral ein, wird das meiste davon (metabolisch gesprochen) in der Leber „zerkleinert" und, aufgrund der Funktionsweise des menschlichen Stoffwechsels, nur sehr wenig reines Progesteron in den allgemeinen Kreislauf ausgeschüttet. (Zur Rolle der Leber im Stoffwechsel der Steroidhormone erfahren Sie in Kapitel 9 mehr.) Also wären für die orale Verabreichung sehr hohe Dosen erforderlich gewesen. Durch subkutane Injektion unter Umgehung des Verdauungssystems und der Leber gelänge es zwar, eine größere Hormonmenge in den Kreislauf zu schleusen, doch dieser Anwendungsweg schloss seinen Einsatz als angenehme, kostengünstige Empfängnisverhütungspille aus.

Da den Pharmafirmen aber immer noch Visionen oraler Kontrazeptiva im Kopf herumspukten, verwarfen sie das bioidentische Progesteron und konzentrierten sich auf patentfähige künstliche progesteronartige Präparate (die sie

„Progestine" nannten), deren Aktivität und Wirksamkeit auch bei oraler Einnahme erhalten blieben.

Russell Marker, ein kreativer, selbstständig denkender Chemiker der Penn State University, sollte schließlich derjenige sein, der einen einfachen und kostengünstigen Weg zur Herstellung großer Mengen bioidentischen Progesterons entdeckte.* Zu seiner als „Marker Degradation" (Abbau) bezeichneten Methode gehörte die Extraktion eines Vorläufersteroids (Diosgenin) aus der im Staat Veracruz wild wachsenden mexikanischen Yamswurzel (Dioscorea composita). Er fand heraus, dass aus dem extrahierten Diosgenin mit relativ einfacher biochemischer „Alchemie" bioidentisches Progesteron wurde (oder, wie sich herausstellte, auch jedes andere Steroidhormon, bioidentisch oder nicht).

Als Marker Anfang der 1940er-Jahre versuchte, seine Entdeckung der pharmazeutischen Industrie zu verkaufen, fand er jedoch keine Abnehmer. Die Firmen waren immer noch in dem Gedanken an ein patentfähiges orales Empfängnisverhütungsmittel gefangen und interessierten sich nicht für ein nicht patentfähiges bioidentisches Hormon, auch wenn es billig in der Herstellung war. Es kam ihnen vermutlich gar nicht in den Sinn, Progesteron als Teil der HET in der Menopause zu integrieren, denn damals waren sie fest davon überzeugt, dass man nichts weiter brauchte als „Östrogen" (soll heißen: Pferdeöstrogen).

Mogelpackung „Yams"

Das aus der mexikanischen Yamswurzel extrahierte Diosgenin ist eine bemerkenswerte Substanz, denn sie kann so manipuliert werden, dass sie nicht nur Progesteron, sondern auch jedes andere gewünschte Steroidhormon, einschließlich Testosteron, DHEA, alle „Humanöstrogene" und Glucocorticoide (zum Beispiel Kortison) erzeugen kann, und natürlich auch CEE sowie andere nicht bioidentische Steroide (d.h. Progestin).

Durch den Verzehr der mexikanischen Yamswurzel selbst oder die Anwendung von Cremes auf Basis nicht verarbeiteten Diosgenins kann man sich jedoch keine nennenswerte Menge dieser Hormone zuführen, da unser Körper nicht über die chemischen Cofaktoren verfügt, die zur Umwandlung von Diosgenin in brauchbare Steroidhormone benötigt werden. Diese findet man nur in einem entsprechend ausgerüsteten Labor.

---

* Einem anderen genialen Einfall des bemerkenswerten Dr. Marker haben wir das bis heute verwendete Oktanzahlsystem für Benzin zu verdanken.

> Leider hält dies einige skrupellose Unternehmer nicht davon ab, dennoch Produkte der Yamswurzel als Quelle verschiedener Steroidhormone zu vermarkten. Lassen Sie sich nicht an der Nase herumführen! Wenn Sie eine Creme oder ein anderes Präparat kaufen, das angeblich Progesteron, DHEA oder ein anderes Steroidhormon enthält, vergewissern Sie sich, dass tatsächlich dieses Hormon enthalten ist und nicht nur unverarbeitetes Diosgenin, Dioscorea oder mexikanische Yamswurzel.

Nachdem Marker von den Firmen Merck und Parke-Davis abgewiesen worden war, beschloss er, einen Alleingang zu wagen. Er gründete seine eigene Gesellschaft – Syntex – mit Sitz in Mexiko und begann 1944 mit der Produktion bioidentischen Progesterons auf pflanzlicher Basis. Fast über Nacht wurde Progesteron von einem der seltensten zu einem der am leichtesten erhältlichen und kostengünstigsten „Medikamente" der Welt. Einst wertvoller als Gold wurde Progesteron nun für nur etwa einen Dollar pro Gramm verkauft.

Aber leider brachte das nicht patentrechtlich geschützte Progesteron zu diesem Preis einfach nichts ein. So gab Syntex es bald auf und wandte von da an die Marker-Degradation auf die Herstellung von profitableren, patentfähigen chemischen Analogen von Östrogen und Progesteron an. Mit der Einführung der weltweit ersten oralen Pille zur Empfängnisverhütung, bestehend aus zwei patentrechtlich geschützten Pseudohormonen desselben pflanzlichen Ursprungs – Ethinylöstradiol und Norethisteron –, entdeckte Syntax 1960 als erste Firma den „weiblichen heiligen Gral".

In den mehr als 60 Jahren, die seither vergangen sind, wurde das Hormon von der Schulmedizin fast vollkommen vergessen; sie sah wenig Nutzen darin, solange es jede Menge „Progestine" verschiedener Pharmakonzerne auf dem Markt gab.

Mitte der 1970er-Jahre konnte sich die Ärzteschaft letztlich der Tatsache nicht mehr länger verschließen, dass die von ihnen verschriebene „Östrogenersatztherapie" ohne Progesteron-Gegenspieler ihren Patientinnen Gebärmutterkrebs bescherte. Doch anstatt vernünftig zu handeln und bioidentisches Progesteron (das es seit 30 Jahren gab) zu verordnen, um der CEE-induzierten Wucherung der Gebärmutterschleimhaut „entgegenzuwirken", entwickelten sie das patentfähige Pseudoprogesteron Provera®/Presomen® (Medroxyprogesteron, MPA), das sich als extrem toxisches – doch immer noch legal verschreibungsfähiges und von der amerikanischen Gesundheitsbehörde FDA „zugelassenes" – Medikament erwies.

Wann ist ein Hormon *kein* Hormon?

Hormone sind starke chemische Botenstoffe, durch die lebenswichtige Organsysteme im Körper effizient und präzise kommunizieren und ferngesteuert werden können. Hormonmoleküle transportieren „Botschaften" zu spezifischen „Zielzellen", die oft weit von der Hormonquelle entfernt sind. Treffen sie auf Zielzellen, die spezielle „Rezeptoren" präsentieren, binden sich die Hormonmoleküle an den Rezeptor wie ein Schlüssel, der in ein Schloss gesteckt wird. „Das Umdrehen des Schlüssels" löst bei den Zielzellen die Änderung ihres Stoffwechsels oder ihres Verhaltens auf eine andere vorbestimmte Weise aus. Ist eine solche Zielzelle zufällig eine Muskelzelle, könnte sie sich zusammenziehen (oder entspannen), eine Drüsenzelle könnte ihr Hormon ausschütten (oder die Ausschüttung beenden), Endothelzellen* könnten die Replikation beschleunigen (oder verlangsamen). Wie in Kapitel 2 beschrieben, können Östrogene und Progesteron zahlreiche lebenswichtige Funktionen im ganzen Körper durch Bindung und anschließende Stimulierung von spezifischen, an Zielzellen befindlichen Rezeptoren steuern (Abbildung 4.1).

Die klassische Definition eines Hormons gemäß *Dorland's Illustrated Medical Dictionary* (zu Deutsch: „Dorlands illustriertes medizinisches Wörterbuch") lautet: „Eine im Körper von einem Organ oder von Zellen eines Organs hergestellte chemische Substanz, die eine spezifische regulierende Wirkung auf ein bestimmtes Organ ausübt". Wie in Kapitel 3 beschrieben, wandert zum Beispiel das durch die Hypophyse an der Schädelbasis ausgeschüttete follikelstimulierende Hormon (FSH) im Blutstrom, bis ein Teil davon in die Eierstöcke gelangt und dort die Freisetzung von Östradiol auslöst. Wenn dieses Östradiol den Rückweg zur Hypophyse antritt, löst es dort die Unterdrückung der FSH-Ausschüttung aus. (Diese Art von „negativer Feedbackschleife" ist eine übliche Maßnahme, wie der Körper viele verschiedene Hormonsysteme im Gleichgewicht hält.)

Das Wörterbuch führt weiter aus, dass die Definition von „Hormon" (auf Betreiben einiger Pharmafirmen) um die Aktivität und den Ursprungsort erweitert wurde. Nach dieser Definition könnte man von jedem Molekül sagen – egal, woher es kommt, wie es entstand oder wie es chemisch aussieht –, dass es unter

---

* Endothelzellen sind glatte, empfindliche Zellen, die Oberflächen auskleiden, z. B. die Innenseiten von Blutgefäßen, Darmwänden, Harnwegen und Milchgängen in der Brust sowie den Mund, die Nase und die Luftwege.

Wann ist ein Hormon kein Hormon?

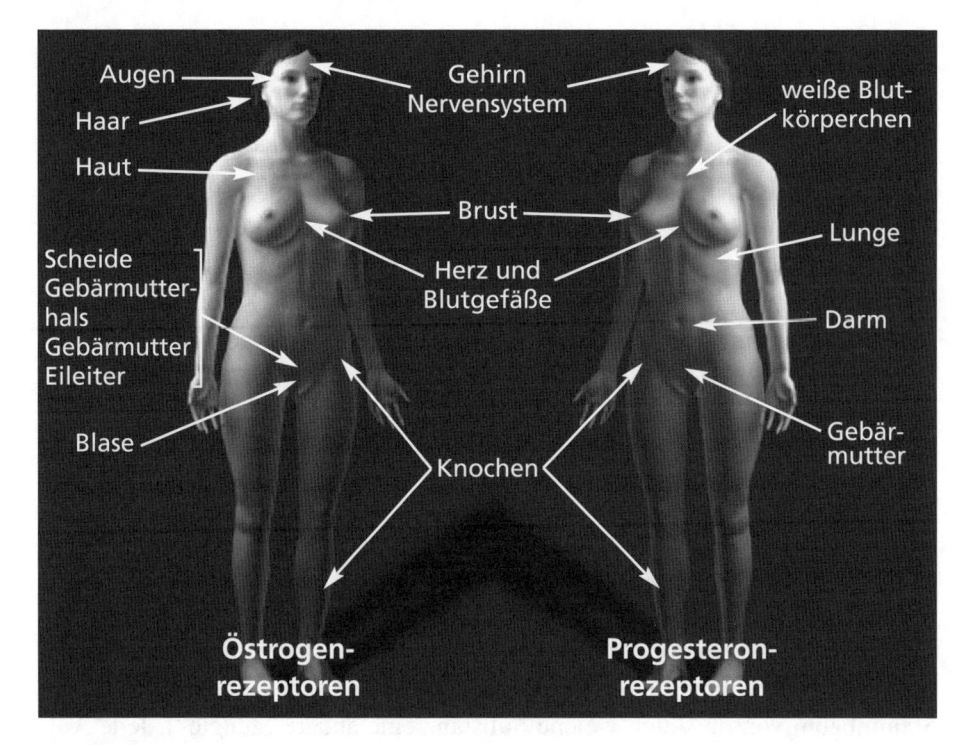

Abbildung 4.1

den Oberbegriff Hormon fällt. Alles, was es dafür tun muss, ist, sich irgendwo im Körper wie ein Hormon zu verhalten.

Eine geringfügige Erweiterung der Definition für „Hormon" mag in der Geschichte der Medizin nicht als besonders bedeutsames Ereignis erscheinen; dadurch jedoch, dass so jeder Art von Substanzen zur Verwendung als „Hormonersatz" Tür und Tor geöffnet wurde (Hormon-„Surrogat" ist eine genauere Bezeichnung), änderte sich die Art, wie Medizin heutzutage vom größten Teil der Ärzteschaft praktiziert wird. Einige dieser Hormonsurrogate (zum Beispiel CEE) sind tatsächlich bioidentische Hormone, aber für eine andere Spezies bestimmt und folglich dem menschlichen Körper fremd. Andere sind im ursprünglichen Sinne des Wortes überhaupt keine Hormone, sondern eher patentrechtlich geschützte Hormonanaloga, die – physiologisch gesprochen – ebenfalls Fremde in einem fremden Land sind.

Warum spielt es überhaupt eine Rolle, wie ein Hormonmolekül aussieht, solange es das tut, was von ihm erwartet wird? Das ist im Großen und Ganzen eine

Frage des Stoffwechsels. Der Körper verstoffwechselt (das heißt, er verändert chemisch, neutralisiert und/oder entsorgt) Fremdhormone oder patentrechtlich geschützte Pseudohormone auf andere Weise, als natürliche, körpereigene oder bioidentische Hormone. Der Stoffwechsel bioidentischer Hormone gehört zur normalen Funktion des menschlichen Körpers. Es gibt für jedes natürliche Hormon Enzyme und andere chemische Stoffe, deren einziger Zweck es ist, den sicheren und wirksamen Stoffwechsel des Hormons zu unterstützen, ohne dass toxische Nebenprodukte entstehen. Andererseits fehlt dem Körper die biologische „Infrastruktur" zur sicheren und wirksamen Verstoffwechselung fremder und synthetischer Pseudohormone, nicht menschlicher Moleküle. Anders ausgedrückt: Aus der Erfahrung vieler Hunderttausend Jahre „weiß" unser Körper genau, was mit bioidentischen Hormonen zu tun ist; wird er jedoch mit synthetischen körperfremden Hormonimitationen konfrontiert, ist er relativ „ratlos".

Die folgende Abbildung 4.2 stellt – sehr stark vereinfacht – den Stoffwechsel steroidaler Geschlechtshormone dar, einschließlich Östrogene, Progesteron, Testosteron, DHEA und anderer, wie sie im männlichen oder weiblichen menschlichen Körper vorkommen. (Sie müssen nicht Biochemie studiert haben, um diese Darstellung zu verstehen. Stellen Sie sie sich einfach als eine Art Stammbaum vor, die zeigt, welche Substanz eine andere „zeugte"). Jede Aufgliederung vertritt ein anderes Hormon des Familienbaums der menschlichen Steroidhormone. Die Pfeile weisen die „Zeugungs"-Richtung. Wenn Sie zum Beispiel ganz oben beginnen, können Sie sehen, dass Cholesterin* (ja, genau das Cholesterin!) Pregnenolon „zeugt", das seinerseits wiederum zwei weitere Nachkommen hat, nämlich Progesteron und 17α-OH-Pregnenolon. Der rechte Ast endet eigentlich mit Progesteron und seinem Hauptmetaboliten 17α-OH-Progesteron. (Tatsächlich setzt sich der Progesteronzweig mit einer kompletten anderen Familie fort, die keine steroidalen Geschlechtshormone sind, sondern Glucocortikoide, zu denen Cortisol und Kortison gehören, doch sie gehören nicht zum Thema dieses Buches).

Der linke Ast – zum wichtigen Hormon DHEA sowie zwei hormonellen Zwischenprodukten, Androstendiol und Androstendion – führt zu Testosteron,

---

* Alle Steroidhormone lassen sich zu Cholesterin zurückverfolgen. Während Cholesterin in der medizinischen Presse einen ziemlich (wahrscheinlich ungerechtfertigt) schlechten Ruf als „Ursache" von Herzkrankheiten hat, kann man darauf wetten, dass Ärzte, die Cholesterinsenker wie Bonbons an jedermann über 45 Jahre verteilen, keinen Gedanken daran verschwenden, welche Auswirkungen diese Präparate auf das hormonelle Gleichgewicht ihrer (männlichen und weiblichen) Patienten haben können. Aber darüber könnte man ein eigenes Buch schreiben!

```
                        Cholesterin
                            ↓
                        Pregnenolon
                         ↙       ↘
        17α-OH-Pregnenolon      Progesteron ——→ Glukokortikoide
                    ↓                ↓
                              17α-OH-Progesteron
  DHEAS ←——— DHEA
                ↙    ↘                           ↗ 2-Methoxyöstron
        Androstendiol  Androstendion        2-Hydroxyöstron
            ↑      ↘      ↙     ↘         ↗
                Testosteron      Östron ——→ 16α-Hydroxyöstron
              ↙                                      ↓
  Dihydrotestosteron                              Östriol
      (DHT)                          ↗
                        Östradiol ——→ 16α-Hydroxyöstradiol
                      ↙
        2-Hydroxyöstradiol ——→ 16α-Methoxyöstradiol
```

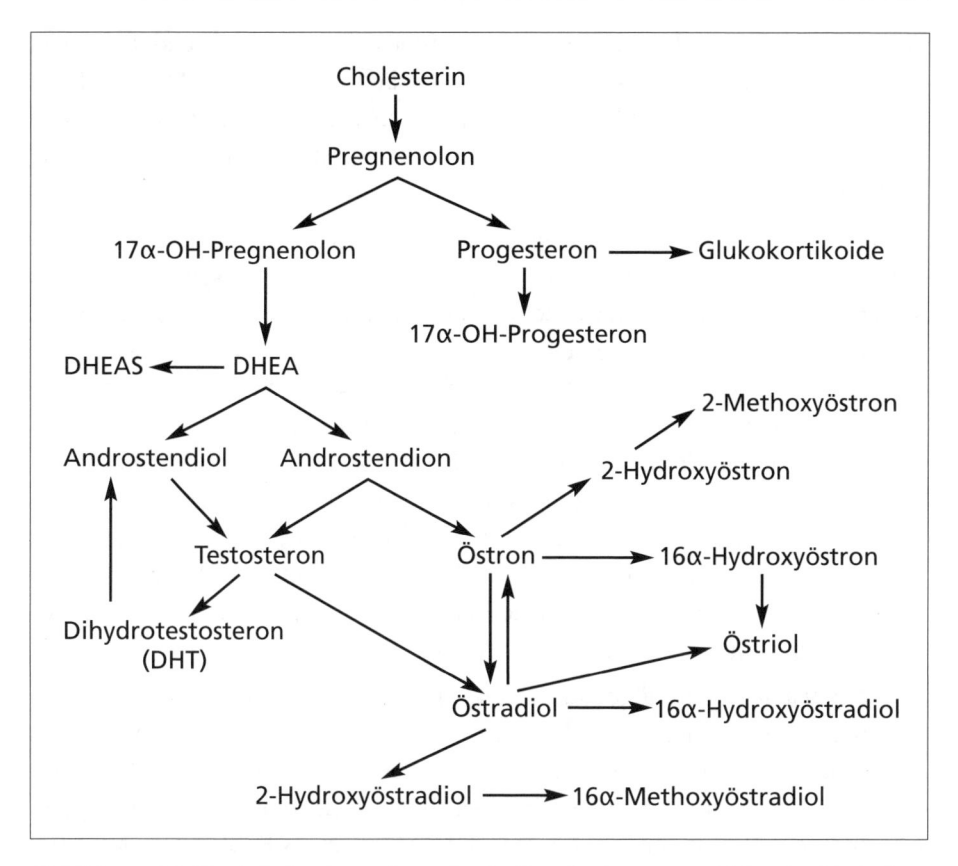

Abbildung 4.2: Vereinfachte Darstellung der Stoffwechselwege steroidaler Geschlechtshormone des Menschen

dem primären Androgen, das seinerseits zu drei wichtigen weiblichen Humanhormonen, den Östrogenen, führt: Östradiol, Östron und schließlich Östriol. Beachten Sie bitte, dass Östradiol zwei „Eltern" hat: Ausgangspunkt eines Teils ist Testosteron, der andere entsteht über Androstendion und Östron. Zur Aufrechterhaltung des Gleichgewichts ist der Östron-Östradiol-Stoffwechsel keine Einbahnstraße; jedes Hormon kann sich entsprechend den Anforderungen in das andere und auch wieder zurück umwandeln.

Eine „Endstation" für den Östrogenstoffwechsel ist Östriol. Sowohl Östradiol als auch Östron können schließlich zu Östriol verstoffwechselt werden: Östradiol direkt und Östron über das hormonelle Zwischenprodukt 16α-Hydroxyöstron, wobei das meiste Östriol über den letzteren Weg kommt. Es ist erwähnenswert, dass Östriol nicht wieder zurück zu Östradiol oder Östron umgewandelt wird.

Was also würde geschehen, wenn wir Pferdeöstrogene oder Pseudohormone, wie MPA, in diesen straff koordinierten Kreislauf menschlicher Stoffwechselaktivität einbringen? Viele Dinge, die im menschlichen Körper nicht geschehen sollten, einschließlich der Produktion einiger extrem starker, toxischer und Krebs erregender Nebenprodukte.

Abbildung 4.3 zeigt die Molekularstrukturen einiger Steroidhormone, die im Allgemeinen als Ersatz-„Hormone" verwendet werden. (Lassen Sie sich von diesen Diagrammen nicht verunsichern, auch wenn Sie kein Biochemiker sind; stellen Sie sich die Strukturen einfach als Strichmännchenbilder der Hormone vor, sie sind wirklich nichts anderes). Auf dem linken Bild sehen Sie oben die drei wichtigsten Humanöstrogene, Östron, Östradiol und Östriol. Gleich darunter abgebildet sind Ethinylöstradiol, ein äußerst starkes oral wirkendes künstliches Östrogen, das in empfängnisverhütenden Pillen weit verbreitet ist, und Equilin, das wichtigste equine Östrogen in Premarin®/Presomen®. Wie Sie auf der rechten Tafel sehen können, ist die Molekularstruktur von Provera®/Prodafem® (sowie anderen, nicht dargestellten Progestinen) eine Abwandlung des körpereigenen Östrogens und Progesterons.

In den meisten Fällen mögen die Unterschiede von einem Hormon zum anderen (oder von Hormonpräparaten und hormonähnlichen Präparaten) für das ungeübte Auge marginal erscheinen. Alle haben schließlich ein steroidales Grundgerüst – doch in der menschlichen Physiologie kann die geringfügigste Abwandlung schwerwiegend sein, wie die Stellung eines Kohlenstoffatoms (C) oder eines Sauerstoffatoms (O), einer „OH"-Gruppe (Hydroxy-Gruppe) oder einer Kohlenstoffbindung. In der Tat können scheinbar geringfügige strukturelle Unterschiede wie diese zu enormen Unterschieden in der hormonellen Aktivität, der Stärke, der Toxizität des Moleküls und der Art seiner Verstoffwechselung im Körper führen.

Schließlich kommen wir zu dem Molekül Diethylstilbestrol (DES). Es ist offensichtlich, dass dem künstlichen DES das charakteristische Steroidgerüst fehlt, das alle anderen Steroidhormone aufweisen, selbst die künstlichen und die equinen Östrogene und Progestine. Warum wird es also hier aufgeführt?

Obwohl das DES-Molekül durch seine ungewöhnliche Struktur nicht zur Klasse der Steroide gehört, verhält es sich in mancher Hinsicht doch wie ein Östrogen (es unterdrückt beispielsweise Hitzewallungen). So haben wir hier ein hochwirksames nicht steroidales „Östrogen", leicht verfügbar (zur Herstellung ist kein Urin erforderlich) sowie problemlos und kostengünstig von jedem

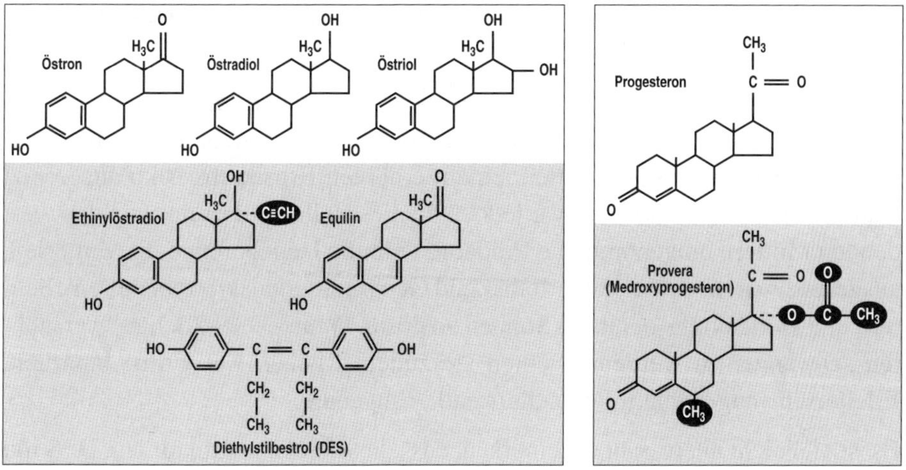

Wann ist ein Hormon kein Hormon?

Abbildung 4.3

Labor herzustellen. Als DES Anfang der 1940er-Jahre erstmals entwickelt wurde und einzig und allein seine Wirkung zählte („Wenn es wie ein Östrogen wirkt, dann ist es auch eines!"), erschien es manchen wie ein Wunder.

Doch bei aller Begeisterung übersahen die Jubler der Einfachheit halber das unmissverständliche Datenmaterial, das die Krebs erregende Wirkung bei Labortieren erkennen ließ. Millionen von Frauen wurde DES hauptsächlich zur Verhinderung von Fehlgeburten und anderen Komplikationen in der Schwangerschaft verschrieben, von Ärzten, die sich an geltenden Verfahren orientierten, die von nahezu jeder maßgeblichen medizinischen „Autorität", einschließlich der FDA „genehmigt" worden waren. Einmal abgesehen von der Toxizität dieses Präparates, kam es den Medizin- oder Hormon-„Experten" gar nicht erst in den Sinn, dass die Behandlung schwangerer Frauen mit hohen Dosen starker Pseudoöstrogene ein äußerst unnatürliches – und potenziell lebensfeindliches – hormonelles Milieu, nicht nur für die Mutter, sondern auch für den Fetus schaffen könnte.

Nach 10 Jahren der Behandlung argloser Frauen mit DES kam schließlich jemand auf die Idee, eine Studie durchzuführen, um die Wirkungen des Medikaments zu untersuchen. (Die Bestimmungen für patentrechtlich geschützte Pharmaka waren damals noch viel lockerer.) Die Ergebnisse waren nicht erfreulich: Trotz allem Reklamerummel stellte sich heraus, dass DES nicht den geringsten klinischen Nutzen für schwangere Frauen hatte.[7] Und das war noch nicht einmal die wirklich schlechte Nachricht. Es dauerte weitere 20 Jahre – fast eine ganze Frauengeneration –, bis offenkundig wurde, welchen Tribut die Toxizität von DES tatsächlich forderte.

Anfang der 1970er-Jahre war es nicht mehr zu leugnen, dass Millionen von Frauen, die zwischen den 40er- und den 60er-Jahren während der Schwangerschaft DES eingenommen hatten, einem erhöhten Brustkrebsrisiko ausgesetzt waren. Noch erschreckender war jedoch die Feststellung, dass das von den werdenden Müttern eingenommene Präparat, dem die Ungeborenen im Mutterleib ausgesetzt waren, Brust-, Unterleibs- und Gebärmutterhalskrebs bei ihren Töchtern und Hodenkrebs bei ihren Söhnen auslöste. Wenn „DES-Töchter" versuchten schwanger zu werden, erlebten sie zudem Risiken wie Unfruchtbarkeit, Eileiterschwangerschaft, Fehlgeburt und Frühgeburt.

Es ist vielleicht interessant anzumerken, dass die Molekularstruktur von DES mit anderen Mitgliedern aus der Familie der Steroide zwar keinerlei Verwandtschaft aufweist, aber dafür einer anderen wohl bekannten, patentrechtlich geschützten Verbindung recht ähnlich ist, dem Dichlordiphenyltrichlorethan. Von diesem – unter dem Namen DDT besser bekannten – Pestizid weiß man sehr genau, dass es Eigenschaften des Östrogens nachahmen kann, die es nicht nur als Gift für „Schädlinge" wirksam machen, sondern auch für Menschen und Tiere.

Eine Lektion, die man hieraus lernen kann, ist, dass die Molekularstruktur „das Schicksal bestimmt". Wie bereits erwähnt, kann selbst eine ganz geringfügige, von den normalerweise in unserem Körper vorliegenden Gegebenheiten abweichende Veränderung zu deutlichen – relativ kleinen bis ziemlich großen – Veränderungen in Aktivität, Wirkung, Toxizität und Stoffwechsel führen. Große Unterschiede, wie zwischen DES und Steroiden, können verheerend sein.

Hormoneller Schwindel

Das Verschwimmen der Grenzen zwischen Hormonen und Pseudohormon-Präparaten sowie zwischen bioidentischen Hormonen und nicht bioidentischen „Hormonen" hat in der Ärzteschaft (und auch bei nahezu allen anderen) zu folgender Denkweise geführt: „Wenn es wie Östrogen (oder Progesteron) wirkt, dann muss es auch Östrogen (oder Progesteron) sein."

Wie hat es die Pharmaindustrie geschafft, diesen Schwindel zustande zu bringen? In erster Linie, weil sie die Ärzteschaft durch wiederholte Berichte über von ihnen bezahlte Studien, „Weiterbildungen" und Werbeprogramme, Anzeigentexte, PR-Kampagnen und persönliche Verkaufsgespräche per Telefon davon überzeugte, dass 1. Premarin®/Presomen® gleich Östrogen, dass 2. Provera®/Prodafem® (oder andere Progestine) gleich Progesteron sind und dass 3. es medizinisch absolut sinnvoll ist, Frauen täglich Pferdeöstrogene und Progestin zu verabreichen.

Dank dieser Bemühungen sind die medizinische Literatur und Verbrauchermedien gleichermaßen gesättigt mit Artikeln und Programmen, die nicht zwischen „Östrogen" und Premarin®/Presomen® bzw. zwischen Progesteron und Provera®/Prodafem® unterscheiden. Zahllose Beispiele dafür zu finden, ist geradezu lächerlich einfach. In einem Artikel mit dem Titel *Progesterone Abolishes Estrogen and/or Atorvastatin Endothelium Dependent Vasodilatory Effects* (zu Deutsch etwa: „Progesteron hebt Östrogen- und/oder Atorvastatin-endothelabhängige vasodilatorische [gefäßerweiternde] Wirkungen auf") (Atorvastatin ist im deutschsprachigen Raum u.a. als Sortis®, in anderen Ländern als Lipitor® im Handel – Anm. d. Übers.) wird eine klinische Studie beschrieben, die nicht, wie im Titel angekündigt, die Wirkungen des Hormons Progesteron evaluiert, sondern von Norethisteronazetat, eines Progestinpräparates. Der Artikel beschreibt Norethisteron als „Progesteronverbindung" und „Progesteronderivat" und verleitet zu der Schlussfolgerung, dass man es nicht von echtem Progesteron unterscheiden kann.[8] Ein weiterer Artikel mit dem Titel *The Effect of Low-Dose Continuous Estrogen and Progesterone Therapy with Calcium and Vitamin D on Bone in Elderly Women* (zu Deutsch etwa: „Die Auswirkung niedrig dosierter Östrogen- und Progesterontherapie mit Kalzium und Vitamin D auf die Knochen bei älteren Frauen") beschreibt in Wirklichkeit eine Studie, in der die Wirkung von Premarin®/Presomen® und Provera®/Prodafem® getestet wurde.[9] In einer dritten Studie mit dem Titel *The Effect of Long-term Use of Progesterone Therapy on Proliferation and Apoptosis in Simple Endometrial Hyperplasia without Atypia* (zu Deutsch etwa: „Die Wirkung einer langfristigen Progesterontherapie auf Proliferation und Apoptose [Wucherung und programmierter Zelltod] bei einfacher Endometriumhyperplasie ohne Atypie") werden die Wirkungen einer „dreimonatigen zyklischen Progesteronbehandlung" dargestellt, obwohl gar kein bioidentisches Progesteron verwendet wurde. Die Wissenschaftler arbeiteten vielmehr mit dem Progestin Norethistheron.[10] Das sind nur drei Beispiele. Würde man die medizinische Literatur nur beiläufig überfliegen, könnte man leicht noch Hunderte anderer zutage fördern.

Die Anerkennung von Provera®/Prodafem® als „Hormon"-Äquivalent für Progesteron wurde dadurch unterstützt, dass es einer vollkommen fiktiven, als

Progestine oder Progestogene bekannten „Hormon"-Familie zugeordnet wurde.* In der gesamten Natur, durch alle Tierarten hindurch, findet man Klassen von Geschlechtshormonen, die „Östrogene" und „Androgene" genannt werden, aber keine Hormone mit Namen wie „Progestine" oder „Progestogene". In der Natur kommt nur Progesteron vor, sonst nichts; Progesteron hat keine verwandten Substanzen wie dies bei Östrogenen und Androgenen der Fall ist.

Progestine werden als Verbindungen definiert, die einige molekulare Gemeinsamkeiten mit Progesteron haben. Was aber am wichtigsten ist, es sind Verbindungen, die zumindest einige der Wirkungen zeigen, die normalerweise dem Progesteron zugeschrieben werden – in erster Linie die Rolle des „Gegenspielers" der durch Premarin®/Presomen® induzierten Gewebewucherung in der Gebärmutterschleimhaut. Bevor es dieses Präparat und andere Progestine/Progestogene (z. B. Norgestrel, Norethindron, Norgestimat, Levonorgestrel und andere gab), war eine solche Klassifizierung entbehrlich, denn das einzige Molekül, das wie Progesteron aussah und auch wie Progesteron wirkte, war natürlich Progesteron selbst.

Diese von der FDA „zugelassene" Marketingstrategie erwies sich als brillanter Erfolg. Nach einer sich über Generationen erstreckenden Indoktrination, die schon an der Universität begann, gibt es kaum irgendwo noch einen Schulmediziner, der nicht gelernt hat, Premarin®/Presomen® mit Östrogen und Provera/Prodafem® (und andere Progestine) mit Progesteron gleichzusetzen. Vom Olymp der medizinischen Forscherriege bis hinunter zum praktischen Arzt um die Ecke machen die meisten Schulmediziner diese wichtigen Unterscheidungen nicht. Sehen Sie sich dieses Stückchen Weisheit an, die der angesehenen Amerikanischen Akademie für Geburtshilfe und Frauenheilkunde (*American College of Obstetricians and Gynecologists,* ACOG) zu verdanken ist: „Die Risiken einer Behandlung [von Frauen in der Perimenopause mit niedrig dosiertem Premarin®/Presomen®] erscheinen relativ gering, möglicherweise, weil ihr Körper noch immer sein eigenes Östrogen und Progestin produziert."[11] Die ACOG verkünden also lautstark, dass die Eierstöcke einer Frau Progestin produzieren, nicht etwa Progesteron! Wenn das Mutter Natur wüsste!

Hier kommt ein weiteres Beispiel, wie bedauerlich ahnungslos „Medizinexperten" sein können, wenn sie versuchen, zwischen bioidentischen Hormonen und

---

* Zwar gibt es keine strenge, feste Regel, doch werden „Progestine" meist als patentrechtlich geschützte Varianten von Progesteron definiert, wohingegen „Progestogene" (oder „Progestagene") sowohl Progestine als auch bioidentisches Progesteron enthalten können.

patentrechtlich geschützten hormonartigen Präparaten zu unterscheiden. Bei der Evaluierung einer großen wichtigen, von der amerikanischen Gesundheitsbehörde NIH bezahlten klinischen Studie namens PEPI über die Rollen von „Östrogen und Progestinen" (eigentlich Premarin®/Presomen® und entweder Provera®/Prodafem® oder bioidentisches „mikronisiertes Progesteron"*) bei Frauen mit Herzkrankheiten[12], war Dr. Bernardine Healy, die damalige NIH-Chefin unumwunden erstaunt wegen der „überraschenden" Überlegenheit des bioidentischen Progesterons gegenüber Provera®/Prodafem®. „Wir müssen mehr über mikronisiertes Progesteron herausfinden", bemerkte sie während einer Online-Gesprächsrunde mit einigen Autoren der Studie, die auf der Webseite der „Amerikanischen Medizinischen Gesellschaft" (*American Medical Association*, AMA) veröffentlicht wurde. „Warum unterscheidet es sich so sehr von Provera®/Prodafem®? Physiologisch würde man das nicht erwarten", sagte sie. Da fehlen einem doch schlicht die Worte.

Die Äußerung von Frau Dr. Healy ist bedenkenswert: Ihres Erachtens war bioidentisches Progesteron eine geheimnisvolle Substanz, über die die Wissenschaft augenscheinlich sehr wenig wusste. Seltsam nur, dass Progesteron in den 1930er-Jahren identifiziert wurde, es als bioidentisches Hormon seit Mitte der 40er-Jahre verfügbar war, und dass ihre eigenen Eierstöcke diese „Substanz" jahrzehntelang am laufenden Band produziert hatten. Diese Feststellung kam zu einem Zeitpunkt, als Frau Dr. Healy Chefin einer medizinischen Forschungseinrichtung der Premiumklasse war.

Diese Haltung führte zu zwei ziemlich unglücklichen Fehleinschätzungen: Erstens können Premarin®/Presomen® und Provera®/Prodafem® alles, was bioidentisches Humanöstrogen und Progesteron können, und zweitens müssen alle ihre Risiken und Nebenwirkungen auch bei ihren bioidentischen Pendants zu ernsthaften Bedenken führen. Wie durch die „offiziellen" Reaktionen auf die WHI-Studie belegt wird, malen Kritiker bei ihren Versuchen, den Einsatz bioidentischer Hormone zu diskreditieren, oft das Gespenst der erwiesenen Risiken von Premarin®/Presomen® und Provera®/Prodafem® an die Wand, obwohl diese Risiken bei korrekter Anwendung *bioidentischer* Hormone niemals dokumentiert worden sind.

---

* Wird bioidentisches Progesteron oral eingenommen, verstoffwechselt der Körper es wirksamer, wenn es zuvor in einem als Mikronisierung bekannten Verfahren in winzigste Teile zerkleinert wird. Bei diesen seltenen Gelegenheiten, zu denen sich die schulmedizinische Forschung in die Welt der bioidentischen Hormone vorgewagt hat, hat sie sich meist für eine orale Anwendung entschieden, die am besten durch eine mikronisierte Formulierung gelingt. Kapitel 9 geht auf die Gründe ein, warum man das lieber nicht tun sollte.

Es gibt Anzeichen dafür, dass einige wichtige Forscher den Schwindel der Pharmariesen, dem sie all die Jahre aufgesessen sind, zu durchschauen beginnen. Bei einer noch nicht lange zurückliegenden umfassenden Überprüfung der Progesteronforschung fügten französische Forscher folgende Warnungen zur Terminologie bei:

> *„Bevor wir uns mit den Wirkungen von Progestagenen im Nervensystem befassen, ist es wichtig, die Terminologie zu definieren und zu beachten, dass sich nicht alle Progestagene gleich verhalten. Sie zeigen in der Tat tiefgreifende Unterschiede in Bezug auf ihre Struktur, und es ist sicherlich nicht korrekt, sie als äquivalente Verbindungen zu betrachten, wie das leider immer noch der Fall ist. So richteten sich die Bedenken nach den WHI-Studien auf die Progestagene als einzelne Klasse. Schlimmer noch, in neueren Abhandlungen wurde der Begriff Progesteron sogar als Gattungsname für die unterschiedlichen Arten von natürlichen und synthetischen Progestagenen verwendet. ‚Progesteron' sollte in der Tat nur zur Bezeichnung des natürlichen Hormons verwendet werden, das nach der Ovulation im Corpus luteum (Gelbkörper) des Eierstocks, in der Plazenta während der Schwangerschaft, in den Nebennieren und, wie später zu diskutieren sein wird, auch im zentralen und peripheren Nervensystem gebildet wird."*[13]

Es ist nun wirklich höchste Zeit. Aber leider wurde diese Feststellung in Frankreich gemacht, wo die Ärzteschaft der konventionellen HET schon immer skeptisch gegenüberstand und sich der Vorteile bioidentischer Hormone viel stärker bewusst war. Ihre Art zu denken scheint noch nicht bis zu den medizinischen „Obrigkeiten" in den USA vorgedrungen zu sein.

Das verbale Dickicht lichten

Selbst wenn ein Hormon bioidentisch ist (CEE sind z. B. bioidentisch für Pferde), kann es für Menschen trotzdem unnatürlich sein; und nur, weil ein Hormon „synthetisch" ist, heißt das noch lange nicht, dass es für Menschen nicht „bioidentisch" sein kann. Verwirrt? Da befinden Sie sich in guter Gesellschaft. Nachdem sie jahrzehntelang die Sprachspielchen der Pharmaindustrie mitgespielt haben, verstehen die meisten Angehörigen der Medizinergilde, einschließlich derer, die sich an die „alternative" Seite anlehnen, die Unterschiede selbst nicht mehr.

Im Jahr 2009 kann es ebenso sehr vom Marketing wie von der Wissenschaft abhängen, ob ein Hormon als „natürlich", „synthetisch" oder „bioidentisch" bezeichnet wird oder irgendein anderes Etikett bekommt. Es wird zwar jeder zustimmen, dass die Hormone, die wir von Geburt an in uns haben, wirklich „natürlich" sind, das Bild wird aber diffuser, wenn wir beginnen, diese mit Hormonen pflanzlichen Ursprungs, aus dem Reagenzglas oder den Eierstöcken einer Stute zu ersetzen (oder ein Surrogat zu verwenden). Nehmen wir uns des Themas jedoch mit sachkundiger Vernunft an, könnten die folgenden Kategorien dazu beitragen, das verbale Dickicht zu lichten.

Natürliche Hormone

Es gibt drei Hauptklassen „natürlicher" Hormone. Der menschliche Körper bildet die bekannten natürlichen steroidalen Geschlechtshormone, einschließlich Östriol, Östradiol, Östron, Progesteron, DHEA, Pregnenolon und Testosteron, sowie nicht steroidale Hormone, wie luteinisierendes Hormon (LH), follikelstimulierendes Hormon (FSH), Insulin, Schilddrüsenhormone und viele andere. Diese Mischung „natürlicher" Hormone stehen seit Millionen von Jahren im Dienste der ganz besonderen Bedürfnisse unserer menschlichen Physiologie. Im Rahmen individueller Variationsmöglichkeiten bilden und sezernieren alle Frauen über einen großen Teil ihres Erwachsenenlebens nach etwa demselben Zeitplan annähernd dieselben Mengen und Anteile steroidaler Geschlechtshormone sowie LH, FSH und andere.

Eine zweite Klasse natürlicher Hormone umfasst Equilin sowie andere CEE, die in Premarin®/Presomen® vorliegen. Jahrelang jubelten die Befürworter von Premarin®/Presomen® die Tatsache hoch, dass CEE natürliche Hormone seien, was natürlich auch stimmt. Der Haken ist allerdings, dass sie zwar für Pferde natürlich sind – aber nicht für Frauen. Man wollte uns glauben machen, dass nur ein marginaler Unterschied bestehe, doch heute weiß man es besser.

Eine dritte Klasse natürlicher Hormone umfasst Östrogene, die von Pflanzen gebildet werden. Die am besten bekannten natürlichen pflanzlichen Östrogene (sogenannte Phytoöstrogene) stammen aus Nahrungsmitteln wie Bohnen, Kohl, Soja, Samen, Beeren, Obst, Körnern und vielen anderen. Zu diesen Phytoöstrogenen zählen Verbindungen, die als Isoflavone bekannt sind, insbesondere Genistein und Daidzein, die in großer Menge in Sojaprodukten (zum Beispiel Tofu) vorkommen, und Lignine, die aus Lein oder anderen Quellen stammen. Zwar können Phytoöstrogene im menschlichen Körper wie Östrogene wirken, doch sind sie im Allgemeinen viel schwächer wirksam als bioidentische (oder equine) Östrogene (500- bis 1000-mal weniger wirksam als Östradiol). Phytoöstrogene sind in der Tat „natürliche" Östrogene, doch wie Pferdeöstrogene sind sie für den Menschen nicht bioidentisch. Anders als Pferdeöstrogene sind sie jedoch durch ihre geringe Potenz als Surrogate für die bioidentischen Humanhormone viel sicherer.

Bioidentische Hormone

Bioidentische Hormone, manchmal auch isomolekulare Hormone genannt, haben exakt dieselbe Molekularstruktur wie die natürlichen Hormone, die sie ersetzen sollen. Es ist unmöglich, bioidentische und die entsprechenden natürlichen Hormone zu unterscheiden, da sie von ihrer Molekularstruktur her genau gleich sind. Im Körper werden sie auf dieselbe Weise verstoffwechselt wie körpereigene natürliche Moleküle. So paradox es klingen mag, doch alle heute gebräuchlichen bioidentischen Hormone stammen (soll heißen: werden synthetisiert) aus einer pflanzlichen Quelle: aus der mexikanischen Yamswurzel (Dioscorea composita) oder aus Soja.[14] Daher ist es, wenn man bei dieser Terminologie bleibt, auch nicht falsch zu behaupten, dass bioidentische Hormone synthetischen Ursprungs seien.

Patentfähige „Hormone"

Laut US-Patentamt kann ein Stoff nur dann patentrechtlich geschützt werden, wenn er in der Natur nicht vorkommt (mit einigen wichtigen Ausnahmen, aus denen die Pharmakonzerne zunehmend Kapital zu schlagen lernen). Also sind Stoffe, die in der Natur vorkommen, wie Luft, Wasser, Vitamine, Mineralien und bioidentische Hormone typischerweise nicht patentfähig. Die übliche Strategie eines Pharmakonzerns ist es daher, ein „natürliches", nicht patentfähiges Hormon, wie Progesteron oder Östradiol, chemisch zu „optimieren", sodass es zu Medroxyprogesteron oder Ethinylöstradiol wird (oder zu irgendetwas anderem, ähnlich Unnatürlichem), auf das ein Patent erteilt werden kann (siehe Abbildung 4.3 auf S. 93). Wirkt es ähnlich wie Progesteron (oder Östrogen), und zeigt es im Vergleich zu einem unwirksamen Placebo nicht allzu viele ungünstige Nebenwirkungen, erhält es einen Markennamen (z. B. Provera®/Prodafem®), durchläuft „klinische Erprobungen" (die meist zu kurz sind, um ernsthafte Nebenwirkungen ans Licht zu bringen), kostet enorme „Zulassungsgebühren" und wird dann vermarktet, wobei oft kein Unterschied gemacht wird zwischen dem patentrechtlich geschützten körperfremden Stoff und dem natürlichen oder bioidentischen Hormon, das es ersetzen soll.

Ein Unternehmen, das einen hormonähnlichen Stoff schützen lässt, hat, sobald das Patent erteilt ist, für einen begrenzten Zeitraum, meist etwa 17 Jahre lang, das Exklusivrecht auf seinen Verkauf. Das bedeutet, dass das Unternehmen für sein Produkt so viel verlangen kann, wie es auf dem Markt erzielen kann. Ein gefragtes Produkt ohne direkten Wettbewerber kann also viele Milliarden Dollar einbringen. Nach Ablauf der Schutzfrist können andere Unternehmen dann „generische" Varianten herstellen und vermarkten, die den Preis tendenziell erheblich drücken.

Finanziell gesehen ist es sicher verständlich, warum ein Pharmakonzern sich eher für patentfähige als für nicht patentfähige Präparate entscheidet. Doch ein Patent ist keinesfalls eine Garantie dafür, dass ein solches Präparat besser oder sicherer als sein nicht patentfähiges bioidentisches Pendant ist. Ganz im Gegenteil, man kann davon ausgehen, dass patentrechtlich geschützte Stoffe gefährlicher sind, da sie ja per definitionem für die Physiologie des Menschen fremd sind.

Synthetische Hormone

Wie bereits angedeutet, werden die Dinge hier wirklich knifflig. Das Wörterbuch definiert „synthetisch" als etwas, das unecht, künstlich oder sogar gefälscht ist. Auf Hormone angewandt, bedeutet „synthetisch", dass der Stoff in einem Labor hergestellt (oder synthetisiert) wurde. Also sind Provera®/Prodafem® und all die anderen Progestine ganz klar synthetische „Hormone", während CEE, die aus dem Urin trächtiger Stuten gewonnen und extrahiert wurden, als „natürliche" Hormone angesehen werden (zumindest für Pferde). Andererseits sind patentrechtlich geschützte Präparate mit den Namen Cenestin® und Enjuvia® – nein, wir nehmen Sie nicht auf den Arm! – pflanzliche CEE von Östrogenen, die aus der mexikanischen Yamswurzel synthetisiert wurden. (Mehr über diese seltsamen Präparate lesen Sie im Folgenden noch.) Die große Überraschung gibt es, wenn wir bioidentische Humanhormone betrachten. Weil sie, wie bereits ausgeführt, aus der mexikanischen Yamswurzel oder aus Soja synthetisiert werden, sind bioidentische Humanhormone tatsächlich synthetisch.

Zwar verwendet man das Wort „synthetisch" gemeinhin, um im Labor hergestellte „Hormone" von den für den Menschen „natürlichen" zu unterscheiden, doch wurde diese Vorgehensweise im „Jahrhundert der Yamswurzel" zu einer Unterscheidung ohne Unterschied. Abgesehen von Premarin®/Provera®, das immer noch auf altmodische Weise aus dem Urin trächtiger Stuten destilliert wird sowie einiger aus Pflanzen extrahierten Phytoöstrogene, sind praktisch alle heute gebräuchlichen Pseudohormone ebenso wie die bioidentischen Hormone eigentlich synthetisch.

Leser, die mehr über den Ersatz mit bioidentischen Hormonen erfahren möchten – und wir raten dringend, so viel wie möglich darüber in Erfahrung zu bringen –, geraten zwangsläufig in einen endlosen sprachlichen Wirrwarr. Bitte seien Sie auf der Hut vor der weit verbreiteten missbräuchlichen Verwendung von Begriffen wie „natürlich", „synthetisch" und „bioidentisch", ganz zu schweigen von Wörtern wie „Hormon", „Östrogen", „Progesteron", „Progestin" und „Progestogen". Ob in absichtlicher Irreführung, aufgrund von Fehlinformationen oder einfach aus Nachlässigkeit – der Missbrauch dieser Begriffe bleibt eher die Regel als die Ausnahme, sowohl in den Massenmedien als auch in der Fachpresse.

Beachten Sie zum Beispiel die saloppe Sprache in einer Beschreibung des patentrechtlich geschützten oralen „Hormonersatz"-Präparates FemHRT® (s. Kasten auf S. 103). Wenn Sie nicht aufmerksam lesen, könnten Sie leicht den falschen Eindruck gewinnen, dass die in diesem Präparat vorhandenen „Östrogene" und „Progesterone" dieselben seien wie die, die der Körper selbst herstellt. In Wirklichkeit aber ist das „Östrogen" in FemHRT® das hochwirksame künstliche, patentrechtlich geschützte Medikament Ethinylöstradiol, und das „Progesteron" ist das künstliche, patentrechtlich geschützte Medikament Norethindronacetat; beide Wirkstoffe wurden lange Zeit in Pillen zur Empfängnisverhütung verwendet.

Der Beipackzettel weist auch darauf hin, dass „Progesterone" zu den weiblichen Hormonen gehören. Dass es mehr als ein „Progesteron" geben soll, ist uns ganz sicher neu. Wir nehmen an, dass „Progestine" oder „Progestogene" gemeint sind, denn so wird Norethindronacetat üblicherweise klassifiziert. Was immer mit dieser Verzerrung beabsichtigt wird, das Ergebnis ist jedenfalls die – fälschliche – Behauptung, dass Ethinylöstradiol äquivalent mit „natürlichem" Östrogen und Norethindronacetat gleichwertig mit „natürlichem" Progesteron sei.

Betrachtet man die Hormone, die bei einer Hormonersatztherapie eingesetzt werden, dann ist die einzige veränderliche Größe, die wirklich zählt, die Molekularstruktur des Ersatzhormons und die Frage, ob sie genau mit der des „natürlichen" Hormons übereinstimmt, das sie ersetzen soll.

Die einzigen Hormone, die zu dieser Beschreibung passen, sind bioidentische Humanhormone. Alles, was nicht einer genauen Übereinstimmung entspricht, egal, ob es aus einer mexikanischen Yamswurzel, aus den Eierstöcken einer Stute oder aus einem anderen chemischen Substrat stammt, wird in puncto Sicherheit, Verträglichkeit und Wirksamkeit mit an Sicherheit grenzender Wahrscheinlichkeit minderwertig sein.

Eine „Wertungsliste" für Hormone

Das Sprichwort „Wie gut jemand ist, weiß man immer erst am Schluss" gilt ganz besonders im Bereich des Hormonersatzes, wo es so viele Kombinationen und Vertauschungen von Hormonen und Pseudohormonen gibt, dass einem bei dem Versuch, sie zu verstehen, schnell schwarz vor Augen wird. Wenn man den Wald vor lauter Bäumen nicht mehr sieht, kann es hilfreich sein, etwas Abstand von all dem Durcheinander zu gewinnen. Es gibt mehrere interessante Einzelheiten, die sich zeigen, wenn Sie die „Hormonersatz"-Präparate auf diese Weise betrachten:

Alle bioidentischen Steroidhormone können individuell angefertigt werden. Wie wir in Kapitel 9 ausführlich besprechen werden, können – und sollten – Hormone für jede Frau gemäß ihrer spezifischen Physiologie und ihren Präferenzen von speziell qualifizierten Apothekern individuell hergestellt werden. Abgesehen davon, dass die Sicherheit und Wirksamkeit jeder BHT-Verschreibung gewährleistet sein muss, ist eine solche Herstellung unerlässlich, wenn Stoffe ohne Patentschutz, wie bioidentische Hormone, zur Verfügung stehen sollen, denn den Pharmakonzernen kommen sind sie ungelegen, weil sie viel zu wenig profitabel sind, um sie auf den Markt zu bringen. Bioidentische Steroidhormone werden am besten in lokal anzuwendende

> **Östrogene und „Progesterone"?**
>
> „FemHRT® enthält zwei medizinische Bestandteile: Ethinylöstradiol und Norethindron. Ethinylöstradiol gehört zu einer Arzneigruppe, die Östrogene genannt wird, während Norethindronacetat zu der als Progesterone bekannten Arzneigruppe gehört. Östrogene und Progesterone sind weibliche Hormone. Sie werden vom Körper gebildet und für die normale weibliche Geschlechtsentwicklung sowie für die Steuerung des Menstruationszyklus während der fruchtbaren Jahre benötigt."
>
> Quelle: Medbroadcast.com
> http://www.medbroadcast.com/drug_info_details.asp?brand_name_id=1491

Cremes oder Gels eingearbeitet, die in die Vaginalschleimhäute, in die inneren Oberflächen der Schamlippen oder manchmal auch in die Haut eingerieben werden sollen. Auch wenn das nicht die bevorzugte Darreichungsform ist, können sie auch zu oral einzunehmenden Pillen oder Kapseln sowie sublingualen (ganz wörtlich: unter die Zunge zu legenden) Lutschtabletten verarbeitet werden. Letztere werden über die Mundschleimhäute aufgenommen, ohne dass sie geschluckt werden müssen. Orales (das heißt, zu schluckendes) Progesteron wirkt am besten in mikronisierter Form, doch dann sind viel höhere Dosen erforderlich.

Einige bioidentische Hormone werden unter Markennamen verkauft. Dazu gehören Prometrium®, der Markenname für ein orales mikronisiertes Progesteronpräparat; Prochieve® und Crinone®, beides Progesteron-Vaginalgels; sowie Synapause-E3®, ein Östriol, das entweder als Tablette zur oralen Anwendung oder als Vaginalcreme (nur außerhalb der USA) erhältlich ist. Vor Kurzem hat Trimesta®, eine orale Anwendungsform von Östriol, ein europäisches Patent auf die Behandlung von Multipler Sklerose und anderen Autoimmunkrankheiten bekommen und wird zurzeit in den USA der klinischen Erprobung unterzogen. Wie diese Beispiele zeigen, heißt die Kennzeichnung als Warenzeichen (Trademark, ™) oder als eingetragenes Zeichen (registered, ®) nicht unbedingt, dass das Präparat auch ein Patent erhalten hat. Sie besagt lediglich, dass dieser Produktname geschützt ist und von niemand anderem verwendet werden darf. Die zur Produktion verwendeten Hormone sind exakt die gleichen, die die Arzneimittel herstellenden Apotheker für die Zusammenstellung ihrer markenfreien Verschreibungen verwenden.

Das einzige Humanöstrogen, das die großen Pharmakonzerne interessiert, ist Östradiol. Es gibt mindestens acht als Warenzeichen eingetragene Östradiolpräparate auf dem Markt, ein Östriolpräparat zur oralen Anwendung ist in der klinischen Erprobung für eine Zulassung bei MS, aber es finden sich kein Östron, kein Östriol „zur Einreibung" und sicher keine Östrogenkombinationen wie Tri-Est oder Bi-Est darunter. Warum gerade Östradiol? Wahrscheinlich, weil es von den Eierstöcken ausgeschüttet wird und das stärkste Humanöstrogen ist. Es geht der Pharmaindustrie also gar nicht darum, die menschliche Fortpflanzungsphysiologie zu kopieren – aber wen würde das jetzt noch überraschen?

Wie lässt sich ein bioidentisches Hormon patentrechtlich schützen? Am häufigsten wird das Hormon in eine Art Pflaster (ebenfalls patentrechtlich geschützt), eine Creme, ein Gel oder eine andere moderne „Spendervorrichtung" eingearbeitet. Neben einfachen Cremes und Gels gibt es verschiedene Hormonpflaster (z. B. Estraderm®), die für den mehrtägigen Verbleib auf der Haut konzipiert sind und in dieser Zeit eine konstante, abgemessene Menge bioidentischen Östradiols abgeben. Noch mehr wissenschaftliche Muskeln lässt der Östrogenring (FemRing®) spielen, ein mit Östradiol imprägnierter Plastikring, der in der Scheide platziert wird. Sind solche raffinierten Abgabevorrichtungen wirklich notwendig? Oder besser? Nicht sehr wahrscheinlich. Sie haben zwar den offensichtlichen „Vorteil", dass sie von der FDA „zugelassen" sind, hormonell sind sie jedoch mit den normalen, nicht patentrechtlich geschützten und von jedem Arzneimittel herstellenden Apotheker formulierten Östradiolcremes identisch. Obendrein wirken diese Cremes auch meist besser, da sie die Hormone nach einem Zeitplan abgeben, der dem physiologischen Rhythmus des Körpers besser entspricht, als es die kontinuierlich absondernden Pflaster und Vaginalringe tun. Außerdem kann die zusätzliche Raffinesse der Spendervorrichtung, neben den höheren Kosten, auch ihre Kehrseite haben: Zum Beispiel wird sie typischerweise in höchstens zwei oder drei verschiedenen Dosierungen angeboten, die natürlich nicht für alle Frauen passend sind. Die bei den Hormonpflastern verwendeten Klebestoffe verursachen oft Hautirritationen und/oder allergische Reaktionen, die eine wirksame Anwendung erschweren können. Eigens angemischte Produkte können dagegen in jeder Dosierung ganz nach dem Bedarf der Frau hergestellt und in jeden passenden Grundstoff eingearbeitet werden und sind somit auch für empfindliche oder allergische Menschen geeignet.

Cenestin® und Enjuvia® sind Pferdeöstrogene aus der mexikanischen Yamswurzel. Diese Präparate trotzen jeder Vernunft, und ganz besonders der Physiologie des Menschen. Wenn Equinhormone die einzige Möglichkeit sind, den weiblichen wechseljahresbedingten Östrogenmangel zu behandeln, wie das in den 1930er- und 40er-Jahren der Fall war, als Premarin®/Presomen® entwickelt wurde, so ist das eine Sache, vor allem, wenn man so wenig über die Physiologie von Steroidhormonen wusste, wie die Ärzte damals. Doch heute leben wir im 21. Jahrhundert, wo es – dank des Degradationsprozesses von Dr. Marker – ein Leichtes ist, praktisch jedes gewünschte Steroidhormon einfach durch entsprechende Optimierung eines Soja- oder Yamswurzelextraktes herzustellen. Warum, um der Logik und der Gesundheit willen, sollte sich jemand die Mühe machen, ein synthetisches, pflanzliches, bioidentisches Pferdeöstrogen-Analogum zu kreieren, es sei denn, er will es Stuten in den Wechseljahren geben?

Mit anderen Worten: Wenn Humanhormone ebenso verfügbar sind wie Equinhormone, warum also nicht einfach Erstere verwenden? Das ist doch nur vernünftig. Doch wann war Vernunft in der Welt der HET je ausschlaggebend?

Climara Pro® und Prefest® gehören zu einer wachsenden Anzahl von Produkten, die bioidentisches Östradiol mit nicht bioidentischem Progestin kombinieren. Seit viele Firmen erkannt haben, dass bioidentisches Östradiol besser vertragen wird als Pferdeöstrogene, selbst wenn es so übermäßig hoch dosiert ist wie in diesen Präparaten, achten die Pharmaunternehmen bei der Herstellung von Kombipräparaten darauf, andere Progestine als Provera®/Prodafem® zu verwenden. Es stimmt, dass die meisten Progestine besser vertragen werden als Provera®/Prodafem®, doch wenn sie schon eine bioidentische Form von Östrogen verwenden (wenn auch die stärkste), so muss man sich doch fragen, warum sie sich nicht auch für bioidentisches Progesteron entschieden haben. Was hätten sie zu verlieren? Sie haben es erraten, natürlich: große Profite. Ein Präparat aus zwei bioidentischen Hormonen wäre nicht patentfähig – und Patente und Profite gelten mehr als die natürliche Physiologie und Gesundheit.

Entspricht die Verschreibung von Premarin®/Presomen® der ärztlichen Ethik?

Schlimm genug, dass Pferdeöstrogene/CEE/Premarin® bzw. Presomen® die gesunde Physiologie des Menschen ziemlich stören können, verursachen diese Hormone doch auch bei Pferden ernsthafte Probleme. Genau genommen sind es nicht die Hormone, sondern die Art und Weise, wie sie gewonnen werden.

Sie erinnern sich, dass CEE aus dem Urin trächtiger Stuten stammen. Das mag sich ganz harmlos anhören, aber für die Gewinnung von Pferdeurin in einem für die Herstellung profitablen Rahmen werden derzeit 35 000 trächtige Stuten in winzigen Boxen eingepfercht, nicht viel größer als die Pferde selbst, unter Bedingungen, die bei Tierschützern ernsthafte Besorgnis ausgelöst haben.

Von den elf Monaten ihrer Trächtigkeit wird den Stuten sechs Monate lang nur eingeschränkt Flüssigkeit zugeführt (damit der Urin nicht verdünnt wird), sie dürfen sich, wenn überhaupt, nur wenig bewegen und nicht einmal hinlegen, damit die Urinsammelvorrichtung nicht verrutscht. Nachdem sie gefohlt haben, dürfen sie nur wenige Monate mit ihren Jungen auf die Weide, bevor sie wieder besamt werden und erneut

Eine „Wertungsliste" für Hormone

Urin produzieren müssen. In der Zwischenzeit werden die meisten Fohlen für die Schlachtung verkauft. (Angesichts dieses Elends ist es leicht verständlich, warum die Gewinnung von Östrogenen aus menschlichem Schwangerschaftsurin in den 1930er- und 40er-Jahren nicht in Gang kam.)

Selbst wenn Pferdeöstrogene die einzige Möglichkeit wären, wie Frauen ihre eigenen Östrogene ersetzen könnten, wäre der Rückgriff auf eine solche Grausamkeit höchst fragwürdig. Da jedoch völlig ausreichende bioidentische oder zumindest pflanzliche Optionen für den Hormonersatz zur Verfügung stehen, kann es für eine Fortsetzung dieser barbarischen Praktiken keine Entschuldigung geben.

Möglicherweise kommt die Botschaft endlich bei der Ärzteschaft an. In einem Artikel im *Journal for Medical Ethics* (zu Deutsch etwa „Zeitschrift für Ethik in der Medizin") schrieb Dr. Dennis Cox von der medizinischen Fakultät der Universität von Cambridge: „Ich stelle fest, dass es prima facie [auf den ersten Blick] Anzeichen dafür gibt, die darauf hindeuten, dass die Stuten leiden könnten, und dass die Verschreibung equiner HET ... daher insofern dadurch gerechtfertigt sein müsste, dass sie entweder einen größeren Nutzen für die Frauen darstellt oder dem Gesundheitswesen ein größeres Kosten-Nutzen-Verhältnis bietet. Meines Erachtens gibt es keinen wesentlichen Nachweis dafür, dass die equine HET Vorteile bietet, die über die von Östriol hinausgehen."*

In Anbetracht der unwiderlegbaren Studiendaten für die Kanzerogenität von CEE, eine Tatsache, die inzwischen auch von der Weltgesundheitsorganisation WHO unterstützt wird, stellt sich die natürliche Frage: Handeln Mediziner ethisch, wenn sie dieses Produkt weiterhin verschreiben?

✶ Cox ID: „Should a doctor prescribe hormone replacement therapy, which has been manufactured from mare's urine?" (zu Deutsch etwa: „Sollte ein Arzt eine Hormonersatztherapie verschreiben, die aus Stutenurin hergestellt wurde?"), in: J Med Ethics, 2996; 22: 199–204

Kapitel 5
Was Sie gegen Wechseljahresbeschwerden tun können

Die Hormonersatztherapie ist deshalb für die meisten Frauen so attraktiv, weil sie ihnen hilft, ihre jugendliche Schönheit zu erhalten, und weil sie die Wechseljahresbeschwerden lindert, mit denen die Natur die allmähliche Abnahme der Funktion der Eierstöcke begleitet. Wie Ihnen nur allzu bekannt sein dürfte, gehören dazu die Folgenden:

- **Vermehrte Faltenbildung der Haut** durch sinkende Hormonspiegel: Normale Östrogen- und Progesteronspiegel fördern Aussehen und Gefühl einer jugendlichen, gesunden Haut.
- **Hitzewallungen**: Sie sind bedingt durch die teilweise unter Östrogeneinfluss stehende Elastizität der Blutgefäße, wobei reichlich warmes Blut in die Haut transportiert wird und – unvorhersehbar – zu einem vorübergehenden, oft unangenehmen Wärmegefühl führt.
- **Nachtschweiß**: Im Grunde genommen beruht er auf den beim Schlafen auftretenden Hitzewallungen.
- **Scheidentrockenheit**, Schleimhautatrophie (Rückbildung) und Infektionsbereitschaft, ebenfalls aufgrund von Östrogenmangel im Genitalbereich: Es kann zu Unbehagen und Schmerzen kommen, insbesondere bei sexueller Aktivität.
- **Geringe Libido** (sexuelles Verlangen), unbefriedigender Sex: Beides ist bekanntermaßen verbunden mit niedrigen Spiegeln steroidaler Geschlechtshormone, vor allem Testosteron.
- **Schlafstörungen**: Mindestens die Hälfte aller Frauen in den Wechseljahren sind davon betroffen.
- **Gedächtnisverlust**, Demenz und Stimmungsschwankungen: Östrogen, Progesteron und Testosteron beeinflussen auch geistige und kognitive Funktionen.
- **Harninkontinenz** („Tröpfeln"): Hierbei handelt es sich um eine oft sehr störende und mit zunehmendem Alter häufiger werdende Auswirkung des Östrogenabfalls.
- **Infektionen des Harntrakts** (Blaseninfektionen, Cystitis): Das Risiko dafür nimmt, wie die Inkontinenz, durch den Rückgang der Östrogenspiegel zu.

Auch wenn wir diese Beeinträchtigungen oft als Symptome der Menopause bezeichnen, soll das nicht heißen, dass es sich hier um eine Krankheit handelt. Ganz im Gegenteil: Sie mögen zwar unangenehm und störend sein, aber sie sind alle normale und zu erwartende Anzeichen dafür, dass die Spiegel von Östrogen, Progesteron, Testosteron und anderen Hormonen im Schwinden begriffen sind.

Die meisten Frauen erleben diese Veränderungen im Rahmen der Wechseljahre als vorübergehend. Sie halten nur so lange an, bis der Körper sich an die neuen, niedrigeren Hormonspiegel gewöhnt hat, was wenige Monate bis zu einem Jahr oder länger dauern kann. Andere Veränderungen jedoch, wie die trocken und dünner werdende Haut und Vaginalschleimhaut, der Tonusverlust des Harntrakts und das schwindende Gedächtnis sowie Spätfolgen, etwa Herzkrankheiten, Osteoporose und kognitiver Funktionsverlust, werden mit zunehmendem Alter tendenziell schlechter, solange die fehlenden Hormone nicht ersetzt werden.

Die den Ärzten heutzutage angeratene Verschreibungspraxis für die konventionelle HET – eine geringstmögliche Dosis über einen kürzestmöglichen Zeitraum – kann helfen, Hitzewallungen und andere vorübergehende Veränderungen einzudämmen, aber mehr auch nicht. In einer Welt nach dem Ende der WHI-Studie, in der alle bioidentischen Östrogene und patentfähigen Pseudoöstrogene „offiziell" (aber fälschlicherweise) als gleichermaßen gefährlich gelten, muss man also die anderen Veränderungen ihren natürlichen Lauf nehmen lassen; mit anderen Worten: Sie müssen sich mit dem Alter verschlechtern dürfen. Alles, was die Schulmedizin den Frauen hinsichtlich dieser Veränderungen anzubieten hat, sind jede Menge Pharmapräparate zur Behandlung ihrer individuellen Symptome auf unnatürliche und oft gefährliche Weise.

Das heißt aber nicht, dass das Fortschreiten der degenerativen Wechseljahressymptome mit dem richtigen bioidentischen Hormonersatz nicht verlangsamt, gestoppt oder sogar umgekehrt werden könnte. Bei den meisten Frauen verlangsamen sich alle diese natürlichen Degenerationsprozesse, wenn sie ihre Östrogen-, Progesteron-, Testosteron- und DHEA-Spiegel wiederherstellen, und zwar in einer dem normalen Zyklus vor den Wechseljahren möglichst ähnlichen Weise und das Ganze auf ein möglichst natürliches Niveau. In den letzten mehr als 25 Jahren habe ich mehr als 2 000 Frauen bioidentische Hormone verschrieben, und in nahezu jedem Fall sind die Symptome ganz oder zumindest teilweise verschwunden, wobei es kaum Nebenwirkungen gab.

Leider werden Sie keine placebokontrollierten Langzeit- oder Doppelblindstudien im *New England Journal of Medicine*, im *Journal of the American Medical Association* oder in anderen „Bibeln" der konventionellen, arzneimittelgestützten Medizin finden, die meine Erfahrungen „validieren". Dennoch können Tausende anderer fortschrittlicher Ärzte und Ärztinnen auf der ganzen Welt, die sich die Mühe gemacht haben, sich über die BHT zu informieren, bestätigen, dass bioidentische Hormone eine sichere, verträgliche und wirksame Option zur Behandlung von Wechseljahressymptomen ist.

Einige mögen zwar argumentieren, dass die Sicherheit der BHT nicht nachgewiesen wurde und daher begründete Zweifel bleiben (eine Aussage, der wir energisch widersprechen!), die Skepsis an ihrer Potenz, Wechseljahresbeschwerden zu lindern bzw. diese zu verhindern, ist jedoch schwer verständlich. Wenn Pferdeöstrogene beim Menschen wirken, warum sollten Humanöstrogene dann weniger wirksam sein? Der Gedanke ist lächerlich, und die Belege sind unanfechtbar, sowohl in den Veröffentlichungen, als auch in Bezug auf die klinischen Erfahrungen von praktisch jedem Arzt, der sie einmal verschrieben, und jeder Frau, die sie einmal angewendet hat.

Im weiteren Verlauf dieses Kapitels befassen wir uns mit wissenschaftlichen Belegen zugunsten der Anwendung bioidentischer Hormone, insbesondere Östriol, um den Frauen die sichere und wirksame Linderung der häufigsten und am meisten störenden, vorübergehenden und dauerhaften Symptome des Hormonabbaus in den Wechseljahren zu ermöglichen.

Hitzewallungen und Nachtschweiß – adieu!

Zahlreiche seit den 1970er-Jahren veröffentlichte Studien bestätigen den Wert bioidentischer Östrogene, insbesondere Östriol, für die Linderung von Wechseljahresbeschwerden. Im Großen und Ganzen vermindert bioidentisches Östrogen bei sachgemäßer Anwendung – in physiologischer Dosierung und nach einem der Physiologie entsprechenden Rhythmus* – das Auftreten von Hitzewallungen und Nachtschweißen. Abbildung 5.1 zeigt die Ergebnisse einer Befragung von 78 BHT-Anwenderinnen (hauptsächlich Tri-Est oder Bi-Est). Nach einer Behandlungszeit von sechs Wochen traten ihre Symptome weitaus seltener auf und waren insgesamt milder als vor Beginn der Therapie.[3]

---

* Eine physiologische Dosis (oder ein solcher Rhythmus) entspricht annähernd den im Körper ablaufenden natürlichen Vorgängen.

BHT verringert häufige Symptome der Wechseljahre

Durchschnittliche Stärke der Symptome

Stärkegrad: 0 = keine 1 = leichte 2 = mäßige 3 = starke 4 = extreme

■ vor BHT   ■ nach BHT

Hitzewallungen — Nachtschweiße — Scheidentrockenheit

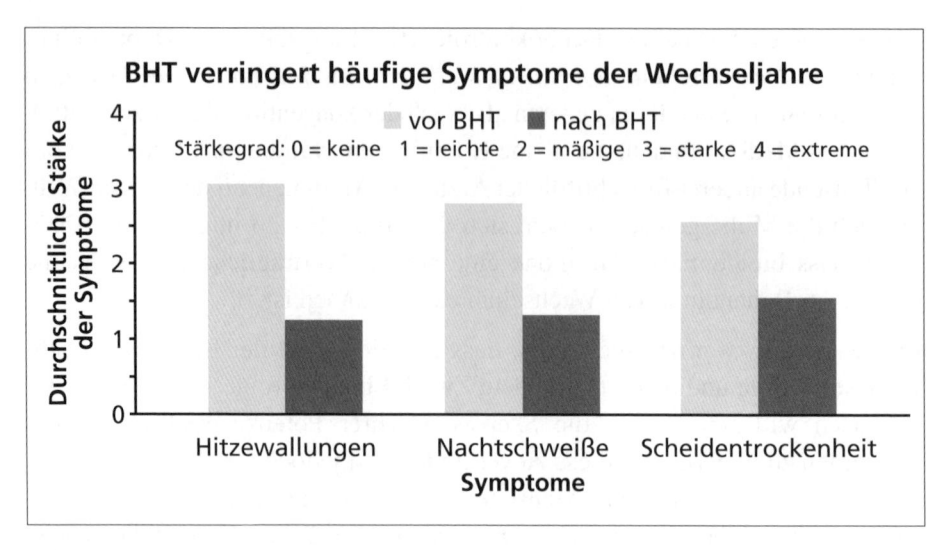

Symptome

Abbildung 5.1: Die bioidentische Hormontherapie (BHT) vermag häufige Symptome der Wechseljahre zu vermindern. Diese Grafik zeigt die Veränderung der Symptome bei 78 Frauen nach sechswöchiger Einnahme. (Adaptiert nach Vigesaa et al., 2004)

Äußerst wichtig ist jedoch, dass die BHT wenig oder kaum Tendenzen zur Förderung eines anormalen Wachstums der Gebärmutterschleimhaut erkennen lässt, selbst wenn sie ohne „Gegenspieler" (ohne Progesteron) angewendet wird.[4-9] Solche Wucherungen in der Gebärmutter stehen bei den Präkanzerosen (Gewebeveränderungen), die mit Östrogensubstitution durch Premarin®/Presomen® in Verbindung gebracht werden, an erster Stelle.

Östriol erhöht weder den Blutdruck, noch birgt es andere Risikofaktoren, und es wirkt bei Frauen während und nach den normalen Wechseljahren genauso wic bei jüngeren Frauen, die infolge einer operativen Entfernung ihrer Eierstöcke buchstäblich über Nacht in die Wechseljahre kommen. In diesen Studien lagen die sicheren und wirksamen Dosierungen zwischen 1 mg und 12 mg pro Tag, jedoch wurde Östrogen, wie in vielen der frühen Forschungsarbeiten, oral verabreicht. Gegenüber einer topischen Anwendung (über die Haut) direkt auf das Epithelgewebe der Scheide sind dadurch zwanzigfach höhere Dosen erforderlich. Nachfolgende Untersuchungen konnten zeigen, dass die topische Anwendung die bevorzugte Verabreichungsform nicht nur für Östriol, sondern für alle steroidalen Geschlechtshormone ist.[10] (Mehr zur optimalen Dosierung und Anwendungsweise bioidentischer Hormone in Kapitel 9.)

Effektive Hilfe bei Scheidentrockenheit, Schmerzen und anderen Beschwerden

Zu den vielen Aufgaben des in den Eierstöcken gebildeten Östrogens gehört die Blutversorgung der Scheidenschleimhaut. Wird der Genitalbereich in den Wechseljahren mit weniger Blut versorgt, verliert das Gewebe seine Sensibilität, was zur Erregungsminderung und Orgasmusschwierigkeiten führt.

Mit sinkendem Östrogenspiegel wird das Vaginalgewebe tendenziell trockener und dünner. Durch diese sogenannte Atrophie werden die Scheidenwände anfällig für Reizungen, es kommt zu Schmerzen beim Geschlechtsverkehr und zu einem erhöhten Infektionsrisiko. Scheidentrockenheit und Atrophie gehören zu den häufigen Problemen, von denen nach den Wechseljahren zwei von drei Frauen betroffen sind; doch mit Östriol und/oder Östradiol sind sie leicht behandelbar (Abbildung 5.1). Dies wurde mehrfach durch Studien bestätigt, die seit Ende der 1970er-Jahre hauptsächlich in europäischen medizinischen Fachzeitschriften veröffentlicht wurden.[3, 10–18]

Östriol ist zur Vorbeugung einer Vaginalatrophie weitaus sicherer als die stärkeren, patentrechtlich geschützten „Östrogene". In einer Studie mit 263 Frauen in den Wechseljahren, denen entweder bioidentisches Östriol oder das starke künstliche „Östrogen" Ethinylöstradiol oral verabreicht wurde, stellten beide „Östrogene" das bereits atrophierende Vaginalgewebe wieder her. Doch die Dosis von Ethinylöstradiol zur Wiederherstellung eines gesunden Vaginalgewebes (therapeutische Dosis) war fast identisch mit derjenigen, die Schleimhautwucherungen (Hyperplasie) in der Gebärmutter verursachte. Hier lässt sich erkennen, dass es für dieses schulmedizinische Präparat praktisch keinen Sicherheitspuffer gibt; selbst eine normale Dosis könnte gefährlich sein. Die therapeutische Dosis des bioidentischen Östriols lag dagegen drei- bis fünfmal niedriger als die Dosis, die zu einer Hyperplasie führte, was einem Sicherheitspuffer von 200 bis 500 Prozent entspricht.[17]

Durchbrechen Sie den Infektionskreislauf zwischen Scheide und Harntrakt

Nicht alle Frauen wissen, dass ihre Vaginalflüssigkeit normalerweise mit einem pH-Wert um 4 im leicht sauren Bereich liegt (pH 1 ist sehr stark sauer, pH 7 neutral, und alles, was höher als pH 7 ist, ist basisch oder alkalisch). Wie bei allen anderen Vorgängen im Körper gibt es für diesen Säurewert, der zum Teil dem Östrogen zu verdanken ist, einen guten Grund. Das saure Vaginalmilieu ist günstiger für nützliche Bakterien, wie Lactobacillus acidophilus (der auch im Joghurt vorkommt), die in einem sauren Milieu besser gedeihen und durch die Absonderung von Milchsäure zu seiner Erhaltung beitragen. Dieses normale Milieu macht die Scheide auch weniger angreifbar für die meisten schädlichen Bakterien (und Hefepilze), denen ein pH-Wert von 4 und darunter meist nicht zuträglich ist.

Die Anwesenheit von Milchsäure sezernierenden Laktobazillen in der Scheide stellt so eine natürliche Schranke gegenüber pathogenen Mikroorganismen dar. Am häufigsten findet man hier das Bakterium Escherichia coli (E. coli), das üblicherweise im Dickdarm und Rektum angesiedelt ist und leicht in die benachbarte Scheide und den Harntrakt einwandern kann. Laktobazillen schützen die Scheide in ähnlicher Weise vor der Besiedlung mit Hefepilzen, wie Candida albicans.

Nach den Wechseljahren nimmt jedoch, parallel zum Absinken des Östrogens, der Säuregrad des Vaginalmilieus ab (der pH-Wert steigt). Damit wird die Scheide für Laktobazillen unwirtlicher und dafür günstiger für schädlichere, Säure meidende Bakterien und Hefen. Nistet sich dieses „Ungeziefer" erst einmal ein, kann es lokale Infektionen (Vaginose, auch Candidiasis genannt) verursachen.[16, 19] Etwa 10 bis 15 Prozent der Frauen über 60 Jahre leiden an rezidivierenden Infektionen des Harntrakts[20], die besonders dann auftreten (und potenziell ernst sind), wenn in einem Krankenhaus oder Pflegeheim ein Blasenkatheder gelegt wird.

Die konventionelle Behandlung von Blasen- und Vaginalinfektionen mit Antibiotika und/oder Antimykotika können ein ohnehin gravierendes Problem sogar noch verschlimmern. Antibiotika können Bakterien hervorragend abtöten. Ihre Aktivitäten beschränken sich jedoch leider nicht auf das ursächliche „Ungeziefer", da sie gleichzeitig auch Milliarden „freundlicher" Mikroorganismen abtöten, die in der Scheide (Laktobazillen) und im Gastrointestinaltrakt angesiedelt sind und dort zahlreiche, wertvolle natürliche Aufgaben wahrnehmen. Nach dem Abtöten der Infektionsverursacher tragen die antimikrobiellen Präparate jedoch nichts dazu bei, um die gesunde Scheiden- und Harnwegs- (oder Gastrointestinal-) Flora, die epitheliale Auskleidung, das normale Säuremilieu der Scheide oder die vormals dort angesiedelten nützlichen Bakterien wiederherzustellen. Wird das Präparat abgesetzt, ist in dem mikrobiellen „Vakuum" in der Tat Raum für weitere Infektionen. (Es gibt noch eine andere sichere, wirksame und natürliche Alternative zu Antibiotika für Frauen mit Harnwegsinfekten*; die BHT kann ebenfalls das Mittel der Wahl sein).

Vielen Frauen, die aus irgendeinem Grund (nicht nur wegen einer Infektion in Urogenitaltrakt) ein Antibiotikum genommen haben, ist vielleicht das folgende schmerzhafte Szenario vertraut: Wenn die harmlosen und nützlichen Laktobazillen zusammen mit den infektionsverursachenden Organismen, die eigentlich das Ziel der Behandlung waren, durch das Medikament vertrieben worden sind, ist den Hefepilzen Tür und Tor geöffnet und es kommt zu einer vaginalen Pilzinfektion oder Candidiasis, sodass nun zu einem Antimykotikum (zum Beispiel Ketoconazol) gegriffen werden muss. Sind diese Hefepilze beseitigt, können E. coli oder andere schädliche Bakterien sich ansiedeln, es werden wieder Antibiotika verschrieben ... Und so geht es immer weiter, wenn die Frau nicht dafür sorgt, dass Scheide und Harnwege besonders sauber und frei von Bakterien bleiben.

Östrogenmangel in Vagina und Harntrakt kann zwar Anlass für viele Probleme sein, doch diese können in den meisten Fällen durch das Ersetzen des fehlenden Östrogens, vorzugsweise mit topisch angewandtem Östriol oder Tri-Est, verhindert oder behoben werden.

Eine Reihe von Studien hat bestätigt, dass Östriol ein gesundes Scheidenmilieu aufrechterhalten kann.[15, 16, 21–25] Eine Kombination aus oral eingenommenem Östriol und lokaler Anwendung von L. acidophilus verhalf Frauen nach den Wechseljahren zum Beispiel wieder zu einer gesunden Scheiden- und Blasenschleimhaut.[26]

In einer schwedischen Studie[25] wurde 41 Pflegeheimbewohnerinnen im Alter von 80 bis 90 Jahren täglich 3 mg orales Östriol verabreicht. Alle Frauen waren vorher wegen gravierenden, hartnäckigen Harnwegs- oder Scheideninfektionen (hauptsächlich durch E. coli) begrenzt erfolgreich mit Antibiotika behandelt worden. Sobald sie das Medikament absetzten, kamen die Infektionen jedoch wieder – ein bekanntes Problem bei anfälligen Frauen. Nach einer vier- bis fünfwöchigen Behandlungszeit mit Östriol (und zusätzlich einem Antibiotikum) waren jedoch alle Frauen gesund; und bei etwa einem Drittel siedelten sich spontan wieder Laktobazillen in der Scheide an. Während einer insgesamt bis

---

* Nahezu 90 Prozent aller Harnwegsinfektionen können durch die Anwendung eines sicheren, natürlichen Zuckers, der D-Mannose, beseitigt werden. Siehe hierzu: *D-Mannose and Bladder Infection, the Natural Alternative to Antibiotics*, Dr. med. Jonathan Wright und Dr. phil. Lane Lenard. 2001; Dragon Art, 36646 32nd Avenue South, Auburn, Washington, 98001 (zu Deutsch etwa: „D-Mannose und Blaseninfektion, die natürliche Alternative zu Antibiotika"; nur in Englisch erhältlich.)

zu 1 219 Patientenwochen dauernden Östriolbehandlung (jede Patientin wird einzeln gezählt, d.h. bei einer Studiendauer von z. B. einer Woche mit insgesamt zehn teilnehmenden Patientinnen, sind das 10 Patientenwochen, bei zweiwöchiger Studiendauer wären es 20 Patientenwochen usw. – Anm. d. Übers.) mussten die Frauen nur neun Patientenwochen lang Antibiotika (0,7 Prozent der Zeit) einnehmen. Bei einer Östrioleinnahme ging der Antibiotikagebrauch um das 16-Fache zurück. Die Autoren merkten an: „Nach unserer Erfahrung ist die therapeutische und prophylaktische Wirkung [von Östriol] bei Infektionen des Urogenitaltrakts eindeutig bemerkenswert."

Östriolcreme reduziert Harnwegsinfekte um 1000 Prozent

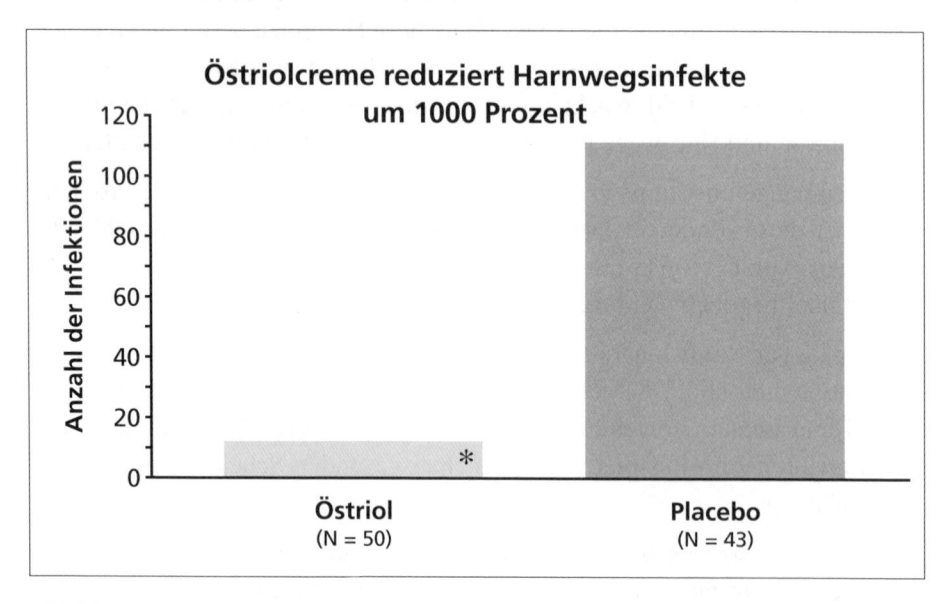

[Balkendiagramm: Anzahl der Infektionen. Östriol (N = 50): ca. 12 *; Placebo (N = 43): ca. 111]

Abbildung 5.2: Bei Frauen nach der Menopause mit entsprechender Anamnese reduzierte die Anwendung einer Östriolcreme das Auftreten bakterieller Harnwegsinfekte über einen Zeitraum von acht Monaten deutlich um den Faktor 10 (1000 Prozent) im Vergleich zu einer unwirksamen Placebocreme. (Quelle: Raz u. Stamm, 1993) ★ P = 0,001

Über das vielleicht beeindruckendste Beispiel, wie gut Östriol in der Lage ist, Harnwegsinfekte zu verhindern, wurde im renommierten *New England Journal of Medicine*[23] berichtet. (Auch wenn es laut FDA „keine Daten gibt, die die Sicherheit und Wirksamkeit bioidentischer Hormone, insbesondere Östriol, stützen.") In dieser placebokontrollierten Doppelblindstudie erhielten 93 Frauen nach den Wechseljahren mit einer Anamnese von rezidivierenden Harnwegsinfektionen (durchschnittlich etwa fünf Infektionen pro Jahr) nach dem Zufallsprinzip entweder eine vaginale Östriolcreme (0,5 mg) oder eine unwirksame Placebocreme. Im Laufe von acht Monaten kamen die Forscher zu folgenden Ergebnissen:

- Die jährliche Infektionsrate bei den Probandinnen, die die Östriolcreme verwendeten, betrug 0,5 – bei der Placebogruppe waren es 6. Daraus ergibt sich eine mehr als zehnfache oder 1000-prozentige Abnahme der Auftretenshäufigkeit von Harnwegsinfekten bei den mit Östriol behandelten Frauen (Tabelle 5.1 und Abbildung 5.2).

- In der Östriolgruppe kam es bei acht von 50 Frauen (16 Prozent) insgesamt zu zwölf Infektionen, im Gegensatz zu 111 Infektionen bei 27 von 43 Frauen (63 Prozent) in der Placebogruppe.

- Im Laufe der achtmonatigen Studiendauer wandten die mit Östriol behandelten Frauen im Durchschnitt sieben Tage Antibiotika an, wohingegen es bei den Frauen, die ein Placebo erhielten, 32 Tage waren.

- Der Ersatz von Östriol führte auch zu einer erheblichen Steigerung des sauren Scheidenmilieus. Wie aus Abbildung 5.3 hervorgeht, sank der vaginale pH-Wert bei der Östriolgruppe von einem bakterienfreundlichen Wert 6 nach einem Monat auf einen normal sauren, bakteriziden Wert von 3,8 und nach acht Monaten auf 3,6.

- Bei Studienbeginn konnten bei beiden Probandinnengruppen keine Laktobazillen in der Scheide nachgewiesen werden. Einen Monat nach Behandlungsbeginn siedelten sie sich jedoch bei 61 Prozent der mit Östriol behandelten Frauen spontan wieder an, bei den Frauen der Placebogruppe jedoch während der gesamten Studie nicht.

Tabelle 5.1: Östriol reduziert Harnwegsinfekte und Antibiotikabedarf

	Östriol	Placebo
Infektrate (Infektionen pro Jahr)	0,5*	5,9
Anzahl der Frauen mit Harnwegsinfekten (in Prozent)	8 (16%)*	27 (63%)
Gesamtzahl von Harnwegsinfekten	12*	111
Antibiotika (durchschnittlicher Gebrauch in Tagen)	6,9*	32,0

* $P \leq 0{,}001$ (Quelle: Raz u. Stamm, 1993)

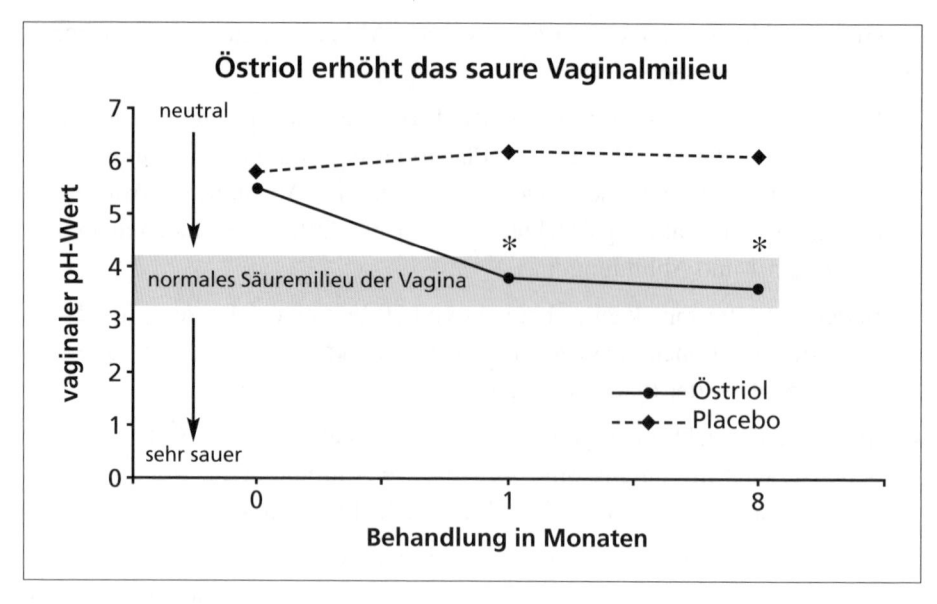

Abbildung 5.3: Bei Frauen in den Wechseljahren mit chronisch rezidivierenden Harnwegsinfekten führte die Anwendung einer Östriol-Vaginalcreme zu einer erheblichen Steigerung des sauren Scheidenmilieus. Der vaginale pH-Wert sank von einem bakterienfreundlichen Wert 6 nach einem Monat auf einen sauren antibakteriellen Wert von 3,8 und nach acht Monaten auf 3,6. Die Anwendung einer Placebocreme führte zu keiner Veränderung des Säuremilieus in der Vagina. ∗ $P < 0{,}001$ (Quelle: Raz & Stamm, 1993)

Es gibt nicht viele Studienergebnisse, die eindeutiger sind als diese. Positive Ergebnisse in Bezug auf die Verhinderung von Harnwegsinfekten wurden auch von Frauen berichtet, die einen patentrechtlich geschützten, mit Östradiol imprägnierten Silikonring trugen, der in der Scheide verbleibt[27]. Da Östradiol jedoch viel stärker ist als Östriol, verursachen selbst niedrige Dosen wahrscheinlich mehr unerwünschte Nebenwirkungen.

Leider gilt dasselbe auch für die konventionelle HET. Selbst wenn man diese Präparate über einen längeren Zeitraum einnehmen könnte – was die aktuellen Richtlinien strikt ablehnen – wären die Wirkungen von Premarin®/Presomen® allein oder in Kombination mit Provera®/Prodafem® bei Infektionen des Urogenitaltrakts bestenfalls zweifelhaft. Drei Studien ergaben eine geringe oder keine Veränderung des Risikos[28–30], eine stellte fest, dass Frauen nach den Wechseljahren, die mindestens ein Jahr lang orales „Östrogen" einnahmen, sogar ein erhöhtes Risiko für Harnwegsinfekte hatten.[31] Vielleicht wären die Ergebnisse besser gewesen, wenn man Premarin®/Presomen® daraufhin untersucht hätte, ob es Harnwegsinfekte bei älteren Stuten verhindern kann ... Hieran erkennt man wieder einmal, warum Humanöstrogene für die Anwendung beim Menschen vorzuziehen sind.

So vermeiden Sie „Tröpfeln" und andere Harnprobleme

Niedrige Östrogenspiegel machen in den Jahren nach der Menopause anfällig für Scheidenatrophie und Infektionen im Urogenitaltrakt; das gilt weitgehend auch für die erhöhte Wahrscheinlichkeit, inkontinent zu werden („Tröpfelblase") und Schmerzen oder Schwierigkeiten beim Wasserlassen (Dysurie) zu bekommen. Von Harninkontinenz sind 20 bis 40 Prozent aller älteren Frauen betroffen.[32] Mithilfe von Östriol und anderen bioidentischen Hormonen können diese häufigen Harnwegprobleme sehr wirksam verhindert und behandelt werden, da sie helfen, den normalen Blutfluss zu Gewebe und Muskeln des Harntraktes wiederherzustellen, die die Strukturen des Harnwegsystems unterstützen und kontrollieren.[33, 34]

Am häufigsten kommt es beim Husten, Lachen, Sport treiben oder anderen Tätigkeiten, die den Druck auf den Bauchraum erhöhen, zu ungewolltem Urinabgang. Hier spricht man von „Stressinkontinenz". Dieses Tröpfeln tritt aber auch infolge eines starken Harndrangs auf, gleichgültig, ob die Blase voll ist oder nicht; man spricht dann von „Dranginkontinenz" (auch von einer „überaktiven", „instabilen" oder „spastischen" Blase). Das kann spontan im Schlaf passieren oder durch Wassertrinken; selbst das bloße Berühren von Wasser oder das Hören, wie Wasser in einen Abfluss plätschert, kann es auslösen.

Wie sie sich auch zeigt, Harninkontinenz ist meist die Folge, wenn Tonus und Stärke der Muskeln in und um die Blase und Harnröhre nachlassen. Wie stark der Muskeltonus ist, hängt großenteils vom Östrogen ab. Bei einigen Frauen in der Perimenopause reicht der natürliche Abfall des Östrogens kurz vor der Menstruation aus, um die von Muskeln umgebene Harnröhre zu schwächen und ihren Tonus vorübergehend zu senken. Der anhaltend niedrige Östrogenspiegel nach den Wechseljahren bedeutet oft, dass es zu dauerhaft rezidivierender Inkontinenz kommt.

Es überrascht nicht, dass die Häufigkeit (Prävalenz) von Harninkontinenz mit dem Alter zunimmt. Neuere Studien haben eine Prävalenz von 28 Prozent bei jüngeren Frauen (zwischen 30 und 39 Jahren) und von mehr als 50 Prozent bei Frauen im Alter von mehr als 60 Jahren deutlich gemacht.[35, 36] Mit zunehmender Schwere kommt es auch häufiger zu Depressionen.[37]

Die Schulmedizin hat Frauen mit postmenopausal bedingter Stressinkontinenz außer konventionellen Medikamenten, Windeln, Inkontinenzeinlagen und – in Extremfällen – einer Operation wenig anzubieten. Vielleicht sollten wir dankbar dafür sein. Schulmedizinische Medikamente, die lediglich den Muskeltonus der Harnröhre erhöhen, werden in den USA häufig beworben, sind jedoch nur minimal wirksam und können viele störende Nebenwirkungen haben, darunter verschwommenes Sehen, Übelkeit, Verstopfung, Schwindelgefühl und Kopfschmerzen.[38]

Gleichzeitig weiß die Medizinforschung seit Langem, dass die beste Behandlung für beide Arten von Inkontinenz der Östrogenersatz ist. Bis vor Kurzem wurde jedoch weithin angenommen, dass die Pferdeöstrogene der konventionellen HET Frauen mit Harninkontinenz helfen können. Dann aber ging im grellen Licht gut kontrollierter Forschung – namentlich der WHI-Studie – ein weiterer Mythos in Rauch auf. Zu Beginn der Studie waren mehr als 23 000 Teilnehmerinnen von Harninkontinenz betroffen. Sie wurden nach dem Zufallsprinzip ausgewählt und erhielten Premarin®/Presomen® plus Provera®/Prodafem®, ausschließlich Premarin®/Presomen® (für die Frauen, die keine Gebärmutter mehr hatten), oder ein Placebo.

Frauen, die zu Behandlungsbeginn (Studienbeginn) noch kontinent gewesen waren und die konventionelle HET erhielten, waren nach einem Behandlungsjahr nahezu doppelt so häufig inkontinent. Bei Frauen, die bereits bei Behandlungsbeginn inkontinent gewesen waren, wurde das Risiko von Harntröpfeln durch den Pferdehormonersatz (Premarin®/Presomen®) deutlich erhöht. Die Autoren folgerten unmissverständlich: „Konjugierte equine Östrogene, mit oder ohne Progestin, sollten zur Prävention oder Linderung von Harninkontinenz nicht verschrieben werden."[39] Überdies wäre heute eine Langzeitanwendung wegen der durch die WHI-Studie belegten erhöhten Risiken von Herzkrankheiten und Krebs ohnehin ausgeschlossen, selbst wenn sich die HET als wirksam erwiesen hätte, sodass jede durch die Behandlung erzielte Besserung der Inkontinenz sowieso nur von kurzer Dauer gewesen wäre.

Zu ähnlichen Ergebnissen kam die HERS-Studie (*Heart and Estrogen/Progestin Replacement Study*, HERS; zu Deutsch etwa: „Das Herz und der Ersatz von Östrogen/Progestin"), für die 1 208 Frauen, die Premarin®/Presomen® plus Provera®/Prodafem® einnahmen. Es war erschreckend, dass sich innerhalb von nur vier Monaten in der Gruppe der mit Pferdehormonen behandelten Frauen sowohl Stress- als auch Dranginkontinenz zu zeigen begannen, und nach mehr als vierjähriger Behandlungsdauer litten nahezu zwei Drittel der Frauen (64 Prozent) darunter; in der Placebogruppe waren es im Vergleich dazu nur etwa die Hälfte (49 Prozent).[40–41]

Anders als die Pferdeöstrogene hilft das nicht patentfähige bioidentische Humanöstriol Frauen mit Harninkontinenz tatsächlich. Eine Gruppe von 48 schwedischen Frauen mit Harninkontinenz nach der Menopause nahm bis zu 10 Jahre Östrogen oral ein; 75 Prozent der Teilnehmerinnen berichteten über eine subjektive Besserung. Objektive Maßnahmen bestätigten dies; Östriol verbesserte die Gesundheit des Gewebes und der Muskel im Harntrakt der Frauen, der Druck in der Harnröhre erhöhte sich und der ungewollte Urinabgang hörte auf.[42]

Für eine andere Studie wendete eine Gruppe von 135 deutschen Frauen mit Harninkontinenz nach den Wechseljahren Östriol in der Scheide an. Nach drei Monaten hatte das Tröpfeln bei 63 Prozent der Frauen nachgelassen. Zu Beginn der Studien berichteten 14 Frauen über Schmerzen oder Schwierigkeiten beim Wasserlassen (Dysurie). Bei Studienende waren diese Beschwerden völlig verschwunden. Der mit einer „überaktiven Blase" verbundene Harndrang hatte ebenfalls deutlich nachgelassen.[43]

In der Schulmedizin käme niemand auf die Idee, eine für die Behandlung der Harninkontinenz ideal erscheinende Maßnahme – nämlich bioidentisches Östriol – einzusetzen. Obwohl viele einschlägige Studien griffbereit vorliegen, werden in den neuesten, vom *American College of Obstetricians and Gynecologists* (ACOG, zu Deutsch etwa: „Amerikanische Gesellschaft für Geburtshilfe und Gynäkologie") herausgegebenen Richtlinien für den Umgang mit Harninkontinenz weder die topische Anwendung von Östriol noch die patentrechtlich geschützten östradiolhaltigen Scheidenringe erwähnt.[38, 44, 45]

Erhalten Sie sich ein jugendliches Hautgefühl und Aussehen

Ein einfacher Blick in den Spiegel gehört für viele Frauen (neben dem Ausbleiben der Menstruation) zu den sichersten Methoden, um festzustellen, dass die Wechseljahre vor der Tür stehen. Innerhalb weniger Monate nach Beginn der Menopause kann die Haut – das größte Organ des Körpers – merklich zu altern beginnen.[46] Sie wird dünner, trockener, verliert an Spannkraft und bekommt leichter blaue Flecken. Mit der Zeit kann sie schlaffer werden, Falten können sich vertiefen und Verletzungen langsamer heilen. Diese Auswirkungen auf die

Haut sind das erste wirkliche äußere Anzeichen für die Wechseljahre und werden für viele Frauen zu einer unangenehmen Erfahrung, zu einer täglichen Erinnerung an den Verlust ihrer jugendlichen Schönheit.

Alle diese Hautveränderungen sind zumindest teilweise dem Verlust von Östrogen geschuldet, der seinerseits zu einem Verlust von Kollagen, Hyaluronsäure und anderen wichtigen Substanzen führt.[47]* Für die Elastizität und Spannkraft junger Haut ist das Kollagen verantwortlich; dieses wichtige Protein trägt dazu bei, dass Haut, Knochen, Sehnen und Knorpel in hohem Maße zugfest sind.

Kollagen scheint besonders empfindlich auf die Östrogenspiegel zu reagieren, denn bereits mit Anfang vierzig, der frühesten Zeit des Eintritts in die Perimenopause, beginnen Frauen Kollagen zu verlieren. Gleichzeitig verringert sich die Geschwindigkeit der Zellneubildung und des Absterbens alter Hautzellen. Da die alten Zellen über ihre eigentliche Lebenszeit hinaus erhalten bleiben, wird die Haut ledrig, stumpf und mit größerer Wahrscheinlichkeit faltig.[48]

Eine kleine, aber interessante Studie eines deutschen Arztes veranschaulicht auf dramatische Weise den Einfluss, den die Östrogenspiegel auf das jugendliche Erscheinungsbild einer Frau haben können.[49] Vom ersten Moment an, wenn neue Patientinnen seine Praxis betraten, schätzten er und seine Mitarbeiter ihr Alter (und notierten die Schätzungen), noch bevor sie mehr über sie erfuhren. Im Rahmen der nachfolgenden Standarduntersuchungen bestimmten sie die Östradiolspiegel im Serum der Frauen (und hielten natürlich auch das tatsächliche Alter fest). Einige der Frauen, die 35 bis 55 Jahre alt waren, waren in der Prämenopause, andere hatten die Wechseljahre bereits hinter sich.

Als sie die Daten von 100 Frauen gesammelt hatten, verglichen sie ihre anfänglichen Schätzungen mit dem tatsächlichen Alter der Frauen und stellten ihre Östrogenspiegel in einer grafischen Darstellung dagegen. Wie aus Abbildung 5.4 auf S. 123 ersichtlich wird, wurden Frauen mit höheren Östradiolspiegeln im Serum ungeachtet ihres tatsächlichen Alters bei ihrem ersten Auftreten als deutlich jünger aussehend beurteilt. Wie die Forscher feststellten, „… sahen Frauen mit hohen Östrogenkonzentrationen jünger, Frauen mit niedrigen älter aus, als sie wirklich waren. Der Unterschied zwischen dem geschätzten und dem tatsächlichen Alter konnte bis zu 8 Jahre in beide Richtungen abweichen."

---

* Die Gesundheit der Haut hängt, neben dem Östrogen, von vielen verschiedenen lebenslangen Faktoren ab, einschließlich Sonnenbestrahlung, Rauchen, Feuchtigkeitsgehalt und Ernährung.

Die Gesundheit der Haut wird zwar schon lange mit den Östrogenspiegeln in Verbindung gebracht, doch nun hat die Forschung begonnen, genau zu erklären, wie Östrogen die Hautalterung verhindert und wie alternde Haut durch den Ersatz von Östrogen sogar wieder um einige Jahre jünger gemacht werden kann. Hautzellen enthalten zum Beispiel Östrogenrezeptoren, spezielle Proteinkonfigurationen, die Östrogenmoleküle anziehen und an die Zelle binden, wo sie wichtige Zellfunktionen auslösen. Wenn Östrogen an diese Rezeptoren bindet, verbessert es die Struktur der elastischen Fasern[50, 51] und fördert auch das Einsprossen neuer Blutgefäße in die Haut, die ihrerseits dazu beitragen, den Zustrom von Nährstoffen und den Abtransport von Abfall am Laufen zu halten.[52] Durch Stimulierung des Wachstums spezieller Zellen, der Fibroblasten und Keratinozyten, sowie durch Begünstigen der Freisetzung von Substanzen wie Mucopolysaccharide und Hyaluronsäure, erhöhen bioidentische Östrogene die Stärke der Haut und ihren Feuchtigkeitsgehalt.[46, 53, 54]

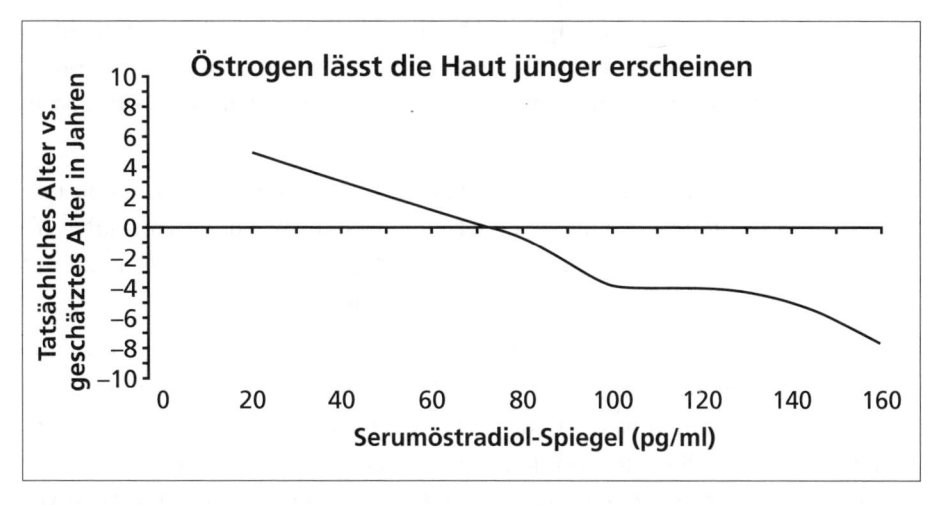

Östrogen lässt die Haut jünger erscheinen

Abbildung 5.4: Die Ergebnisse dieser Studie zeigten, dass das geschätzte Alter einer Frau in hohem Maße von ihrem Östrogenspiegel (Östradiol) abhing. Die Frauen mit höheren Östradiolspiegeln wurden, ungeachtet ihres tatsächlichen Alters, deutlich jünger geschätzt als diejenigen, die niedrigere Spiegel aufwiesen. (Adaptiert nach Wildt & Sir-Peterman; *The Lancet*, 1999; 354: 224)

Eine Studie österreichischer Forscher[55] evaluierte die Wirkungen bioidentischen Hormonersatzes mit Cremes aus 0,01 Prozent Östradiol oder 0,3 Prozent Östriol bei 59 postmenopausalen Frauen (mittlerer Altersdurchschnitt 54 Jahre), die Anzeichen von Hautalterung zeigten. Die Frauen wendeten die Östrogencremes direkt am Hals und im Gesicht an. Falten, Flüssigkeitsgehalt und andere Hautparameter wurden objektiv vor und nach Behandlungsbeginn bestimmt. Nach siebenwöchiger Behandlungsdauer bei der Östriolgruppe sowie nach neunwöchiger Behandlungsdauer bei der Östradiolgruppe stellten fast alle Frauen eine deutliche Verbesserung der Festigkeit und Elastizität ihrer Haut fest, einen erhöhten Feuchtigkeitsgehalt und eine Vaskularisation (Einsprossen neuer Blutgefäße) sowie eine Abnahme der Faltentiefe und Porengröße von 61 bis 100 Prozent. Beide Östrogene erwiesen sich als gleich wirksam, doch es überraschte nicht, dass das viel stärkere Östradiol mehr dosisabhängige Nebenwirkungen zeigte.

Verbessern Sie ihre Sexualität

Frauen haben in den Jahren vor der Menopause, in der Menopause selbst und danach recht häufig sexuelle „Probleme". Dazu gehören Scheidentrockenheit, das Dünnerwerden der Schleimhaut, Schmerzempfindlichkeit und Schmerzen beim Geschlechtsverkehr (Dyspareunie), abnehmende Libido (sexuelles Verlangen) und verminderte Häufigkeit des Geschlechtsverkehrs sowie nachlassender Genuss. Bei vielen Frauen können diese Symptome mit Depressionen, ständiger Müdigkeit und einem beeinträchtigten Gefühl von Wohlbefinden in Zusammenhang stehen.

Wie wir alle wissen, beginnt die Verbindung zwischen Sexualhormonen und Sexualität in der Pubertät, und sie endet nie wirklich. Wenn die Hormone mit zunehmendem Alter abnehmen, schwindet auch die Sexualität tendenziell mit ihnen, solange sie nicht durch bioidentische Varianten ersetzt werden.

Das typische Hormon, das wir bei Männern mit Sexualität verbinden, ist Testosteron, das manchmal zum „Hormon des Begehrens" hochstilisiert wird (siehe Kapitel 10). Tatsächlich ist es so, dass Östrogen und Progesteron zwar wichtig sind, um die Gesundheit der weiblichen Geschlechtsorgane aufrechtzuerhalten, Testosteron und die anderen Androgene sind aber weitgehend auch für das sexuelle Verlangen der Frau und ihren Genuss der Sexualität verantwortlich, und sie haben etwa dieselben Funktionen wie bei Männern inne. Natürlich produziert der männliche Körper mindestens zwanzig Mal mehr Testosteron als der weibliche; ein wichtiger Punkt, den Frauen beim Hormonersatz beachten müssen.

Die Beziehung zwischen Östrogenen, Androgenen und Sexualität ist bei Frauen ziemlich komplex. Wie bereits beschrieben, halten Östrogene, egal ob sie von den Eierstöcken produziert oder durch bioidentische Hormone ersetzt werden, das Scheidengewebe fest, feucht und frei von bakteriellen Infektionen oder solchen durch Hefepilze und können so maßgebliche Quellen für Schmerzen und Missempfindungen während des Geschlechtsverkehrs ausschalten, die allein schon das Vergnügen am Sex verhindern können. Östrogene haben jedoch wenig direkten Einfluss auf die Libido.[56]

Es sind die Androgene, einschließlich Testosteron, Androstendion, DHEA und DHEA-S, die in erster Linie für nuanciertere Gefühle, wie Erregbarkeit, sexuelles Begehren und Fantasie, sowie für die Häufigkeit der sexuellen Aktivität, des Orgasmus, der Befriedigung und des Vergnügens am Geschlechtsakt verantwortlich sind.[57]

Bei Frauen stammen die Androgene hauptsächlich aus den Eierstöcken und den Nebennieren, die jeweils etwa 25 Prozent zur Gesamtmenge beitragen. Bei Frauen vor der Menopause wird um die Zeit der Ovulation etwa 10 bis 15 Prozent mehr Testosteron ausgeschüttet; der offensichtliche „Zweck" ist, dass eine zur Befruchtung führende Paarung begünstigt werden soll. Die restlichen 50 Prozent der Androgenproduktion stammen aus der Umwandlung von „Vorläufer"-Hormonen der Androgene, wie Androstendion, DHEA und DHEA-S zu Testosteron in den peripheren Geweben. Vergessen Sie bitte nicht, dass die Androgene Testosteron und Androstendion auch als Vorläufer für die Bildung von Östradiol und Östron dienen können, was insbesondere für Frauen in den Wechseljahren wichtig ist, da ihre Eierstöcke die Östradiolproduktion eingestellt haben. (Zur Erinnerung, wie alle diese Hormone metabolisch miteinander in Beziehung stehen, siehe Abbildung 4.2 auf Seite 91.)

Wie die meisten Hormone nehmen die Androgenspiegel mit dem Alter ab, doch anders als bei Östrogenen und Progesteron, hat diese Abnahme wenig mit den Geschehnissen rund um die Wechseljahre zu tun. Zuerst geht die DHEA-Sekretion aus der Nebenniere zurück und damit auch die Sekretion von DHEA-S, das heißt, die am reichlichsten vorhandenen Steroidhormone im Körper nehmen stetig ab; dies gehört bereits zum Altern und beginnt bei der Frau bereits Ende zwanzig.[58] Zum Teil liegt es an der Abnahme von DHEA und DHEA-S, dass die Androgenspiegel bei prämenopausalen Frauen in den Vierzigern bereits um 50 Prozent niedriger liegen können als bei Frauen in den Zwanzigern.[59] Wenn die Eierstöcke während und nach den Wechseljahren verkümmern und die Sekretion von Östradiol und Progesteron einstellen, wird Testosteron trotzdem ziemlich unvermindert weiter ausgeschüttet. Das liegt hauptsächlich an einer Abnahme des die Steroidhormone bindenden Globulins (SHBG), da dieses, wie erwähnt, das zirkulierende Testosteron abfängt und permanent inaktiviert.

Aufgrund der durch die Wechseljahre bedingten Abnahme von SHBG verbleibt mehr Testosteron im Blutstrom, das dort als freies Testosteron zirkuliert. Einer der Gründe für den Abfall von SHBG sind die fehlenden Östrogene, die normalerweise dafür verantwortlich sind, dass es ansteigt. Somit fallen die SHBG-Spiegel zusammen mit dem Versiegen der Östradiolsekretion ab. Das ist insofern gut, als es zu einer Erhöhung der Androgene führt, kann jedoch zu einem Problem bei Frauen werden, die hohe Dosen starker „Ersatz-Östrogene", wie Premarin®/Presomen® oder Östradiol oral einnehmen, wodurch die SHBG-Spiegel erhöht und so die der Androgene indirekt abgesenkt werden. Die topische Anwendung bioidentischer Östrogene wirkt sich nicht auf die SHGB-Spiegel aus.[60] (Falls Sie einen weiteren Grund brauchen, warum Sie keine nicht-bioidentischen Hormone oral einnehmen möchten, wie wäre es mit dem Verlust der Sexualität?)

Zusammengefasst kann man sagen, dass Frauen, die die regulären Wechseljahre durchlaufen, durch die normale, altersbedingte Sekretionsminderung der Testosteronvorläufer DHEA (mithin DHEA-S) und Androstendion aus den Nebennieren eine erhebliche Menge ihrer Androgene verlieren. Dennoch sezernieren die Eierstöcke im Allgemeinen lebenslang weiterhin Testosteron, auch noch lange, nachdem sie die Fähigkeit zur Östradiolsekretion verloren haben. Überdies trägt der postmenopausale Abfall von SHBG zu einer Zirkulation freien Testosterons bei, das bei Vorliegen normaler Konzentrationen ovariellen Östradiols „raus aus dem Spiel" wäre, jetzt aber zu einem Anstieg der Konzentrationen beiträgt.

Die Forschung zeigt, dass der steilste Abfall der weiblichen Testosteronspiegel während der frühen fruchtbaren Jahre einer Frau erfolgt. Darauf folgt eine Stabilisierung um die Wechseljahre herum und danach ein leichter Anstieg.[61] In einer Studie wurden bei Frauen, die älter als 60 Jahre waren, Testosteronspiegel nachgewiesen, wie sie Frauen vor der Menopause hatten.[62]

Freies und „weniger freies" Testosteron

Etwa 80 Prozent des im Blutstrom zirkulierenden Testosterons ist fest gebunden an ein Glykoprotein, das Sexualhormone bindende Globulin (SHBG); etwa 18 bis 19 Prozent sind locker an Albumin gebunden, und die verbleibenden 1 bis 2 Prozent sind nicht gebunden und werden freies Testosteron genannt. An SHBG gebundenes Testosteron wird permanent

> inaktiviert, während an Albumin gebundenes zwar auch inaktiviert wird, aber unter bestimmten Umständen freigesetzt werden kann. Somit ist immer nur freies Testosteron physiologisch aktiv, das heißt, nur etwa 1 bis 2 Prozent des zirkulierenden Testosterons stehen zur Regulierung der androgenen Aktivität zur Verfügung.
>
> Viele Ärzte, die Bluttests zur Bestimmung der Testosteronspiegel (bei Frauen oder Männern) anfordern, nehmen diese Unterscheidung leider nicht ernst. Nur die Bestimmung des freien Testosterons ist klinisch wirklich von Bedeutung, doch wird dies meist ignoriert, und es wird nur das Gesamttestosteron bestimmt, zu dem sowohl das an SHBG und Albumin gebundene als auch das freie Testosteron gehören. Da bis zu 99 Prozent des Gesamttestosterons jedoch inaktiv sein können, erfährt der Arzt durch eine solche Bestimmung nahezu nichts über den Androgenspiegel eines Menschen.
>
> Wenn Sie also Ihre Androgene testen lassen, ist es immer gut, sich zu vergewissern, dass Ihr Arzt auf freies Testosteron und nicht auf das Gesamttestosteron testet. Ärzte, die Erfahrung mit dem Ersatz bioidentischer Hormone haben, sind sich dieser Unterschiede sehr wahrscheinlich bewusst.

Bisher haben wir nur von Frauen gesprochen, die die Wechseljahre regulär durchlaufen, doch bei Frauen, deren Eierstöcke operativ entfernt wurden – die praktisch über Nacht operativ in die Menopause kamen –, verhält sich vieles anders. Da auch die postmenopausalen Eierstöcke weiterhin Testosteron ausschütten – eine Tatsache, die von vielen Ärzten übersehen wird –, verlieren diese Frauen nun eine ihrer beiden Hauptquellen für Androgene, das heißt, dass ihre Spiegel etwa um die Hälfte absinken. (Die Nebennieren stellen weiterhin die andere Hälfte bereit.)

Es überrascht nicht, dass Frauen, die über Nacht operativ in die Wechseljahre „befördert" wurden, besonders anfällig für die körperlichen, seelischen und sexuellen Auswirkungen des Androgenverlusts sind. Selbst wenn sie Östrogen ersetzen (oder teilweise gerade deshalb, wenn sie starke „Östrogene" wie das SHBG ankurbelnde Premarin®/Presomen® nehmen), nimmt ihr Sexualleben tendenziell schnell ab, sie verlieren das sexuelle Verlangen, empfinden weniger Vergnügen und Befriedigung, von Depressionen und Schlafstörungen ganz zu schweigen.[59]

Wie sieht der beste Testosteronersatz für Frauen aus?
Seit 60 oder 70 Jahren gibt es Testosteron und andere Ersatzstoffe zur Behandlung von sexuellen und anderen Störungen in den männlichen Wechseljahren (Andropause). Die FDA hat jedoch bisher kein Androgen-Ersatzprogramm für postmenopausale Frauen „zugelassen", die unter einer schwachen Libido und anderen androgenbedingten Sexualproblemen leiden. Diese Frauen werden, soweit es die FDA betrifft, im Wesentlichen allein gelassen. Europäische Frauen sind in der Tat besser dran, da Präparate mit auf sie abgestimmten Testosterondosierungen legal und gut erhältlich sind.

Ein weiteres Problem ist, dass Frauen diese für Männer entwickelten und vermarkteten Androgenprodukte auch nicht einfach trotzdem einsetzen können, da sie sehr hoch dosiert sind. Der weibliche Körper braucht (und verträgt) nur einen winzigen Anteil (etwa 3 bis 5 Prozent) der Menge an Testosteron und anderen Androgenen, die Männer benötigen. Selbst die Hälfte einer normalen Androgendosis für Männer würde störende oder ernste Nebenwirkungen verursachen. Zurzeit gibt es für Frauen nur die Möglichkeit, ein passendes Testosteronersatzprodukt von einem Arzneimittel herstellenden Apotheker eigens zubereiten zu lassen. Das allerdings ist den Kräften hinter der Schulmedizin, ungeachtet der Konsequenzen, ein Dorn im Auge.

Das einzige derzeit von der FDA für Frauen zugelassene Androgen ist die oral einzunehmende Pille Estratest® (nur in den USA erhältlich), die aus einer Kombination zweier patentrechtlich geschützter Pseudohormone besteht: Das sind zum einen veresterte Östrogene (EEs) und zum zweiten Methyltestosteron. Dieses gefährliche Medikament ist seit Jahrzehnten auf dem Markt und es gilt als „indiziert" für hartnäckige Fälle von Hitzewallungen, obwohl die Belege für seine diesbezügliche Wirkung bestenfalls marginal sind. Schulmediziner, die Patientinnen mit sexuellen Problemen Estratest® verschreiben wollen, müssen dies außerhalb der zugelassenen Anwendung tun (sogenannte „Off-label"-Verschreibung). Auch wenn Methyltestosteron sich bei einigen Frauen geringfügig positiv auf die Sexualität auswirken mag, wird es im Allgemeinen für zu riskant für eine Langzeitanwendung gehalten.

Die Probleme mit Estratest® liegen weniger am enthaltenen Östrogen (insgesamt scheinen EEs weniger risikoreich zu sein als Premarin®/Presomen®), sondern mehr am Pseudotestosteron. Methyltestosteron ist ein patentrechtlich geschütztes Derivat des natürlichen Testosterons und hauptsächlich dafür berühmt, dass die Leber es bei oraler Einnahme nicht schnell und vollständig neutralisiert, wie das bei bioidentischem Testosteron und den meisten anderen bioidentischen Steroidhormonen der Fall ist.

Methyltestosteron, ursprünglich in den 1940er-Jahren als patentfähiger Ersatzstoff für das natürliche Testosteron zur Behandlung der männlichen Andropause entwickelt, ist der „Großvater" aller oralen anabolen Steroidmedikamente (mithilfe dieser Präparate bauen Athleten gerne Muskelmasse auf). Der Gebrauch von Methyltestosteron bei Männern erwies sich als totale Katastrophe und führte in unzähligen Fällen zu Leberversagen, Leberkrebs, Blutgerinnseln, Herzinfarkten, Schlaganfällen und anderen Beschwerden, viele davon endeten tödlich. Außerdem gehörte es in den folgenden Jahrzehnten zu den „Brunnenvergiftern" in der Forschung nach sicheren Alternativen für den Androgenersatz. Ironischerweise ist das Medikament nach wie vor bei Athleten und Bodybuildern im Umlauf, die an einem muskelstrotzenden Körper interessiert sind. Noch wichtiger ist aber, dass Methyltestosteron das einzige „Testosteron"-Produkt bleibt, das offiziell von der FDA zur Anwendung bei Frauen zugelassen ist, allerdings nicht für sexuelle Probleme.*

Dennoch scheint es so, als würde die Botschaft von den bioidentischen Hormonen bis zu einem gewissen Grad nun auch zur Schulmedizin durchdringen. Praktisch alle neuen patentrechtlich geschützten Testosteronersatzpräparate verwenden bioidentisches Testosteron in Zubereitungen zur topischen Anwendung. Die bekanntesten sind bioidentische testosteronhaltige Pflaster, Gels und Cremes, die jedoch nur in Dosierungen für Männer von wenigen großen Pharmafirmen auf den Markt gebracht werden. Obwohl diese Präparate von der FDA für die Anwendung bei Männern zugelassen sind, erhielten vergleichbare Präparate in passenden Dosierungen für Frauen bisher keine Zulassung.

In den letzten Jahren wurden patentrechtlich geschützte testosteronhaltige Pflaster, Cremes, Gels und Vaginalringe getestet und im Allgemeinen für sicher und wirksam zur Behandlung von Frauen mit „hypoaktiver Libidostörung" nach

---

* Das Unheil mit Methyltestosteron in den 1940er-Jahren kann von dem Augenblick an als Vorbote kommender Katastrophen angesehen werden, als sich einige Jahre später die Hormonersatztherapie für Frauen etablierte. Wir erinnern uns zum Beispiel an die mit DES (Diethystilbestrol, nicht steroidales, künstliches Östrogen – Anm. d. Übers.) in Verbindung stehenden Krebserkrankungen bei Frauen und ihren Nachkommen; an Premarin®/Presomen®-induzierten Gebärmutterkrebs (bevor Provera®/Prodafem® und andere „Progestine" herangezogen wurden, um deren Kanzerogenität entgegenzuwirken); an die Zunahme von Brustkrebs, Herzerkrankungen und Demenz, wie vor nicht allzu langer Zeit durch die WHI und andere Studien bestätigt wurde (paradoxerweise zumindest teilweise durch Provera®/Prodafem® verursacht). Seltsamerweise ist die Schulmedizin immer ausnahmslos schockiert, wenn eine dieser Katastrophen ans Licht kommt.

operativer Entfernung ihrer Eierstöcke erachtet. In zwei placebokontrollierten klinischen Studien erhielten mehr als 1 000 Frauen mit chirurgisch herbeigeführten Wechseljahren über einen Zeitraum von 24 Wochen entweder das Testosteronpflaster (das sie zweimal pro Woche auf den Unterbauch aufkleben mussten), oder ein Placebopflaster. Alle Frauen wandten außerdem eine Form des oralen oder topischen Östrogenersatzes an (der genaue Östrogentyp wurde nicht genannt).[63]

Verbesserungen der Sexualfunktionen bei Frauen durch ein Testosteronpflaster nach operativ induzierter Menopause

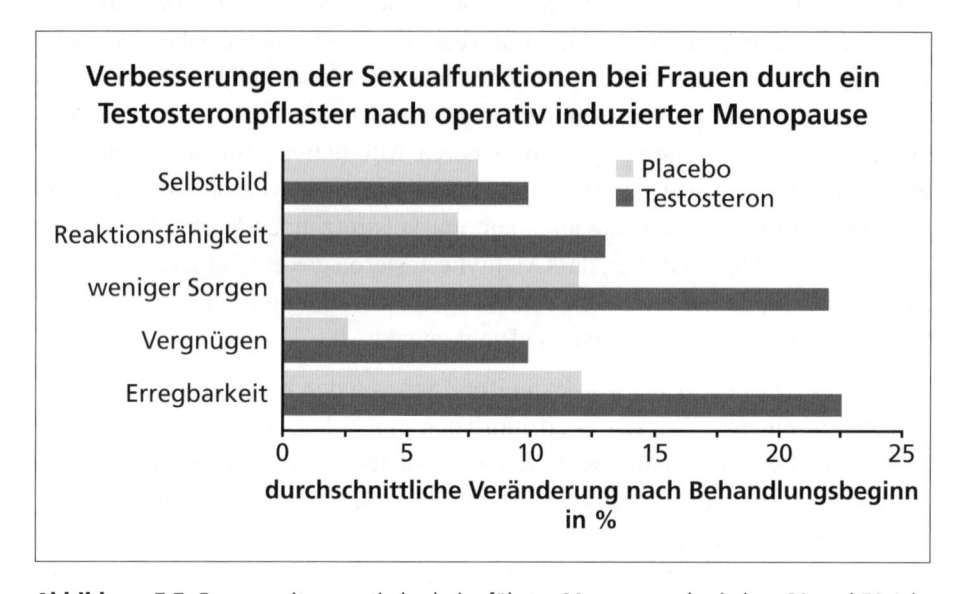

Abbildung 5.5: Frauen mit operativ herbeigeführter Menopause (zwischen 20 und 70 Jahren), die (oral oder durch ein Hautpflaster) auch Östrogen ersetzten, erhielten 24 Wochen lang entweder ein Testosteronpflaster oder ein Placebopflaster. Laut Auswertung einer Reihe von Fragebögen verbesserte sich die Sexualfunktion bei den mit Testosteron behandelten Frauen in Bezug auf jede Variable deutlich im Vergleich zur Placebogruppe. *Adaptiert nach Kingsberg, S., 2007*

Wie aus Abbildung 5.5 hervorgeht, führte der Testosteronersatz bei diesen Frauen zu einer deutlichen Verbesserung eines breiten Spektrums von Variablen, die sie in Bezug auf die Sexualfunktion selbst eingeschätzt hatten. Zudem gab es bei den mit Testosteron behandelten Frauen eine deutliche Zunahme von befriedigender sexueller Aktivität, von Libido und Orgasmen sowie eine erhebliche Verringerung des „persönlichen Stresses".[63, 64]

Die häufigste Nebenwirkung in diesen Studien war eine Hautreaktion an der Klebestelle des Pflasters, die bei 30 bis 40 Prozent der Probandinnen auftrat.

Diese Nebenwirkung kommt bei Frauen, die standardisierte Hautpflaster anwenden, recht oft vor, ungeachtet des abgesonderten Medikaments oder Hormons. Das unterstreicht einen wichtigen Vorteil der individuell zubereiteten Hormonprodukte, die unter Berücksichtigung individueller Empfindlichkeiten oder Allergien von Apothekern in eine Vielzahl von Grundstoffen für Hautcremes oder Gels eingearbeitet werden können. Als die Hersteller dieses Testosteronpflasters bei der FDA die Zulassung zur Anwendung bei Frauen mit hypoaktiver Libidostörung infolge operativ induzierter Menopause beantragten, erteilte ihnen ein beratender Ausschuss aus 17 externen „Sachverständigen" eine einstimmige Abfuhr (man wollte sich schließlich nicht nochmals an dem heißen „Hormoneisen" die Finger verbrennen), trotz der klaren Vorteile und geringen Risiken, die sich in diesen und anderen Studien zur topischen Anwendung von Testosteronprodukten bei Frauen gezeigt hatten.

Aufgescheucht durch die Ergebnisse der vorangegangenen WHI-Studie, forderte der Beirat, der zudem den Unterschied zwischen patentrechtlich geschützten Pseudohormon-Präparaten und bioidentischen Hormonen noch immer nicht verstanden hatte, mehr Langzeitdaten zur Sicherheit, bevor eine Zulassung durch die FDA empfohlen werden konnte. Man hatte Angst, dass eine längere (über die bereits getesteten zwölf Monate hinausgehende) Anwendung von bioidentischem Testosteron auf der Haut das Risiko der Frauen für Brustkrebs oder kardiovaskuläre Erkrankungen erhöhen könnte, wie das bei Premarin®/Presomen®, Provera®/Prodafem® und Methyltestosteron der Fall gewesen war. Außerdem befürchtete man, dass das Pflaster außerhalb der zugelassenen Anwendung Frauen in den regulären Wechseljahren oder gar – das möge der Himmel verhüten – bereits in der Perimenopause verschrieben werden könnte. Worauf genau sich diese Ängste stützen, ist unklar, zumal bioidentisches Testosteron in den von diesen Pflastern (oder von Mutter Natur) abgegebenen physiologischen Dosierungen noch nie mit irgendeinem dieser Risiken bei Frauen, gleich welchen Alters, einhergegangen ist.

Die von der FDA herausgegebenen unsinnigen „Richtlinien" lassen Frauen mit einer Sexualstörung durch die reguläre oder chirurgisch induzierte Menopause nur zwei Möglichkeiten: Entweder sie nehmen außerhalb der offiziellen Zulassung verschriebenes Estratest® oral ein oder sie lassen sich bioidentisches Testosteron in individuell zubereiteten Cremes oder Gels von einem Arzneimittel herstellenden Apotheker anfertigen. Es klingt zwar unglaublich, doch da die amerikanische Zulassungsbehörde aus Prinzip gegen jede Art von bioidentischem Hormonprodukt zu sein scheint, das in der Apotheke individuell hergestellt wird, müssen wir davon ausgehen, dass die FDA es lieber sähe, wenn Frauen das nachweislich gefährliche und nur marginal wirksame – jedoch „zugelassene" – Estratest® einnehmen.

Andere Experten, darunter die meist sehr konservative *North American Menopause Society* (NAMS, zu Deutsch etwa: „Nordamerikanische Menopause-Gesellschaft")[65] sowie die progressivere *International Hormon Society* (IHS, zu Deutsch etwa: „Internationale Gesellschaft für Hormonforschung")[66] sind tatsächlich auch der Meinung, dass Frauen in den – natürlich eingetretenen oder operativ herbeigeführten – Wechseljahren bei Symptomen, die auf einen durch Labortests bestätigten Testosteronmangel schließen lassen, mit einem Ersatz durch bioidentisches Testosteron besser bedient sind. Da man bioidentisches Testosteron in für Frauen passenden Dosierungen zurzeit nur in Arzneimittel herstellenden Apotheken erhält, kommt die NAMS in die ziemlich missliche Lage, diesen Umstand trotz starker Bedenken gegen alles, was nicht als von der FDA als „zugelassen" gekennzeichnet ist, widerwillig als einzig realistische Option präsentieren zu müssen.

Die IHS, die darauf hinweist, dass „alle Frauen, die lange genug leben, damit rechnen müssen, Testosteron zu ersetzen", hat keine Vorbehalte gegenüber individuell zubereiteten topischen Testosteronrezepturen.[66] Sie empfiehlt Dosierungen, die die Testosteronspiegel so weit wiederherstellen, dass sie den bei Frauen mit 20 oder 30 Jahren typischen Werten entsprechen. Ebenfalls rät die IHS zur topischen Anwendung bioidentischer Östrogene und Progesteron in angemessenen Dosierungen, nicht nur wegen der Vorteile dieser Art von Hormonersatz, sondern auch, um den Zeichen einer Vermännlichung (Virilisierung) vorzubeugen (z. B. Gesichts- oder Körperbehaarung, tiefe Stimme und Akne), was bei einem Testosteronersatz ohne supplementierte „weibliche" Hormone der Fall sein kann. (Auch die NAMS empfiehlt den Ersatz weiblicher Hormone, doch im Grunde gibt sie sich mit einer der patentrechtlich geschützten Varianten der HET zufrieden.)

Weitere Vorteile des Testosteronersatzes

Der Testosteronersatz hat bei Männern nicht nur gut dokumentierte Vorteile im Bereich der Libido, sondern verbessert auch andere Faktoren: allgemeines Wohlbefinden, Stimmung, Energieniveau, Knochen- und Muskelmasse, kardiovaskuläre Gesundheit sowie kognitive Funktion. Zwar ließen klinische Befunde keine ähnlichen Vorteile im außersexuellen Bereich bei Frauen erkennen, doch weisen eine begrenzte Anzahl kleinerer Studien[57, 67] sowie die klinischen Erfahrungen vieler Ärzte darauf hin, dass Frauen durch die Anwendung von physiologisch dosiertem bioidentischem Testosteron, das auf der Haut angewendet wird, in der Tat wie nachfolgend beschrieben profitieren können:

- Größeres Wohlbefinden
- Weniger Müdigkeit
- Weniger Depressionen
- Geringeres Osteoporoserisiko
- Geringerer Körperfettanteil zugunsten erhöhter Muskelmasse
- Verbessertes Denkvermögen, geringeres Demenzrisiko
- Vermindertes Brustkrebsrisiko

Die orale Anwendung von Methyltestosteron (Estratest®) würde alle diese Vorteile zweifellos zunichtemachen und außerdem das Risiko von Brustkrebs und kardiovaskulären Erkrankungen erhöhen; sein einziger Vorteil ist die Zulassung durch die FDA.

So bewahren Sie sich einen scharfen Verstand und ein gutes Gedächtnis

Worüber Frauen während und nach den Wechseljahren häufig klagen, ist ihre plötzlich zunehmende Vergesslichkeit. Gedächtnisverlust und Abnahme anderer Seiten „geistiger Schärfe" sind bei Frauen (und Männern) mit zunehmendem Alter häufig, wobei die Symptome von der altersbedingten gelegentlichen Gedächtnislücke bis hin zu Alzheimer reichen. Studien zeigen, dass mindestens 10 Prozent der Männer und Frauen bereits im Alter von 65 Jahren eine Form kognitiver Beeinträchtigung aufweisen; mit 85 Jahren steigt die Inzidenz auf 50 Prozent.

Da die Symptome dieser kognitiven Beeinträchtigung mit dem Einsetzen der Perimenopause und Menopause tendenziell zunehmen, hat man sattsam darüber gemutmaßt, dass der Abfall der geistigen Leistung zumindest teilweise den sinkenden Spiegeln von Östrogen und Progesteron geschuldet sei (auch Testosteron gehört dazu, wenngleich, wie schon erwähnt, der Abfall des Testosterons nicht von den Wechseljahren abhängt). Diese Verbindung wird durch zahlreiche

Laborstudien gestützt, die zeigen, dass alle drei Hormone direkt auf die Neuronen (Nervenzellen) im Gehirn einwirken und für eine Reihe plausibler biologischer Mechanismen verantwortlich sind, zu denen die Folgenden gehören:

- Leichtere Erregungsübertragung zwischen den Nervenzellen (Neurotransmission)
- Schutz der Neuronen vor einem Angriff durch Neurotoxine und freie Radikale
- Steigerung der zerebralen Gefäßerweiterung und des Blutflusses

Durch diese und andere Einflüsse könnten Hormone vor Gedächtnisverlust und kognitiven Beeinträchtigungen sowie dem Fortschreiten von Demenz schützen.[69, 70]

Die Auswirkungen der HET auf kognitive Funktionen: Die WHI macht wieder von sich reden

Frühe klinische Studien zur konventionellen Hormonersatztherapie bei Frauen mit regulärem Eintritt in die Wechseljahre boten ein verworrenes Bild; bestenfalls gelang es ihnen nicht, eventuelle Vorteile eines „Hormonersatzes" auf die kognitive Leistung oder den Schutz vor kognitiver Einbuße und Demenz zu bestätigen oder zu widerlegen.[69, 71, 72] Einige Studien wiesen auf Verbesserungen durch die HET hin, andere nicht. Überdies war den positiven Ergebnissen meist nur schwer zu vertrauen, da das Studiendesign ernste Schwächen aufwies, darunter den sogenannten „Effekt der gesunden Frau". Danach sind Frauen, die sich für eine Hormonersatztherapie entscheiden (und ihren Arzt oder ihre Ärztin vermutlich danach fragen), tendenziell gesünder, gebildeter und haben einen höheren sozioökonomischen Status im Vergleich zu Frauen, die sich nicht zu einer HET entschließen. Dieser Effekt scheint auch schon frühere Studien zu den Auswirkungen der HET auf kardiovaskuläre Krankheiten verzerrt zu haben (siehe Kapitel 8). Somit könnten alle offensichtlichen Verbesserungen der kognitiven Leistung zumindest teilweise nicht unbedingt der HET-Behandlung, sondern der besseren Gesundheit, Bildung und dem höheren sozioökonomischen Status der Frauen vor der Behandlung geschuldet sein.

Ob die Hormonersatztherapie eine kognitive Beeinträchtigung nun verhindern konnte oder nicht, kaum jemand hatte jedoch erwartet, dass sie zu Verschlechterungen führen würde. Dann wurde die WHI-Studie wieder aktuell, nun mit einem Zusatz zur Gedächtnisfunktion. Die sogenannte WHIMS-Studie (*Women's Health Initiative Memory Study*) war darauf ausgelegt, ein endgültiges Urteil über die Auswirkungen der HET auf wechseljahresbedingte Risiken für kognitive Beeinträchtigung und Demenz zu fällen, analog zur WHI-Studie, die dies in Bezug auf Herzkrankheiten, Schlaganfälle und Brustkrebs getan hatte. Die WHIMS-Studie war bis dato die größte randomisierte, placebokontrollierte prospektive Doppelblindstudie, die die Auswirkungen der konventionellen HET – Prempro®/Premella®/Climopax® (bzw. Premarin®/Presomen® bei Frauen ohne Gebärmutter) versus ein Placebo – auf die Inzidenz von Demenz, leichter kognitiver Beeinträchtigung oder kognitiver Gesamtleistung verglich. Die Studienteilnehmerinnen hatten die Menopause längst hinter sich, als mit der HET begonnen wurde; sie waren 65 bis 79 Jahre alt.[73–75]

Der grausamste und unnötigste Einschnitt überhaupt

Leider ist es üblich geworden, bei einer Beckenoperation, insbesondere bei der Entfernung der Gebärmutter (Hysterektomie) auch gleich die eigentlich gesunden Eierstöcke mit zu entfernen (Ovarektomie) – ungeachtet des Ovarialkrebsrisikos oder der Folgen für das Sexualleben und das allgemeine Wohlbefinden.

Argumentiert wird ungefähr so: Wenn die Frau bereits in den Wechseljahren ist oder sie kurz bevorstehen, benötigen Frauen ihre Eierstöcke ohnehin nicht mehr. Warum also sollten sie sie behalten und riskieren, dass sie – so abwegig das auch sein mag – vielleicht an Eierstockkrebs erkranken?

Diese Einstellung und Handhabung lässt sich bis Anfang der 1980er-Jahre zurückverfolgen, nachdem eine schwedische Studie eine zehnprozentige Senkung des Risikos an Ovarialkrebs zu erkranken vorhersagte, würden alle Frauen über 40 Jahre ihre Eierstöcke prophylaktisch entfernen lassen, wenn die Chirurgen wegen der Entfernung der Gebärmutter oder eines anderen Organs ohnehin schon „vor Ort" wären. Die männlichen Autoren schrieben: „Im Zuge einer Beckenoperation nach der Menopause keine prophylaktische Ovarektomie durchzuführen, erscheint uns unvernünftig."[1]

Abgesehen davon, dass gesunde Eierstöcke nach den Wechseljahren vielleicht lebenslang weiterhin Testosteron und Androstendion ausschütten, hat eine Reihe von Studien der *Mayo Clinic*[2] ergeben, dass die Entfernung der Eierstöcke (insbesondere *beider* Eierstöcke) vor den Wechseljahren mit altersabhängig deutlich höheren Risiken für kardiovaskuläre Krankheiten, Osteoporose, kognitive Beeinträchtigungen, Demenz, Parkinson

> sowie mit einer deutlichen Abnahme der Sexualfunktion und des seelischen Wohlbefindens und dem vorzeitigen Tod aus all diesen Gründen verbunden ist.
>
> Wir können uns nur fragen, ob man Männer mit ähnlichen Argumenten dazu ermuntern würde, doch ihre Hoden entfernen zu lassen, wenn sie keine Kinder mehr zu zeugen beabsichtigen, einfach nur, um das Risiko zu vermindern, an Prostatakrebs zu erkranken.

Zur nahezu allgemeinen Überraschung wurde durch die WHIMS-Studie überzeugend deutlich, dass sowohl Prempro®/Premella®/Climopax® als auch Premarin®/Presomen® das Wahrscheinlichkeitsrisiko einer Demenz gegenüber dem Placebo in der Tat verdoppelten. (In absoluten Zahlen belief sich der Unterschied auf eine jährliche Zunahme von 23 neu diagnostizierten Fällen von wahrscheinlicher Demenz pro 10 000 behandelter Frauen.) Das erhöhte Risiko war bereits ein Jahr nach Beginn der Studie offenkundig und hielt über die 5 Jahre der Nachbeobachtung an.

Die Ergebnisse der WHIMS-Studie zeigten auch, dass sich bei Frauen, die bereits vor Beginn der HET frühe Anzeichen kognitiver Einbußen zeigten, das Fortschreiten der Demenz durch die equinen Ersatzhormone sogar beschleunigte, anstatt sich zu verlangsamen.[75] Dies veranlasste die Autoren der Studie zu der Warnung, dass Frauen, die sich der konventionellen HET unterziehen, einem besonders hohen Risiko für eine schwere Demenz ausgesetzt sein könnten.

Als man die WHIMS-Daten später einer Untersuchung unterzog, fand man einen möglichen Grund für die zunehmende Demenz bei den Anwenderinnen der HET. Mittels Kernspintomografie des Gehirns bei 1 403 Probandinnen der WHIMS-Studie im Alter von 71 bis 89 Jahren entdeckten die Forscher etwa 3 Jahre nach Beendigung des Prempro®/Premella®/Climopax®-Zweiges und 1,4 Jahre nach dem Ende des Behandlungszweiges mit Premarin®/Presomen®, dass die Einnahme von Premarin®/Presomen® gegenüber einem Placebo mit einer deutlichen Zunahme der Gehirnatrophie verbunden war, insbesondere in Arealen wie Stirnlappen und Hippocampus, die für die Kognition sehr wichtig sind.[76]

Endogene Östrogene und geistige Leistungsfähigkeit: Eine stärkere Verbindung?

Man kann die Verbindung zwischen Hormonen und geistiger Leistungsfähigkeit auch aus einem anderen Blickwinkel betrachten, indem man Frauen mit und ohne kognitive Einbußen in einem Zeitraum miteinander vergleicht, in dem ihre endogenen (körpereigenen) natürlichen Östrogene wirksam sind, also von der Menarche (der ersten Menstruation) bis zur Menopause. Wenn Östrogene (und andere Hormone) tatsächlich eine Schutzfunktion hätten, wäre zu erwarten, dass Frauen, die insgesamt mehr eigene Hormone produzierten (bei denen also der Zeitraum zwischen Menarche und Menopause vergleichsweise länger war), im Alter seltener kognitive Einbußen zu beklagen hätten. Leider ist die Durchführung solcher Studien extrem schwierig, und nur wenige Forscher haben versucht, diese Beziehung zu untersuchen. Es überrascht nicht, dass sich ihre Ergebnisse als zwiespältig und nicht beweiskräftig erwiesen.[71, 77, 78]

Am vielleicht eindeutigsten veranschaulicht wird eine Verbindung zwischen endogenem Östrogen und kognitiver Funktion bei Frauen, deren Wechseljahre chirurgisch herbeigeführt wurden – durch den plötzlichen, vollständigen Entzug aller ovariellen Hormone. Eine Studie der *Mayo Clinic* in Rochester, Minnesota, zeigt, dass bei Frauen mit ein- oder beidseitiger Ovarektomie (Entfernung des Eierstocks) vor Beginn der Menopause ein um 46 Prozent erhöhtes Risiko für kognitive Einbußen oder eine Demenz im Vergleich zu Frauen bestand, bei denen ein solcher Eingriff nicht vorgenommen wurde. Dieser Effekt war altersabhängig: Das Risiko erhöhte sich, je jünger die Frauen zum Zeitpunkt der Operation waren[79] (einmal abgesehen von den höheren Risiken kardiovaskulärer Erkrankungen, Osteoporose und Parkinson sowie Störungen in Sexualfunktion und seelischem Wohlbefinden, ganz zu schweigen von einem vorzeitigen Tod aus welchen Gründen auch immer).[80, 81] (Siehe hierzu den Kasten, S. 135.)

Gibt es ein „Zeitfenster" für die Verbesserung der kognitiven Leistungsfähigkeit?

Sind wir jetzt schon verwirrt? Niemand wird leugnen, dass die Beziehung zwischen Östrogen (und anderen steroidalen Geschlechtshormonen), der kognitiven Funktion und dem Demenzrisiko extrem komplex und wenig erforscht ist. Auf die Frage, ob hohe Spiegel ovarieller Hormone oder die Hormonersatztherapie auf lange Sicht vorteilhaft oder schädlich sind, kann zu diesem Zeitpunkt nicht beantwortet werden.

Dennoch haben neuere Ergebnisse einen Weg aus dem Dilemma erkennen lassen. Ein möglicher Grund für viele Unwägbarkeiten könnte an der Zeitwahl für den Hormonersatz liegen. Aus den meisten Studien geht hervor, dass der Ersatz von „Östrogen" den Verlust der kognitiven Funktion nicht verhindern kann; dazu gehören auch die Ergebnisse der WHIMS-Studie, bei der die HET allerdings erst mindestens 10 Jahre nach den Wechseljahren eingeleitet wurde. Andererseits setzte eine Ersatztherapie bei Studien mit positiven Ergebnissen generell schon zu dem Zeitpunkt ein, als die Menstruation aufhörte. Diese Daten weisen darauf hin, dass es ein optimales „Zeitfenster" zu geben scheint, innerhalb dessen mit dem Ersatz von Hormonen zum Schutz wichtiger Gehirnstrukturen vor altersbedingten Beeinträchtigungen begonnen werden muss.[82]

Die bis dato aussagekräftigsten klinischen Indizien für ein solches therapeutisches Fenster liefert die Cache-County-Studie, die zwischen 1995 und 2000 das Alzheimerrisiko bei 1 889 Frauen aus Cache County, Utah (Durchschnittsalter 74,5 Jahre) untersuchte.[83] Bei diesen Frauen, die sich in einem bestimmten Zeitraum nach den Wechseljahren einer HET unterzogen hatten (sehr wahrscheinlich mit Premarin®/Presomen® plus Provera®/Prodafem®), zeigte sich eine Verminderung der Alzheimer-Inzidenz um insgesamt 59 Prozent. Am allerwichtigsten ist jedoch, dass diejenigen Frauen, die kurz nach den Wechseljahren mit der HET begonnen und sie für mindestens 10 Jahre fortgesetzt hatten, ein um das Zweieinhalbfache vermindertes Auftreten von Alzheimer zu verzeichnen hatten gegenüber den Frauen, die keine Hormone einnahmen. Andererseits bot die HET, wenn überhaupt, nur wenig Schutz, wenn 10 Jahre oder länger nach den Wechseljahren – das heißt, zeitlich näher an den ersten Alzheimer-Symptomen – damit begonnen wurde.

Betrachtet man die Tatsache, dass offenkundige mentale Symptome von Alzheimer (etwa Gedächtnisverlust, Verwirrtheit) typischerweise erst dann zutage treten, wenn die Schädigung des Gehirns bereits recht weit fortgeschritten ist, leuchten diese Ergebnisse ein. Mit anderen Worten: Wird im Zuge der Alzheimer-Pathogenese schon sehr früh mit einer HET (oder BHT) begonnen, und zwar noch bevor großer Schaden entstanden ist, kommt es dadurch wahrscheinlich zu einer viel wirksameren Verlangsamung oder sogar einem Stillstand des Krankheitsverlaufes. Diesbezüglich lag sogar bei den Frauen, die mit der HET begonnen, sie aber nach wenigen Jahren wieder abgebrochen hatten, ein geringeres Risiko vor im Vergleich zu den Anwenderinnen, die erst viele Jahre nach der Menopause damit begonnen hatten und sie zur Zeit der Studie noch fortsetzten.

Die Ergebnisse fanden Widerhall in einer kleinen placebokontrollierten Studie (343 Frauen), in der die Teilnehmerinnen, beginnend kurz nach der Menopause, sich nur 2 bis 3 Jahre einer HET unterzogen, aber 5, 11 und 15 Jahre später überprüft wurden. Nach einem Zeitraum von 15 Jahren lag das Risiko, kognitive Einbußen zu erleiden, bei den mit der HET behandelten Frauen um 64 Prozent niedriger als bei den Probandinnen der Placebogruppe.[84] Ein genauer Blick auf die Ergebnisse der WHIMS-Studie zeigte in der Tat einen ähnlichen Effekt: Ein vermindertes Demenzrisiko wurde nur bei Frauen festgestellt, die die HET begonnen und wieder abgesetzt hatten, und zwar schon kurz nach der Menopause, jedoch vor der Anmeldung für die Studie, und nicht erst 10 bis 15 Jahre danach.[75]

Bioidentische Hormone kontra konventionelle HET: Unterscheiden sie sich im Hinblick auf den Schutz der geistigen Leistungsfähigkeit?

Für eine Antwort auf diese Frage gibt es wenig stichhaltige Beweise, da die überwiegende Mehrzahl der relevanten Studien mit Premarin®/Presomen® plus Provera®/Prodafem® oder nur mit Premarin®/Presomen® durchgeführt wurde. Es gibt jedoch einige Studien zu bioidentischem Östradiol, und ihre Ergebnisse sind aufschlussreich. Eine Metaanalyse (Analyse der Ergebnisse mehrerer ähnlicher Studien) ergab, dass fünf von sieben Studien, in denen Östradiol eingesetzt wurde, eine kognitive Schutzfunktion aufzeigten, während bei drei Studien, in denen Premarin®/Presomen® verwendet wurden, diese Wirkung nicht nachgewiesen werden konnte.[85]

In einer Einzelstudie mit Frauen nach den Wechseljahren unterzogen sich zehn Teilnehmerinnen, die Premarin®/Presomen® (und ein Progestin) einnahmen, sowie vier, die Östradiol (und ein Progestin) einnahmen, einer funktionellen Magnetresonanztomografie (ƒMRT), einem bildgebenden Verfahren des zentralen Nervensystems, das den Blutfluss (und damit die mentale Aktivität) in spezifischen Hirnregionen in Echtzeit misst. Während dieses ƒMRT-Verfahrens absolvierte jede Frau eine Reihe kognitiver Tests. Die Ergebnisse zeigten, dass die Frauen, die Premarin®/Presomen® einnahmen, eine insgesamt schlechtere Gedächtnisleistung hatten als diejenigen, die Östradiol einnahmen, oder jene, die überhaupt keine Hormone ersetzten.[86]

Eine weitere Studie evaluierte die Kombinationseffekte endogener und exogener Hormoneinwirkung auf die kognitive Funktion bei schwedischen

Zwillingen im Alter von 65 bis 84 Jahren.[87] In dieser Studie bestand der Hormonersatz hauptsächlich in einer transdermalen, topischen oder oralen Zubereitung von entweder Östriol, Östron oder dem hochwirksamen, patentrechtlich geschützten „Östrogen" Ethinylöstradiol. (Premarin®/Presomen® plus Provera®/Prodafem® wird in Schweden und im übrigen Europa sehr selten eingesetzt.) Im Ergebnis zeigten diejenigen Frauen, die der höchsten Menge an Gesamtöstrogen (endogenen und exogenen Östrogenen) ausgesetzt gewesen waren, die geringste kognitive Beeinträchtigung. Darüber hinaus gab es bei denjenigen, die einen Hormonersatz einnahmen (hauptsächlich Östradiol), ein um durchschnittlich 40 Prozent geringeres Risiko einer kognitiven Beeinträchtigung.

Nicht nur bioidentische Östrogene bieten dem Gehirn wichtigen Nervenschutz, sondern auch Progesteron und Testosteron. Studien an Versuchstieren haben gezeigt, dass Progesteron (nicht die schulmedizinischen Progestinpräparate!) vielfältige Nerven schützende Wirkungen aufweist, unter anderem eine antioxidative Aktivität sowie remyelinisierende Effekte (Erhaltung und Wiederherstellung von Myelinscheiden, die die Nerven umgeben, isolieren und schützen). Im Gegensatz dazu wirkt Medroxyprogesteron (Provera®/Prodafem®) der Nerven schützenden und Gedächtnis fördernden Wirkung von Östrogen entgegen.[70]

Fasst man die auf umfangreichen Labornachweisen, aber begrenzten klinischen Indizien beruhenden Ergebnisse zusammen, scheint es wahrscheinlich, dass ein menopausaler Hormonersatz die kognitive Funktionsfähigkeit verbessern und die Risiken für Demenz und Alzheimer bei Frauen nach der Menopause verringern kann, allerdings nur unter bestimmten Umständen. Werden Hormone ersetzt (vorzugsweise bioidentische Hormone), sollte man sich ein offensichtliches „Zeitfenster" zunutze machen, möglichst bald nach den Wechseljahren (oder bereits während der Perimenopause) damit beginnen und dies möglichst lange fortsetzen.

Klinische Studien legen nahe, dass bioidentische Hormone (also Östradiol und Progesteron) den equinen Östrogenen und patentrechtlich geschützten Progestinpräparaten (z. B. Provera®/Prodafem®) überlegen sind, da Erstere von Natur aus und gut dokumentiert die Nerven im Gehirn und die kognitiven Funktionen schützen können, während Letztere oft zerstörerisch wirken. Da der Anwendungsrahmen der konventionellen HET wegen ihrer erwiesenen Risiken (etwa Herzkrankheiten, Schlaganfälle, Brustkrebs) nicht erweitert werden darf, auch wenn sie zum Schutz der kognitiven Funktionen wirksam sein könnte, ist sie für diesen Zweck ohnehin ungeeignet. Nachdem solche Risiken mit der sachgemäß angewandten bioidentischen Hormontherapie nicht in Verbindung gebracht werden, ist eine Langzeitanwendung möglich und kann den wichtigen Schutz vor kognitivem Funktionsverlust sehr wohl bieten.

Schlafen Sie gut – mit freundlicher Unterstützung von Progesteron

Schlafprobleme, meistens Einschlafprobleme, häufiges Aufwachen und Schwierigkeiten, wieder einzuschlafen, kommen bei Frauen vor und nach den Wechseljahren oft vor. Es wird berichtet, dass 60 Prozent aller Frauen nach den Wechseljahren unter Schlafstörungen leiden.[88, 89] Sie können viele Ursachen haben, unter anderem Hormonumstellungen, vasomotorische Symptome (Hitzewallungen oder Nachtschweiße), Angstzustände, Depressionen sowie Stress[90], und sie können zu Tagesmüdigkeit, Konzentrationsverlust, Stimmungsschwankungen und einer Verschlechterung der sensomotorischen Koordination führen.

Manche Frauen konnten durch die konventionelle HET wieder besser schlafen, andere nicht. In neueren Forschungen wird darauf hingewiesen, dass ein entscheidender Faktor zur Verbesserung des Schlafverhaltens bei Frauen in den Wechseljahren bioidentisches Progesteron sein kann.

Eine kleine Studie mit 21 Teilnehmerinnen aus Frankreich verglich die Schlafmuster von Frauen, die sich entweder einer konventionellen HET unterzogen (Premarin®/Presomen® plus Provera®/Prodafem®), oder die Premarin®/Presomen® und mikronisiertes Progesteron einnahmen.[91] Man beachte, dass die Frauen nicht aufgrund eines Schlafproblems für die Studie ausgewählt wurden, und auch zu Beginn berichtete keine von ihnen über ein solches. Am Anfang der Studie verbrachten sie zwei Nächte in einem Schlaflabor, bevor mit dem „Hormonersatz" begonnen wurde, und zwei weitere Nächte nach sechs Monaten Behandlung. Dabei konnten die Forscher die Schlafmuster der Frauen sehr genau überwachen.

Die Ergebnisse zeigten, dass die Frauen in der Progesterongruppe eine vergleichsweise deutliche Verbesserung ihrer Schlafqualität aufwiesen: schnelleres Einschlafen, weniger Aufwachphasen und insgesamt 40 Minuten mehr Nachtschlaf.

Man würde von einer typischen schulmedizinischen „Schlaftablette" zwar ähnliche Ergebnisse erwarten, doch die schlafeinleitenden Wirkungen des

Progesterons sind überlegen, da das Hormon die normale Schlaf-„Architektur" (die verschiedenen regulären Schlafstadien) nicht verändert, wie das die meisten solcher Schlafmittel tun.

Die sedierenden Wirkungen von Progesteron sind wohl bekannt. Die einzige bemerkenswerte Nebenwirkung einer zu hohen Dosierung (speziell bei oralen Rezepturen) ist Tagesmüdigkeit. In dieser Studie wurde zwar orales mikronisiertes Progesteron eingesetzt, doch durch die Verbesserung der Absorption und Bioverfügbarkeit erwies sich auch die Anwendung des Hormons als Vaginalcreme in der Förderung der Schlafdauer und -qualität (sowie anderer Progesteronwirkungen) als überlegen.[92] (Zu den bevorzugten Richtlinien für die Dosierung siehe Kapitel 9.)

Erleichterung bei Depressionen

In Zeiten hormoneller Schwankungen – etwa in den Tagen vor der Menstruation (prämenstruelles Syndrom, PMS), während der Monate nach einer Entbindung (postpartale Depression) und in den Jahren unmittelbar vor Beginn der Wechseljahre (Perimenopause) – leiden Frauen häufiger unter Depressionen. Jüngere Frauen, zu deren prämenstruellem Syndrom die Neigung zu Depressionen gehörte, haben in der Perimenopause, insbesondere in deren Spätphase, in der Tat ein höheres Depressionsrisiko.[93] Ist jedoch der Übergang in die Wechseljahre vollzogen, wird die Wahrscheinlichkeit häufiger Depressionen geringer. Tatsächlich ist es bei Frauen, die jahrelang unter Depressionen leiden, nicht ungewöhnlich, dass sich ihre dunklen Wolken mit dem Ende der Menstruation verziehen.

Zwar gibt es zahlreiche psychosoziale, psychische, genetische und andere Faktoren, die eine Frau zur Ausprägung einer Depression prädisponieren, doch können sehr wohl auch steroidale Geschlechtshormone, insbesondere Östrogen, Testosteron und DHEA daran beteiligt sein, wenn sie in diesen besonderen Zeiten auftritt. Das Grundprinzip ist hier ziemlich klar: Viele Studien an Versuchstieren haben den Einfluss steroidaler Geschlechtshormone auf die neurologischen Vorgänge in den bekannten, an der Steuerung der Stimmungslage beteiligten Gehirnarealen belegt.[94]

Mildert der Hormonersatz Depressionen also ab? Im Allgemeinen hat sich der „Östrogen"-Ersatz (entweder oral durch Premarin®/Presomen® oder durch topisches Östradiol) bei Frauen, die während der 2 bis 3 Jahre vor den Wechseljahren unter Depressionen litten, als deutlich antidepressiv oder „stimmungsaufhellend" erwiesen, nach den Wechseljahren ist der Effekt jedoch zu vernachlässigen.

In einer typischen placebokontrollierten Doppelblindstudie erhielten 50 perimenopausale Frauen mit Depressionen 12 Wochen lang ein Östradiol- oder ein Placebopflaster. Von den mit Östradiol behandelten Frauen stellten 68 Prozent (17 von 25) einen Rückgang ihrer Depression fest, im Vergleich dazu waren es jedoch nur 20 Prozent (5 von 25) in der Placebogruppe.[95] In einer anderen kleinen placebokontrollierten Doppelblindstudie mit 34 Frauen, die an perimenopausal bedingten Depressionen litten, führte die Östradiolbehandlung bei 80 Prozent nach nur drei Wochen zu einer vollständigen oder teilweisen Besserung, im Vergleich dazu nur bei 22 Prozent in der Placebogruppe.[96]

Denken Sie an Ihre Androgene!
Neben dem Östrogen hat sich auch der Ersatz von Testosteron und DHEA, bei Frauen mit erheblich abgesunkenen Spiegeln dieser Hormone, als deutlich stimmungsaufhellend und depressionslindernd erwiesen.[97–101]

Und jetzt alle zusammen: Provera®/Prodafem® ist nicht Progesteron!

Diese Studien über kognitive Fähigkeiten und Schlaf erinnern uns noch einmal daran: Entgegen der schulmedizinischen Meinung handelt es sich bei Provera®/Prodafem® nicht um Progesteron!

Zwar wirken beide der durch Premarin®/Presomen® verursachten Wucherung der Gebärmutterschleimhaut entgegen, doch hat Progesteron noch viele weitere vorteilhafte Wirkungen im Körper. Der Schutz vor Demenz sowie die Unterstützung des Ein- und Durchschlafens sind nur zwei davon (siehe Kapitel 2).

Angesichts dieser und vieler weiterer Ergebnisse zu behaupten, dass Progesteron zur Verhinderung von Premarin®/Presomen®-induziertem Gebärmutterkrebs nur bei Frauen mit einer Gebärmutter erforderlich sei, ist mehr als absurd. Das mag für Provera®/Prodafem® und andere Progestine gelten, die, in der Tat, wenig andere Vorteile bieten, doch im Falle von bioidentischem Progesteron ergibt das absolut keinen Sinn.

Wie man östrogenbedingte Blutgerinnsel verhindert

Seit den Anfängen der oralen Empfängnisverhütung („Pille") ist die anormale Blutgerinnung (venöse Thromboembolie, VTE) aufgrund von „Östrogen" ein Problem. Diese Pillen, die typischerweise aus einem schulmedizinischen, wirksamen „Östrogen" (z. B. Ethinylöstradiol) und einem ebensolchen Progestin bestehen, wurden schon immer mit einem relativ hohen Thrombophlebitis-Risiko (Gerinnsel in entzündeten Venen, hauptsächlich in den Beinen), vor allem bei Raucherinnen, in Verbindung gebracht. Eine Thrombophlebitis kann auch während der Schwangerschaft auftreten, wenn die Östrogenspiegel (hauptsächlich Östriol) ebenfalls ungewöhnlich hoch sind. Blutgerinnsel in den Beinen sind schon störend und schmerzhaft genug, doch sollten sie sich losreißen und mit dem Blutstrom in Herz, Lunge oder Gehirn wandern, wozu es tendenziell kommt, dann können die Folgen verheerend sein.

Im Laufe der Jahre wurden die Spiegel der schulmedizinischen „Östrogene" in den oralen Empfängnisverhütungsmitteln gesenkt, was das Risiko venöser Thromboembolien verminderte. Bei Frauen unter konventioneller, ebenfalls mit solchen „Östrogenen" arbeitender Hormonersatztherapie, die dort im Allgemeinen aber weitaus geringer dosiert sind als seinerzeit in der „Pille", ist das Risiko relativ gering (etwa 1,5 Fälle pro 10 000 Frauen und Jahr[102]). Dennoch liegt es deutlich höher als bei Frauen, die sich keiner konventionellen HET unterziehen. Neuere epidemiologische und nachträgliche Auswertungen bei Frauen nach den Wechseljahren ergeben ein doppelt bis dreifach erhöhtes Risiko für VTE bei denjenigen, die Premarin®/Presomen® eingenommen hatten, im Vergleich zu den Frauen, die es nicht genommen hatten. Während des ersten Jahres der HET scheint das Risiko (etwa um das Drei- bis Vierfache) höher zu sein.[102–105]

Ein sehr wichtiger Faktor ist auch die Art, wie Östrogen verabreicht wird. Auch hier erwarten uns keine Überraschungen! Studien, in denen die orale und die topische Anwendung verglichen werden, zeigen, dass oral angewandtes Premarin®/Presomen® verschiedene Blutgerinnungsfaktoren erheblich aktivierte und das Risiko einer Thromboembolie um den Faktor 3,5 erhöhte, während das topisch angewandte bioidentische Östrogen (z. B. Östradiol oder Östriolcremes) sich nicht nachteilig auswirkte.[106, 107]

Erhöht Östriol das Thromboembolie-Risiko? Bei hohen Spiegeln, wie sie während der Schwangerschaft vorliegen, ist das möglich; schwangere Frauen mit sehr hohen Östriolspiegeln haben ein erhöhtes Risiko. Das Risiko anormaler Blutgerinnung durch topisch angewandtes Östriol im Rahmen einer bioidentischen Hormontherapie ist dagegen verschwindend gering (siehe hierzu auch Kapitel 9).

Dennoch können Frauen ihr Risiko mit zuverlässigen, natürlichen Maßnahmen noch weiter reduzieren. Im Laufe der Jahre habe ich (Jonathan Wright) beobachtet, dass eine tägliche Kombination aus Lebertran (1 bis 1½ Teelöffel) und Vitamin E (400–800 IE [Internationale Einheiten] „gemischte Tocopherole") zur Vermeidung einer Venenentzündung (Phlebitis) ungemein hilfreich waren. Regelmäßig eingenommen ist das zu nahezu 100 Prozent wirksam, um einer anormalen Blutgerinnung selbst während der Schwangerschaft vorzubeugen.

Akzeptanz und Verträglichkeit der bioidentischen Hormontherapie (BHT)

Anders als bei der konventionellen HET, die so viele unerwünschte Nebenwirkungen hat, dass mindestens die Hälfte der Frauen sie innerhalb weniger

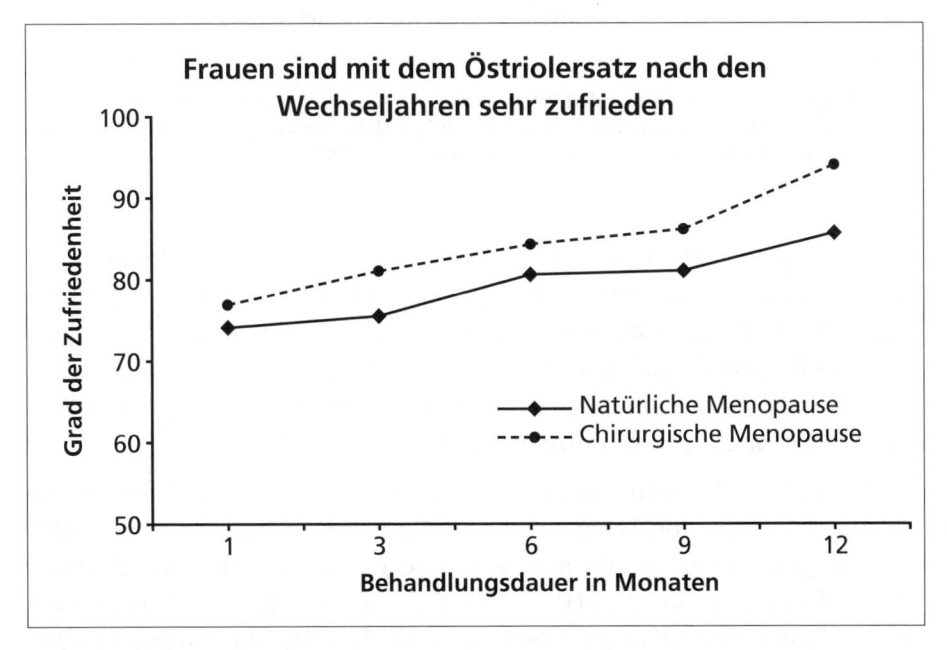

Abbildung 5.6: Die Zufriedenheit mit der oralen Östriolersatztherapie nimmt im Laufe von zwölf Behandlungsmonaten bei Frauen mit natürlich eingetretenen oder chirurgisch herbeigeführten Wechseljahren zu. *(Adaptiert nach Takahashi et al., 2000)*

BHT kontra HET: Welche Ersatztherapie verursacht mehr Nebenwirkungen?

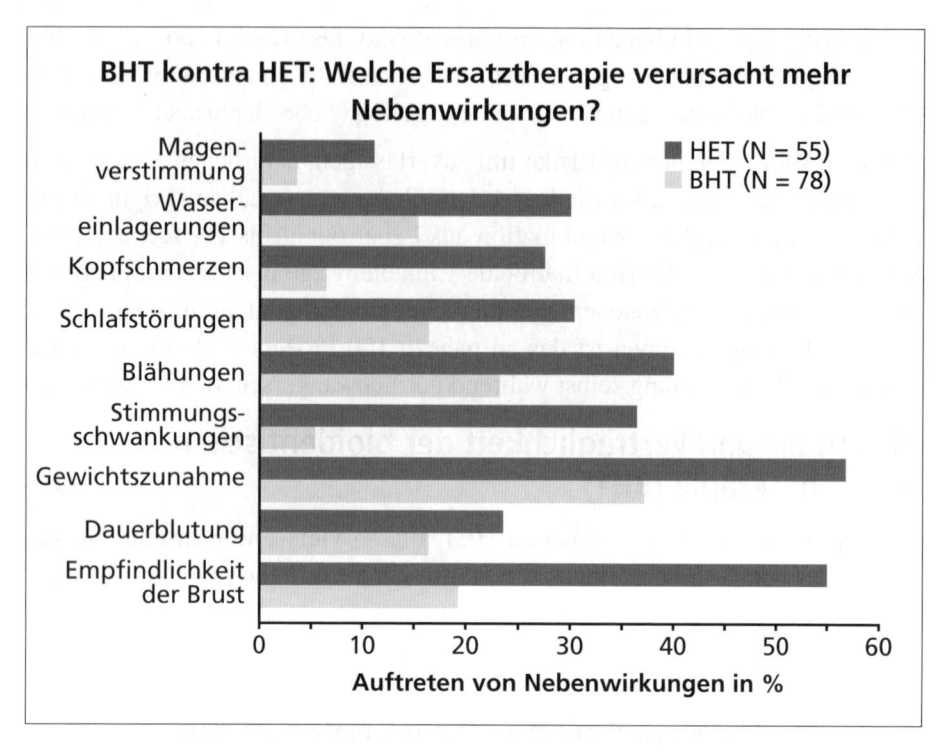

Kategorien (von oben nach unten): Magenverstimmung, Wassereinlagerungen, Kopfschmerzen, Schlafstörungen, Blähungen, Stimmungsschwankungen, Gewichtszunahme, Dauerblutung, Empfindlichkeit der Brust

■ HET (N = 55)
▫ BHT (N = 78)

Auftreten von Nebenwirkungen in %

Abbildung 5.7: Im Vergleich zu den Erfahrungen mit der zuvor angewandten HET berichteten postmenopausale Frauen über wesentlich weniger Nebenwirkungen bei der Anwendung bioidentischer Hormone (BHT). *(Adaptiert nach Lauritzen, 2000)*

Monate nach Beginn wieder absetzt, sind Frauen mit den bioidentischen Hormonen tendenziell sehr zufrieden. Japanische Frauen beispielsweise, die im Zuge der natürlich eintretenden oder chirurgisch herbeigeführten Menopause Östriol oral ersetzten, äußerten sich von Behandlungsbeginn an überaus zufrieden (etwa 75 Prozent). Im Laufe der folgenden zwölf Monate stieg dieser Wert auf 85 beziehungsweise 93 Prozent an (Abbildung 5.6).[9]

In einer weiteren Befragung bat man 78 menopausale Frauen in den USA, die bioidentische Hormone von Arzneimittel herstellenden Apotheken einnahmen, über jede wahrgenommene Nebenwirkung zu berichten.[5] Zuvor hatten sich 55 dieser Frauen einer konventionellen HET unterzogen. Aus Abbildung 5.7 geht hervor, dass die frühere Behandlung mit der konventionellen HET durchwegs mehr Nebenwirkungen zeigte als die nachfolgende BHT. Insgesamt berichteten 58 Prozent der Frauen über weniger Nebenwirkungen der bioidentischen Hormone.

Zugegebenermaßen zeigt die Studie eine Tendenz zugunsten der BHT, da viele der Frauen gerade aufgrund der Nebenwirkungen der HET die Therapie gewechselt haben. Dennoch veranschaulicht sie, was Ärzte, die die BHT verschreiben, sehr genau wissen: Frauen vertragen bioidentische Hormone im Allgemeinen wesentlich besser, als die in der konventionellen HET angewandten patentrechtlich geschützten „Hormone". Die mit der BHT verbundenen sehr geringen Nebenwirkungen können durch die Anpassung der Dosierung an den Hormonstoffwechsel meist gemindert oder sogar ganz beseitigt werden.

KAPITEL 6

Wie Sie Osteoporose verhindern und rückgängig machen

In fortgeschrittenem Alter, insbesondere jenseits der 70, zeigt sich bei Frauen mit zunehmender Häufigkeit eine der verheerendsten Langzeitfolgen der Wechseljahre. Wer hat nicht eine ältere Mutter oder Großmutter gehabt, chronisch nach vorne übergebeugt, mit einem „Witwenbuckel"? Oder eine Tante, die sich bei einem Sturz die Hüfte bricht und ihre letzten Monate unbeweglich und bettlägerig in einem Pflegeheim verbringt?

Eine fortschreitende Krankheit namens Osteoporose (wörtlich: poröse Knochen) sorgt dafür, dass die Knochen ihre Vorräte an Kalzium und anderen Mineralien aufbrauchen und brüchig werden, je mehr Zeit nach den Wechseljahren vergeht. Gleichzeitig werden die Muskeln schwächer sowie das Sehvermögen und der Gleichgewichtssinn schlechter, schläfrig oder schwindlig machende Medikamente verkomplizieren die Situation zusätzlich, und so steigt das Risiko eines Sturzes mit nachfolgendem Bruch von Hüfte, Rückgrat, Handgelenk oder Rippe von Jahr zu Jahr.

Osteoporose bedroht die Hälfte der amerikanischen Frauen (und 25 Prozent der Männer) ab einem Alter von 50 Jahren durch Kräfte zehrende Frakturen. Nach Aussagen der *National Osteoporosis Foundation* (zu Deutsch etwa: „Nationale Osteoporose-Stiftung") leiden bereits acht Millionen Frauen an der Krankheit und weitere 27 Millionen befinden sich in einem Frühstadium, der Osteopenie, bei der die Knochen schon spröde zu werden beginnen, aber noch

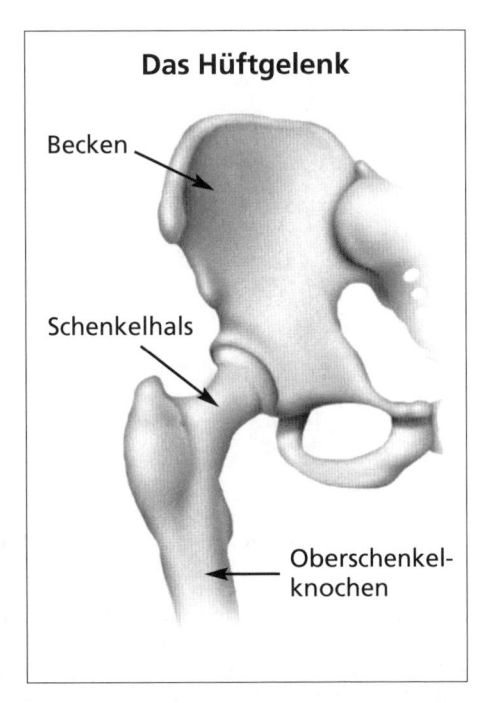

Abbildung 6.1: 3-D-Zeichnung des rechten Hüftgelenks. Die meisten Hüftfrakturen betreffen den Schenkelhals.

nicht von einer unmittelbaren Bruchgefahr betroffen sind. Eine kanadische Studie mit mehr als 10 000 zufällig ausgewählten Frauen ab 50 Jahren ergab, dass 16 Prozent an einer Osteoporose des Rückgrats oder der Hüfte litten.[1]

Das Risiko einer Hüftfraktur erhöht sich mit zunehmendem Verlust an Knochensubstanz und verdoppelt sich mit jedem Lebensjahrzehnt.[5] In den USA gibt es jedes Jahr 300 000 Hüftbrüche wegen Osteoporose[6], ein Risiko, das statistisch gesehen höher ist als das von Brust-, Gebärmutter- und Gebärmutterhalskrebs zusammen.[6]

Der „Witwenbuckel" und die Osteoporose des Rückgrats

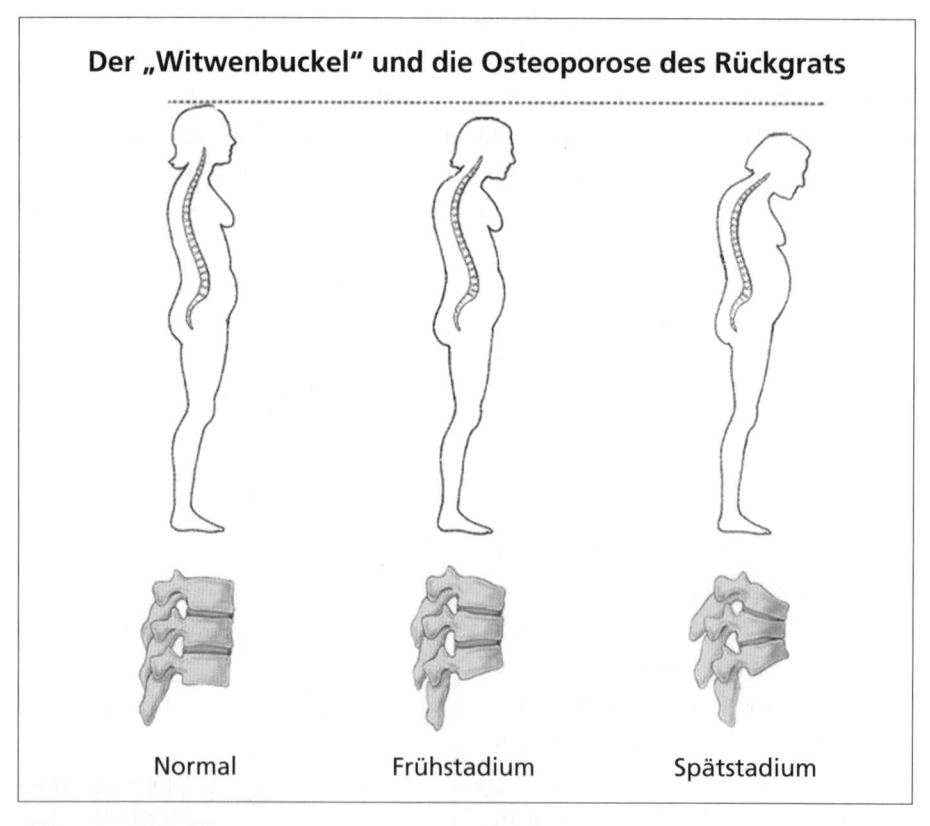

Normal   Frühstadium   Spätstadium

Abbildung 6.2: Der „Witwenbuckel" ist eine anormale, nach außen (konvex, zum Rücken hin) gerichtete Verkrümmung der Wirbelsäule des oberen Rückens durch Osteoporose. Mit fortschreitender Krankheit entsteht durch Kompressionsfrakturen auf der Vorderseite (zum Körperinneren gerichtet) der betroffenen Wirbel eine krankhafte Verstärkung der physiologischen Kyphose und der Körper wird nach vorne gebeugt. Der Zusammenbruch der Wirbel führt zur Buckelbildung im oberen Rücken mit Schmerzen und einem „Schrumpfen" um mehrere Zentimeter.

Für viele Frauen ist eine Hüftfraktur aufgrund von Osteoporose der Anfang vom Ende: Jeder fünfte Fall mündet in einen längeren, oft dauerhaften Aufenthalt im Pflegeheim, jeder vierte führt innerhalb eines Jahres zum Tode.[7]

Osteoporose wird manchmal auch als „lautlose Krankheit" bezeichnet, denn das Knochengewebe löst sich meist langsam und symptomlos über viele Jahre hinweg auf. Wenn sich eine Frau nicht speziellen diagnostischen Tests zur Messung ihrer Knochendichte unterzieht, könnte der Tag, an dem sie stürzt und sich die Hüfte bricht, genau der Tag sein, an dem sie entdeckt, dass sie Osteoporose hat. Bei manchen Frauen führt ein Sturz zur Fraktur; doch bei vielen anderen, die äußerst schwache Knochen haben, kann es bereits ohne besonderes Vorkommnis oder nur durch einen Stressfaktor zur Spontanfraktur kommen.

Außer dem Schenkelhals des Hüftgelenks (Abbildung 6.1) und den Wirbeln des Rückgrats (Abbildung 6.2) sind unter anderem das Handgelenk, die Schulter und die Rippen am meisten durch Osteoporosefrakturen gefährdet. Osteoporotische Wirbel werden großenteils durch die Schwerkraft eingedrückt und brechen aufgrund vieler kleiner Kompressionsfrakturen zusammen. Mit fortschreitender Osteoporose nehmen die Rückenschmerzen zu, gleichzeitig „schrumpft" der Körper, und nach vielen Jahren bildet sich die charakteristische Wölbung des Rückgrats heraus, im Volksmund als „Witwenbuckel" bekannt.

Hüfte, Rückgrat und andere gefährdete Knochen haben alle einen hohen Anteil an schwammartigem, also spongiösem (oder trabekulärem) Knochengewebe unter ihrer dünnen glatten Oberfläche (siehe Abbildung 6.3 auf S. 153). An den Enden der langen Röhrenknochen von Armen und Beinen, zum Beispiel der Schenkelhals am Hüftgelenk, an den Enden von Schulter- und Handgelenk sowie in den flachen Knochen (zum Beispiel den Rippen) befindet sich spongiöses Knochengewebe, die Spongiosa. Im Gegensatz dazu besteht der Mittelteil langer Röhrenknochen, wie beim Oberschenkelknochen (Femur), hauptsächlich aus härterem, dichterem Knochen, der sogenannten Kortikalis, die dem Knochen mehr Widerstandskraft gegenüber osteoporotischem Schwund und Bruchgefahr verleiht, ihn aber nicht unverletzbar macht.[8]

Der Hauptvorteil der weicheren Spongiosa ist ihre Fähigkeit zur schnellen Umformung oder Umbildung entsprechend den physischen und metabolischen Bedürfnissen des Körpers. Die Idee der Skelettumbildung mag seltsam anmuten, denn die Menschen vergessen manchmal, dass Knochen trotz aller Festigkeit und Stärke lebendes Gewebe sind, das sich ständig erneuert und umformt, wenn auch wesentlich langsamer als Weichteilgewebe wie Muskeln und Haut. So funktioniert letztlich auch die Heilung von Frakturen.

Auch wenn die Knochen von Erwachsenen natürlich schon lange nicht mehr in die Länge wachsen, hören sie doch nicht auf, sich umzubilden, z. B. unter dem Einfluss von Faktoren wie Sport und Gewichtsverteilung sowie den Wirkungen verschiedener Hormone, Vitamine, Mineralien und anderer natürlicher biochemischer Stoffe.

So entsteht Osteoporose

Die Knochenumbildung beginnt mit dem Abbau eines Knochens (– und das gehört zur normalen Körperfunktion) durch „Pac-Man"-artige Zellen, die sogenannten Osteoklasten, die auf der Suche nach älteren Knochenzellen durch das Knochengewebe wandern. Treffen sie auf solche alten Zellen, lösen sie sie auf, wobei das Kalzium der Knochen und andere Mineralien in den Blutstrom freigesetzt werden. Diesen Prozess nennt man Knochenabbau. Direkt im „Kielwasser" der Osteoklasten befinden sich die Knochengewebe bildenden Zellen, die sogenannten Osteoblasten. Wie Straßenarbeiter, die Schlaglöcher ausbessern, füllen die Osteoblasten die von den Osteoklasten hinterlassenen Löcher auf, indem sie Kalzium und andere Mineralien aus dem Blutstrom ziehen und mit deren Hilfe neues Knochengewebe aufbauen. (Pac-Man ist ein Videospiel aus dem Jahr 1980. Die kugelförmige namengebende Spielfigur wird mit ständig auf- und zuklappendem „Mund" durch ein Labyrinth gesteuert und muss Punkte fressen. – Anm. d. Übers.)

Zusätzlich zu den allgemein bekannten Aufgaben des Skeletts dienen Knochen auch als Speicher für Mineralien – insbesondere für Kalzium –, die an anderen Stellen des Körpers gebraucht werden können. Wenn wir uns gesund ernähren und ausreichend mit Kalzium (und anderen Nährstoffen) für den täglichen, mitunter beachtlichen Bedarf des Körpers versorgt sind, müssen wir uns nicht aus den „Schatzkammern" in unseren Knochen bedienen.

In aller Regel herrscht im Skelett eines Erwachsenen perfekte Harmonie zwischen Osteoklasten und Osteoblasten, die dazu beitragen, die Knochen fest und stark zu erhalten. Auf dem Weg zur Osteoporose beginnen die Osteoklasten jedoch, die Osteoblasten zu überholen. In dem Maße, wie wir zu wenig Kalzium und andere Nährstoffe aufnehmen, kann der Körper gezwungen sein, sich an seinen Speichern zu bedienen, um das Defizit an Knochenmineralien auszugleichen. Werden diese Mineralstoffe nicht ersetzt, nimmt die Knochenmasse mit der Zeit ab, die Knochen beginnen auszudünnen, und ihre Struktur baut sich fortlaufend ab.

Die Abbildung 6.3 zeigt Nahaufnahmen von einerseits dichtem, gesundem, spongiösem sowie andererseits osteoporotischem Knochen. Sieht man diese Bilder nebeneinander, kann man leicht verstehen, warum erkrankte Knochen so leicht brechen. Wenn der Aufbau fehlt, ist der Rest dünn, schwach und bruchgefährdet. Ist die Qualität des Knochens so schlecht, bricht er nicht nur leicht, sondern die Brüche heilen oft auch schlecht oder gar nicht.

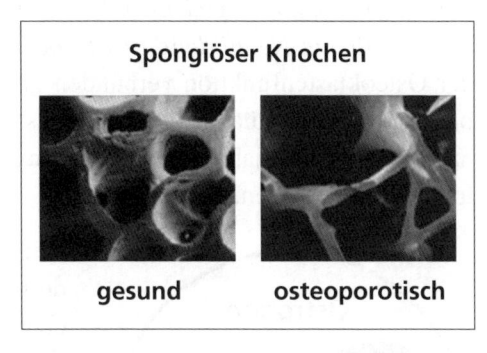

Abbildung 6.3: Nahaufnahmen, die gesunden und osteoporotischen Knochen zeigen, wie er im Schenkelhals des Hüftgelenks, in den Wirbeln, im Handgelenk und in den Rippen vorkommt.

Warum Östrogen nicht ausreicht

Das in der Nahrung enthaltene Kalzium, der für die Knochenstärke in erster Linie verantwortliche Mineralstoff, kann neues Knochengewebe nicht allein bilden. Dazu und zur Erhaltung des neuen Knochens bedarf es zahlreicher anderer Faktoren, die beim Einbau von Kalzium und anderer Mineralstoffe helfen. Beteiligt daran sind die wichtigsten steroidalen Geschlechtshormone (Östrogen, Progesteron, Testosteron und DHEA) sowie Parathormon, Vitamin D, Prostaglandine, Wachstumsfaktoren und viele andere.[8]

Östrogen trägt dazu bei, das Gleichgewicht neu zu justieren, in erster Linie, indem es die Aktivität der „Knochen fressenden" Osteoklasten im Zaum hält. Solange Sie vor den Wechseljahren Belastungssport treiben (das heißt, Ihre Knochen und Ihre Muskeln trainieren), und sich richtig ernähren, werden Sie starke Knochen behalten. Sobald Sie jedoch in den Wechseljahren sind und Ihr Östrogenspiegel sinken, beginnen die Osteoklasten rücksichtslos mit dem verstärkten Knochenabbau. Daher überrascht es nicht, dass das Risiko einer Hüftfraktur um das Siebenfache steigt, wenn der Körper kaum noch Östrogen produziert, wie das nach der chirurgischen Entfernung der Eierstöcke der Fall ist.[9]

Doch Östrogen ist nicht das einzige im Knochenstoffwechsel aktive Hormon. Wenn Östrogen und Progesteron das Yin und Yang des Menstruationszyklus darstellen (siehe Kapitel 3), dann sind die beiden Steroidhormone auch untrennbar mit dem Lebenszyklus des Knochengewebes verbunden. *Progesteron ist ein entscheidender – gleichwohl weithin übersehener – Faktor, den die Osteoblasten für die Neubildung des Knochens benötigen.* Während Östrogen mit der Osteoklastenfunktion verbunden ist, wird den Knochen bildenden Osteoblasten mit dem Rückgang des Progesterons in den Jahren vor, während und nach den Wechseljahren ein für deren wirksame Arbeit wesentlicher Wachstumsfaktor entzogen.

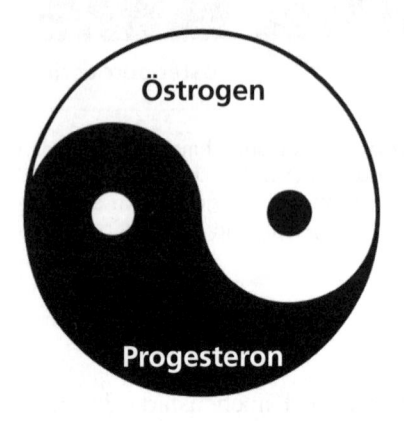

Wir können gar nicht aufhören, es zu wiederholen: Gesundheit und Stärke der Knochen hängen von einem günstigen Gleichgewicht zwischen diesen beiden Hormonen ab. Besteht ein Mangel an Östrogen, werden den Knochen durch hemmungslosen Abbau lebenswichtiges Kalzium und andere Mineralstoffe entzogen. Besteht ein Mangel an Progesteron, kann kein neuer Knochen gebildet werden, um das Knochenmaterial zu ersetzen, das durch den normalen oder den in den Wechseljahren beschleunigten Abbau verlorengegangen ist. Mangelt es an beidem gleichzeitig (– typisch für die Wechseljahre), so addieren sich die Auswirkungen und führen womöglich dazu, dass Knochen in alarmierender Geschwindigkeit verkümmern, insbesondere, wenn an wichtigen Nährstoffen, wie Kalzium und Vitamin D, ebenfalls ein Mangel herrscht.

Der von der Schulmedizin am meisten favorisierte und von der Pharmaindustrie aggressiv vermarktete und publik gemachte Ansatz in der Prävention und Behandlung von Osteoporose ist eindimensional auf die Abbauseite (Östrogen) der Gleichung ausgerichtet. Bevor die Ergebnisse der WHI-Studie 2002 bekannt wurden, galt Premarin®/Presomen® (mit oder ohne Provera®/Prodafem®) im Allgemeinen als der beste verfügbare Schutz gegen wechseljahresbedingte Osteoporose. Die Studienergebnisse zeigten tatsächlich, dass konjugierte Equinöstrogene (CEE), trotz ihres generell negativen Einflusses auf Herzkranzgefäße und Krebs, offenbar einen geringen, doch statistisch signifikanten Schutz vor

Osteoporose boten – die Hüftfrakturen gingen im Vergleich zur Placebogruppe um fünf bis sieben Brüche pro 10 000 Frauen zurück.[10, 11]

Es stimmt: Der Ersatz von Östrogen, durch praktisch jede Art von „Östrogen", einschließlich Premarin®/Presomen®, kann helfen, den Knochenschwund nach den Wechseljahren zu bremsen. Östrogen verlangsamt die Aktivität der Osteoklasten und erhöht gleichzeitig die Speicherung und Absorption von Kalzium. Die Wirkungen sind abhängig von Dosis und Zeit: Je höher Ihre Östrogenspiegel sind und je länger sie auch hoch bleiben, umso stärker sind Ihre Knochen.[13]

Zwar trägt Östrogen zur Verlangsamung des Knochenschwunds bei, doch ist es bei der Knochenneubildung als Ersatz von bereits verloren gegangener Substanz praktisch überhaupt keine Hilfe.[12] So vermindert die „Östrogen"-Therapie durch vorwiegend Premarin®/Presomen® den Knochenschwund um insgesamt nur ein Drittel und senkt das Risiko einer Fraktur lediglich um 50 Prozent.[13] Für die Neubildung benötigen Sie aber auch Progesteron. Zusätzlich sind Parathormon und Androgene („männliche" Hormone) – Testosteron und DHEA – wichtig, wie auch Nahrungsmittel und Nahrungsergänzungen, die Kalzium, Magnesium, Strontium, Vitamin D und andere Nährstoffe enthalten, sowie ein gleichzeitiges und regelmäßiges sportliches Belastungstraining.

In den Jahren unmittelbar nach der Menopause kann der Knochenschwund erheblich sein, doch bei den meisten Frauen spielt Osteoporose in Bezug auf Knochenbrüche für weitere 20 bis 30 Jahre keine wesentliche Rolle. Je stärker Ihre Knochen vor den Wechseljahren sind, desto länger dauert es, bis sie ausdünnen. Erst in einem Alter jenseits der 70 und 80 werden Frauen meist sehr anfällig für osteoporotische Knochenbrüche, also erst Jahrzehnte nach dem Ausbleiben der Menstruation und wahrscheinlich viele Jahre, nachdem die meisten Frauen die konventionelle HET abgesetzt haben.

Damit sich ihre Knochenstärke verbessert – die meist durch eine Knochendichtemessung bestimmt wird –, muss eine Frau bis zu 10 Jahre oder länger weiterhin „Östrogen" einnehmen.[5] Es wäre also ideal, wenn Sie in dieser Zeit ein wenig Knochenmasse „ins Depot" legen könnten, damit die Knochen im höheren Alter stärker wären. Leider klappt das mit dem „Bunkern" durch die HET nicht wirklich. Sobald Sie nämlich aufhören, „Östrogen" einzunehmen, werden Ihre Knochen wieder abgebaut, sogar noch schneller als vorher. Bereits nach 5 Jahren ohne „Östrogen" ist der gesamte Schutz vor Frakturen, den Sie während Ihrer HET aufgebaut haben mögen, wahrscheinlich völlig dahin, und dann ist Ihre Ausgangssituation nicht besser, als wenn Sie niemals einen konventionellen Hormonersatz eingenommen hätten.[12, 14]

In den letzten Jahren wurde offenkundig, dass die konventionelle HET mit all ihren Risiken und Nebenwirkungen für die Behandlung einer fortschreitenden Krankheit wie der Osteoporose nie besonders gut geeignet war. Wie wir wissen, war sie ursprünglich dafür konzipiert, Hitzewallungen zu lindern, was auch ganz gut funktioniert, solange man eben die vielen Nebenwirkungen und Langzeitrisiken außer Acht lässt.

Die meisten Frauen, die darauf hoffen, mithilfe der konventionellen HET ihre Knochenstruktur zu verbessern, zäumen das Pferd leider von hinten auf: Wenn sie mit Anfang 50 anfangen, „Hormone" einzunehmen, sind ihre Knochen noch relativ stark. Doch wenn sie 70 oder 80 Jahre alt sind, ihre Knochen täglich dünner und schwächer werden, und sie genau dann die Hormone am nötigsten brauchen würden, haben fast alle Frauen die Hormontherapie längst beendet.[5]

Befürworter der konventionellen HET, die verzweifelt um positive Argumente für ihre angeschlagene Milliarden-Dollar-Melkkuh ringen, hören nicht auf, darauf hinzuweisen, dass es in der WHI-Studie unter Premarin®/Presomen® etwa 33 Prozent weniger Hüftfrakturen gab.[15] Wohl wahr, doch aufgrund des erhöhten Risikos für Krebs, Herzerkrankungen und Schlaganfälle wird die konventionelle HET heute nur noch in der geringstmöglichen Dosierung für die kürzestmögliche Zeit verschrieben. Eine solche Therapie ist offenkundig nutzlos zur Verhütung oder Behandlung von Osteoporose, die nach den Wechseljahren dauerhaft erfolgen muss, um einen raschen Knochenschwund zu verhindern.

Als „Östrogen" zur Behandlung von Osteoporose und den Wechseljahren nach der WHI-Studie in Ungnade fiel, verlagerte die Schulmedizin ihre Aufmerksamkeit nicht auf natürliche Hormone und ernährungstherapeutische Ansätze, sondern auf eine Reihe anderer patentfähiger Medikamente. Sie sind zwar zur Erhaltung des Knochens konzipiert, doch das geschieht auf eine ausgesprochen unnatürliche und potenziell schädliche Art und Weise, die im Folgenden noch ausführlich dargestellt wird.

Es möge der Hinweis genügen, dass der natürliche Knochenerhalt und die Umbildung mit nicht patentrechtlich geschützten bioidentischen Hormonen sowie anderen wichtigen Nährstoffen wirksamer und sicherer ist. Hier folgt jetzt ein Überblick über die entsprechenden diesbezüglichen Belege, von deren Nichtexistenz medizinische „Experten" uns immer wieder zu überzeugen versuchen.

Progesteron: Schon wieder vergessen!

Die Schulmedizin muss sich noch immer mit dem natürlichen Progesteron auseinandersetzen, von dem der menschliche Körper seit mehreren Hunderttausend, ja, vielleicht Millionen Jahren „Gebrauch macht". Nur widerwillig ließen sich die medizinischen „Autoritäten" dazu herab, anzuerkennen, wie wichtig Progesteron im Menstruationszyklus als Gegengewicht zu dem durch Premarin®/Presomen® stimulierten Wachstum der Gebärmutterschleimhaut ist. Und dann, wie es typisch für die Schulmedizin ist, wandte sie sich den patentrechtlich geschützten Progestinen zu. Man konzentrierte sich also auf die chemischen Vettern des Progesterons, dem Geist eines Arzneimittelchemikers entsprungen, die aber in der natürlichen Biochemie des menschlichen Körpers keinen Platz haben, anstatt sich für die bioidentische Variante (das Original der Natur) des Hormons zu entscheiden. Das bekannteste, am meisten verwendete und gefährlichste Progestin ist das in Provera®/Prodafem® enthaltene Medroxyprogesteron.

Historisch gesehen haben die Pharmakonzerne den größten Teil ihres Osteoporosebudgets auf der Östrogenseite der Gleichung investiert. Das ist nachvollziehbar, hatten sie doch bereits ein geschütztes Präparat – Premarin®/Presomen® – entwickelt, das den Knochenschwund verlangsamen kann. Insofern war die Osteoporoseverhütung eine Sache des Östrogens; der einzige Grund für die Beigabe von Progestinen bestand darin, dass sie ein Überschießen des Endometriums (Gebärmutterschleimhaut) mit möglicher Krebsfolge verhindern wollten. Wenn Provera®/Prodafem® sich also auf den Knochenaufbau positiv auswirkte, so war dies bloßer Zufall.

Wir können es nicht oft und nicht deutlich genug sagen: *Progestine sind kein Progesteron.*

Den meisten Ärzten wurde beigebracht, dass sie zwischen Progesteron und Progestin nicht unterscheiden müssen, worüber all diejenigen, die patentrechtlich geschützte Präparate verkaufen, sehr glücklich sind. Skeptiker berufen sich sehr schnell auf mangelnde klinische Beweise zugunsten der Rolle von Progesteron im Knochenstoffwechsel – und ja, es stimmt, es gibt keine großen placebokontrollierten Doppelblind- bzw. Langzeitstudien wie die WHI-Untersuchung, die Progesteron bei Menschen mit Osteoporoserisiko evaluieren. Auf solche Studien zurückgreifen zu können, wäre großartig, aber sie sind einfach viel zu teuer in der Durchführung. Außer der Regierung und den Pharmakonzernen verfügt niemand über solch ein Budget – und diese haben kein Interesse an der Erforschung eines nicht patentfähigen Hormons.

In puncto Veröffentlichungen hat Progesteron (sowie jeder andere nicht patentfähige Stoff) ebenfalls schlechte Karten. Medizinische Fachzeitschriften, die finanziell überwiegend am Tropf der Pharmakonzerne hängen, um sich über Wasser halten zu können, veröffentlichen hauptsächlich Studien auf der Basis von Progestin, die mehrheitlich direkt oder indirekt von Pharmakonzernen finanziert werden. Im Gegensatz dazu sind veröffentlichte Studien über bioidentisches Progesteron – ohne diesen finanziellen Rückhalt – tendenziell älter, weniger zahlreich, kleiner sowie manchmal weniger gut kontrolliert, und sie stammen oft aus anderen Ländern (deren Hauptsprache nicht Englisch ist). Das macht es der Schulmedizin leichter, sie zu ignorieren oder abzulehnen. Außerdem steht hinter Progesteron kein millionenschweres Werbenetzwerk, wie das bei Progestinen der Fall ist, um Ärzte und Patienten gleichermaßen auf sich aufmerksam zu machen.

Ein Fall für Progesteron

„Kugelsichere" klinische Studien nach Art der FDA über die Rolle von Progesteron in der Prävention und Behandlung von Osteoporose gibt es zum gegenwärtigen Zeitpunkt sicher nicht. Umfangreiche Nachweise, sowohl aus der Laborforschung, als auch durch Studien an Frauen in den Wechseljahren, sowie aus vielen Jahren klinischer Beobachtungen von Ärzten, die bioidentische Hormone verschreiben, führen jedoch alle zur gleichen Schlussfolgerung: Im Laufe des Lebens einer Frau kann Progesteron für die Knochengesundheit ebenso wichtig sein wie Östrogen – gegebenenfalls sogar noch wichtiger –, ganz zu schweigen von den vielen Dutzend anderen Aufgaben, die es innehat (siehe Kapitel 2).

Sinkende Progesteronspiegel bereits in jungen Jahren

Die Eierstöcke gesunder junger Frauen schütten an den meisten Zyklustagen Östrogen aus. Das meiste Progesteron wird dagegen von den Eierstöcken hauptsächlich nach dem allmonatlichen, durch Östrogen vorbereiteten Eisprung gebildet, der wiederum zur Bildung des hormonausschüttenden Corpus luteum, des Gelbkörpers, führt. (Dies geschieht zusätzlich zur normalen täglichen „Grundversorgung" mit Progesteron durch die Nebennieren.) Da der Eisprung (Ovulation) um die Zyklusmitte herum passiert – typischerweise an den Tagen

14 bis 16 –, erreicht die Progesteronausschüttung durch die Eierstöcke nur in den letzten zehn bis sechzehn Zyklustagen ihren Höhepunkt; dieser Zeitraum wird auch Lutealphase genannt.*

Mit anderen Worten: In der ersten Hälfte des Menstruationszyklus dominieren relativ hohe Östrogenspiegel, und es liegt wenig Progesteron aus den Eierstöcken vor, wohingegen in der zweiten Hälfte relativ hohe Progesteronspiegel und mittlere Östrogenspiegel vorherrschen.

In Studien an chirurgisch kastrierten Laborratten (denen die Eierstöcke entfernt worden waren), kam es durch Verabreichung bioidentischen Progesterons[16] oder eines schulmedizinischen Progestin/Progestogenpräparares[18-20] zu einer Verlangsamung des Verlustes von Knochenmineralien (z. B. Kalzium) und zu schnellerer Knochenneubildung. Studien zur Rolle von Progesteron im menschlichen Knochenstoffwechsel waren, wenn es sie überhaupt gab, tendenziell klein und wurden eher mit Provera®/Prodafem® oder einem anderen konventionellen Progestin durchgeführt als mit bioidentischem Progesteron. Dennoch zeigte sich dabei sowohl mit Progesteron als auch mit Progestinen im Allgemeinen eine Zunahme der Knochenneubildung.[13]

Triebfeder hinter vielen der wichtigsten Forschungsergebnisse zu Progesteron bei Frauen ist seit vielen Jahren die kanadische Forscherin Dr. med. Jerilynn C. Prior, Professorin für Endokrinologie und Stoffwechselgeschehen an der Universität von British Columbia, Vancouver, und wissenschaftliche Direktorin von CeMCOR (*Centre for Menstrual Cycle and Ovulation Research*, zu Deutsch etwa: „Zentrum zur Erforschung von Menstruationszyklus und Ovulation"; www.cemcor.ubc.ca). Im Jahr 1990 veröffentlichte Dr. Prior den ersten großen Forschungsbericht zu Progesteron in Knochen von Tieren und Menschen.[13]

Insgesamt führen die Ergebnisse zu dem alarmierenden Schluss, dass Knochenschwund in Wirklichkeit lange vor den Wechseljahren beginnt – manchmal bereits in den Dreißigern –, während die Östrogenspiegel im Grunde noch ganz normal sind. Zwischen 35 und 50 Jahren können Sie bis zu 75 Prozent Ihres Progesterons verlieren. Wenn Sie also in die Perimenopause eintreten und der Östrogenverlust gerade ernst zu werden beginnt, ist Ihr Progesteron bereits seit 15 Jahren im Sinken begriffen.[17, 18, 19, 20]

---

* Während der Schwangerschaft produziert die Plazenta ebenfalls sehr große Mengen von Progesteron, das schwangerschaftserhaltend wirkt und wohl auch dazu beiträgt, dass Frauen sich während dieser Zeit glücklich und ausgeglichen fühlen.

Somit ist es gar nicht ungewöhnlich, dass Frauen mit gerade einmal 25 Prozent des Progesteronspiegels ihrer Jugend in die Wechseljahre kommen. Der Rückgang des Progesterons in den Jahren vor der Menopause ist mit einem Schwund der Knochenmasse von etwa 1 Prozent pro Jahr verbunden. Zum Zeitpunkt der Menopause beschleunigt sich diese Quote auf etwa 3 bis 5 Prozent, in den Jahren danach verlangsamt sie sich auf etwa 1 bis 1,5 Prozent jährlich.

Dr. Priors Grundannahme ist einfach: Wenn die Knochenmineraldichte (BMD, *Bone Mineral Density*) – ein Schlüsselwert der Knochenstärke – unmittelbar mit dem Progesteronspiegel zu tun hat, dann sollte sie während der Lutealphase, in der die Progesteronproduktion am höchsten ist, leicht ansteigen. Am Anfang des Menstruationszyklus jedoch, vor der Ovulation, wenn das Progesteron am niedrigsten ist, sollte die BMD trotz hoher Östrogenspiegel ein wenig sinken. Je länger Ihre Lutealphase dauert, umso mehr Progesteron produzieren Sie jeden Monat und umso dichter sollten also auch Ihre Knochen sein. Wenn Sie jedoch einen Zyklus ohne Ovulation haben, also kein Progesteronspitzenwert in diesem Zyklus vorliegt, dann sollte ihr BMD leicht sinken.

Dr. Priors Studien veranschaulichen nicht nur, dass Progesteron für den Erhalt starker Knochen unabdingbar ist, sondern auch, dass die Knochenmineraldichte selbst gegenüber kleinen, normalen periodischen Verschiebungen des Progesteronspiegels äußerst empfindlich reagiert. Bedenken Sie, dass die Frauen in Dr. Priors Studie noch nicht in den Wechseljahren waren und die meisten immer noch regelmäßig menstruierten. Doch selbst kleine Änderungen des Progesteronspiegels können das Wachstum von neuem Knochengewebe beeinträchtigen.

Es ist nun eine Sache zu argumentieren, dass ein sinkender Progesteronspiegel zum Knochenschwund nach den Wechseljahren beiträgt, da der Bildung neuen Knochengewebes ein Riegel vorgeschoben ist. Doch es ist etwas vollkommen anderes, zu behaupten, dass Osteoporose durch den Ersatz von Progesteron verhindert oder gar rückgängig gemacht werden kann. Während für Ersteres stichhaltige Belege zur Verfügung stehen, gibt es im Falle des Letzteren allenfalls Hinweise auf diese Wirkung, und diese lassen im Allgemeinen die Faktoren vermissen, von denen die Schulmedizin sich gerne überzeugen lässt. Dennoch erweisen sich für diejenigen Ärzte, die bioidentische Hormone verschreiben, die Vorteile des Progesteronersatzes für die Gesundheit unserer Knochen als ganz offenkundig.

Schützt die HET wirklich vor Osteoporose?

Über die Beziehung zwischen konventionellem „Östrogen" und Osteoporose ist viel Material veröffentlicht worden. Da sich die großen Pharmaunternehmen immer nur für „Östrogen" zur Unterdrückung von Hitzewallungen interessiert haben, ergab es für sie keinen rechten Sinn, seine Auswirkungen auf die Knochen zu studieren. Niemand wollte wissen, ob Provera®/Prodafem® (oder andere Progestine) auch noch einen anderen Zweck hat, als die Krebs verursachenden Wirkungen von Premarin®/Presomen® auf die Gebärmutter zu verhindern. Fast alle klinischen Studien, die sich mit der Rolle der steroidalen Geschlechtshormone bei der Knochendichte nach den Wechseljahren beschäftigt haben, haben im Wesentlichen Premarin®/Presomen® mit „Progestinen" kombiniert.

Dr. Prior gehört zu den wenigen Forschern, die der potenziellen Rolle der „Progestine" – zwar nicht immer unbedingt Progesteron – bei Frauen mit Osteoporose ernsthaft Beachtung geschenkt haben. Wenn sie gesunde Frauen vor den Wechseljahren, bei denen gelegentlich eine Periode ausblieb, die anovulatorische Zyklen und verkürzte Lutealphasen hatten sowie andere für die bevorstehenden Wechseljahre typischen Anzeichen zeigten, zehn Tage im Monat Provera®/Prodafem® einnehmen ließ (um eine durchschnittliche Lutealphase zu simulieren), erhöhte sich die BMD leicht um 1,7 Prozent.[21]

Eine schwedische, auf Fragebögen beruhende Erhebung ergab, dass bei Frauen, die sich einer Hormonersatztherapie unterzogen (die Art der „Hormone" wurde nicht spezifiziert, Premarin®/Presomen® plus Provera®/Prodafem® wird in Schweden jedoch kaum eingesetzt), das Risiko einer Hüftfraktur mit jedem Therapiejahr um 6 Prozent sank. Der wesentliche bestimmende Faktor war die Verabreichung eines Progestins. Bei Frauen, die nur „Östrogen" einnahmen, sank das Risiko um 4 Prozent, doch bei Frauen, die „Östrogen" und ein Progestin nahmen, sank es mit 11 Prozent um nahezu das Dreifache.[13]

Zwar legen diese großen Studien nahe, dass die Kombination aus Premarin®/Presomen® plus Provera®/Prodafem® bzw. nur Premarin®/Presomen® die Knochenmineraldichte geringfügig erhöhen kann,[25, 26] doch bergen diese Medikamente so viele Risiken, dass sie eindeutig ungeeignet sind für die Verhütung oder Behandlung von Osteoporose (oder etwas anderem).

Die PEPI-Studie

Natürlich waren von den groß angelegten Studien zu steroidalen Geschlechtshormonen bioidentische Hormone fast immer ausgeschlossen. Die einzige größere Ausnahme bildete die von der amerikanischen Gesundheitsbehörde (NIH) finanzierte PEPI-Studie (Postmenopausale Östrogen-Progestin-Intervention), die bioidentisches (orales mikronisiertes) Progesteron als eine ihrer Behandlungsoptionen darstellte.[22, 23]

In der PEPI-Studie nahmen 875 gesunde Frauen nach den Wechseljahren eine der folgenden Varianten ein. Die Knochenmineraldichte (BMD) wurde zu Behandlungsbeginn sowie einmal 12 und einmal 36 Monate nach Behandlungsende bestimmt.

1. Premarin®/Presomen®, täglich;
2. Premarin®/Presomen® plus Provera®/Prodafem®, beides täglich;
3. Premarin/®Presomen® täglich, plus Provera®/Prodafem® für 12 Tage pro Monat;
4. Premarin®/Presomen® täglich, plus orales mikronisiertes Progesteron 12 Tage im Monat;
5. Placebo.

Nach 36 Monaten hatten die Frauen aus der Placebogruppe 1,8 Prozent der BMD in der Wirbelsäule und 1,7 Prozent der BMD in der Hüfte eingebüßt. Im Gegensatz dazu verbesserte sich die BMD bei allen anderen Patientinnen zwischen 3,5 und 5 Prozent in der Wirbelsäule beziehungsweise der Hüfte. Daraus kann man schließen, dass oral eingenommenes bioidentisches Progesteron (kombiniert mit Premarin®/Presomen®) bei der Wiederherstellung der verlorenen BMD mindestens ebenso wirksam ist wie Provera®/Prodafem®.

In Anbetracht dessen, dass bioidentisches Progesteron (oral eingenommen, was nicht die ideale Einnahmeart ist), praktisch garantiert sicherer ist als Provera®/Prodafem®, muss man sich darüber wundern, dass es die Progestine nicht flächendeckend ersetzen konnte. Tatsache ist: Selbst nach diesem positiven Ergebnis wurde bioidentisches Progesteron vollkommen ignoriert. Die Quintessenz der PEPI-Studie damals lautete: „Östrogen schützt vor Osteoporose."

Progesteron und Dr. Lee

Bei der Verhütung von Osteoporose haben die Pharmakonzerne Mutter Natur niemals ernst genommen; wahrscheinlich glaubten sie, dass sie es wohl besser könnten – oder zumindest mit ein paar patentrechtlich geschützten Ersatzhormonen mehr Profit machen würden. Obwohl die PEPI-Studie deutliche Hinweise dafür lieferte, dass bioidentisches Progesteron einen sicheren und potenziell langfristigen Schutz vor osteoporotischem Knochenschwund bieten könnte – im Gegensatz zu Provera®/Prodafem® und anderen Progestinen –, hat die Schulmedizin dieses Ergebnis, wie gesagt, weitgehend ignoriert.

Ein Hausarzt aus Kalifornien brauchte 20 Jahre schulmedizinische Praxiserfahrung, bis er sich fragte, warum die Pharmaindustrie nur am Östrogenersatz zur Verhinderung oder Behandlung von Osteoporose interessiert zu sein schien. Das war Ende der 1970er-Jahre, und die praktizierenden Schulmediziner setzten sich schließlich mit der Tatsache auseinander, dass das von ihnen in den letzten Jahrzehnten ohne Gegenspieler verschriebene Premarin/Presomen® für die erschreckende Zunahme von Gebärmutterkrebs verantwortlich gewesen war.

Dr. med. John R. Lee war einer dieser Ärzte, doch anstatt wie bisher die bekannte und pharmazeutisch anerkannte „Lösung" für dieses Problem zu verschreiben, beschloss er, sich für andere Wege zu öffnen, durch die seine Patientinnen die Vorteile des Hormonersatzes genießen könnten, ohne ihre Gesundheit oder ihr Leben aufs Spiel setzen zu müssen.[24]

Zwar stellte Premarin®/Presomen® damals die einzige zugelassene Behandlung wechseljahresbedingter Osteoporose dar, doch war es offensichtlich, dass Frauen, die es für diesen Zweck nutzen wollten, sich einem inakzeptablen Risiko aussetzten. Nach einem Vortrag über bioidentisches Progesteron auf einer Ärztetagung wurde Dr. Lee schnell klar, dass konventionelle Präparate niemals eine akzeptable Lösung sein konnten, in Progesteron jedoch echtes Potenzial stecken könnte. Auch wenn es Progesteron schon seit den 1940er-Jahren rezeptfrei gab, war es in Bezug auf seine Wirkungen bei Frauen nach den Wechseljahren, insbesondere bei Frauen mit Osteoporose, praktisch unerforscht. Dennoch, es gab gute Gründe zu glauben, dass es nützlich sein könnte.

In den 1980er-Jahren, etwa um die Zeit, als wir an der Tahoma-Klinik mit der Forschung an Tripel-Östrogen begannen, fing Dr. Lee an, seinen eigenen Osteoporosepatientinnen, die Premarin®/Presomen® nicht ohne Gegenspieler einnehmen konnten, eine Progesteroncreme zu verschreiben. Er verschrieb etwa 20 bis 30 mg Progesteron täglich für 12 Tage im Monat und simulierte so die Produktion des normalen prämenopausalen ovariellen Follikels.

Zu seinem Erstaunen fand Dr. Lee heraus, dass bei den Frauen, die die Progesteroncreme benutzten, die Knochenmineraldichte (BMD) sich tatsächlich um etwa 15 Prozent erhöhte. Bei Frauen, die nur Premarin®/Presomen® einnahmen, war die BMD unverändert oder nahm sogar ein wenig ab. Infolgedessen verschrieb er fortan allen seinen Patientinnen in den Wechseljahren Progesteron, ob sie nun Premarin®/Presomen® nahmen oder nicht.

Dr. Lees erste Ergebnisse legten nahe, dass Progesteron sogar wichtiger als Östrogen sein konnte. Während Premarin®/Presomen® das Fortschreiten der Osteoporose verlangsamen oder sogar stoppen konnte, schien Progesteron sie jedoch tatsächlich rückgängig zu machen!

Dr. Lee behandelte 100 Frauen über einen Zeitraum von 10 Jahren mit bioidentischem Progesteron (meist kombiniert mit Premarin®/Presomen®) und maß die BMD bei 63 Patientinnen regelmäßig. Zu Beginn seiner kleinen Studie lag das Durchschnittsalter bei etwa 65 Jahren, die meisten von ihnen hatten die Wechseljahre also schon länger hinter sich, und viele litten bereits unter erheblichem Knochenschwund. Etwa 40 Prozent nahmen Premarin®/Presomen® plus bioidentisches Progesteron ein, die anderen 60 Prozent nur Progesteron. Zusätzlich riet er ihnen dringend, nicht zu rauchen und kohlensäurehaltige Getränke zu meiden, sich mit viel grünem, kalziumreichem Blattgemüse gesund zu ernähren, Vitamin C und D sowie Betacarotin und Kalzium ergänzend einzunehmen und regelmäßig Sport zu treiben – lauter Maßnahmen, die bekanntermaßen die Knochendichte und Knochenstärke verbessern. Mit Ausnahme einer Frau führten alle die Therapie über mindestens 3 Jahre fort, eine beachtliche Leistung, wenn man bedenkt, wie viele Frauen die konventionelle HET wegen der unangenehmen oder gefährlichen Nebenwirkungen abbrachen.

Als Dr. Lee in Pension ging und schließlich Zeit hatte, die Unterlagen seiner Patientinnen auszuwerten, konnte er nicht nur die frühen Ergebnisse bestätigen, sondern stellte auch fest: Die regelmäßige Anwendung einer bioidentischen Progesteroncreme war mit einer beträchtlichen Erhöhung der Knochenmineraldichte verbunden. Bei einigen Frauen nahm die Dichte ihrer Lendenwirbel im ersten Jahr um 20 bis 25 Prozent zu. Im Laufe von 3 Jahren pendelte sich die mittlere Erhöhung der Knochendichte bei einem Wert von 15,4 Prozent ein

(Abbildung 6.4). Dies war ein voller Erfolg, wenn man den Verlust an BMD in Höhe von etwa 4 bis 5 Prozent bedenkt, den man bei Frauen ohne jeglichen Hormonersatz erwartet hätte. Wichtig ist außerdem zu erwähnen, dass keine von Dr. Lees Patientinnen – trotz ihres fortgeschrittenen Alters – in diesem Zeitraum einen neuen Knochenbruch erlitt.

Progesteronersatztherapie erhöht die Knochendichte (BMD) der Wirbelsäule

Veränderung der BMD in den Lendenwirbeln in %

- Erwartete Veränderung: Kein Hormonersatz
- Tatsächliche Veränderung: Nur Progesteron oder Progesteron + Premarin®/Presomen®

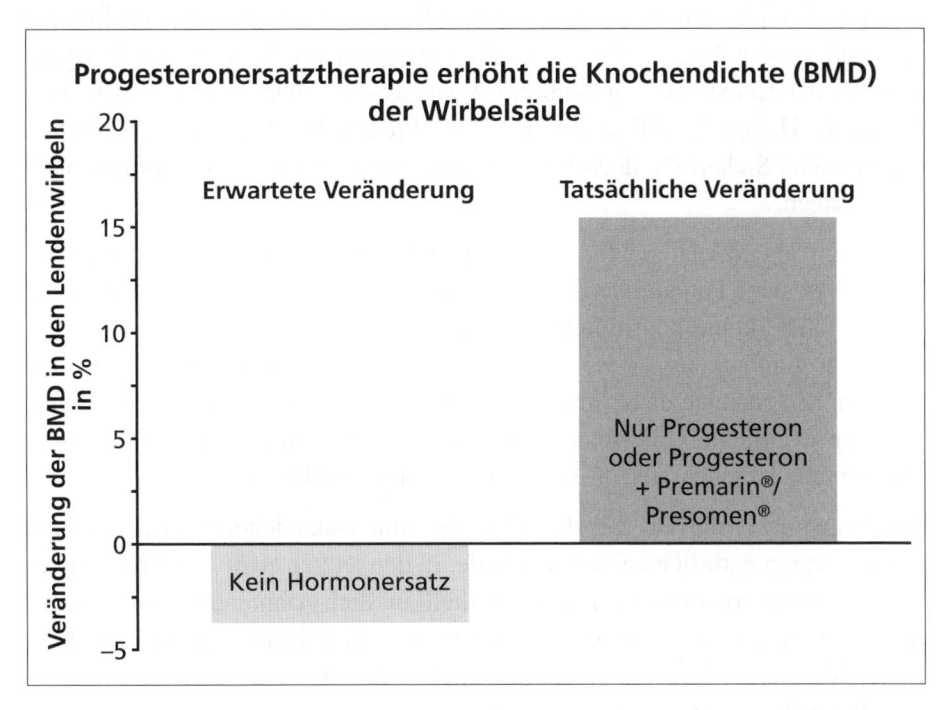

Abbildung 6.4: Die Grafik veranschaulicht die Knochendichtezunahme der Lendenwirbelsäule von 15,4 Prozent bei 63 postmenopausalen Frauen mit Osteoporose, die bis zu 3 Jahre entweder nur mit einer Progesteroncreme oder mit Progesteron und oralem Premarin®/Presomen® behandelt wurden. Zum Vergleich: Ohne Hormonersatz wäre die Knochenmineraldichte um etwa 4,5 Prozent zurückgegangen. (Adaptiert nach Lee J.R., 1996)

Auch das Alter war für die Wiederherstellung des Knochens kein Hindernis. Frauen im Alter von mehr als 70 Jahren erfuhren genau dieselbe Erhöhung ihrer Knochendichte wie jüngere Frauen. Zusätzlich verabreichtes „Östrogen" zum Progesteron ergab keinen Unterschied und stützte Dr. Lees Behauptung, dass Östrogen für die Knochengesundheit weniger wichtig sei, als bisher angenommen. (Leider wissen wir nicht, was passiert wäre, hätte er bioidentische Humanöstrogene anstelle von Equinöstrogenen eingesetzt, doch Erstere waren damals nicht ohne Weiteres erhältlich.)

Wir sollten an dieser Stelle betonen: So aufregend Dr. Lees Ergebnisse auch waren, sie belegten nicht – jedenfalls nicht nach üblichen schulmedizinischen Standards –, dass Progesteron Osteoporose umkehren kann. Für einen solchen Nachweis wäre eine große placebokontrollierte Doppelblindstudie erforderlich, in der eine Gruppe von Frauen Progesteron erhält und die Probandinnen der anderen Gruppe nicht. Außerdem änderten Dr. Lees Patientinnen zusätzlich zur Anwendung von Progesteron ihren Lebensstil sowie ihre Ernährung und begannen mit der Einnahme von Nahrungsergänzungen – und zwar gänzlich ohne Kontrolle. Hätten diese Faktoren das Fortschreiten der Osteoporose beeinflussen können? Sicherlich, doch wir können es aufgrund dieser Ergebnisse nicht sicher sagen.

Und doch, als praktizierender Arzt hätte Dr. Lee gar nicht anders handeln können. Als er seine Patientinnen behandelte, machte er genau das – er half ihnen, und er führte keine kontrollierte klinische Studie durch. Er gab ihnen alles, wovon er glaubte, dass sie es zur Verbesserung ihrer Knochenstärke brauchen würden. Er versuchte nicht, seinen Patientinnen verschiedene Dinge zu verordnen, um eventuelle Unterschiede festzustellen. Kontrolliert oder nicht – die Quintessenz ist jedenfalls, dass seine Behandlung funktioniert hat.

Die Ergebnisse, die Dr. Lee bei den von ihm behandelten Frauen erzielen konnte, waren natürlich keine Einzelfälle. In den letzten etwa 25 Jahren kam es bei Tausenden von Frauen, die mit naturheilkundlich erfahrenen Ärzten zusammenarbeiteten, zu vergleichbaren Ergebnissen. Eine Erhöhung der Knochenmineraldichte um 15 Prozent mag in der Welt der pharmazeutischen Medizinforschung unbekannt sein, doch jeder Arzt, der Frauen mit bioidentischen Östrogenen und Progesteron behandelt (zusammen mit Kalzium, Magnesium, Strontium, Vitamin C und D usw.), kann zahlreiche Fälle dokumentieren, in denen es Frauen ebenso gut oder sogar besser ging.

Ist Progesteron sicher?

Ganz zweifellos. Zu viel Östrogen – insbesondere Östradiol oder Östron (ganz zu schweigen von Equilin und anderen Pferdeöstrogenen) – kann das Zellwachstum in der Gebärmutterschleimhaut und in der Brust übermäßig anregen und wurde infolgedessen mit Krebs an beiden Organen in Verbindung gebracht. Progesteron regt Wachstum jedoch nicht an, ganz im Gegenteil. Zu viel Progesteron kann Sie vielleicht schläfrig machen, doch es verursacht keine ernsten, unangenehmen oder gefährlichen Nebenwirkungen.

Da die Schulmedizin typischerweise nicht zwischen Progesteron und Provera®/Prodafem® unterscheidet, warnt sie uns „offiziell" – ohne den geringsten Nachweis für ihre Behauptung –, dass Progesteron dieselben Nebenwirkungen haben könnte wie Provera®/Prodafem®.

Letzteres ist fraglos ein sehr gefährliches Medikament und dem menschlichen Körper ebenso fremd wie jeder Stoff, den ein „Außerirdischer" zur Verfügung stellen würde. Wie bereits erwähnt, klagen Frauen, die es einnehmen, häufig über störende Nebenwirkungen, wie Brustspannen, Hautirritationen, Depressionen, Dauerblutungen, Schwellungen und andere Unannehmlichkeiten. Das Medikament beeinträchtigt viele der vorteilhaften Wirkungen des Östrogenersatzes, selbst diejenigen, die Premarin®/Presomen® zugeschrieben werden können. Die Nebenwirkungen durch Provera®/Prodafem® können der Hauptgrund sein, warum so viele Frauen die HET nach kurzer Zeit wieder abbrechen.

Neuere Forschungen konnten bestätigen, dass Provera®/Prodafem® das Risiko von Herzerkrankungen[25] und Brustkrebs erhöht.[26] Von solchen Problemen wurde bei den vielen Hunderttausend Frauen, die bioidentisches Progesteron in physiologischen Dosierungen eingenommen haben, niemals berichtet, nicht einmal in Einzelfällen. In der PEPI-Studie, der einzigen von den amerikanischen Gesundheitsbehörden finanzierten Studie, in der jemals bioidentisches Progesteron getestet wurde (eine oral einzunehmende mikronisierte Version, die zwar nicht ideal, aber dennoch sicher ist), wurde über keinerlei ernste Nebenwirkungen berichtet. Dies stand in scharfem Gegensatz zur Anwendung von Provera®/Prodafem® in derselben Studie und auch in anderen großen Studien.

Bei Frauen vor den Wechseljahren dient der steigende Progesteronspiegel nach der Ovulation zur Vorbereitung der Gebärmutterschleimhaut auf eine mögliche Schwangerschaft. (Provera®/Prodafem® würde keine solche Wirkung auf die Gebärmutterschleimhaut ausüben, wäre seine Anwendung bei Frauen vor den Wechseljahren erlaubt – was die FDA aber aus gutem Grund nicht gestattet.) Manchmal wurde schwangeren Frauen Progesteron verschrieben, um Fehlgeburten zu verhindern. Auch wenn es fraglich ist, ob es überhaupt hilft, könnte Provera®/Prodafem® trotzdem niemals hierfür eingesetzt werden, da man weiß, dass es zu kindlichen Fehlbildungen führt.

Wenn also Zulassungsbehörden, Pharmakonzerne und ihre Fürsprecher – bezahlt oder nicht – behaupten, dass es hinsichtlich der Sicherheit keinen Unterschied zwischen Provera®/Prodafem® (und anderen Progestinen) sowie bioidentischem

Progesteron gebe, sollten Sie wissen, dass sich niemand auf wissenschaftliche Beweise berufen kann, die diesen Anspruch untermauern, sondern dass immer nur vage Vermutungen angestellt werden, die auf einem vermeintlichen Mangel an großen, placebokontrollierten Doppelblindstudien beruhen. Wie „praktisch", dass sie dabei immer vergessen, die PEPI-Studie zu erwähnen. Viele Kritiker beschwören auch gerne das Gespenst herauf, bioidentisches Progesteron könne gar nicht vor den endometrischen Wucherungen schützen, die durch Östrogen verursacht werden, und ignorieren dabei mehr als ein Dutzend gut kontrollierte Studien, die ganz klar zeigen, dass es diese Funktion ebenso gut wahrnimmt wie jedes andere herkömmliche Progestin.[23, 27–39]

Natürlich würden wir eine groß angelegte, gut kontrollierte klinische Studie zur Sicherheit von Progesteron und zu seinen Wirkungen auf den Knochenstoffwechsel begrüßen. Doch angesichts der Art, wie viele Pharmakonzerne heutzutage die medizinische Forschung und Ausbildung dominieren, glaubt niemand so recht daran und erwartet auch keine Forschungsgelder dafür. Für diejenigen Ärzte, die den Frauen Progesteron bereits verschrieben, und für die vielen Hunderttausend Frauen, die es eingenommen haben, könnte seine Sicherheit nicht offensichtlicher sein. Unserer Erfahrung nach verursacht es praktisch keine Nebenwirkungen.

Bis die Pharmaunternehmen also endlich „auf den Trichter" kommen – oder die Hölle zufriert, was auch immer zuerst passiert –, werden diejenigen Ärzte und Patientinnen, die selbst Erfahrungen mit Progesteron gemacht und gelernt haben, Mutter Natur zu vertrauen, wahrscheinlich die Einzigen bleiben, die nicht an seiner Sicherheit und Wirksamkeit zweifeln.

Testosteron und DHEA, die Knochen bildenden Androgene

Testosteron und DHEA (Dehydroepiandrosteron) werden im Allgemeinen für „männliche Hormone" gehalten, doch wie bereits erklärt, werden sie vom weiblichen Körper ebenfalls produziert, wenn auch in geringeren Mengen als bei Männern. Beide Hormone sind wichtig für die Knochenbildung, die sie, genauso wie Progesteron, bei Männern und Frauen anregen.

Bei Männern ist die Wirkung des bioidentischen Testosterons gut dokumentiert. Wie es auch schon bei Progesteron der Fall war, wurden jedoch nur wenige Studien zur Wirksamkeit von Testosteron auf den weiblichen Knochen veröffentlicht; erst seit Kurzem beginnt die Schulmedizin, diese Ergebnisse ernst zu nehmen.

In einer Doppelblindstudie[40], zum Beispiel, erhielten Frauen nach den Wechseljahren sublingual einzunehmende (unter die Zunge) Dosierungen mikronisierter Östrogene (Östradiol) plus Progesteron, oder Östrogen plus Progesteron und Testosteron. Als nach zwölfmonatiger Behandlungsdauer die Knochendichte (BMD) von Lendenwirbelsäule (LWS) und Hüftknochen der Probandinnen gemessen wurde, war sie in der LWS deutlich erhöht, und zwar bei beiden Gruppen. Merkwürdigerweise jedoch war sie in der Hüfte nur bei denjenigen Frauen deutlich besser geworden, die die Kombination mit Testosteron eingenommen hatten.

DHEA ist das bei Männern wie Frauen gleichermaßen am reichlichsten vorhandene Steroidhormon; unter anderem bildet der Körper Östrogene und Androgene daraus (siehe Abbildung 4.2 auf S. 91). Aus Studien geht hervor, dass DHEA durch die Bildung neuen Knochengewebes unterstützend zur Knochenstärke beiträgt (wie Progesteron und Testosteron) und die östrogenähnliche Aktivität der Osteoklasten hemmt.[41, 42]

DHEA wird nicht, wie Östrogen, Progesteron und Testosteron, hauptsächlich in den Eierstöcken gebildet, sondern in den auf den Nieren sitzenden Nebennieren. Und wenngleich diese das Hormon (und seine Ergänzung DHEA-S) auch noch nach den Wechseljahren ausschütten, nimmt die Sekretion bereits ab der dritten Lebensdekade um 1 bis 2 Prozent pro Jahr ab. Man nimmt an, dass dieser Umstand sehr wesentlich an der Entstehung von Osteoporose beteiligt ist, und zwar bei beiden Geschlechtern.[43]

Die Spiegel von endogenem DHEA und DHEA-S korrelieren bei Frauen vor und nach den Wechseljahren positiv mit der Knochenmineraldichte.[44-47] Niedrige DHEA-Spiegel werden einem höheren osteoporotischen Frakturrisiko zugeordnet. Die Ergebnisse einer anderen Studie zeigten, dass die Frauen mit dem niedrigsten DHEA-S-Spiegel gegenüber den Frauen, die den höchsten Spiegel aufwiesen, ein doppelt so hohes Frakturrisiko hatten.[47]

Durch den Ersatz von DHEA scheint sich die Knochenstärke zu erhöhen. In einer zwar kleinen, aber randomisierten placebokontrollierten Doppelblindstudie nahmen 58 Frauen und 61 Männer zwischen 60 und 88 Jahren mit niedrigen Serum-DHEA-S-Werten zu Beginn täglich 50 mg DHEA oder ein Placebo oral ein. Nach zwölfmonatiger Behandlungsdauer erhöhte sich die BMD von Hüftknochen und Lendenwirbelsäule bei den DHEA-Patienten im Vergleich zur Placebogruppe deutlich. Die Forscher schrieben die Knochen bildende Wirkung von DHEA hauptsächlich der dadurch erfolgten indirekten Erhöhung von Östradiol im Serum zu, da Östrogen den Knochenabbau verzögert.[42]

Die Belege sind so überzeugend, dass sogar das Interesse der FDA geweckt wurde, die wiederum einem Pharmakonzern (Genelabs Technologies Inc.) die Entwicklung von DHEA als sogenanntes „Orphan-Arzneimittel" gestattete (diese Medikamente setzt man in der Therapie seltener Krankheiten ein); das Präparat mit dem Namen Prasteron® wird zur Behandlung von systemischem Lupus erythematodes (SLE, kurz „Lupus") eingesetzt. (Natürlich ist Prasteron® chemisch nichts anderes als bioidentisches DHEA, mit Ausnahme des Markennamens und der Zulassung durch die FDA). Frauen, die unter Lupus leiden, werden sehr häufig mit dem hochwirksamen Kortisonpräparat Prednison behandelt, das ihre Symptome für eine gewisse Zeit unterdrückt. Eine hauptsächliche Nebenwirkung von Prednison ist jedoch ein schwerer Verlust von Knochenmineraldichte, was zu Osteoporose führt. Nehmen Frauen hingegen hohe Dosen (100–200 mg täglich) DHEA (Prasteron®) zusätzlich zu Prednison ein, erhöht sich ihre BMD sogar.[48, 49]

Verwirrend? In der Tat. Doch anhand dieser Studien wird deutlich, dass ein vollständiger Hormonersatz zusätzlich zu Östrogenen und Progesteron auch Androgene erfordern könnte, sollte sich durch Knochenszintigrafie, Familienanamnese, genetische Prädisposition und andere Faktoren ein Hinweis auf ein mögliches Osteoporoserisiko ergeben.

Wir möchten noch einmal betonen, dass Testosteron und DHEA Androgene sind, deshalb sollten Frauen besonders sorgsam damit umgehen und sie in wesentlich geringerer Dosierung anwenden als Männer. Zwar sind sie auch für den weiblichen Körper sehr wichtig, doch können übermäßige Mengen an Androgenen zu einer Virilisierung führen, also zu sekundären männlichen Geschlechtsmerkmalen, wie Akne, Zunahme der Körper- und Gesichtsbehaarung, Verlust von Kopfhaar und Vertiefung der Stimme. Übermäßige Mengen an Testosteron können auch die kardiovaskuläre Gesundheit von Frauen beeinträchtigen; im Gegensatz dazu wird diese bei Männern durch Androgene oft verbessert.

Was neben Hormonen für die Erhaltung und Wiederherstellung der Knochenstärke noch wichtig ist

Auch wenn sich in diesem Buch alles um Hormone dreht, können wir nicht über Knochen sprechen, ohne zumindest ein paar andere, sehr wichtige Faktoren kurz zu erwähnen, deren Zusammenspiel mit den Steroidhormonen für die Gesundheit und Stärke unserer Knochen eine Rolle spielt. Dazu gehören bestimmte Vitamine und Mineralien, die als Nahrungsergänzungen oder mit der Nahrung aufgenommen werden, sowie die körperliche Bewegung und die Lebensweise.

Kalzium

Schon als Kind wurde uns erklärt, wie wichtig Kalzium für „starke Zähne und Knochen" ist. Kalzium ist der Hauptbestandteil, von der Muschelschale bis hin zu unseren Knochen oder Zähnen. In den Knochen wird Kalzium in einer flexiblen Grundsubstanz, dem Kollagen, eingelagert. Wird dieser Matrix Kalzium entzogen – wie das bei Osteoporose der Fall ist –, können die Knochen allmählich weicher und schwächer werden.

Normalerweise füllen wir unser Knochenkalzium durch die Ernährung und durch Nahrungsergänzungen wieder auf. Reich an Kalzium sind unter anderem grüne Blattgemüse, Bohnen, Nüsse, Milchprodukte, Sardinen und Lachs. Manche verarbeiteten Nahrungsmittel werden heutzutage zusätzlich mit Kalzium angereichert. Dennoch werden mit der durchschnittlichen amerikanischen Ernährung nur etwa 400 bis 800 mg Kalzium täglich aufgenommen, was lediglich etwa einem Drittel bis der Hälfte der allgemein empfohlenen Tagesdosis eines gesunden Erwachsenen entspricht (1200–1500 mg täglich). Menschen mit einem Osteopenie- oder Osteoporoserisiko benötigen wahrscheinlich eine höhere Dosis (Osteopenie ist eine Vorstufe von Osteoporose und bezeichnet eine Minderung der Knochendichte). Bekommt der Körper nicht ausreichend Kalzium über die Nahrung, gerät er in eine „negative Kalziumbilanz"; das bedeutet, er ist gezwungen, seine Knochenspeicher zu „plündern", damit Kalzium für viele andere Aufgaben zur Verfügung steht. Wird dem nicht Einhalt geboten, schwächt dies natürlich die Knochen.

Um nicht an Knochen und Muschelschalen nagen zu müssen, lässt sich die Differenz am besten durch die Einnahme kalziumhaltiger Nahrungsmittelergänzungen ausgleichen, die nicht teuer und überall erhältlich sind. Der einzige

Haken daran ist, dass nicht alle Präparate gleich beschaffen sind. Die häufigste Form ist Kalziumkarbonat, besser bekannt als Kalk. Kalziumkarbonat für den menschlichen Verzehr gibt es als Kapseln und Tabletten sowie als frei verkäufliche Säureblocker unter diversen Handelsnamen.

Kalziumkarbonat wird zwar im Allgemeinen als gute Kalziumquelle angesehen, dennoch kann es für viele Menschen, speziell für solche mit wenig Magensäure (Salzsäure, HCl) zu einem Problem werden. Die hochwirksame Salzsäure, die von speziellen Zellen des Magens produziert wird, ist ein wichtiger erster Schritt bei der Verdauung, Resorption und Verwertung von Nährstoffen aller Art, einschließlich Kalzium. Wenn wir Kalziumkarbonat einnehmen, spaltet HCl die Verbindung in Kalzium und Karbonat auf, sodass das Kalzium sich löst und für den Körper leichter zu resorbieren und zu verstoffwechseln ist. Wenn Ihr Magen jedoch zu wenig HCl aufweist, wird nur sehr wenig Kalzium resorbiert, und das hilft Ihren Knochen überhaupt nicht weiter.

Aber Moment mal – zu *wenig* Magensäure? Hat man davon je etwas gehört? Ist nicht eigentlich zu *viel* Säure das größere Problem, als Ursache für Sodbrennen und die gastroösophageale Refluxkrankheit (GORD oder GERD für: Gastroesophageal Reflux Disease)? In der Tat, auch wenn die Schulmedizin es nur widerwillig zugibt, ist das bei Weitem häufigere Problem der *Mangel* an Magensäure, insbesondere bei älteren Menschen; mindestens ein Drittel der über Sechzigjährigen ist davon betroffen.[41, 42]

Dieser altersbedingte Rückgang der Magensäuresekretion ist dem fortschreitenden Verlust von Säure produzierenden Zellen im Magen geschuldet, und es ist als atrophische Gastritis oder gastrische Atrophie bekannt. Aus dem Fernsehen und von den meisten Schulmedizinern würden Sie es wohl nicht erfahren, aber Sodbrennen und Refluxkrankheit treten fast immer bei zu wenig (und nicht bei zu viel) Magensäure auf. Ein Überschuss an Magensäure ist im Grunde ein sehr seltener und gefährlicher Zustand.

Wie geht nun die Schulmedizin mit den Symptomen von Magensäuremangel um (z. B. Sodbrennen, GERD und andere Formen von Dyspepsie, also Verdauungsstörungen)? Es ist ganz einfach: indem sie uns hochwirksame Medikamente verordnet, etwa Nexium®, Antra MUPS® (Prilosec®), Agopton® (Prevacid®), Pantozol® (Protonix®), Zantac® (Xantac®), Pepcid oder Tagamet®. Und was bewirken die? Sie senken den Säurespiegel noch weiter, unterbinden die Magensäuresekretion jeweils für Monate oder Jahre praktisch vollständig, wenn sie, wie meistens, regelmäßig genommen werden. Wer muss sich also um einen Mangel an Magensäure Sorgen machen? Wir alle.*

Zurück zum Kalzium: Um den größten Nutzen aus solch einem Präparat zu ziehen, egal, wie viel Magensäure unser Magen produzieren kann, verzichtet man am besten ganz auf Kalziumkarbonat und nimmt stattdessen Kalziumzitrat oder Kalziummalat ein. Diese lösen und trennen sich ungeachtet der eigenen Magensäureproduktion problemlos.

Vitamin D

Vitamin D brauchen wir unter anderem, um den Einbau von Kalzium in die Knochen zu erleichtern. Bei Vitamin-D-Mangel lässt sich Kalzium nicht in die Knochen integrieren, und in der Folge wird der Knochen weich, ein Zustand, der bei Kindern als Rachitis und bei Erwachsenen als Osteomalazie bekannt ist. Liegt ein Mangel an Vitamin D vor, hilft die Einnahme einer Kalziumergänzung nicht, das Kalzium wird einfach verschwendet, und die Knochen können sogar auf lange Sicht geschwächt werden. Bewohner von Pflegeheimen, die Ergänzungen mit Kalzium plus Vitamin D einnahmen, hatten ein um 43 Prozent geringeres Risiko einer Hüftfraktur; das Risiko von Brüchen, die nicht die Wirbelsäule betrafen, verringerte sich um 32 Prozent.[50]

Vitamin D kommt in vielen Nahrungsmitteln vor, unter anderem in Fisch, Milchprodukten, Eiern und Leber, und es gibt natürlich Nahrungsergänzungsmittel. Vitamin D ist jedoch insofern einzigartig, als der menschliche Körper den größten Teil seines Bedarfs einfach durch Sonneneinwirkung selbst produzieren kann. Wir absorbieren keine solaren „Vitamin-D-Strahlen", vielmehr reagiert die ultraviolette Sonnenstrahlung (UV-Strahlung) mit Cholesterin in der Haut und bildet den Vorläufer von Vitamin D. Angemessene Aufenthalte im Freien liefern meist genügend Vitamin D, um den Bedarf des Körpers weitgehend zu decken.

---

* Die Art, wie die Schulmedizin die Rolle der Magensäure in der Ernährung und für die Gesundheit missachtet, ist ein Skandal. Durch die weit verbreitete Werbung und Verschreibung dieser hochwirksamen – und äußerst profitablen – Säure unterdrückenden Medikamente, selbst bei den mildesten Formen von Sodbrennen, wird die Situation nur noch verschlimmert wird. Unser Buch *Why Stomach Acid Is Good For You* (zu Deutsch etwa: „Warum Magensäure gut für Sie ist"; nur in Englisch erhältlich), das Ihnen die Augen zu diesem wichtigen, aber unterschätzten Gesundheitsproblem öffnet, und mit dessen Hilfe Sie lernen können, Sodbrennen und GERD natürlich zu behandeln, ohne auf gefährliche Medikamente zurückzugreifen, möchten wir Ihnen sehr ans Herz legen.

Wie viel Sonnenlicht ist angemessen? Das hängt natürlich davon ab, wo Sie leben. Sie müssen nicht den ganzen Tag am Strand verbringen, sondern – je nach Hauttyp – 5 bis 30 Minuten. Die Sonne sollte mindestens zwei Mal pro Woche auf die nicht eingecremte Haut des Gesichts, der Arme, Beine oder des Rückens scheinen dürfen, am besten zwischen 10 Uhr und 15 Uhr. Das ist in der Regel bei den meisten Menschen ausreichend, um genügend Vitamin D zu synthetisieren. Für Menschen, die in nördlichen Breiten oder in Regionen mit übermäßigem Smog oder starker Bewölkung leben und die monatelang nur wenig direktes Sonnenlicht bekommen, wird jedoch Vitamin D aus der Nahrung sehr wichtig. Zusätzlich eingenommenes Vitamin D gewinnt besonders an Bedeutung im fortgeschrittenen Alter, denn ältere Menschen sind aus einer Reihe von Gründen (etwa dem, dass sie weniger mobil sind und seltener nach draußen gehen) besonders anfällig für einen Vitamin-D-Mangel.

Die meisten ernährungsorientierten Ärzte empfehlen heute die tägliche Einnahme von 3000 bis 4000 IE (Internationale Einheiten) einer Vitamin-D-Ergänzung, je nachdem, wie viel Sonnenlicht sich die Person aussetzt. Bei vielen Menschen zeigen Bluttests, dass zur Erreichung eines optimalen Spiegels noch größere Mengen nötig sind. Da die Einnahme von zu viel Vitamin D über einen zu langen Zeitraum gefährlich sein kann, sollte man medizinischen Rat einholen, wenn man sich auf ein seriöses Nahrungsergänzungsprogramm mit Vitamin D (oder jedem anderen Nährstoff) einlassen will.

Strontium, das „Wundermineral", das Osteoporose verhindert und *rückgängig* macht

Strontium ist ein Mineral, das für einen starken Knochenbau sowie für die Verhütung und die Umkehr von Osteoporose genauso wichtig sein kann wie die Therapie mit bioidentischen Hormonen und Kalzium. Strontium ist, genau wie Kalzium, eines der am häufigsten auf der Erde vorkommenden Elemente. (Das Symbol für das chemische Element ist Sr.) Man findet es in frischem Wasser und Felsenformationen auf der ganzen Welt, meist in Form von Salzen wie Strontiumsulfat, Strontiumchlorid und Strontiumkarbonat*, oft an denselben Plätzen (und in denselben Nahrungsmitteln) wie Kalzium. Da beide Elemente sehr ähnlich sind, unterscheidet sie der Körper nicht und resorbiert sie beide gleichermaßen.

---

* Da reines Strontium chemisch instabil ist, kann es nur existieren oder aufgenommen werden, wenn es an ein anderes Atom oder Molekül als Salz gebunden ist.

Strontium zeigt die bemerkenswerte Eigenschaft, dass es den osteoklastischen Abbau verlangsamt und gleichzeitig den Knochenaufbau durch die Osteoblasten steigert, sobald es in physiologischen Mengen in das Knochengewebe gelangt. Mit anderen Worten, es ahmt die Wirkungen von Östrogen, Progesteron, Testosteron und DHEA nach, jedoch ohne andere Hormonwirkungen zu haben.[51] Das heißt, dass Strontium dazu beitragen kann, Osteoporose zu verhindern und sogar rückgängig zu machen.

Eine große Anzahl von Studien mit Labortieren haben die Knochen bildenden Eigenschaften von verschiedenen, natürlich vorkommenden Strontiumsalzen bestätigt.[3, 45–47] Obwohl die (natürlich nicht patentfähigen) Strontiumsalze seit den 1880er-Jahren gefahrlos für zahlreiche medizinische Zwecke verwendet werden, zog man diese Behandlungsoption erst in den 1940er- und 1950er-Jahren ernsthaft in Betracht. Während der 50er-Jahre wurden sie weithin zur Behandlung von Osteoporose eingesetzt.[4, 48]

Im Jahr 1959 behandelten Forscher der *Mayo Clinic* 22 an schwerer, schmerzhafter Osteoporose leidende Männer und Frauen mit Strontiumlaktat. Weitere zehn Frauen, die die Wechseljahre bereits hinter sich hatten, nahmen es zusammen mit „Östrogen" (CEE) und Testosteron ein.[52] In der Gruppe, die Strontium und Hormone einnahm, besserten sich die Symptome bei neun Frauen deutlich, bei einer Frau mittelgradig. In der Gruppe, die nur Strontium erhielt, erfuhren 18 Männer und Frauen deutliche Verbesserungen, während sie bei den restlichen vier Patienten mittelgradig waren. Mit anderen Worten: Bei jedem Einzelnen, der in dieser Studie Strontiumlaktat einnahm, zeigte sich zumindest eine mittelgradige Besserung; die Verbesserung wurde, wie angegeben, mit 84 Prozent der Teilnehmer bewertet. Im Laufe der dreijährigen Behandlung kam es bei keinem einzigen Teilnehmer zu Nebenwirkungen. Wenngleich es die heutigen hochentwickelten Verfahren zur Knochendichtemessung damals noch nicht gab, deuteten Röntgenuntersuchungen darauf hin, dass bei 78 Prozent der Menschen, die Strontium bzw. Strontiumlaktat einnahmen, die Knochenmasse zunahm.

Es dauerte jedoch noch weitere 26 Jahre, bis eine kleine, aber wichtige Studie über Strontium und Knochengesundheit durchgeführt wurde. Im Jahre 1985 verabreichten Forscher der *McGill University* drei Männern und drei Frauen mit Osteoporose täglich Strontiumkarbonat enthaltende Nahrungsergänzungen. Nach sechs Monaten zeigten Knochenbiopsien eine Zunahme der Knochenbildung um 172 Prozent. Alle sechs Teilnehmer berichteten darüber hinaus, dass sie weniger Knochenschmerzen hatten und sich besser bewegen konnten.[53]

All das klingt ziemlich aufregend, und man muss sich fragen, warum die Schulmedizin angesichts der Krankheitshäufigkeit von Osteoporose und der offensichtlichen Effizienz, Sicherheit sowie des einzigartigen Wirkmechanismus von Strontium, diesem in den letzten Jahren so wenig Beachtung geschenkt hat. Dafür gibt es mehrere Gründe, von denen kein einziger etwas mit seiner Wirksamkeit oder Sicherheit zu tun hat.

Der erste Grund hat tatsächlich mit Atomwaffentests zu tun! Für Leserinnen und Leser, die in den 1950er-Jahren und Anfang der 60er aufgewachsen sind, mag das Wort Strontium einen unangenehmen Beigeschmack haben. In der Zeit der oberirdischen Atomtests wurde durch atomare Explosionen eine radioaktive Form des Minerals – Strontium 90 – gebildet und durch Luft und Wasser über den ganzen Globus verbreitet. Bald wurde Strontium 90 als potenziell Krebs erregender Bestandteil des radioaktiven Niederschlags erkannt. Als es von denselben Pflanzen aufgenommen wurde, die auch normales Strontium und Kalzium aufnahmen, gelangte es in die Milch und in andere Nahrungsmittel. So fand es schließlich seinen Weg in die menschlichen Knochen, verstrahlte sie radioaktiv und verursachte manchmal Knochenkrebs. Normales Strontium hingegen ist vollkommen sicher und war es auch schon immer, doch das Schreckgespenst „Strontium 90" verhinderte auf irrationale Weise jede weitere Verwendung des Minerals zur Behandlung von Osteoporose.

Strontium fiel außerdem in Ungnade, weil es in seltenen Fällen mit bestimmten Knochenschäden einherzugehen schien. Man fand jedoch schnell heraus, dass diese nicht per se etwas mit Strontium zu tun hatten, sondern höchstwahrscheinlich einem Mangel an passendem Kalzium in der Ernährung geschuldet waren. Die Knochen benötigen sowohl Kalzium als auch Strontium, um stark zu bleiben, wobei der Anteil von Kalzium überwiegt.[4, 54, 55]

Der hartnäckigste Grund für das mangelnde Interesse an Strontium war schließlich der, dass es in all seinen natürlichen Verbindungen (z. B. als Karbonat, Chlorid, Citrat, Glukonat und Laktat) nicht patentfähig ist.

Nicht patentfähig zu sein, bedeutet normalerweise das Aus für jedes potenzielle Pharmaprodukt; und so wurden umfassende Untersuchungen zu Strontiumverbindungen über viele Jahre hinweg von denjenigen verhindert, die über die Ressourcen zur Durchführung solcher Tests verfügen. Trotzdem weckten die positiven Labor- und klinischen Studien mit Strontium, die 50 Jahre und weiter zurückreichen, schließlich das Interesse der Pharmakonzerne. Es gab nur eine Frage, auf die sie eine Antwort finden mussten: Wie kommen wir zu einem patentfähigen Strontiumpräparat? Wir haben ja bereits darauf hingewiesen, dass die meisten Pharmafirmen einen Großteil ihrer Zeit und ihres Forschungsbudgets in Produktentwicklungen investieren, um Mutter Natur zu übertrumpfen. Und zwar nicht, weil sie glauben, etwas Höherwertiges kreieren zu können – sie wissen, dass ihnen das nicht gelingt –, sondern weil sie dank der Hilfe der FDA eine Menge Geld damit verdienen können.

In seinem natürlichen Zustand kommt Strontium immer nur zusammen mit einem anderen Molekül (siehe oben) vor. Alle diese Strontiumverbindungen haben gezeigt, dass sie nebenwirkungsfrei neues, gesundes Knochengewebe aufbauen können. Bisher wurden zwar noch keine Vergleichsstudien durchgeführt, doch in Bezug auf Sicherheit oder Wirksamkeit scheint keine Verbindung besondere Vorteile zu haben, wenngleich manche besser resorbiert werden als andere. Letztendlich ist es egal, welche verwendet wird, denn es ist ausnahmslos das Strontium, das die Schwerarbeit leistet, nicht das andere Molekül der Verbindung. Um nun also dieses Hindernis zu umgehen, beschlossen die Pharmakonzerne, eine brandneue, noch nie da gewesene Strontiumkombination zu erschaffen.

Patentrechtlich geschütztes Strontiumranelat

Eine neue, am Computer entworfene, im Labor geschaffene, und – was das Beste ist –, patentfähige Strontiumverbindung namens Strontiumranelat erblickte also das Licht der Welt. Sie ist das Produkt einer „chemischen Hochzeit" zwischen dem guten, altmodischen, natürlichen Strontium und einer synthetischen, patentrechtlich geschützten Verbindung, der sogenannten Ranelicsäure. Strontiumranelat ist einer der neuesten Versuche, Mutter Natur zu übertrumpfen, und wie diese Versuche so laufen, scheint es wenigstens nicht annähernd so gefährlich zu sein, wie die meisten anderen Pharmapräparate. Aufgrund einiger klinischer Studien an mehreren Tausend Menschen in einem Zeitraum von bis zu 5 Jahren scheint Strontiumranelat wirksam und halbwegs sicher zu sein. Einmal abgesehen davon, dass es unnötig ist, eine patentrechtlich geschützte Strontiumverbindung zu entwickeln, es sei denn, man möchte riesige Profite einfahren, gibt es dennoch vielleicht ein paar andere Gründe, kurz innezuhalten. Natürliche Strontiumverbindungen bestehen aus einem einzelnen Strontiumatom und einem oder zwei Chlorid-, Karbonat-, Glukonat-, Citrat- oder Laktatmolekülen. (Die Anzahl der Moleküle hängt davon ab, welche Verbindung entsteht). Im Gegensatz dazu kommt das Molekül Strontiumranelat aus dem Reagenzglas und sieht aus wie ein „doppelköpfiges Monster". Jedes Molekül Strontiumranelat besteht aus zwei Atomen Strontium und einem zusätzlichen Atom Ranelicsäure; so bildet es eine Verbindung, die in der Natur niemals vorkommen könnte, da Ranelicsäure keine natürliche Substanz ist.

Wie in der offiziellen Verschreibungsinformation erklärt wird, stellt der molekulare Anteil des Ranelats „… den besten *Kompromiss* bezüglich des Molekulargewichts, der Pharmakokinetik (Gesamtheit der Prozesse, denen ein Arzneistoff in Körper unterliegt, wie Aufnahme, Verteilung, Ausscheidung usw. – Anm. d. Übers.) und Akzeptanz des Medizinprodukts" dar.[56] Und genau das ist Strontiumranelat – ein *Kompromiss*, suboptimal für den Körper zugunsten eines übergeordneten Ziels, nämlich größerer Profite.

Servier, der französische Konzern, der Strontiumranelat entwickelt hat, führte mehrere große placebokontrollierte Doppelblindstudien durch, und sie bestätigen ganz eindeutig die Ergebnisse früherer Studien, die mit nicht patentrechtlich geschützten Strontiumsalzen hinsichtlich der Wirksamkeit des Minerals (in diesem Fall als Ranelat) in Bezug auf Krankheitsstillstand und Rückgang der Osteoporose durchgeführt wurden.[57, 58–60]

An der größten und am längsten dauernden Studie[59] nahmen mehr als 5 000 Frauen nach den Wechseljahren (ab einem Alter von 74 Jahren oder im Alter von 70 bis 73 mit besonders hohem osteoporotischen Frakturrisiko) bis zu 5 Jahre lang täglich zwei Gramm Strontiumranelat ein. Fast die Hälfte schied jedoch vorzeitig aus der Studie aus. Bei den Frauen, die über den gesamten Zeitraum teilnahmen, verringerte sich die Anzahl neuer Wirbelbrüche um 24 Prozent im Vergleich zur Placebogruppe; das Risiko einer Hüftfraktur sank um 43 Prozent und andere Brüche – an Hüfte, Handgelenk, Kreuzbein, Rippen, Schlüsselbein und Oberarmknochen – nahmen bei den mit Strontium behandelten Frauen um 15 Prozent ab. Auch die Knochenmineraldichte erhöhte sich im Vergleich zur Placebogruppe um 11 Prozent im Schenkelhals der Hüfte, um 14 Prozent in der gesamten Hüfte und um 20 Prozent in der Lendenwirbelsäule.

In einer Studie mit Frauen zwischen 55 und 65 Jahren wurde Strontiumranelat im Vergleich zur Placebogruppe mit einem um 35 Prozent verringerten Risiko von Wirbelfrakturen und einer Erhöhung der Knochenmineraldichte (BMD) von 16 Prozent in der Lendenwirbelsäule und von 7 Prozent im Schenkelhals in Verbindung gebracht.[60] In allen Untersuchungen zu Strontiumranelat kam es in der Strontiumgruppe nicht häufiger zu Nebenwirkungen als in der Placebogruppe.

Einen wichtigen Punkt möchten wir bezüglich dieser Studien hervorheben: Bei postmenopausalen Frauen ohne Osteoporose, die keinen Hormonersatz einnahmen, erhöhte sich die BMD unter Strontium ebenfalls. Strontium konnte nicht nur einen bereits entstandenen Schaden beheben, sondern es trug tatsächlich dazu bei, dass es gar nicht erst zur Osteoporose kam. *Bedenken Sie jedoch, dass es ganz egal ist, ob es sich um Strontiumglukonat, Strontiumlaktat, Strontiumkarbonat oder sogar Strontiumranelat handelt – solange Sie Strontium zusammen mit einer größeren Menge Kalzium einnehmen, ist es gut für Sie! Sie sollten es jedoch niemals ohne zusätzliches Kalzium zu sich nehmen.*

Die ganze auf Strontium gerichtete Aufmerksamkeit führte zu einem wachsenden Interesse an weiteren Forschungen über den Zusammenhang zwischen Osteoporose und Strontium (damit einher gingen auch steigende Forschungsinvestitionen). Es stimmt natürlich, dass die meisten laufenden Studien die pharmazeutische Kombination Strontiumranelat untersuchen, und das wird wohl mehrheitlich so bleiben. Einer Sache sind wir uns jedoch sicher, dass nämlich Servier (oder jede andere Pharmafirma) niemals den direkten Vergleich von Strontiumranelat mit natürlichen vorkommenden Strontiumverbindungen wagen wird – die Ergebnisse wären einfach zu peinlich.

Es steht außer Frage, dass allein Strontium für den Knochenaufbau sorgt – und nicht das Karbonat, nicht das Zitrat, nicht das Chlorid, nicht das Glukonat und ganz sicher auch nicht das Ranelat. Der einzige Vorteil des Ranelats gegenüber den anderen Salzen ist einzig und allein seine Patentfähigkeit. Somit ist jede gute Nachricht aus den Studien zu Strontiumranelat auch als gute Nachricht für alle anderen Strontiumverbindungen zu verstehen.

Eine Mahnung zur Vorsicht

Trotz der offenkundigen Wirksamkeit und Sicherheit gemahnt uns die Erfahrung, dass Strontiumranelat ein für den menschlichen Körper fremder Stoff bleibt. In Anbetracht dessen, dass Menschen nur relativ begrenzt in wenigen klinischen Studien damit in Kontakt kamen, und besonders angesichts der problemlosen Verfügbarkeit natürlicher und gleichwertiger Alternativen sollten wir uns ein gesundes Maß an Misstrauen gegenüber Strontiumranelat bewahren. Einige Nebenwirkungen – gleichwohl nicht häufig vorkommend – verdienen dennoch eine besonders genaue Betrachtung:

Eine dieser Nebenwirkungen ist die Erhöhung des Muskelenzyms Kreatinphosphokinase (CPK), die von den Forschern als schwach, vorübergehend und „ohne klinische Bedeutung" bezeichnet wurde. Nun, das mag natürlich stimmen, doch sollten Sie sich jemals dazu entschließen, dieses Pharmapräparat einzunehmen, insbesondere über einen Zeitraum von vielen Jahren, dann sollten Sie sicherheitshalber Ihre CPK-Werte regelmäßig überprüfen lassen.

Ein weiteres potenzielles Problem ist eine geringe, aber statistisch bedeutende Zunahme (0,7 Prozent) jährlicher Fälle von venöser Thromboembolie (VTE). Es handelt sich dabei insofern um eine sehr ernste, potenziell tödliche Komplikation, da die Blutgerinnsel durch die Venen in die Lunge wandern können (Lungenembolie). Eine Zunahme um 0,7 Prozent mag sich nicht nach viel anhören, wenn aber 10 Millionen Frauen dieses Medikament (Strontiumranelat) einnähmen, was bei der Auftretenshäufigkeit von Osteoporose nicht zu hoch gegriffen ist, hieße das, dass 70 000 dieser Frauen eine VTE entwickeln könnten. Ärzte, die Strontiumranelat verschreiben, sollten also immer die Risikofaktoren der Patientinnen und Patienten in Bezug auf VTE abklären.[56]

Die Dosierung von Strontium

Selbst wenn in klinischen Studien den Probandinnen und Probanden bis zu 1 700 mg Strontiumranelat täglich verabreicht wurden und es nur selten zu deutlichen Nebenwirkungen kam, so liegt eine sichere wirksame Dosis jedoch bei etwa 680 mg. Doch selbst diese kann für eine Langzeitanwendung zu hoch sein, denn wenn das Skelett nicht auch genügend Kalzium einbauen kann, kommt es mit der Zeit unter bestimmten Umständen zu einer Osteomalazie (Knochenerweichung). Vom rein wissenschaftlichen Standpunkt aus betrachtet, ist das ein vorhersagbares Ergebnis: Normale Knochen enthalten wesentlich mehr Kalzium als Strontium oder ein anderes Mineral, entzieht man ihnen also, was sie brauchen – nämlich Kalzium –, und versucht dann, diesen Mangel nur einseitig – durch Strontium – wieder wettzumachen, sind Probleme praktisch vorprogrammiert.

Dr. Alan Gaby hat kürzlich angeregt, dass geringere Dosen von Strontium zur Abwehr einer Osteoporose sogar besser sein könnten als höhere.[2] Die Ergebnisse von Tierversuchen und klinischen Studien legen zumindest nahe, dass wir die Zufuhr von Strontium und Kalzium anpassen sollten.[3,4]

Glücklicherweise enthält unsere tägliche Nahrung normalerweise viel mehr Kalzium als Strontium, also darf bezweifelt werden, dass es zu einem solchen Ungleichgewicht kommt; es sei denn, Sie nehmen Strontiumergänzungen ein (oder Medikamente, die Strontium enthalten). Um also absolut sicher zu sein, sollten sie die einfache Regel befolgen: Immer mehr Kalzium als Strontium einnehmen.

Bisher wird Strontiumranelat unter den Handelsnamen Protelos® (Osseor®) nur in Europa vertrieben, doch es ist wahrscheinlich nur eine Frage der Zeit, bis es auch die USA erreicht. Da in dieser neuen Kombination, ganz im Gegensatz zu den naturreinen Formen von Strontium, ein erhebliches finanzielles Potenzial steckt, würden wir jede Wette eingehen, dass wir über kurz oder lang von diesem aufregenden neuen Osteoporosemittel hören werden, das die „einzige, von der FDA zugelassene Form von Strontium" zur Unterstützung der Knochenneubildung ist. Bedenken Sie, was die ganze FDA-Zulassung in Wirklichkeit bedeutet: Formulare wurden ausgefüllt und Geld wechselte den Besitzer. Sie ist keine Garantie dafür, dass ein Stoff sicher oder dass er die einzige oder gar die beste Form der Behandlung ist. Aufgrund der Ergebnisse aller zugänglichen Forschungsarbeiten können wir aktuell keinen Grund erkennen, warum Strontiumranelat jeder anderen Strontiumverbindung vorgezogen werden sollte (außer, natürlich, wenn Sie Aktien von Servier besitzen).

Weitere wichtige Nährstoffe für die Knochengesundheit

In einem Buch, dessen Hauptaugenmerk auf bioidentischen Hormonen liegt, ist leider kein Platz für eine vollständige Behandlung aller bekannten Nährstoffe, die wichtig für die Knochengesundheit sind. Wenn Sie jedoch auf der Suche nach einem „Rundum"-Anti-Osteoporose-Rezept sind, sollten Sie sicher gehen, dass es nicht nur Kalzium, Vitamin D und Strontium enthält, sondern auch Magnesium, Zink, Kupfer, Selen, Mangan, Molybdän, Bor, Silizium und Vitamin K$_2$ (Menaquinon; eine biologisch aktivere Form von Vitamin K – Anm. d. Übers.).

Ein Wort zu anderen Medikamenten gegen Osteoporose

Gegenwärtig sind hauptsächlich zwei Arten patentrechtlich geschützter Osteoporosemedikamente „zugelassen" und weithin in Gebrauch: Bisphosphonate und selektive Östrogenrezeptormodulatoren (Selective Estrogen Receptor Modulators, SERM). Beide imitieren durch Hemmung des Knochenabbaus in unterschiedlichem Maße die Wirkungen von Östrogen auf den Knochen. Keines dieser Medikamente kann jedoch neue Knochen bilden (genauso wenig wie Östrogen).

Relativ neu im Instrumentarium der pharmazeutischen Osteoporosepräparate ist Forteo® (Forsteo®), ein rekombinantes humanes Parathormon-Fragment (gentechnisch verändert). Das natürlich vorkommende humane Parathormon ist wichtig für die Unterstützung der Knochenneubildung, und aus Studien über Forteo®/Forsteo® geht hervor, dass es unter den von der FDA zugelassenen Medikamenten einzigartig ist; es erhöht die Aktivität der Osteoblasten, unterdrückt nicht die Aktivität der Osteoklasten und kann tatsächlich das Wachstum neuer Knochen steigern sowie das Frakturrisiko bei manchen Frauen und Männern mit Osteoporose reduzieren. Forteo®/Forsteo® hat jedoch auch viele Nachteile, die es fragwürdig erscheinen lassen, ob seine Vorteile die Risiken aufwiegen, insbesondere angesichts der sicheren und wirksamen natürlichen Alternativen. Man muss es zum Beispiel täglich selbst injizieren, und es hat eine lange Liste potenzieller Nebenwirkungen, wie Benommenheit, Ohnmacht, Schwindelgefühl, orthostatische Hypotension*, Übelkeit, Erbrechen, Verstopfung, Beinkrämpfe, Gelenkschmerzen und Muskelschwäche. Am wichtigsten zu erwähnen ist jedoch, dass sich in Tierversuchen bei hohen Dosierungen eine Tendenz zur Bildung von Osteosarkomen gezeigt hat. Dabei handelt es sich um eine Art von Knochenkrebs, der dem Präparat einen der gefürchteten „Warnhinweise" der FDA eingetragen hat.[61] Knochenkrebsfälle sind zwar bei Menschen, die das Medikament einnahmen, nicht bekannt, doch die Sicherheit von Forteo®/Forsteo® wurde nicht für einen Zeitraum von mehr als 2 Jahren evaluiert. Folglich wird eine Anwendungsdauer von maximal 2 Jahren empfohlen, was für die Behandlung einer progredienten Krankheit wie der Osteoporose eine massive Anwendungsbeschränkung darstellt.

Machen Bisphosphonate die Knochen stark oder hart?

Die aktuell von der FDA zugelassenen Bisphosphonate, unter anderem Fosamax® (Alendronsäure), Actonel® (Risedronsäure), Didronel® (Etidronsäure), Boniva®/Bonviva® (Ibandronsäure) und Reclast®/Zometa® (Zoledronsäure), sind dazu bestimmt, die Knochen zu stärken, indem sie den normalen Knochenabbau durch die Osteoklasten hemmen. Dadurch verlangsamt sich der Verlust der Knochendichte, und die trabekuläre Knochenstruktur stabilisiert sich.[62, 63] Hierbei darf jedoch nicht vergessen werden, dass all das nichts mit einer Stabilisierung des Gleichgewichts zwischen Östrogen und Progesteron, mit einer Wiederherstellung der Kalziumwerte oder irgendeinem anderen natürlichen Prozess zu tun hat.

---

* Ein vorübergehender Blutdruckabfall, der zu Benommenheit und Schwindelgefühl führen und unmittelbar nach der Injektion oder bis zu vier Stunden später auftreten kann.

Wie viele andere patentrechtlich geschützte Medikamente sind Bisphosphonate synthetische Analoga*, in diesem Fall von Pyrophosphat, einem wichtigen natürlichen, Knochen bildenden chemischen Stoff, der normalerweise den Einbau von Kalzium in das Knochengewebe über einen als Mineralisationsprozess bekannten Weg unterstützt. Im Gegensatz dazu blockieren Bisphosphonate sogar die Mineralisation sowie den osteoklastischen Knochenabbau.

Große placebokontrollierte Studien ergeben im Allgemeinen, dass diese Medikamente tatsächlich die Knochenmineraldichte (BMD) erhöhen sowie das Risiko von Wirbel- und Hüftfrakturen sowie anderer, nicht an der Wirbelsäule vorkommender Brüche vermindern können – wenn auch nur kurzfristig. Das ist die gute Nachricht. Merck, die Pharmafirma, die das führende Bisphosphonat Fosamax® vertreibt (das inzwischen auch unter seinem generischen Namen als Alendronsäure verkauft wird), stürzte sich auf Ergebnisse wie diese, um ihr Medikament zu einem jährlich 3,6 Milliarden Dollar schweren Kassenschlager zu machen.[64] Der Gebrauch von Fosamax® und anderer Bisphosphonate wächst seit 2002 ganz besonders schnell, nachdem die Frauen sich infolge der WHI-Ergebnisse vom „Östrogen"-Ersatz abschrecken ließen und zur damals führenden konventionellen Osteoporoseprävention wechselten.

Leider ist am Ende wohl doch nicht alles so rosig. Bis zu 10 Jahre andauernde Studien schüren allmählich Zweifel an der Sicherheit und Wirksamkeit von Bisphosphonaten im Langzeitzeitgebrauch.[57, 58] Das Hauptproblem ist, dass die Bisphosphonate den osteoklastischen Knochenabbau nicht nur direkt – und unnatürlich – hemmen, sondern indirekt auch die andere Seite der Knochenbildung, den osteoblastischen Knochenaufbau. Und so wirken sie:

Die Osteoklasten bauen beim normalen Knochenumbau zunächst Knochengewebe ab und bilden kleine Gruben in der Knochenstruktur. In kurzer Zeit füllen die Osteoblasten sie mit neuem gesundem Knochenmaterial wieder auf. Unter normalen Umständen bleiben die Osteoblasten so lange inaktiv, bis die Osteoklasten ihre Arbeit erledigt haben. Wird die Aktivität der Osteoklasten ausreichend unterdrückt, wie das durch Bisphosphonate der Fall ist, gibt es für die Osteoblasten keine Hohlräume zu füllen und die Bildung neuen Knochens kommt zum Erliegen. Zwar hemmen auch Östrogene die Osteoklastenaktivität,

---

* Chemische Analoga sind molekulare Doppelgänger, jedoch mit feinen Unterschieden, wie der Substitution eines Sauerstoffatoms durch ein Kohlenstoffatom. Bisphosphonate sind in derselben Weise Analoga der natürlichen Substanz Pyrophosphat, wie Provera®/Prodafem® ein Analogon von Progesteron ist.

doch tun sie es auf eine natürliche Weise, die den Knochenaufbau durch die Osteoblasten nicht unterdrückt und daher immer noch durch Wirkstoffe, wie Progesteron, Testosteron oder Strontium, stimuliert werden kann.

So geht die durch Bisphosphonat induzierte Stabilisierung des Knochens immer auf Kosten des normalen Knochenumbaus – ein höchst unnatürlicher Vorgang.

Was bedeutet dies auf lange Sicht für die Knochengesundheit? Das ist eine entscheidende Frage, denn eine nur kurzzeitige Behandlung mit diesen Medikamenten hat keine positiven Auswirkungen. Eine Frau, die ab einem Alter von 55 Jahren Bisphosphonate einnimmt, könnte sie nach 25 oder 30 Jahren immer noch nehmen, sofern sie gesund bleibt und sie verträgt.

Die längste bisher bekannte Studie mit Fosamax® – über einen Zeitraum von 10 Jahren – ergab offenbar keinerlei Hinweise für eine Zunahme von Frakturen in späteren Jahren.[65] Die Gestaltung dieser von Merck bezahlten Studie ist jedoch kritisiert worden.[58, 60, 61]

Eine andere, viel kleinere Studie – die unabhängig von Geldern aus der Pharmaindustrie durchgeführt worden war* – präsentierte eine ganz andere Geschichte: Die Forscher wählten neun Frauen mit Osteopenie oder Osteoporose aus, die 3 bis 8 Jahre lang Fosamax® eingenommen hatten (manche in Kombination mit Premarin®/Presomen®). Trotz der medikamentösen Behandlung hatten sie im Rahmen ihrer normalen täglichen Aktivitäten, wie Gehen, Stehen und Umdrehen, andauernd seltsame, nicht an der Wirbelsäule auftretende Frakturen (am unteren Rücken, an den Hüftknochen und am Schenkelhals). Die Stellen und Umstände dieser Frakturen waren für Frauen mit Osteopenie oder Osteoporose ungewöhnlich, und keine davon war die Folge eines Sturzes oder einer anderen Verletzung. Diese Frakturen traten bei den Frauen, die sowohl Fosamax® als auch Premarin®/Presomen® nahmen, früher auf, was eine additive Wirkung der beiden Medikamente auf den Knochenabbau nahe legt.[66]

Da die Frauen während der Bruchheilung weiterhin Fosamax® einnahmen, nutzten die Forscher die Gelegenheit, die Wirkung des Medikaments auf den Heilungsprozess zu untersuchen. Was sie herausfanden, war nicht gerade ermutigend: Bei den meisten Frauen verlangsamte sich die Bruchheilung erheblich und dauerte Monate oder sogar Jahre länger, als es eigentlich hätte der Fall sein

---

∗ Die Forscher erhielten Zuschüsse vom *US Public Health Service* (Öffentlicher Gesundheitsdienst der USA) und vom *Southwestern Medical Center* der Universität von Texas in Dallas.

dürfen. Die Heilung einer Oberschenkelschaftfraktur dauerte bei einer Frau trotz offensiver Behandlung mit Metallschrauben und Stäben sowie einem Knochentransplantat mehr als 2 Jahre. Bei den meisten Patientinnen heilten die Brüche jedoch zufriedenstellend, sobald die medikamentöse Behandlung abgebrochen wurde.

Die Forscher führten an einer Stelle abseits der Frakturen Knochenbiopsien (Entnahme von Gewebeproben) durch, um sich einen Eindruck von der allgemeinen Knochengesundheit der Frauen zu verschaffen. Sie fanden eine massiv verminderte Knochenneubildung – bei einigen Patientinnen war sie nahezu hundertmal geringer, als dies bei gesunden Frauen nach den Wechseljahren normalerweise der Fall ist. Sie kamen zu dem Schluss, dass die Verschlechterung der Knochengesundheit mit an Sicherheit grenzender Wahrscheinlichkeit der Behandlung mit Fosamax® geschuldet war. Ferner sei das Problem durch die zusätzliche Verabreichung von Östrogen verschärft worden, da beide den Knochenstoffwechsel unterdrücken.

Erfahrungsbericht einer Patientin zu Fosamax®

In der medizinischen Literatur wird über den Fall von Dr. med. Dr. phil. Jennifer P. Schneider berichtet, einer Ärztin aus Tucson, Arizona, die ihre persönliche Erfahrung mit Fosamax® beschrieb. Dr. Schneider, deren Wechseljahre mit Anfang 40 vorzeitig eingesetzt hatten, war 59 Jahre alt, als sie mit der New Yorker U-Bahn fuhr und der Wagen einen Ruck machte. Der Oberschenkelknochen (Femur) ist normalerweise einer der stärksten Knochen im Körper, sie „verlagerte ihr ganzes Gewicht auf ein Bein, spürte, wie der Knochen brach, und fiel auf den Boden des Zuges", als der Wagen schlingerte, so berichtete sie in der Zeitschrift *Geriatrics*.[67] Abbildung 6.5 zeigt ein Röntgenbild von Dr. Schneiders gebrochenem Knochen.

Zum Zeitpunkt ihrer unglückseligen U-Bahn-Fahrt hatte Dr. Schneider bereits ungefähr drei Monate lang Schmerzen in ihrem

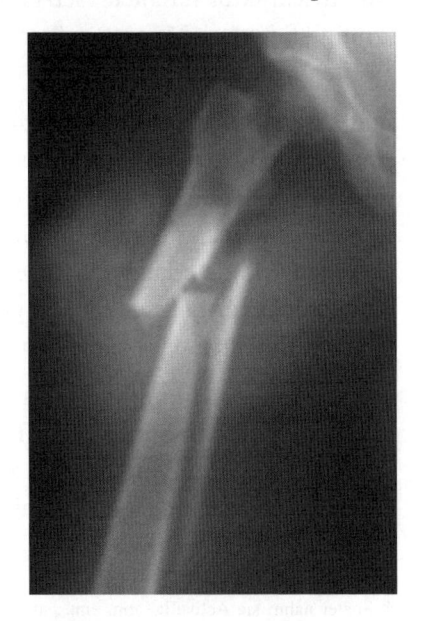

Abbildung 6.5

rechten Oberschenkel gehabt, und eine Knochenszintigrafie in der Woche zuvor hatte am rechten Oberschenkel eine Stressfraktur gezeigt. Zusätzlich zur HET und zum Kalzium hatte sie auch 7 Jahre lang Fosamax® eingenommen.

Nach dem Bruch überredeten ihre Ärzte sie, mit der Medikation fortzufahren, und taten ihre Bedenken bezüglich einer potenziellen Unterdrückung des Knochenstoffwechsels – soll heißen, der Heilung – als eine lediglich „theoretische Möglichkeit" ab. Doch trotz einer offensiven Behandlung über mehr als neun Monate, unter anderem mit elektrischer Knochenstimulation, einer Operation, in der ein Metallstab eingesetzt wurde, sowie einer zweiten Operation zur Einbringung eines größeren Stabes, widersetzte ihr Knochen sich der Heilung. Schließlich setzte sie das Medikament selbst ab – und innerhalb eines halben Jahres begann ihr gebrochener Oberschenkelknochen endlich zusammenzuwachsen.

Dr. Schneider nahm 2 Jahre lang kein Fosamax® mehr ein und konnte in dieser Zeit ihre normale Aktivität zurückgewinnen. Da weitere Knochenszintigrafien einen leichten Abbau der BMD zeigten, rieten die Ärzte ihr, wieder mit der Einnahme von Fosamax® zu beginnen. Widerwillig stimmte sie zu.

Etwa ein Jahr später spürte sie eines Morgens nach dem Aufstehen bei jedem Schritt einen Schmerz in ihrem rechten Fuß. Da sie die Möglichkeit einer erneuten Stressfraktur fürchtete, setzte sie Fosamax® wieder ab, doch eine Knochenszintigrafie zwei Monate später zeigte tatsächlich einen solchen Bruch des zweiten Mittelfußknochens.

Zum zweiten Mal innerhalb von 4 Jahren hatte Dr. Schneider eine Fraktur ohne einen vorhergehenden Sturz erlitten. Doch nun nahm sie anstelle von Fosamax® weiterhin Kalziumergänzungen und orales Östrogen plus oral mikronisiertes Progesteron ein.* Sie trug feste Schuhe, um den Fuß zu stützen, setzte auch ihre täglichen kilometerlangen Spaziergänge fort und nach mehreren Monaten war ihr gebrochener Fuß schließlich geheilt. Sie blieb bei dieser Vorgehensweise – mit dem Resultat, dass keine neuen Frakturen auftraten.

Dr. Schneider steht mit dieser Erfahrung nicht allein. Nachdem sie 2006 ihren eigenen Erfahrungsbericht veröffentlicht hatte, bekam sie zahlreiche unveröffentlichte Berichte von anderen zugeschickt, die Ähnliches erlebt hatten. Sie beschäftigte sich eingehend damit und veröffentlichte vor Kurzem die von ihr

---

* Später nahm sie Activella® ein, eine patentrechtlich geschützte Kombination aus oralem Östrogen plus Progestin (Norethindronazetat).

zusammengetragenen Fakten über dieses Phänomen.[68] In der Zwischenzeit waren, unabhängig voneinander, auch zwei andere Veröffentlichungen erschienen – eine von Ärzten in Singapur und die andere aus dem Krankenhaus für Spezielle Chirurgie in New York. Vorgestellt wurden Fälle von insgesamt 87 Männern und Frauen mit Frakturen durch „geringe Gewalteinwirkung", „geringe Belastung", „Brüchigkeit" oder „atypische" Frakturen, die mit der Einnahme von Fosamax® oder anderer Bisphosphonate in Zusammenhang standen.[66, 69]

Der vielleicht seltsamste Aspekt dieser unter der Fosamax®-Behandlung auftretenden Frakturen ist, dass sie tendenziell im oberen Oberschenkel auftreten. Da dieser Knochen primär aus hartem, dickem kortikalem Knochengewebe besteht und eigentlich der stärkste Knochen im Körper ist, kommt es bei den meisten gesunden Menschen nur nach Traumen mit sehr hoher Gewalteinwirkung zu solchen Femurfrakturen, etwa nach einem Sturz aus großer Höhe oder einem Autounfall. Dies steht in scharfem Gegensatz zu den für Osteoporose typischen Brüchen, die in relativ weichen, geschwächten spongiösen Knochen auftreten (zum Beispiel am Trochanter, dem großen Rollhügel der Hüfte, am Handgelenk, an den Rippen), und zwar nach (oder manchmal vor) einem relativ geringfügigen Trauma, wie Stolpern und Fallen. Wie Dr. Schneider in ihrem neuesten Bericht hervorhebt, wird der Femur „… nur selten infolge eines Traumas mit geringer Gewalteinwirkung brechen, es sei denn, es liegt eine extreme Osteoporose vor.[69] Die zunehmenden Berichte von Femurfrakturen durch allenfalls geringe Gewalteinwirkung bei Patienten, die seit Jahren Alendronsäure [Fosamax®] einnehmen – ein früher seltenes Ereignis –, erfordern daher weitere Studien über einen möglichen Zusammenhang zwischen Alendronsäure und Frakturen dieser Art."

Wie Bisphosphonate neuen Frakturen Vorschub leisten können

In Anbetracht dessen, wie der Knochenumbau normalerweise abläuft, kann man leicht verstehen, warum die Knochenheilung durch Bisphosphonate gehemmt werden kann (auch wenn viele Ärzte das nur widerwillig zugeben); doch wie sie neuen Frakturen tatsächlich Vorschub leisten könnten, die diese Medikamente eigentlich verhindern sollten, scheint weniger offensichtlich. Aktuell kann man sich dieses Paradoxon wie folgt vorstellen:

Der typische Stress des täglichen Lebens führt tendenziell zu Mikrorissen in Knochen. Unter normalen Umständen werden bei ansonsten gesunden Menschen dadurch die Osteoklasten und Osteoblasten auf den Plan gerufen, die den Schaden unbemerkt und ohne schlimme Folgen reparieren. Wird jedoch der

Knochenumbau (Stoffwechsel) stark behindert, wie Bisphosphonate das fraglos tun, können die Osteoklasten und Osteoblasten ihren Aufgaben nicht nachkommen, und so entwickeln sich die Schäden durch Mikrorisse – wie bei einer stark befahrenen, aber schlecht gewarteten Straße, die über viele Jahre unter dichtem Verkehr leidet – zu weiter wachsenden Ritzen und „Schlaglöchern". Diese Hypothese konnte kürzlich durch Ergebnisse tschechischer Forscher gestützt werden. Sie fanden heraus, dass die Behandlung mit Fosamax® – die die „Straßenbauer" des Körpers von ihrer Arbeit abhält – bei Frauen mit niedriger Knochenmineraldichte (BMD) zu einer steigenden Akkumulation von Mikrorissen führte.[70]

Eines muss uns klar sein: Obwohl Fosamax® die BMD erhöht, kann es trotzdem auf lange Sicht die Wahrscheinlichkeit von Knochenbrüchen erhöhen. In Tierversuchen erhöhte die durch Fosamax® herbeigeführte übermäßige Unterdrückung des Knochenumbaus das Auftreten von Mikrorissen um den Faktor zwei bis sieben. Die Akkumulation dieser Mikrorisse ohne nachfolgende Reparatur – aufgrund der Aktivität von Bisphosphonaten – scheint das Frakturrisiko zu erhöhen und gleichzeitig die Heilung zu verzögern oder zu hemmen.

Zusammengefasst kann man sagen, dass die Anwendung dieses Präparates in der Tat mit einer 20-prozentigen Verminderung der Knochenbelastbarkeit einhergeht (das ist die Fähigkeit, einem Biegedruck standzuhalten, ohne zu brechen), obwohl die Knochenstärke durch Fosamax® offensichtlich zunimmt.[71] Dr. Susan M. Ott von der Washington University in Seattle vergleicht mit Bisphosphonat behandelte Knochen mit einem alten Baum. Unter dem Druck eines starken Windes sind jüngere Bäume flexibel, und sie biegen sich problemlos, ohne zu brechen. Ältere, dichtere Bäume sind jedoch angesichts eines starken Sturms weniger flexibel und können einfach entzweibrechen.[72] „Viele Menschen glauben, dass diese Medikamente Knochen bildend sind", schrieb sie in einem Brief an eine medizinische Zeitschrift, „doch es zeigt sich, dass sie in Wirklichkeit Knochen härtend sind."[73]

In einem Leitartikel im *Journal of Endocrinology and Metabolism* (zu Deutsch etwa: „Zeitschrift für Endokrinologie und Stoffwechselgeschehen") merkte Dr. Ott an, dass Bisphosphonate, die einmal in den Knochen gelangt sind, praktisch für immer dort verbleiben und sich ihre Menge durch die Anwendung tatsächlich erhöht.[65] „Diese Medikamente werden nicht verstoffwechselt, sondern entweder über die Niere [mit dem Urin] ausgeschieden oder in den Knochen abgelagert." Und weiter schrieb sie: „Es ist keine Methode zur Entfernung aus den Knochen bekannt."[71]

Dr. Ott mahnt zur Vorsicht bei der Langzeitanwendung von Bisphosphonaten und weist darauf hin, dass die Forschung ihre vorteilhaften Wirkungen nur für eine Behandlungsdauer von 5 Jahren bestätigt. „Ich glaube, die gegenwärtigen Nachweise legen nahe, dass man eine Behandlung mit Bisphosphonaten nach 5 Jahren beenden sollte." Sie fügt hinzu: „Die Bisphosphonate in den heute gängigen Dosierungen unterdrücken die Knochenbildung in höherem Maße, als dies andere resorptionshemmende Medikamente tun. Es ist also möglich, dass sich eine Zunahme der Mikroschäden erst nach 15 oder 20 Jahren entwickeln würde – also gerade in der Zeit zwischen den Wechseljahren und dem üblichen Auftreten osteoporotischer Frakturen."

Noch mehr schlechte Nachrichten: Fosamax® steckt nicht nur in Ihren Knochen

Als ob dies nicht schon schlimm genug wäre, wurden Bisphosphonate mit mindestens drei weiteren ernsten Gesundheitsproblemen in Verbindung gebracht.

Toxische Wirkungen im Magen-Darm-Trakt

Bisphosphonate schädigen potenziell den oberen Verdauungstrakt, einschließlich Mund, Speiseröhre und Magen. Wie im offiziellen Beipackzettel für Fosamax® steht, „kann Fosamax®, wie andere Bisphosphonate, lokale Irritationen der Schleimhaut im oberen Verdauungstrakt hervorrufen. Bei der Behandlung mit Fosamax® wurde in verschiedenen Fällen über Nebenwirkungen in der Speiseröhre berichtet, wie Entzündungen, Geschwüre und Erosionen, gelegentlich mit Blutungen und seltener nachfolgender Stenose oder Perforation. In einigen schweren Fällen war ein Krankenhausaufenthalt erforderlich."[74] Neuere Berichte haben die Einnahme sogar mit Speiseröhrenkrebs in Verbindung gebracht.[75]

So ernst die Nebenwirkungen durch Bisphosphonate im Verdauungstrakt auch sind, sie lassen sich ziemlich einfach verhindern, wenn man sich genau an die empfohlenen Einnahmevorschriften hält, die im Grunde alle darauf abzielen, das die Tablette so schnell wie möglich aus dem Mund, durch die Speiseröhre und den Magen befördert wird und auf ihrem Weg möglichst wenig Kontakt mit den empfindlichen Schleimhäuten dieser Organe hat. Damit das gelingt und um die Resorption zu maximieren, empfiehlt der Hersteller Folgendes:

- Nehmen Sie Fosamax® direkt nach dem Aufstehen ein, mindestens 30 Minuten vor dem Essen, Trinken oder bevor Sie ein anderes Medikament zu sich nehmen.

- Nehmen Sie Fosamax® mit einem vollen Glas Leitungswasser ein (180–240 ml), nicht mit Mineralwasser.
- Trinken Sie anschließend noch ein viertel Glas Wasser nach.
- Legen Sie sich mindestens 30 Minuten lang nicht wieder hin und auch nicht, bevor Sie nicht mindestens 30 Minuten später Ihre erste Mahlzeit zu sich genommen haben.

Nimmt man Fosamax® mit zu wenig Wasser ein, kann das Medikament die Schleimhaut der Speiseröhre und des Magens reizen. Die möglichen Folgen reichen von Sodbrennen über perforierende Geschwüre bis hin zum Krebs. Legen Sie sich hin, solange sich das Medikament noch in Ihrem Magen befindet, riskieren Sie den Rückfluss des sauren, von der Tablette durchtränkten Mageninhalts in die Speiseröhre, wo es zu ernsten Schäden kommen kann. Nehmen Sie Fosamax® ein, solange sich noch Nahrung oder andere Medikamente in Ihrem Magen befinden, wird seine Resorption deutlich herabgesetzt und die Wirkung blockiert. Selbst die Mineralien im Mineralwasser können dies bewerkstelligen.

Trotz dieser Vorsichtsmaßnahmen – oder vielleicht, weil sie so schwer zu befolgen sind –, erweisen sich die Magen-Darm-Erkrankungen durch Bisphosphonate als häufiges und potenziell ernstes Problem. Die amerikanische Zulassungsbehörde hat in der Tat erst kürzlich verlauten lassen, dass sie mehr als 40 Fallberichte zu Speiseröhrenkrebs aufgrund der Einnahme von Fosamax® erhalten habe, bei 14 Patienten mit tödlichem Ausgang.[75] Weitere 31 Fälle von Speiseröhrenkrebs (und sechs Todesfällen) in Verbindung mit der Einnahme von Fosamax® und anderen Bisphosphonaten wurden in Europa und Japan bekannt. Die mittlere Zeitspanne vom ersten Kontakt mit dem Medikament bis zur Krebsdiagnose betrug in den USA 2,1 Jahre sowie 1,3 Jahre in Europa und Japan.[76]

Hüten Sie sich vor Kieferknochen-Nekrose

Vor Kurzem ist eine neue, sehr beunruhigende und seltene Nebenwirkung von Bisphosphonat aufgetaucht, die Kieferknochen-Nekrose, in den USA auch als „Kiefertod" bezeichnet.[77] Dabei heilt das Gewebe des Kieferknochens nach kleineren Traumen, wie einer Zahnextraktion, nicht mehr, wodurch der Knochen anfällig für eine besonders schwer zu behandelnde bakterielle Infektion und für einen Bruch wird. Eine lang anhaltende Antibiotikatherapie sowie die operative Entfernung des absterbenden Knochengewebes können erforderlich werden. Mitunter müssen eventuell sogar größere Teile des Kiefers entfernt werden.

Normalerweise kommt eine Nekrose des Kieferknochens nicht häufig vor und wird in erster Linie mit der Chemotherapie bei Krebs, der Bestrahlung von Kopf oder Hals, der Steroidtherapie (zum Beispiel mit Kortison), einer schlechten Zahngesundheit, Zahnfleischerkrankungen, Zahnoperationen, Alkoholmissbrauch und anderen Komplikationen in Verbindung gebracht. Bei vormals lediglich ein bis zwei Fällen pro Jahr waren die Ärzte einer Klinik alarmiert, als sie im Laufe von nur 3 Jahren 63 Patienten mit dieser Diagnose behandelten. Die einzige Gemeinsamkeit all dieser Fälle war die Behandlung mit Bisphosphonaten. 56 Patienten hatten Bisphosphonate (Pamidronsäure oder Zoledronsäure) intravenös als Krebstherapie über mindestens ein Jahr erhalten (89 Prozent), sieben Patienten (11 Prozent) hatten Bisphosphonate nur oral (Alendronsäure oder Zoledronsäure) als Standarddosen bei Osteoporose eingenommen.[78]

In der Folge hatte es noch weitere Berichte über Einzelfälle von Kieferknochen-Nekrose durch Bisphosphonate gegeben, doch Merck und die *American Dental Association* (zu Deutsch etwa: „Amerikanische Zahnärztliche Vereinigung") behaupten weiterhin steif und fest, dass bei oraler Anwendung von Fosamax® (sowie anderen Bisphosphonaten) nur ein geringes Risiko für solch eine Nekrose besteht.[79] Eine neuere Studie von Forschern der zahnärztlichen Fakultät der Universität von Südkalifornien kommt zu einem anderen Ergebnis.[80] Sie evaluierten die elektronisch erfassten Patientendaten, die in der Zahnklinik der Universität von Südkalifornien (USC) behandelt worden waren, und ermittelten, bei welchen es einen Zusammenhang zwischen der Einnahme von Fosamax® und einer späteren Kieferknochen-Nekrose gab. Von den 203 Patientinnen im Alter zwischen 63 und 80 Jahren, die einmal pro Woche Fosamax® eingenommen hatten, waren neun wegen Kieferknochen-Nekrose in Behandlung – etwa 4 Prozent. (Vier weitere Fälle gingen auf Zahnextraktionen und fünf Fälle auf die Bildung von Geschwüren durch schlecht sitzende Prothesen zurück). Dies waren weit mehr Fälle, als von den meisten „Autoritäten" behauptet worden war. Im Gegensatz dazu kam es bei keinem einzigen der 4384 Patienten des Krankenhauses, denen Zähne gezogen worden waren, die aber niemals Fosamax® eingenommen hatten, zu einer Kieferknochen-Nekrose.

„Man hat uns gesagt, das Risiko bei oralen Bisphosphonaten sei zu vernachlässigen, aber 4 Prozent sind nicht zu vernachlässigen", beharrte Dr. Parish

Sedghizadeh, der das Forschungsteam der USC leitete.[81] Er wies darauf hin, dass die meisten Ärzte, die Bisphosphonate verschreiben, ihre Patienten nicht über die – selbst bei kurzzeitigem Gebrauch existierenden – potenziellen Risiken des Medikaments aufklären.

Das Problem besteht darin, wie es Dr. Ott formulierte, dass das Medikament für lange Zeit im Knochen eingeschlossen bleibt (es kann selbst nach Beendigung der Einnahme 10 Jahre dauern, bis die Werte auf die Hälfte absinken). Die ständige Einnahme ermöglicht es dem Medikament, auf Werte zu akkumulieren, von denen man früher dachte, sie seien nur durch eine hoch dosierte intravenöse Verabreichung an Krebspatienten zu erzielen. Die Ergebnisse der USC zeigten, dass sich eine Kieferknochen-Nekrose auch bei oraler Einnahme von Fosamax® innerhalb von nur einem Jahr entwickeln kann.

Gegen Merck wurden mehrere Prozesse angestrengt, die dem Hersteller vorwerfen, dass Fosamax® Kieferknochen-Nekrose verursache und dass der Konzern das Risiko gekannt, es aber totgeschwiegen habe. „Wir wissen nicht, womit wir es langfristig zu tun haben", sagte Dr. Susan Ott der *Los Angeles Times*. „Bei solchen Nebenwirkungen sollten es sich gesunde Frauen zweimal überlegen, ob sie es einnehmen wollen oder lieber nicht."[82]

Und dann auch noch Herzrhythmusstörungen

Die neuesten schlechten Nachrichten über Bisphosphonate betreffen ihre Nebenwirkungen in Bezug auf die Herzfunktion. Neue Forschungen zeigen, dass Frauen, die jemals mit Fosamax® oder Reclast® (das auch unter dem Namen Zometa® vertrieben wird), behandelt wurden, ein doppelt so hohes Risiko haben, von gravierendem Vorhofflimmern betroffen zu sein – eine Form von Herzrhythmusstörung. Zu den häufigen Symptomen gehören Benommenheit, Herzklopfen, Brustschmerzen und Kurzatmigkeit, manchmal gibt es jedoch auch überhaupt keine Symptome. Unbehandelt kann Vorhofflimmern zu Flüssigkeitsansammlungen in der Lunge (Lungenödem), hydropischer Herzdekompensation sowie Blutgerinnseln führen, die zum Gehirn wandern und dort einen Schlaganfall verursachen können. Eine Analyse von drei Studien mit insgesamt mehr als 16 000 Teilnehmerinnen, von denen die meisten Medikamente gegen Osteoporose einnahmen, ergab, dass 2,5 bis 3 Prozent an Vorhofflimmern erkrankt waren und 1 bis 2 Prozent sogar schweres Vorhofflimmern erlitten, das zur stationären Aufnahme oder zum Tod führte.[83, 84]

SERM: Die Imitatoren von Östrogen

Die andere wichtige Klasse synthetischer Pharmapräparate in der Behandlung von Osteoporose sind die sogenannten SERM (Selektive Östrogen-Rezeptor-Modulatoren). Diese Medikamente, von denen bisher nur eines – Evista® (mit dem Wirkstoff Raloxifen) – von der FDA zur Vorbeugung oder Behandlung von Osteoporose in den USA zugelassen wurde, haben eine deutliche Zunahme der Knochenmineraldichte in der Lendenwirbelsäule und dem Oberschenkelhals gezeigt, sowie eine Reduzierung von Wirbelbrüchen um 30 Prozent bei Frauen, die zuvor bereits Frakturen hatten, und um 50 Prozent bei Frauen, die vorher noch keine hatten.* Evista® verringert jedoch nicht das Frakturrisiko der Hüfte und anderer Knochen, die keine Wirbel sind.[85] Die Gründe für diese Diskrepanz sind nicht bekannt.

Evista® wirkt, weil es auf molekularer Ebene Östradiol und anderen bioidentischen Östrogenen leicht ähnelt; es ist nicht dasselbe, aber doch ähnlich genug, um einige typische Östrogeneffekte imitieren zu können. Strukturell gesprochen verhält sich Evista® zu Östrogen wie Provera®/Prodafem® zu Progesteron, wenngleich Evista®, trotz zugegebenermaßen begrenzten Belegen, sicherer erscheint als Provera®/Prodafem®.

Evista® wirkt in manchen Punkten wie ein Östrogen, in anderen nicht. Die Hemmung des Knochenabbaus ist ein solcher Punkt, doch es stimuliert offenbar das Zellwachstum in Brust und Endometrium nicht und vermindert so – im Vergleich zu Östradiol und anderen Östrogen imitierenden Medikamenten – das Krebsrisiko in diesen für Östrogene sehr empfindlichen Geweben. Neuere Forschungsergebnisse führten sogar zu einer FDA-Zulassung von Evista® zur Behandlung von Brustkrebs.

Obwohl Evista® sicherer als Fosamax® und die anderen Bisphosphonate zu sein scheint, können wir keinen Grund dafür erkennen, es bioidentischen Östrogenen und bioidentischem Progesteron und/oder Strontium vorzuziehen. Einmal

---

* Das andere bekannte SERM ist ein synthetisches Pharmapräparat, das Tamoxifen (Nolvadex®) heißt und mehr als 25 Jahre in der Behandlung verschiedener Arten von Brustkrebs eingesetzt wurde. Tamoxifen wirkt durch die Besetzung und Neutralisierung von Östrogenrezeptoren auf Brustzellen, hindert so Östradiol und Östron an der Stimulierung dieser Zellen und möglicherweise auch daran, das Wachstum maligner Brustzellen anzutreiben. Wie Evista® reduziert auch Tamoxifen den Knochenabbau, doch es ist in den USA für diesen Zweck nicht zugelassen, da es, im Gegensatz zu Evista®, das Wachstum der Gebärmutterschleimhaut stimuliert und so Gebärmutterkrebs verursachen kann. Diese Nebenwirkung hat verständlicherweise seinen Einsatz bei der Behandlung von Brustkrebs ebenfalls begrenzt. (Mehr zu diesen Medikamenten lesen Sie in Kapitel 7.)

abgesehen davon, dass es offenbar nicht in der Lage ist, Frakturen der Hüfte und anderer nicht vertebraler Knochen zu verhindern, kann es außerdem unangenehme Nebenwirkungen verursachen, wie Hitzewallungen und Beinkrämpfe. Nicht vergessen sollte man aber, dass Evista® mit einem erhöhten Risiko für die potenziell gefährliche venöse Thromboembolie in Verbindung gebracht wurde – Blutgerinnsel in den Bein- und Lungenvenen –, die zwar selten, doch potenziell verheerend ist.[85] Da Evista® ein östrogenähnliches Medikament ist, können zudem nicht gleichzeitig bioidentische Östrogene eingenommen werden. Welche Vorteile auch immer es in Bezug auf die Verhütung von Osteoporose (und möglicherweise Brustkrebs) hätte, sie würden im Hinblick auf die vielen weiteren Vorteile des Östrogens für die Haut, den Urogenitaltrakt sowie das Herz und die Gefäße wieder verloren gehen. (Mehr über einen möglichen Zusammenhang von SERM und Krebs finden Sie in Kapitel 7.)

Wie man die Knochen auf natürliche Weise stärkt

Mit bioidentischen Hormonen und Strontium (zusammen mit Kalzium, Vitamin D, Magnesium, Vitamin K_2 – als Menaquinon – Zink, Kupfer, Selen, Mangan, Molybdän, Bor und Silizium) kann Osteoporose wirksam verhütet und behandelt werden. Seit 2002 eine natürliche Strontiumverbindung (Strontiumzitrat) in den USA und Kanada erstmals frei verkäuflich wurde, nahm bei jeder Frau mit Osteoporose oder Osteopenie (der milderen Form) innerhalb eines Jahres oder eher die Knochendichte deutlich zu – und stieg in den folgenden Jahren noch weiter an –, wenn sie diese Nährstoffkombination einnahm. Noch bessere BMD-Werte erzielten die Frauen, wenn sie bioidentische Hormone anwandten.* Und was besonders wichtig ist: Keine Frau, die zur BHT zusätzlich Kalzium, Strontium und die anderen aufgeführten Nährstoffe einnahm, erlitt einen neuen Bruch!

Bioidentische Hormone und Strontium (zusammen mit Kalzium und den anderen genannten Nährstoffen) bergen weitaus geringere Risiken als SERM-Präparate (wenn es auch noch nie zur Durchführung vergleichender Studien kam oder jemals dazu kommen wird). Angesichts dieser Fakten möchte man meinen, dass die Wahl auf der Hand liegt!

---

* Forscher haben darauf hingewiesen, dass Strontium ein „dichteres" Mineral ist als Kalzium, sodass ein Teil der gemessenen Zunahme an Knochendichte wegen dieser unterschiedlichen molekularen Dichte abgezogen werden sollte. Das mag zwar stimmen, doch selbst wenn man einen Teil „abzieht", ist die von mir beobachtete Zunahme der Knochendichte erheblich. Andere Studien haben ergeben, dass ein strontiumhaltiger Knochen dieselbe kristalline Struktur und Flexibilität hat wie ein Knochen ohne Strontium.

Kapitel 7
Krebs durch Hormonersatz?

Diese „einfache" Frage ist bei genauerer Betrachtung wesentlich komplexer, als sie zu sein scheint: Was genau ist gemeint? Man muss in diesem Fall beispielsweise folgende weitere Fragen stellen:

Um welche Östrogenarten geht es?
Manche Humanöstrogene, wie Östradiol und Östron, sowie nicht humane Pferdeöstrogene (konjugierte Equinöstrogene, CEE) und das hochwirksame patentrechtlich geschützte „Östrogen" Ethinylöstradiol wirken in Brust und Gebärmutter deutlich stärker Krebs erregend als andere. Insbesondere Pferdeöstrogene wurden nachweislich mit der Entwicklung von Brustkrebs in Verbindung gebracht. Östriol ist jedoch anders. Je mehr Östriol im Verhältnis zu Östron und Östradiol eine Frau im Körper hat, desto geringer scheint ihr Brustkrebsrisiko zu sein. In Gegenwart von Östradiol oder Östron wirkt Östriol Krebs hemmend gegenüber den Krebs erregenden Aktivitäten anderer Östrogene.

Progesteron oder Progestin?
Progesteronartige Pharmapräparate, die Progestine – meist Provera®/Prodafem® (Medroxyprogesteron) – ersetzen (natürlich auf Betreiben der Pharmakonzerne) das Progesteron, um den kanzerogenen Östrogenen (insbesondere Premarin®/Presomen®) zur Verhinderung von Gebärmutterkrebs „entgegenzuwirken". So hilfreich sie in dieser Hinsicht in der Gebärmutter wirken können – sie entwickeln dennoch ein eigenes kanzerogenes Potenzial in der Brust, wo sie sogar zur „östrogeninduzierten" Zellvermehrung beitragen können. Im Gegensatz dazu besitzt bioidentisches Progesteron nur geringes bis gar kein eigenes kanzerogenes Potenzial, weder in der Gebärmutter noch in der Brust (oder irgendwo sonst), und es trägt außerdem dazu bei, die Krebs erregenden Wirkungen hochwirksamer Östrogene zu modulieren.[1]

Welche Metaboliten (Stoffwechselprodukte) des Östrogens?
„Gute" (nicht kanzerogene) Östrogenmetaboliten oder „schlechte" (kanzerogene) Östrogenmetaboliten? Der Verzehr bestimmter allgemein bekannter Gemüsesorten und/oder Nahrungsergänzungen, die aus solchen Gemüsen stammen, können das Verhältnis von „guten" zu „schlechten" Östrogenmetaboliten

verbessern und damit helfen, das Brustkrebsrisiko zu vermindern. Dagegen kann die Anwendung synthetischer Progestinpräparate die Bildung eines der schlechtesten dieser „schlechten" Östrogenmetaboliten begünstigen.[2] Einige nicht kanzerogene Humanöstrogenmetaboliten werden von Pharmakonzernen und Regierungsbehörden laufend in klinischen Studien auf ihre Eignung als sichere Anti-Krebs-„Medikamente" getestet. (Es ist als Teil ihrer Marketingstrategie üblich, dass Pharmakonzerne – ganz zu schweigen von den meisten Ärzten, die den Unterschied nicht zu kennen scheinen – hundertprozentig bioidentische Östrogenmetaboliten „Medikamente" nennen.)

✻

Vor zehn Jahren vertraten wir in unserem ersten Buch *Natural Hormone Replacement for Women over 45*[3] (nur in Englisch erhältlich; zu Deutsch etwa: „Natürlicher Hormonersatz für Frauen über 45") die Ansicht, es gebe genügend solide Belege dafür, dass die konventionelle Hormonersatztherapie (Premarin®/Presomen® plus Provera®/Prodafem®) das Brustkrebsrisiko deutlich erhöht. Die Schulmedizin war jedoch größtenteils der Ansicht, hier sei das letzte Wort noch nicht gesprochen.

Normalerweise bedeuten Hinweise auf eine mögliche Erhöhung des Krebsrisikos durch ein herkömmliches Pharmapräparat (oder jede andere Substanz) – selbst dann, wenn sie nicht eindeutig sind –, dass die Substanz vorsorglich vom Markt genommen wird. Der konventionellen HET ist es jedoch gelungen, dem „Fallbeil" der FDA zu entkommen: Es wurde aufgrund ziemlich schwacher Belege gemutmaßt, die HET könnte alle erhöhten Krebsrisiken durch ihren Schutz vor den häufigeren, jedoch ebenfalls ernsten Risiken ausgleichen (etwa Herzinfarkt, Schlaganfall, osteoporotischer Knochenbruch und Demenz).

Seit die Ergebnisse der WHI-Studie im Juli 2002 diese Mutmaßung schließlich als Lüge entlarvten, erging es der HET ähnlich wie dem Kaiser im Märchen „Des Kaisers neue Kleider" – sie stand plötzlich nackt da und war überhaupt nicht mehr so schön. Diese große placebokontrollierte Doppelblindstudie (sowie andere, weniger bekannte) bestätigten, dass die konventionelle Hormonersatztherapie nicht nur das Brustkrebsrisiko erhöhte (was nicht besonders überraschend war), sondern auch die Risiken für Herzinfarkt, Schlaganfall, Harninkontinenz und Senilität – also das genaue Gegenteil dessen, was ursprünglich erwartet worden und wofür jahrelang weithin geworben worden war.[4] Drei Jahre später veröffentlichte die *International Agency for Research on Cancer*

(IARC, Internationale Krebsforschungsbehörde), eine Abteilung der Weltgesundheitsorganisation (WHO), eine Stellungnahme und erklärte, dass „... die Empfängnisverhütung und die Behandlung in den Wechseljahren mit kombinierten Östrogen-Progesteron-Präparaten für den Menschen Krebs erregend sind"[5] Wie in Kapitel 1 beschrieben, kam es schließlich, wie es kommen musste, als Forscher des *MD Anderson Cancer Center* in texanischen Houston den entscheidenden Beleg erbrachten – eine „bombensicher" nachgewiesene Verbindung zwischen der konventionellen HET und einem erhöhten Brustkrebsrisiko.[6–8]

In den darauffolgenden Jahren seit den Enthüllungen der WHI-Studie haben sich Millionen von Frauen von der HET ab- und viele davon der BHT zugewandt. Verständlicherweise wollen all diese Frauen auch wissen, ob die Therapie mit bioidentischen Hormonen wirklich ein geringeres Krebsrisiko birgt als die konventionelle Hormonersatztherapie. Die mächtigen Stimmen der Schulmedizin behaupten mit vereinter Kraft, dass die BHT im Hinblick auf das Krebsrisiko sich nicht von der konventionellen HET unterscheide und man ihr niemals trauen dürfe, bevor sie nicht „richtig" – im Sinne von groß angelegten, placebokontrollierten Doppelblindstudien – getestet worden sei.*

Da widersprechen wir leidenschaftlich! Es gibt genügend Nachweise, viele davon aus unabhängiger Forschung – einige aus Studien an Menschen und einige aus Laborstudien mit menschlichen Krebszellen –, die alle in dieselbe Richtung weisen: Dass nämlich die BHT ein weitaus geringeres Krebsrisiko beinhaltet als die konventionelle HET, und dass die Therapie mit bioidentischen Hormonen überdies in vielen Fällen zur Krebsprävention beitragen kann.

„MISSION" ausgeführt

Wir könnten zahllose Gründe dafür aufzählen, warum die schulmedizinische „Linie" reiner Unsinn ist, doch die klarste Aussage ergibt der Verweis auf die Ergebnisse einer neuen großen französischen Studie (mit mehr als 6 700 Frauen nach den Wechseljahren), die unter dem Akronym MISSION bekannt ist.[9] Die MISSION-Studie verglich die Anzahl von Brustkrebs-Neuerkrankungen von

---

* Dass Premarin®/Presomen® plus Provera®/Prodafem® (Prempro®/Climopax®) noch immer zur Behandlung von Symptomen der Wechseljahre „zugelassen" ist (wenn auch in engeren Grenzen), beweist die politische Schlagkraft der Pharmakonzerne, ganz zu schweigen von der geradezu inzestuösen Beziehung zu der amerikanischen Bundesbehörde, die diese Angelegenheiten regeln sollte.

Frauen, die innerhalb der vorangegangenen fünf Jahre einer Form der Hormonersatztherapie „ausgesetzt" waren, und von Frauen, die sich entweder noch nie einer Hormonersatztherapie unterzogen oder sie mehr als fünf Jahre vor Studienbeginn beendet hatten. In der MISSION-Studie betrug die durchschnittliche Hormoneinnahme 8,3 Jahre, also fünf Jahre länger, als die konventionelle HET in der WHI-Studie durchgeführt wurde. Dennoch ergab die MISSION-Studie, anders als die WHI-Studie, kein erhöhtes Brustkrebsrisiko für Frauen, die sich einer Hormonersatztherapie unterzogen hatten.

Warum dieser Unterschied? Die MISSION-Forscher sagen, der Hauptgrund sei wahrscheinlich, dass französische Frauen in der Regel keine konventionelle HET nach amerikanischem Muster machen. Mindestens drei Viertel der Teilnehmerinnen setzten nämlich topisch anzuwendendes Östradiol ein in Kombination mit entweder bioidentischem Progesteron (44 Prozent) oder einem anderen Progestin als Provera®/Prodafem® (56 Prozent). Wenn es auch unter den diversen Hormonersatztherapien der MISSION-Studie keine *wesentlichen* Unterschiede in der Zahl der Brustkrebs-Neuerkrankungen gab, so kann man doch sagen, dass topisch anzuwendendes Östradiol plus bioidentisches Progesteron (eine oral einzunehmende mikronisierte Rezeptur) zu den sichersten Anwendungen gehörten.

Keine Behandlung kann zu 100 Prozent sicher sein, doch wir glauben, wenn man die medizinische Literatur ordentlich studiert – die MISSION-Studie ist schließlich nur eine von vielen Untersuchungen, die zu ähnlichen Ergebnissen kommen –, dann bleibt wenig Zweifel, dass bioidentische Hormone ein weitaus geringeres Krebsrisiko (und andere Risiken) bergen, als dies bei Pferdeöstrogenen und anderen von der FDA zugelassenen Hormonprodukten der Fall ist.

In den 25 Jahren, seit ich (JVW) das erste von mehr als 5 000 Rezepten ausstellte über bioidentische Östrogene und Progesteron für Frauen in den Wechseljahren (und für Männer mit niedrigen Androgenwerten, die bioidentisches Testosteron einnahmen), gab es, soweit ich weiß, nur einen Fall einer möglicherweise hormonell bedingten Krebserkrankung. Zugegeben, das ist keine „kontrollierte Forschung", doch wenn man die veröffentlichten Statistiken betrachtet, liegt diese Krebshäufigkeit weitaus niedriger, als sie bei der konventionellen HET erwartet worden wäre. Außerdem können wir meine Erfahrungen getrost mit denen Tausender anderer Ärzte multiplizieren, die sich in ihrer Praxis wenigstens zum Teil wieder an den natürlichen Therapien orientieren und mit der Verschreibung bioidentischer Hormone bei Hunderttausenden zufriedener Frauen vergleichbare Erfolge erzielten. Auch wenn es keine „eindeutigen" Studien nach Art der FDA gibt, kann man die Realität solcher direkter Erfahrungen schwerlich leugnen.

Trotz aller positiven praktischen Erfahrungen wollen wir im Folgenden dennoch die Rolle untersuchen, die, wie die wissenschaftliche Forschung gezeigt hat, natürliche und bioidentische Östrogene und Progesteron sowie die herkömmlichen „Östrogen"- und Progestinprodukte bei der Entwicklung von Krebs spielen können.

Warum *manche* Östrogene Krebs verursachen können

Man glaubt, dass Östrogene das Krebsrisiko in erster Linie aufgrund ihres anabolen Charakters erhöhen. Das normale „Tagesgeschäft" anaboler Hormone besteht darin, das Wachstum neuen Gewebes zu stimulieren, zum Beispiel monatlich die Gebärmutterschleimhaut zur Vorbereitung der Einnistung eines Embryos sowie die Schleimhaut der Milchgänge und anderen Brustgewebes in Erwartung der Laktation (Milchbildung).

Die Schattenseite einer normalen anabolen Aktivität ist Krebs. Neben der Stimulierung von gesundem Gewebewachstum durch die Östrogene besteht auch die Möglichkeit, dass sie (oder andere anabole Hormone, wie Androgene und menschliches Wachstumshormon) das Wachstum und die Entwicklung von Tumorzellen stimulieren und/oder beschleunigen.

Schon mehr als ein Jahrhundert werden Östrogene mit Brustkrebs in Verbindung gebracht, seit nämlich ein schottischer Chirurg namens George Beatson von drei postmenopausalen Frauen berichtete, bei denen sich der Brustkrebs nach der Entfernung der Eierstöcke zurückbildete.[10] Dr. Beatson vermutete, dass irgendetwas in den Eierstöcken das Krebswachstum anfachte. Es vergingen jedoch weitere zehn Jahre, bis 1906 andere britische Forscher entdeckten, dass die Eierstöcke Östrogen sezernierten.[11] Somit erhöhte sich die Überlebenszeit von Dr. Beatsons Patientinnen wahrscheinlich deshalb, weil er die primäre Quelle für anabole Östrogene in ihren Körpern entfernt hatte.

Wir haben die Rolle der Östrogene bei der Förderung von normalem und anormalem Gewebewachstum der Gebärmutterschleimhaut (Endometrium) in Kapitel 2 bereits ausführlich beschrieben. Daher möge an dieser Stelle der Hinweis genügen, dass potente Östrogene, denen nicht durch Progesteron (oder ein Progestinpräparat) entgegengewirkt wird, übermäßiges Zellwachstum

(Hyperplasie) der Gebärmutterschleimhaut fördern können, das in manchen Fällen in Krebs umschlagen kann. Das gilt besonders für die potenteren Pseudo-östrogene wie Premarin®/Presomen®, doch es kann auch für die schwächer wirksamen Humanöstrogene Östradiol und Östron gelten.

Diese Erkenntnis führte in den 1970er-Jahren dazu, dass die Schulmedizin die ausschließliche Verschreibung von Premarin®/Presomen® für postmenopausale Frauen beendete und es stattdessen mit dem synthetischen Progestinpräparat Provera®/Prodafem® kombinierte. Diese Kombination reduziert zwar das Risiko für Gebärmutterkrebs tatsächlich, doch gleichzeitig erhöht sie, neben anderen ernsten Problemen, das Brustkrebsrisiko – eine Tatsache, die die Schulmedizin erst knappe 30 Jahre später entdeckte.

Im Gegensatz dazu neigt Östriol, das „schwache" Östrogen, nur in sehr geringem Maße dazu, eine Hyperplasie sowie Krebs in der Gebärmutter und der Brust oder an anderen Stellen zu verursachen, selbst wenn ihm nicht „entgegengewirkt" wird. Dies ist in der medizinischen Literatur gut dokumentiert, und einige Indizien sprechen dafür, dass Östriol sogar vor dem durch potentere Östrogene angefachten Krebswachstum schützen kann.

Man vermutet, dass es durch mindestens zwei verschiedene Vorgänge zur karzinogenen Aktivität von Östrogenen kommen kann:[12]

- Östrogene können die Krebszelltransformation (Umwandlung von gesunden in bösartige Zellen) entweder durch Schädigung von Zell-DNA oder durch Aktivierung von Krebs fördernden Genen (Onkogenen) triggern.

- Indem Östrogene das normale Zellwachstum (Proliferation) in der Gebärmutter oder der Brust stimulieren, können sie auch das Wachstum einer sehr frühen Präkanzerose beschleunigen. (Der Auslöser spielt dabei keine Rolle.)

Östrogene beeinflussen (oder auch nicht) die Proliferation von Zellen der Brust und möglicherweise den Krebs, indem sie sich an zwei verschiedene, als α- und β-Rezeptoren identifizierte Östrogenbindungsstellen – ER-α und ER-β – binden bzw. diese stimulieren.[1] Östrogene, die ER-α stimulieren, fördern tendenziell die Proliferation (Wachstum oder Vermehrung) von Brustzellen. Im Gegensatz dazu hemmen Östrogene, die ER-β stimulieren, die Proliferation von Brustzellen und schützen folglich vor Brustkrebs.

Die Forschung hat ergeben, dass Östradiol ER-α- und ER-β-Rezeptoren etwa gleich stark stimuliert, Östron hingegen stimuliert ER-α-Rezeptoren etwa fünf

Mal wirksamer als ER-β-Rezeptoren. Das hilft zu erklären, warum erhöhte Östronwerte mit einem hohen Brustkrebsrisiko einhergehen. Andererseits stimuliert Östriol ER-β-Rezeptoren etwa drei Mal stärker als ER-α-Rezeptoren, eine Förderung von Brustkrebs ist daher weniger wahrscheinlich.

Und was ist mit nun mit den Pferdeöstrogenen? Sie haben die schlimmste Wirkung, denn sie stimulieren nicht nur bevorzugt ER-α-Rezeptoren, sondern blockieren auch noch ER-β-Rezeptoren (oder regeln sie herunter). Zu allem Übel verursacht eines der Pferdeöstrogene – das beim Menschen nicht natürlich vorhandene 4-Hydroxyequilenin (siehe Kapitel 1) – DNA-Schäden, was es zu einem besonders potenten Krebserreger macht.

Je länger die Östrogenbelastung, desto größer das Krebsrisiko?

Angesichts dieser Gefahren lautet die schulmedizinische Meinung: Je mehr Östrogenen eine Frau im Laufe ihres Lebens ausgesetzt ist, desto größer ist die Gefahr, letztendlich an Brustkrebs zu erkranken. Zur Stützung dieser Hypothese wird gemeinhin festgestellt, dass Frauen einem erhöhten Brustkrebsrisiko ausgesetzt sein könnten, wenn ihre Menarche (erste Regelblutung) relativ früh einsetzte und/oder sie durchschnittlich später in die Wechseljahre kamen, weil sie dadurch der Sekretion und Belastung durch Östrogen aus den Eierstöcken insgesamt länger ausgesetzt waren.[13]

Andere Forschungen ergaben, dass die Frauen mit den höchsten Werten von Östron, Östradiol und Testosteron (sowie anderer Androgene) ein etwa doppelt so hohes Risiko einer späteren Brustkrebserkrankung hatten im Vergleich zu den Frauen mit den niedrigsten Spiegeln.[14] Diese Schlussfolgerungen mögen zwar für Östradiol und Östron gelten, sie sagen jedoch nichts über Östriol aus. Aus irgendeinem (ungeklärten) Grund wurde die Östriolkonzentration nicht thematisiert, möglicherweise ein Zeichen für die schon bekannte Geringschätzung der Schulmedizin gegenüber diesem wichtigen Hormon. Dennoch sind wir aufgrund einer großen Anzahl anderer Studien sehr zuversichtlich, dass man bei Betrachtung der Östriolkonzentrationen keine vergleichbare Beziehung zwischen Östriol und Brustkrebs entdeckt hätte. Wie wir in diesem Kapitel noch erklären werden, hätte man aber möglicherweise eine konträre Beziehung entdeckt, denn relativ hohe Östriolwerte könnten, unabhängig von der Höhe der Östradiol- und Östronwerte, vor Brustkrebs schützen.

Zusätzlich zur endogenen (ovariellen) Östrogensekretion steigt das Brustkrebsrisiko, je länger die herkömmlichen oralen Verhütungspillen, die „Östrogen" und Progestin enthalten (meist Ethinylöstradiol plus ein Progestin), und/oder postmenopausale Hormonersatztherapien mit „Östrogen" und Progestin (meist Premarin®/Presomen® plus Provera®/Prodafem®) angewendet werden. Das Datenmaterial aus mehreren großen Studien zeigt, dass Frauen, die sich der konventionellen HET über fünf oder mehr Jahre unterziehen, ein um 30 bis 40 Prozent erhöhtes Brustkrebsrisiko haben im Vergleich zu Frauen, die keine konventionellen Hormonersatzpräparate einnehmen. Wie jedoch im ersten Kapitel dargelegt wurde, sinkt das Risiko ziemlich schnell, sobald die „Hormone" abgesetzt werden und damit dem Tumorwachstum der „Brennstoff" fehlt, sodass sich nach einem Zeitraum von einem Jahr bis fünf Jahre ohne „Hormone" das übermäßige Risiko im Allgemeinen aufgelöst hat.[8, 12, 15, 16]

Die kumulative Belastung durch manche Östrogene kann zwar für einige Frauen als ein Faktor zur Krebsentstehung beitragen, doch sie ist bei Weitem nicht der einzige Grund. Die Hypothese der Langzeitexposition wird zum Beispiel von der sehr zuverlässigen folgenden Beobachtung nicht gestützt: Selbst wenn die Östrogensekretion während und nach den Wechseljahren steil abfällt, steigt das Brustkrebsrisiko für Frauen weiter. Dr. Richard A. Wiseman vom Londoner Institut für Hygiene und Tropenmedizin machte die Beobachtung, dass eine 75 Jahre alte Frau, die weder eine Hormonersatztherapie durchführt, noch in den letzten 25 Jahren eine deutliche ovarielle Östrogenstimulation erfahren hat, dennoch ein beachtlich höheres Brustkrebsrisiko hat als eine 50 Jahre alte Frau, deren maximale Östrogensekretion gerade zu Ende geht.[17]

Wäre die kumulative Östrogenstimulation nämlich von Bedeutung, argumentiert Dr. Wiseman, sollte die Menopause eigentlich eine Abnahme des Brustkrebsrisikos, und nicht eine Zunahme signalisieren. Der Rückgang der Krebs erregenden Östrogene nach den Wechseljahren sollte sich genauso auswirken, als gebe jemand das Rauchen auf: Die Krebs erregende Wirkung sinkt. So, wie das Risiko von Lungenkrebs mit jedem rauchfreien Jahr abnimmt, sollte das Brustkrebsrisiko mit jedem Jahr der sinkenden Östrogenwerte abnehmen. Genau das passiert aber nicht, wenn der Östrogenspiegel sinkt. „Die Brustkrebsraten in den westlichen Kulturkreisen fallen nicht einmal auf das höchste Niveau aus der Zeit vor den Wechseljahren zurück, obwohl die Östradiolwerte [nach den Wechseljahren] auf weniger als ein Zehntel der vorherigen Konzentration sinken", schreibt Dr. Wiseman.

Er merkt weiter an, dass die Östrogenspiegel während einer Schwangerschaft ebenfalls stark ansteigen, und die Frau in der letzten Hälfte des dritten Trimenons den zehn- bis zwölffachen Hormonmengen ausgesetzt ist. Wäre die kumulative Östrogeneinwirkung wirklich ein wichtiger Faktor, müsste das Brustkrebsrisiko in der Schwangerschaft steigen.[13] In Wirklichkeit ist Brustkrebs in der Schwangerschaft jedoch selten und mehrere Schwangerschaften – mit ihrer extrem hohen kumulativen Östrogeneinwirkung – reduzieren das Brustkrebsrisiko auf lange Sicht sogar.

Wird das Brustkrebsrisiko also durch die Östrogeneinwirkung über einen langen Zeitraum erhöht? Das scheint die falsche Frage zu sein. Wir sollten eher überlegen, ob die Einwirkung *bestimmter* Östrogene über einen langen Zeitraum das Risiko erhöht. Die Wahrscheinlichkeit, dass die Langzeitwirkung potenter Östrogene – zum Beispiel von Östradiol, Östron und CEE – gefährlich sein könnte, ist möglich. Andererseits aber scheint die Langzeitwirkung von Östriol sogar eine Schutzfunktion zu haben.

Wie eine Schwangerschaft vor Brustkrebs schützen könnte

Frauen, die vor ihrem 24. Lebensjahr gebären, haben lebenslang ein geringeres Brustkrebsrisiko, und jede folgende Schwangerschaft senkt es weiter.[18] Was hat es mit der Schwangerschaft auf sich, dass sie eine Art Langzeitschutz vor Brustkrebs zu bieten scheint, obwohl die Östrogenspiegel während dieser Zeit außergewöhnlich hoch sind?

Sowohl eine Schwangerschaft als auch Brustkrebs sind solch komplexe Geschehnisse, dass niemand es mit letzter Sicherheit weiß, auch wenn einige Fakten als mögliche Erklärungen hervorstechen: Zum einen steigen während einer Schwangerschaft nicht nur die Östrogenspiegel, sondern auch andere Hormonwerte drastisch an, gegen Ende ist Progesteron sogar um das Sieben- bis Achtfache erhöht. Progesteron ist als „Gegenspieler" der kanzerogenen Eigenschaften potenter Östrogene schon lange und auch gut dokumentiert. Wenn Mutter Natur es also für notwendig hält, während der Schwangerschaft die Östrogenspiegel anzuheben, dann gibt sie auch eine gute Portion Progesteron dazu, um deren natürliche Krebs erregende Wirkung zu dämpfen (so, wie es auch während der Menstruation jeden Monat 10 bis 14 Tage lang in der Gebärmutter der Fall ist).

Nur in wenigen Studien wurde die Korrelation zwischen den in der Schwangerschaft gefundenen Werten steroidaler Geschlechtshormone und der späteren

Der Einfluss der Steroidhormonwerte in der Schwangerschaft auf das spätere Brustkrebsrisiko

[Balkendiagramm: Brustkrebsrisiko (relative Wahrscheinlichkeit) für Progesteron, Östron, Östradiol und Östriol, jeweils Höchste Werte vs. Niedrigste Werte]

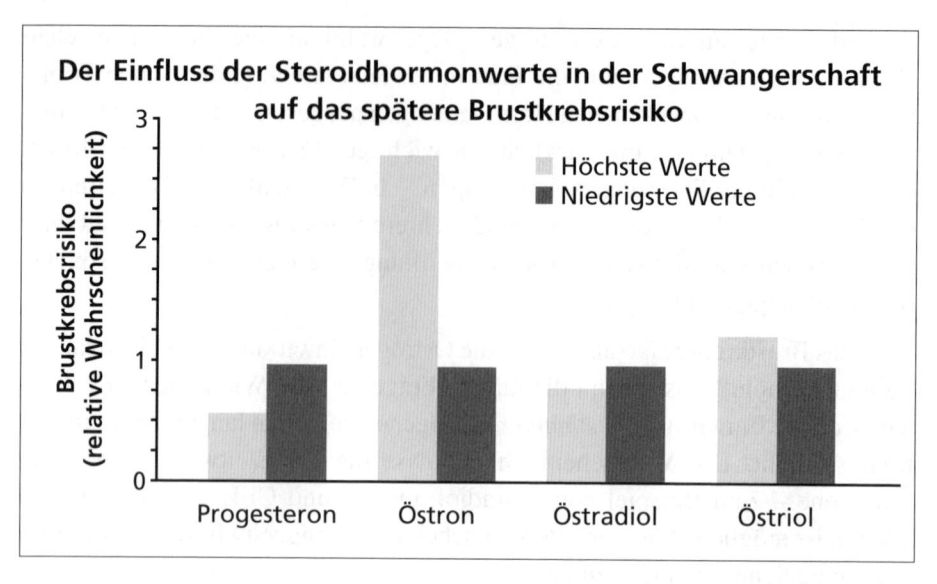

Abbildung 7.1: Das Verhältnis zwischen Progesteron-, Östron-, Östradiol- und Östriolwerten und dem späteren Brustkrebsrisiko (relative Wahrscheinlichkeit) in den folgenden 30 Jahren: Im Vergleich zu den niedrigsten Progesteronwerten verminderten die höchsten während einer Schwangerschaft gefundenen Werte das spätere Brustkrebsrisiko um 40 bis 50 Prozent. Im Gegensatz dazu steigerten die höchsten Östronwerte das Risiko um mehr als 200 Prozent. (Quelle: Peck et al., 2002)

Entwicklung von Brustkrebs untersucht. Eine davon verglich eine Gruppe von Frauen, die zwischen 1959 und 1966 schwanger gewesen waren und später an Brustkrebs erkrankten, mit einer Kontrollgruppe, in der kein Brustkrebs aufgetreten war. Die Ergebnisse zeigten, dass sich der – während der Schwangerschaft bestimmte – Progesteronspiegel der Frauen als nachhaltig und umgekehrt proportional zu einem im Alter von 50 Jahren oder früher (aber nicht später) diagnostizierten Brustkrebs erwies. Die Frauen mit den höchsten Progesteronwerten während der Schwangerschaft hatten ein um 40 bis 50 Prozent vermindertes Risiko, später an Brustkrebs zu erkranken, im Vergleich zu den Frauen, deren Progesteronwerte während der Schwangerschaft am niedrigsten waren (Abbildung 7.1). Mit anderen Worten, je höher die Progesteronwerte während der Schwangerschaft sind, desto geringer ist das Brustkrebsrisiko im späteren Leben.[19] (Wichtig: Wir sprechen hier von Progesteron, nicht von Medikamenten, die Pseudoprogesteron enthalten, wie Provera®/Prodafem®; die Einnahme von Provera®/Prodafem® in Kombination mit Premarin®/Presomen® erhöht das Brustkrebsrisiko sogar.[20])

Ein weiterer wichtiger Faktor in Bezug auf das Brustkrebsrisiko mag in der Natur der in der Schwangerschaft gebildeten Östrogene liegen. Östriol gehört zu den Östrogenen, die Frauen während ihrer fruchtbaren Jahre hauptsächlich bilden. Während einer Schwangerschaft überflutet das überwiegend von Fötus und Plazenta gebildete Östriol den Körper buchstäblich und steigt bis zur Geburt immer weiter an. Bis zum Ende des dritten Trimenons können die Östriolwerte um 1000 Prozent steigen, das heißt, sie liegen zehnmal höher als die Östron- und Östradiolwerte.[21]

Und wenn dies als Bestätigung für die Sicherheit von Östriol noch nicht ausreicht, so können viele weitere Indizien angeführt werden, die im Vergleich mit anderen natürlichen oder bioidentischen Östrogenen (und herkömmlichen „Östrogenen") Hinweise dafür liefern. Wie bereits erwähnt, tendiert Östriol nur in sehr geringem Maße zur Stimulation des Zellwachstums in Gebärmutter und Brust, und es kann sich sogar hemmend auf die kanzerogenen Eigenschaften der anderen, potenteren Östrogene (und Pseudoöstrogene) auswirken. Man glaubt, dass die extrem hohen Östriolwerte in der Schwangerschaft das sich entwickelnde fötale Gewebe vor Krebs schützen können, ausgelöst durch die in dieser Zeit ebenfalls hohen Östron- und/oder Östradiolwerte.

In der erwähnten Studie über die Progesteronwerte in der Schwangerschaft und das nachfolgende Krebsrisiko bestimmten die Forscher auch die schwangerschaftsbedingten Werte von Östron, Östradiol und Östriol. Östron wird oft als das am stärksten Brustkrebs erregende Humanöstrogen bezeichnet, und die Studienergebnisse stützen die Schlussfolgerung. Die Forscher konnten einen engen Zusammenhang zwischen den Östronwerten (nicht aber den Östradiol- und Östriolwerten) und einer späteren Brustkrebserkrankung belegen. Die Frauen mit den höchsten Östronwerten in der Schwangerschaft hatten ein mehr als doppelt so hohes Brustkrebsrisiko, als es bei den Frauen mit den niedrigsten Werten der Fall war (Abbildung 7.1).[19]

Der Grund für das in der Schwangerschaft zirkulierende Östriol wurde in einer Studie dargelegt, über die Dr. phil. Pentii K. Siiteri und Kollegen vom amerikanischen Gesundheitsdienst (USPHS, *US Public Health Service*) berichteten.[22] Von Frauen, die zwischen 1959 und 1967 mindestens ein Kind geboren hatten, waren in der Schwangerschaft Blutproben entnommen und konserviert worden. Später wurden sie aufgetaut und die Spiegel der steroidalen Geschlechtshormone bestimmt.

Wie in Abbildung 7.2 dargestellt, fanden die USPHS-Forscher ein nachhaltiges und statistisch bedeutsames umgekehrtes Verhältnis zwischen den Östriolwerten während der Schwangerschaft und dem späteren Auftreten von Brustkrebs. Das heißt, Frauen mit den höchsten Östriolwerten in der Schwangerschaft hatten ein um 77 Prozent geringeres Brustkrebsrisiko im späteren Leben, wohingegen die Risikominderung bei den Frauen mit den niedrigsten Östriolwerten nur 58 Prozent betrug.*

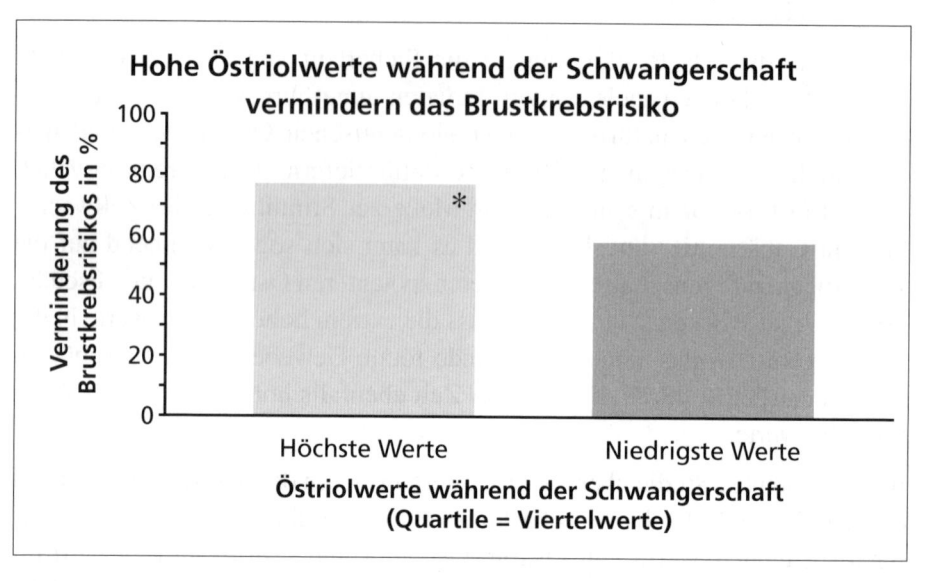

Abbildung 7.2: Die Frauen mit den höchsten Östriolwerten in der Schwangerschaft hatten – im Vergleich zu den Frauen mit den niedrigsten Werten – ein deutlich geringeres Risiko, im Laufe der folgenden 30 Jahre an Brustkrebs zu erkranken. ∗ $P<0{,}01$. (Quelle: Siiteri et al. 2002)

Körpereigener Krebsschutz

Es gibt bei der Anwendung von Östriol in vernünftiger Dosierung und nach einem physiologischen Schema (d.h. das dem natürlichen Zeitplan ähnlich ist) – anders als bei anderen „Östrogen"-Behandlungen, zum Beispiel mit Pferdeöstrogenen oder 100-prozentigen Östradiolpillen, Pflastern und Cremes –, keine Indizien für die Stimulierung einer abnorm hohen, als Vorstufe von Krebs

---

∗ Finanziert wurde dieser Forschungsauftrag seltsamerweise von der amerikanischen Armee (Befehlsbereich medizinische Forschung und Ausrüstung). Zu den Studienteilnehmerinnen gehörte eine Auswahl von 438 Frauen aus den sehr großen (15 000 Teilnehmerinnen) und sehr lange andauernden (40 Jahre) *Child Health and Development Studies* (zu Deutsch etwa: „Studien über Gesundheit und Entwicklung des Kindes").

bekannten Zellproliferation in der Gebärmutterschleimhaut, der Brust oder an anderen östrogenempfindlichen Orten.

Östriol wirkt den entsprechenden Aktivitäten der anderen, potenteren Östrogene sogar entgegen, wohl, weil es um die Östrogenrezeptorstellen konkurriert, die jene auch zum Ziel haben, und sie in freundlicher Absicht besetzt. Belegt ein „schwaches" Östriol die Rezeptorstellen, werden umso mehr potente, stärker Krebs erregende Östrogene buchstäblich verdrängt; die Möglichkeit, die Zellwucherung in Gebärmutter oder Brust anzutreiben, nimmt ab. Es sieht so aus, als würde Mutter Natur Östriol zur Regulierung dieser starken Hormone einsetzen, bevor sie ernsthaften Schaden anrichten können – es ist also eine Art Krebsschutz von innen.

Wir können die Gutartigkeit von Östriol veranschaulichen, indem wir vergleichen, welche Dosis jedes einzelnen Östrogens zur Anregung der höchsten Zellwucherungsrate in der Gebärmutterschleimhaut benötigt wird, so als würde sie sich auf die Einnistung eines Embryos vorbereiten. Diese Dosis wird „Proliferationsdosis" genannt. Je höher sie bei einem Östrogen ist, desto gutartiger (oder „schwächer") ist das Östrogen; umgekehrt ist das Östrogen umso potenter (oder potenziell schädlicher), je geringer die Dosis ist.

Laborversuche haben gezeigt, dass die Proliferationsdosis von Östriol mindestens doppelt so hoch wie die von Pferdeöstrogenen (z. B. Equilin) und Östradiol ist, sowie 60 bis 75 Mal so hoch wie die des herkömmlichen „Östrogens" Ethinylöstradiol.[23] Das heißt, es bedarf wesentlich größerer Mengen von Östriol als von anderen „Östrogenen", um eine deutliche Zellwucherung auszulösen.

Viele Jahre lang führte das dazu, dass Forscher Östriol als „schwaches Östrogen" oder „trägen Metaboliten" von Östron oder Östradiol abtaten. (Man sollte sich fragen, ob in der Schwäche des Östriols nicht gerade seine Stärke liegt. Warum sonst hätte Mutter Natur die Humanöstrogene so gestaltet, dass ein großer Teil des Östriols während der Menstruation und der überwiegende Teil während der Schwangerschaft vorliegt – etwa nur, um den leeren Platz auszufüllen?) Verglichen mit seinen potenteren Vettern wird die relativ gutartige Eigenschaft des Östradiols in der Tat zu einem verminderten oder sogar vernachlässigbaren Krebsrisiko.

Selbst die Beschreibung von Östriol als „schwaches" Östrogen kann irreführend sein. Was die Verursachung von Wucherungen betrifft, ist es zwar weniger potent, doch es ist mehr als ausreichend in der Lage, andere wichtige Östrogenfunktionen wahrzunehmen.[24] Viele Frauen haben mir [JVW] jedoch erzählt, dass sie eine höhere Dosis an Östriol (allein) benötigen als von Tri-Est, um die Symptome ihrer Wechseljahre „in den Griff zu bekommen". Und manche Frauen sagen, dass Östriol alleine, in welcher Dosis auch immer, einfach nicht reiche und dass Östradiol und Östron dazugegeben werden müssten – natürlich in bioidentischer Form –, damit „es klappt". Aus diesem Grund können Tri-Est oder Bi-Est oft die bessere Wahl sein, auch wenn Östriol manchmal als einziges Östrogen in bioidentischen Hormonersatzrezepturen verwendet wurde.

Wie hoch ist Ihr „EQ"?

Obwohl alle Östrogene aus den Eierstöcken bereits seit dem späten 19. Jahrhundert als mögliche Krebsverursacher unter Verdacht stehen, bedurfte es erst eines Dr. med. Henry Lemon, der sich die Mühe machte, die relativen Konzentrationen der drei wichtigsten Humanöstrogene unter die Lupe zu nehmen und ihre jeweilige Verbindung zur Krebsentstehung zu untersuchen. Während der 1960er- und 1970er-Jahre begann Dr. Lemon, damals Chef der Abteilung für gynäkologische Onkologie an der medizinischen Fakultät der Universität von Nebraska, sich mit der bereits beträchtlichen Laborforschung zu befassen; er wollte die Möglichkeit untersuchen, ob Östriol Frauen eine Art körpereigenen Schutz vor Brustkrebs bieten könnte.

Zuerst interessierte er sich für Östriol wegen dessen Fähigkeit, mit Östron und Östradiol in Konkurrenz um die Rezeptorstellen zu stehen – oder diese sogar zu „verdrängen" –, besonders in den kritischen Regionen wie der Gebärmutterschleimhaut und der Brust, und dies auch noch, ohne diese Rezeptoren auch nur annähernd so stark zu stimulieren wie die anderen potenteren Östrogene.[25] Vorher veröffentlichte Studien hatten gezeigt, dass sowohl Östron als auch Östradiol eine anormale Zellwucherung fördern konnten, die zu Gebärmutterkrebs (hauptsächlich Östradiol) und Brustkrebs (Östron und Östradiol) führt. Wurden der Mischung jedoch natürliche Östriolkonzentrationen hinzugefügt, hemmte dies die Wirkung von Östron und Östradiol auf die östrogensensiblen Gewebe beträchtlich.[26]

Der Körper „erwartet" von Östron und Östradiol kanzerogenes Potenzial, also verstoffwechselt er diese Hormone nur mit äußerster Vorsicht. Östradiol und Östron, die nicht unmittelbar benötigt werden, können durch ihre Bindung an bestimmte Proteine (z. B. an SHBG oder Albumin) oder durch schnelle und irreversible Umwandlung zu dem praktisch nicht Krebs erregenden Östriol neutralisiert werden.

Sind die Östriolwerte im Verhältnis zu Östron und Östradiol niedrig, so argumentierte Dr. Lemon, könnten diese beiden Hormone, die nun nicht mehr so sehr durch die Konkurrenz mit Östriol „behindert" werden, mehr ihres Krebs erregenden Potenzials freisetzen; je weniger Östriol vorhanden ist, desto größer ist das Risiko. Wäre es also möglich, fragte er sich, dass manche Frauen deshalb an Brustkrebs erkrankten, weil ihr Verhältnis von Östriol zu Östradiol und Östron zu niedrig war?

Zur Beantwortung dieser Frage führte Dr. Lemon eine Vorstudie durch, für die er den 24-Stunden-Urin von Frauen sammelte, um die Werte aller Östrogene zu bestimmen. Daraus errechnete er einen „Urin-Östrogen-Quotienten" (Abkürzung: EQ, für die englischen Begriffe *Estriol*, *Estrone* und *Estradiol*), der sich einfach aus dem Verhältnis des ausgeschiedenen Östriols zur Gesamtheit des ausgeschiedenen Östrons und Östradiols zusammensetzte. Würde ein 24-Stunden-Sammelurin 150 µg Östriol und je 50 µg Östron und Östradiol aufweisen, wäre der EQ 150/100 oder 1,5 (diese willkürlichen Zahlen dienen nur der Veranschaulichung); je mehr Östriol im Verhältnis zu Östron und Östradiol vorhanden ist, desto höher ist der Quotient, und vielleicht, desto geringer ist das Brustkrebsrisiko.[27]

$$\frac{\text{Östriol}}{\text{Östron} + \text{Östradiol}} = \text{EQ}$$

Als er die Hintergrundforschung zu Östriol und Brustkrebs untersuchte, entdeckte Dr. Lemon, dass etwa zwei Drittel aller hellhäutigen Frauen mit einer Brustkrebsdiagnose subnormale Urin-EQs hatten (unter 1,0).[25] Einer eigenen kleinen Studie zufolge, an der 34 Frauen ohne Anzeichen von Brustkrebs teilnahmen, lag der durchschnittliche EQ vor den Wechseljahren bei 1,3 und später bei 1,2. Nur bei 21 Prozent dieser gesunden Frauen war der EQ niedriger als 1,0 – ein mögliches Warnzeichen (Abbildung 7.3). Bei 26 anderen Frauen mit Brustkrebs sah das Bild ganz anders aus; ihr durchschnittlicher EQ war niedrig – 0,5 *vor* den Wechseljahren und 0,8 *danach*. Fast zwei Drittel der Frauen (62 Prozent) mit Brustkrebs hatten einen EQ unter 1,0. Die gesunden Frauen schienen erheblich mehr Östriol im Verhältnis zu Östron und Östradiol zu sezernieren als die Frauen, die Brustkrebs hatten.[28]

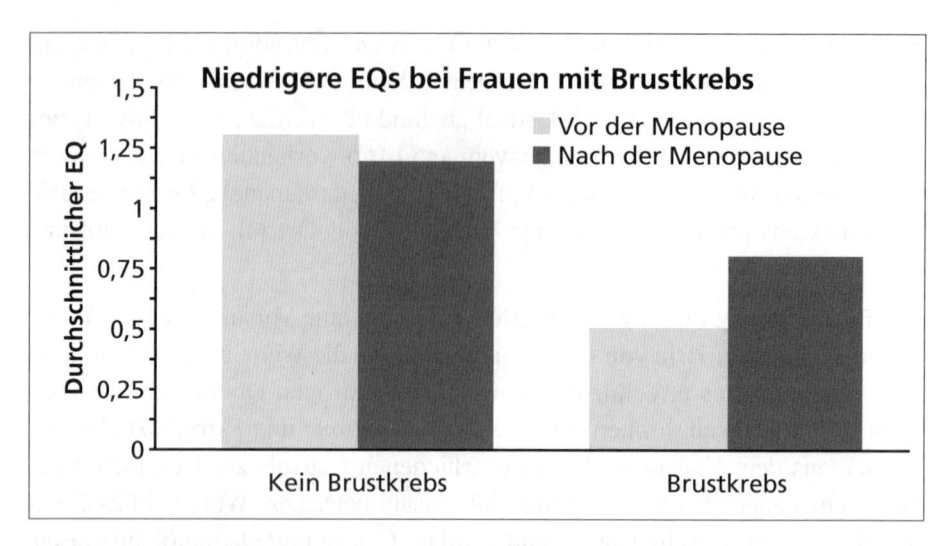

Abbildung 7.3: Der Östrogen-Quotient (EQ = die Östriolkonzentration im Urin im Verhältnis zur Gesamtkonzentration von Östron und Östradiol im Urin), der bei Frauen ohne Brustkrebs jeweils vor und nach den Wechseljahren bestimmt wurde, war deutlich höher als bei Frauen mit Brustkrebs. P <0,01 (Quelle:. Lemon et al, 1966)

Umfangreiche Veröffentlichungen von Untersuchungen anderer Forscher sowohl aus Laborstudien als auch aus der klinischen Praxis sowie die von Dr. Lemon selbst ließen das Grundkonzept, dass Östriol für die Prävention von Brustkrebs von Wert sei, glaubwürdig erscheinen:

- Tierversuche im Labor, die mehr als 500 Rattenjahre umfassten, zeigen, dass Östriol das aktivste, jemals untersuchte schützende Östrogen vor Brustkrebs ist, der von mehreren potenten Krebs erregenden Agenzien[29], unter anderem Strahlung[30], ausgelöst wird.

- Im Gegensatz zu Östron, Östradiol, Equilin, Ethinylöstradiol, DES und anderen patentfähigen „Östrogenen", denen regelmäßig nachgewiesen wird, Krebs erregend zu sein, was inzwischen auch die WHO „offiziell" bestätigt, ist aus keinen entsprechenden Studien jemals hervorgegangen, dass bio-identisches Östriol eine wesentliche kanzerogene Aktivität hat. Es stimmt, dass bei einer Einnahme extrem hoher Östrioldosen (insbesondere oral), bei einer Einnahme ohne Unterbrechung (das heißt täglich, ohne Pause), oder als Hautimplantat bei Tieren, von einer geringen kanzerogenen Aktivität berichtet wurde.[31, 32] Dies sind jedoch alles höchst unphysiologische und unnatürliche Anwendungsweisen von Östriol. Wird es in physiologischen

Dosierungen angewendet, und zwar in einer der Natur ähnlichen Weise und nach einem Zeitplan, der dem natürlichen Sekretions- und Verteilungsmuster von Östrogen im weiblichen Körper nahekommt – wie das bei der BHT der Fall ist –, hat Krebs sich niemals als ernsthaftes Problem erwiesen.

- Wird Östriol in Kombination mit Östron und Östradiol an Ratten und Mäuse verabreicht, hemmt es die Stimulation des uterinen Zellwachstums durch die potenteren Östrogene und so einen zur Entwicklung von Gebärmutterkrebs notwendigen Faktor.[33]
- Östriol fördert die Immunfunktion durch eine erhöhte Aktivität der Phagozyten (Fresszellen, die Viren und Bakterien vernichten) und anderer wichtiger Wirkmechanismen des Immunsystems.[34–36]
- Bei 60 Prozent der Probandinnen in einer Gruppe von Frauen vor den Wechseljahren, die zwar keinen Brustkrebs, jedoch andere Erkrankungen der Brust hatten, wie Fibroadenome (gutartige Geschwulst), sklerosierende Adenose (bindegewebige Umbauvorgänge und Verkalkungen) und intraduktale Hyperplasie (Zellvermehrung in den Drüsengängen), war die Sekretionsrate von Östriol niedriger als normal.[37]
- Dr. Lemon berichtete, dass bei drei Frauen mit präkanzerösen Veränderungen in der Brust, die aber noch nicht an Brustkrebs erkrankt waren, eine niedrige Östriolsekretion gefunden wurde.[27]
- Die Auswertung einer kleinen informellen, nicht veröffentlichten Studie ergab, dass etwa 40 Prozent der Frauen, deren Brustkrebs in die Knochen metastasiert hatte, unter hohen Östrioldosen eine Remission erlebten.[38]

Andere Studien, die die Verbindung zwischen EQ und Brustkrebs aus etwas anderen Blickwinkeln untersuchten, lieferten keine eindeutigen Ergebnisse.[39–42] Studien mit Gruppen asiatischer Probandinnen waren jedoch besonders interessant, da diese tendenziell eine relativ geringe Brustkrebsinzidenz sowie hohe Östriolwerte aufweisen. Bei amerikanischen Frauen findet sich dagegen eine viel höhere Brustkrebsrate in Verbindung mit niedrigeren Östriolwerten.[43, 44] Insgesamt bekommen in den USA lebende amerikanische Frauen vier bis sieben Mal häufiger Brustkrebs als in Asien lebende asiatische Frauen.

Je mehr Zeit asiatische Frauen jedoch im Westen verbringen, desto mehr steigt ihr Brustkrebsrisiko. Situationsadäquat liegt die Brustkrebsrate bei asiatischen Frauen, die in Hawaii leben, bei einem Mittelwert zwischen der Rate der jeweils in ihren Heimatländern lebenden asiatischen und amerikanischen Frauen. Auch die Östriolwerte dieser Frauen verhalten sich so.[45]

Wenn Frauen aus China, Japan oder den Philippinen in die USA einwanderten, stieg ihre Brustkrebsinzidenz um 600 Prozent. Außerdem zeigte sich, dass in den USA lebende asiatisch-amerikanische Frauen ein um 60 Prozent höheres Brustkrebsrisiko haben, als in Asien geborene asiatisch-amerikanische Frauen. Schließlich steigt das Brustkrebsrisiko bei asiatischen Immigrantinnen, die zehn Jahre oder länger in den USA leben, um 80 Prozent gegenüber den Frauen, die vor kürzerer Zeit eingewandert waren.[46]

Wenngleich den Östriolwerten zumindest ein Teil dieser interkulturellen Unterschiede geschuldet zu sein scheint, kann noch vieles andere (wie hormonelle und genetische Faktoren, Ernährung und Lebensart) die Unterschiede bezüglich des Brustkrebsrisikos erklären helfen. Wie wir noch ausführen werden, kann ein Teil der interkulturellen Unterschiede nicht den unterschiedlichen Spiegeln von „guten" und „schlechten" Östrogenen geschuldet sein, sondern auch den „guten" und „schlechten" Östrogenmetaboliten.

Mehr Fragen als Antworten

Seit der Veröffentlichung der Ergebnisse und Schlussfolgerungen von Dr. Lemon über Östriol und Brustkrebs sind mehr als 40 Jahre vergangen, doch in dieser Zeit haben sie mehr Fragen aufgeworfen als beantwortet:

- Öffnet ein offenkundiges, durch einen niedrigen EQ angezeigtes hormonelles Ungleichgewicht dem Brustkrebs Tür und Tor (*meine Schlussfolgerung stützt sich bisher auf Hinweise, ist aber noch nicht erwiesen*), oder ist der EQ einfach nur der biologische Marker – das chemische Zeichen – eines bereits bestehenden Brustkrebses?

- Könnte der EQ dazu dienen, gefährdete Frauen zu erkennen, die noch nicht daran erkrankt sind? (*Die gegenwärtig überwiegenden Indizien weisen in diese Richtung.*)

- Ließe sich Brustkrebs verhindern, wenn anormale EQ-Werte auf normale zurückgeführt werden könnten (*meiner Meinung nach schon*), und ließe sich dadurch vielleicht sogar eine beginnende Krankheit wirksam behandeln?

- Ist ein bei bestehendem Brustkrebs bestimmter EQ-Wert weniger relevant als eine Abweichung von der Norm bei einer jungen und/oder schwangeren Frau?

All das sind faszinierende Fragen, auf die es immer noch keine soliden wissenschaftlichen Antworten gibt. Obwohl durch Dr. Lemons Ergebnisse der potenzielle Wert angemessener bioidentischer Spiegel aller drei Östrogene klar nachgewiesen wurde, hat bedauerlicherweise kein anderer Wissenschaftler mit Zugang zu Forschungsgeldern von Pharmaindustrie und Regierung diese je systematisch weiterverfolgt.

Die Gründe dafür liegen auf der Hand. Dr. Lemons Forschungen sind – wie die von Dr. John R. Lee zu Progesteron und Osteoporose sowie die anderer Forscher – typisch für Studien, die erst dann durchgeführt werden, wenn die Zukunft eines neuen patentrechtlich geschützten Pharmapräparates nicht auf dem Spiel steht. Weil sie nur relativ wenig umfangreich sind und begrenzt kontrolliert werden, ist es für die tendenziell zugunsten der Schulmedizin argumentierenden „Meinungsführer" (die, wenn man nachforscht, meist auf der Gehaltsliste einer oder mehrerer Pharmafirmen stehen), einfach, ihre Ergebnisse nicht ernst zu nehmen. Es ist ganz einfach: Keine Unterstützung durch die Pharmaindustrie heißt keine Forschungsgelder; keine Forschungsgelder heißt keine placebokontrollierten Doppelblindstudien; keine Studien heißt keine Veröffentlichungen in namhaften Zeitschriften; keine Veröffentlichungen heißt kein Interesse seitens der Schulmedizin und der Medien und natürlich auch keine „Zulassung" durch die FDA.

Hilft der EQ-Test bei der Beurteilung des Brustkrebsrisikos einer Frau? Vielleicht, doch nur groß angelegte Tests über einen langen Zeitraum werden dies zur Zufriedenheit der Schulmedizin bestätigen. In der Zwischenzeit ist es für eine Frau nur sinnvoll, ihre Östrogene aus dem 24-Stunden-Urin in regelmäßigen Abständen untersuchen zu lassen (der einzigen zuverlässigen Möglichkeit, den Östriolwert und EQ zu überprüfen). Der Test ist einfach, kostengünstig und nicht invasiv, er liefert dem Arzt nützliche Informationen über den Spiegel der Geschlechtshormone, und er kann der Frau helfen, einen drohenden Brustkrebs abzuwenden – und zwar Jahre bevor er sich in einem Mammogramm oder durch eine andere „zugelassene", teure und potenziell gefährliche Untersuchung zeigt.

Kann durch einen „Wiederausgleich" der Östriol-, Östron- und Östradiolkonzentrationen eine bereits beginnende Erkrankung der Brust verhindert oder unterstützend behandelt werden, wie Dr. Lemon es als Möglichkeit in Betracht zog? Auch hier fehlen die relevanten „anerkannten" Studien, doch sagt einem der gesunde Menschenverstand, dass ein gesundes Gleichgewicht zwischen nicht Krebs erregenden und Krebs erregenden Hormonen bei bestehendem

Brustkrebsrisiko einer Frau nur hilfreich sein kann. Unterzieht sich eine Frau nach den Wechseljahren einer BHT, ist das Gleichgewicht der eingesetzten Hormone natürlich grundsätzlich sichergestellt, da Östriol immer die „Mehrheit" des Ersatzöstrogens ausmacht und andere, stärker kanzerogene Östrogene in der Minderheit sind – genau so, wie Mutter Natur es beabsichtigt hatte.

Zwar hat niemand – zumindest nicht nach den placebokontrollierten Doppelblindstandards der FDA – je „nachgewiesen", dass ein Wiederausgleich der Östrogene zugunsten eines höheren EQ für die Verhütung und/oder Behandlung von Brustkrebs nützlich sein könnte, doch widerlegt hat es ebenfalls noch niemand. Das Interesse an Dr. Lemons aussichtsreichem Vorstoß geht auf der Seite der schulmedizinischen Wissenschaftler, deren Forschung und Ruf mit den von den Pharmafirmen produzierten patentrechtlich geschützten Medikamenten und/oder den Forschungsgeldern der Regierung stehen und fallen, heute insgesamt gegen Null. *Das stärkt nicht unbedingt unser Vertrauen in die Zukunft der Medizin.*

Progesteron, Progestine und Brustkrebs

Trotz beträchtlicher Hinweise auf gegenteilige Fakten weigert sich die Schulmedizin hartnäckig, den Unterschied zwischen bioidentischem Progesteron und herkömmlichen Progestinmedikamenten anzuerkennen.* Dieser Unterschied ist im Hinblick auf die Entwicklung von Brustkrebs jedoch besonders wichtig. Es überrascht nicht, dass alle Belege – in Tierversuchen, im „Reagenzglas" und in klinischen Studien am Menschen – übereinstimmend zeigen, dass Progesteron das Brustkrebsrisiko senkt, wohingegen Progestine – insbesondere Provera®/Prodafem® – es deutlich erhöhen. Diese Forschung wurde in jüngster Zeit von Dr. Kent Holtorf im Detail überprüft.[1]

Die größten Studien (mit mehr als 80 000 Frauen) wurden in Frankreich auf Basis der E3N-Kohorte durchgeführt (*Etude Epidemiologique de Femmes de la Mutuelle Générale de L'Éducation Nationale*, kurz E3N, zu Deutsch etwa: „Epidemiologische Studie mit Frauen, die Mitglieder der Allgemeinen Versicherungsgesellschaft für das nationale Erziehungswesen sind").[47, 48] (Eine Kohorte

---

* Selbst der „Experte" mit Universitätsprofessur (der später als Empfänger von Forschungsgeldern der Pharmaindustrie entlarvt wurde), behauptete 2009 in Oprah Winfreys zweiter Sendung zum Thema bioidentische Hormone (vor amerikanischem Publikum), es gebe keinen Unterschied in der Molekularstruktur zwischen bioidentischen Hormonen und konventionellen Hormonersatzpräparaten.

meint hier eine Gruppe von Personen, in deren Lebensläufen ein bestimmtes biografisches Ereignis annähernd zum selben Zeitpunkt aufgetreten ist. Es handelt sich um eine Studie mit 98 995 französischen Frauen, die zwischen 1925 und 1950 geboren wurden und Mitglieder einer Versicherung sind, die hauptsächlich Lehrer versichert. – Anm. d. Übers.) Wie bereits erwähnt, fällt Frankreich insofern aus dem Rahmen, als die meisten Frauen nach den Wechseljahren Östrogen durch topisches Östradiol ersetzen, aber verschiedene Progestine sowie bioidentisches Progesteron verwenden. Aufgrund der Ergebnisse von Fragebögen zur Selbstbeurteilung, die zwischen 1990 und 2002 vervollständigt wurden, entwickelten 2 354 Frauen während 8,1 Jahren der postmenopausalen Nachbeobachtung invasiven Brustkrebs. Die E3N-Studie verglich das Auftreten von Brustkrebs bei Frauen, die entweder nur Östrogen oder aber Östrogen in Kombination mit entweder Progesteron oder einem herkömmlichen Progestin anwendeten.

Im Vergleich zu den Frauen, die nie irgendeine Art von Hormonersatz eingenommen hatten, war das Risiko derjenigen Studienteilnehmerinnen, die Östrogen plus Progesteron anwendeten, deutlich niedriger, an invasivem Brustkrebs zu erkranken, gegenüber den Frauen, die lediglich Östrogen oder Östrogen plus meistens Progestine nahmen. Nur ein einziges Progestin (Dydrogesteron) kam in Bezug auf die Senkung des Brustkrebsrisikos dem bioidentischen Progesteron nahe. Es ist wichtig anzumerken, dass jedes Progestin außer Dydrogesteron das Brustkrebsrisiko im Vergleich zur alleinigen Anwendung eines Östrogens erhöhte. Dagegen verminderte Progesteron das Krebsrisiko im Vergleich zur alleinigen Anwendung von Östrogen.

Provera®/Prodafem® (Medroxyprogesteronacetat), das in den USA am häufigsten, in Frankreich jedoch selten angewendete Progestin, kann eine wichtige Ursache für Brustkrebs sein. In einer Studie mit weiblichen Javaner-Affen, deren Eierstöcke entfernt worden waren, bestimmten die Forscher die Wucherung von Brustzellen (ein Marker für potenziellen Brustkrebs) nach einer Behandlung mit entweder Östradiol, mit Östradiol plus bioidentischem Progesteron oder mit Östradiol plus Provera®/Prodafem®. Die Ergebnisse zeigten, dass die Kombination aus Östradiol plus Provera®/Prodafem® zu einer deutlich größeren epithelialen Zellproliferation in der Brust führte, während Östradiol plus Progesteron keinerlei Erhöhung der Zellproliferation in der Brust nach sich zog.[49]

In einer placebokontrollierten Doppelblindstudie mit Frauen kurz vor einer Brustkrebsoperation, wurde den Patientinnen 10 bis 13 Tage lang vor der Operation topisches Östradiol, Progesteron, Östradiol plus Progesteron oder aber ein Placebo verabreicht. Die Forscher fanden heraus, dass die alleinige Gabe von Östradiol die Zellproliferationsrate in der Brust mehr als verdoppelte (Zunahme um 230 Prozent). Wurde jedoch Östradiol mit Progesteron kombiniert, sanken die Proliferationsraten um 400 Prozent.[50]

Wenn Sie also das nächste Mal einen „Experten" zum Thema Hormonersatz behaupten hören, es gebe keine Daten, die belegen, dass bioidentisches Progesteron sicherer als die synthetischen Progestinpräparate sind, denken Sie an diese Studien sowie die zahlreichen anderen, die von Dr. Holtorf überprüft wurden.[1]

SERM: „Patente" Antworten auf Östradiol?

Unsere Freunde bei der FDA haben zwei verschiedene herkömmliche Präparate, Nolvadex® (Tamoxifen) und Evista® (Raloxifen) zur Prävention und/oder Behandlung von Brustkrebs „zugelassen". Diese Medikamente, die als selektive Östrogenrezeptormodulatoren (SERM) auf dem Markt sind, sollen das Krebswachstum in östrogensensiblen Tumoren der Brust unterbinden oder hemmen helfen.

Wie wirken sie? Indem sie im Prinzip mit Östradiol und Östron um die Östrogenrezeptoren konkurrieren und die Wirkungen dieser aktiveren, stärker Krebs erregenden Östrogene „behindern". Kommt Ihnen das bekannt vor? Wenn ja, dann deshalb, weil man glaubt, dass Östriol im Wesentlichen ganz genauso wirkt.[51, 52] SERM-Medikamente konkurrieren genauso wie Östriol mit Östradiol und/oder Östron um die Östrogenrezeptoren in der Brust, doch gleichzeitig stimulieren sie diese Rezeptoren weitaus weniger intensiv, als dies die potenteren Östrogene tun. Da die Rezeptoren, die entweder von einem SERM-Präparat oder von Östriol im Brustgewebe besetzt werden, sonst von Östradiol oder Östron eingenommen würden, scheinen sie also in der Lage zu sein, die kanzerogenen Eigenschaften anderer Östrogene zu hemmen.

Das Problem der selektiven Östrogenrezeptormodulatoren ist, dass sie sich zwar in der Brust relativ gutartig verhalten können, in anderen Geweben, wie in den Knochen oder in der Gebärmutter (s. Kapitel 6), aber potente Östrogenagonisten sind (d.h. sie stimulieren Östrogen). Das ist nur gut, wenn Sie Osteoporose verhindern wollen. Nolvadex® und Evista® können jedoch selbst in den empfohlenen Dosierungen einige ernste Nebenwirkungen in anderen östrogensensiblen Geweben verursachen, und sie tun das auch. Diese reichen von verstärkten Hitzewallungen, Beinkrämpfen, Harninkontinenz und anderen

Wechseljahresbeschwerden bis hin zu Gebärmutterkrebs, Schlaganfällen und Blutgerinnseln in Beinen und Lunge.[51-54] Wenngleich Evista® ursprünglich gegenüber Nolvadex® als potenziellem Verursacher von Gebärmutterkrebs als sicherer bejubelt wurde, konnte ein genauerer Blick auf die Ergebnisse diese Hoffnung nicht bestätigen. In der Tat kann Evista® das Risiko eines Oberflächenkarzinoms in den Milchgängen, eines duktalen Karzinoms in situ (DCIS, das man für eine Präkanzerose, einen Risikofaktor für Krebs oder eine reale Form von Brustkrebs hält), sogar erhöhen.[54] Es erübrigt sich zu sagen, dass solche Risiken niemals mit Östriol in Verbindung gebracht wurden.

Die milde Stimulation durch Östriol ist im Gegenteil ausreichend, um eine große Bandbreite positiver Östrogenwirkungen auszulösen, wie die Verminderung von Hitzewallungen und die Verbesserung der urogenitalen und kardiovaskulären Funktionen (siehe Kapitel 5 und 8). Wird es gleichzeitig in Dosierungen und nach einem Zeitplan eingenommen, sodass die körpereigenen Östrogenwerte wieder hergestellt werden können, gibt es keine dokumentierten ernsthaften Nebenwirkungen oder Krebsrisiken durch Östriol (das gibt selbst die FDA zu). Wenn es überdies noch mit Östradiol und Östron kombiniert wird, hemmt es die proliferativen Wirkungen dieser potenteren Östrogene[55] genauso, wie es Evista® und Nolvadex® nachgesagt wird.

Doch bis heute versucht die FDA noch immer, den mehr als 25 Jahren der sicheren Anwendung von Östriol den Garaus zu machen und Evista® und Nolvadex® „zuzulassen". Das hat nichts mit Logik oder Wissenschaft zu tun, sondern nur mit den Profiten der Pharmakonzerne!

Vergessen Sie dieses wichtige Prinzip nicht: Wenn die moderne Wissenschaft keine glasklaren Lösungen zu bieten hat, ist es immer am sichersten, es Mutter Natur möglichst genau nachzuempfinden. Deshalb werden in der bioidentischen Hormontherapie die drei wichtigsten Humanöstrogene in solchen Anteilen eingesetzt, die denen ähnlich sind, die im Körper von Frauen seit zigtausend Generationen vorliegen. Dies ist zweifellos sicherer als die Anwendung von Pferdehormonen, anderen patentfähigen „Östrogenen", SERM oder falsch dosierten, zeitlich schlecht abgestimmten oder gar unvollständigen Östrogenen wie der alleinigen Gabe von Östradiol.

Warum Brustkrebszellen (und andere Krebszellen) keinen Brokkoli mögen

Obwohl der potenzielle Wert des Östriols und des Östrogenquotienten (EQ) im Umgang mit Brustkrebs von allen (außer den vorurteilsfreien, naturmedizinisch ausgerichteten) Ärzten größtenteils ignoriert wurde, ist in den letzten Jahren ein weiteres aufregendes, vielversprechendes Forschungsgebiet entstanden, das selbst die Schulmedizin kaum meiden kann.

Wir sprechen von den relativen Spiegeln mehrerer Östrogenmetabolite:

- 2-Hydroxyöstron
- 16α-Hydroxyöstron
- 2-Hydroxyöstradiol
- 16α-Hydroxyöstradiol
- 2-Methoxyöstron
- 2-Methoxyöstradiol

Einige dieser Metaboliten sind als stark Krebs erregend bekannt, andere dagegen als ganz eindeutig antikanzerogen. Neuere klinische Hinweise bestätigen, dass durch die Veränderung des Gleichgewichts zwischen den kanzerogenen und antikanzerogenen Östrogenmetaboliten einige Krebsarten möglicherweise abgewendet oder sogar geheilt werden können. Während dies äußerst wichtig für Frauen vor den Wechseljahren ist, kann es auch den Hormonersatz nach den Wechseljahren beeinflussen.

Ein Sermon für SERM

Fakt ist, dass es so etwas wie einen SERM (selektiven Östrogenrezeptormodulator) eigentlich gar nicht gibt, oder besser gesagt, dass wir alle Östrogene zu einem gewissen Grad als SERM bezeichnen können.

„SERM" ist im Wesentlichen ein Marketingbegriff, den die Pharmakonzerne zur Identifizierung und Unterscheidung ihrer (chemischen) Verbindungen erfunden haben. Da in Wirklichkeit jede Östrogenvariante, ob natürlich, bioidentisch oder herkömmlich, ihr eigenes selektives Muster der Östrogenrezeptorstimulation aufweist, sind alle Östrogene selektive Östrogenrezeptormodulatoren, jeweils in unterschiedlichen Graden.

> Östron wirkt stärker in der Brust als Östradiol, Östradiol wiederum wirkt stärker in der Gebärmutter als Östron. Beide wirken überall im Körper stärker als Östriol.
>
> Wie Östriol ist das SERM-Präparat Nolvadex® im Brustgewebe nur schwach aktiv, wo es mit Östron und Östradiol um die Rezeptoren konkurriert. Anders als Östriol wird Nolvadex® in der Gebärmutter jedoch zu einer ganz anderen „Bestie" und stimuliert Wucherungen und Gebärmutterkrebs. Frauen, die es zum Schutz der Brust einnehmen, erhöhen zwangsläufig ihr Risiko, an Gebärmutterkrebs zu erkranken. Dies sind leider die einzigen Alternativen, die die Schulmedizin Frauen bereits seit mehr als einem Jahrhundert anbietet.
>
> Das SERM-Präparat Evista® reagiert insofern wie Östriol und Nolvadex®, als es in der Brust relativ schwach aktiv ist, wo es ebenfalls erfolgreich um die Rezeptoren konkurriert. Evista® und Nolvadex® können jedoch Hitzewallungen und andere Nebenwirkungen auslösen – und sie nicht unterdrücken, wie das Östriol tut.
>
> Evista® und Nolvadex® unterscheiden sich tatsächlich sehr von Östriol, denn es sind patentrechtlich geschützte Medikamente und keine bioidentischen Hormone, und ihr Östrogeneinfluss kann unter Umständen gefährlich sein. Brauchen wir also noch mehr Gründe dafür, dass bioidentisches Östriol den klassischen SERM-Präparaten überlegen ist?

Was für ein aufwändiges, hoch technisiertes, genetisch ausgereiftes oder synthetisches Medikament würde man brauchen, um ein solches Wunder zu vollbringen? Solch ein Pharmapräparat gibt es derzeit nicht, und selbst wenn es eines gäbe, hätten wir kaum Zweifel daran, dass es nicht so sicher oder wirksam wäre, wie die Methoden der Natur zur Aufrechterhaltung oder Wiederherstellung des hormonellen Gleichgewichts es sind. Dazu gehören unter anderem einfach nur der Verzehr bestimmter Gemüsesorten oder die Einnahme von Nahrungsergänzungen, die manche der aktiven Pflanzenwirkstoffe enthalten, um einige der Metaboliten auszugleichen.

Wir sprechen hier aber auch nicht von seltenen Medizinpflanzen aus den Regenwäldern des Amazonas. Weit gefehlt! Wir sprechen von den guten, altmodischen Gemüsesorten aus der Familie der Kreuzblütler oder *Brassicaceae* (Mitglieder der Familie der Kohlpflanzen/Senfpflanzen), zu denen die folgenden gehören:

- Blumenkohl
- Brokkoli
- Grünkohl
- Kohl
- Kohlrabi
- Kohlrüben
- Pok-choi (Senfkohl)
- Rosenkohl
- Steckrüben

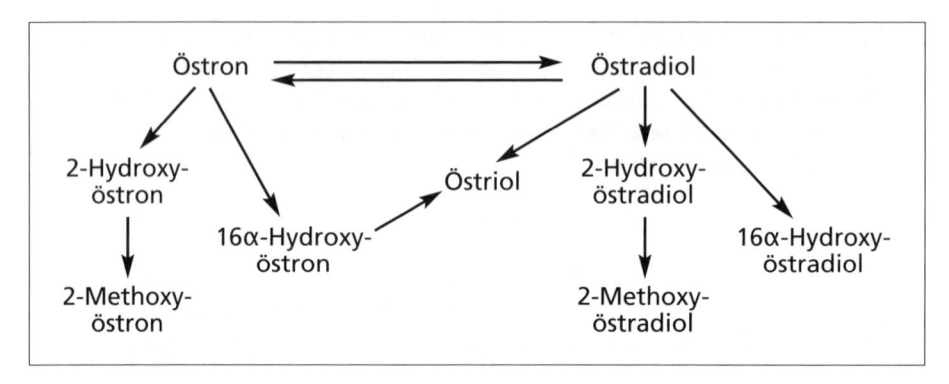

```
         Östron  ⇌  Östradiol
        ↙    ↘      ↙    ↓    ↘
2-Hydroxy-  Östriol  2-Hydroxy-
  östron               östradiol
    ↓    16α-Hydroxy-    ↓      16α-Hydroxy-
         östron                 östradiol
2-Methoxy-            2-Methoxy-
  östron                östradiol
```

Abbildung 7.4

Einige wenige Portionen dieser bekannten Gemüse pro Woche können in beträchtlichem Maße vor Brustkrebs und anderen hormonell vermittelten Krebsarten schützen. Aber wir überholen uns selbst: Um zu verstehen, wie das funktionieren könnte, müssen wir einen Schritt zurückgehen und uns noch einmal ansehen, wie Östrogene im menschlichen Körper verstoffwechselt werden. In Kapitel 4 haben wir den Stoffwechsel der steroidalen Geschlechtshormone beschrieben, wie er in Abbildung 4.2 zusammengefasst wird (s. S. 91). Abbildung 7.4 stellt einen Teil des Schemas in den Mittelpunkt und hebt die relevanten Stoffwechselschritte hervor.

Richten wir unsere Aufmerksamkeit nun kurz auf die wichtigsten Metaboliten und metabolischen Wege der Östrogene. Bitte beachten Sie in Abbildung 7.4 zuerst, dass Östron und Östradiol ineinander umgewandelt werden können, wodurch die Spiegel dieser Hormone im Gleichgewicht bleiben. Das nicht in

Östron umgewandelte Östradiol kann drei mögliche Ziele haben: Es kann entweder in Östriol, in 2-Hydroxyöstradiol oder in 16α-Hydroxyöstradiol umgewandelt werden. Schließlich kann aus dem entstandenen 2-Hydroxyöstradiol im Gegenzug auch ein Metabolit namens 2-Methoxyöstradiol werden.

Schaut man sich die Östronseite an, erkennt man ein ähnliches Muster. Das Östron, das nicht zu Östradiol wird, kann zu 2-Hydroxyöstron oder zu 16α-Hydroxyöstron verstoffwechselt werden. Wichtig ist, da immer eine feste Ausgangsmenge an Östron zur Verfügung steht, dass der Körper schließlich weniger 16α-Hydroxyöstron produziert, wenn im Gegenzug mehr 2-Hydroxyöstron entsteht. Ein wenig von dem entstandenen 2-Hydroxyöstrons kann außerdem in 2-Methoxyöstron umgewandelt werden, während ein Teil des 16α-Hydroxyöstrons zu Östriol verstoffwechselt wird.

Beachten Sie bitte, das Östriol ein Nebenprodukt des Östron- und Östradiolstoffwechsels ist.

„Gute" kontra „schlechte" Östrogenmetaboliten

Vor nicht allzu langer Zeit hat die Schulmedizin diese Metaboliten – einschließlich Östriol – als bloße „Abbauprodukte" von Östrogen abgetan und angenommen, dass sie eine geringe oder gar keine wichtige Rolle im Körper spielen. Nun lässt es sich immer weniger von der Hand weisen, dass sie entscheidende Funktionen im Krebsabwehrsystem des Körpers haben.

Dr. med. H. Leon Bradlow und seine Forschungsgruppe vom Strang-Cornell-Krebsforschungsinstitut der Rockefeller-Universität in New York sowie andere Wissenschaftler haben eine große Menge sehr überzeugender Belege dafür vorgelegt, dass man 2-Hydroxyöstron als „guten" Östrogenmetaboliten betrachten sollte, wohingegen 16α-Hydroxyöstron ein „schlechter" Östrogenmetabolit sei. „Eine Vielzahl von Studien haben belegt, dass 16α-Hydroxyöstron eine spezielle Rolle als transformierendes* Östrogen spielt, das [stärker Krebs erregend ist] als Östradiol selbst", schrieb Dr. Bradlow.[56] Dagegen ist 2-Hydroxyöstron nicht Krebs erregend und kann sogar antikanzerogen sein.

Zusammenfassend kann man also sagen (vgl. Abbildung 7.4), dass Östron zu jedem der beiden Östrogene mit entgegengesetzten biologischen Eigenschaften verstoffwechselt werden kann:

---

* „Transformierend" bezieht sich auf die Tendenz eines Agens – in diesem Fall 16α-Hydroxyöstron – in östrogenempfindlichem Gewebe Zellwachstum, Proliferation und Transformation von normalen Zellen in bösartige Zellen zu fördern.

- 16α-Hydroxyöstron ist ein starkes „schlechtes" Östrogen; in Reagenzglasversuchen ist es stärker Krebs erregend als Östradiol und für die DNS ebenso toxisch wie ein synthetischer chemischer Stoff, mit dem in Tierversuchen Brusttumoren ausgelöst werden.[57]
- 2-Hydroxyöstron ähnelt dem Östriol insofern, als es ein schwaches „gutes" Östrogen ist, das sogar Krebs vorbeugend oder hemmend wirken kann. 2-Hydroxyöstron besitzt etwa 1/10 der Östrogenaktivität von 16α-Hydroxyöstron.[58]

Alles, was das Gleichgewicht von „gutem" in Richtung „schlechtes" Östrogen verändert – also das Verhältnis von 2-Hydroxyöstron zu 16α-Hydroxyöstron (auch kurz als „2/16-Verhältnis" bezeichnet) –, kann das Risiko von östrogenbedingtem Krebs verändern. Das optimale Verhältnis (in Urinproben gemessen) scheint etwa 2:1 zu sein (das heißt, doppelt so viel „gutes" wie „schlechtes" Östrogen).

Bei Frauen vor den Wechseljahren wurden Verhältnisse um 1:1 oder niedriger durchwegs mit einem erhöhten Brustkrebsrisiko in Verbindung gebracht.[59] Durch eine Erhöhung des Verhältnisses – das heißt, der Werte von 2-Hydroxyöstron in Relation zu 16α-Hydroxyöstron –, konnte auch das Wachstum von menschlichen Kehlkopfpapillomen rückgängig gemacht werden; hierbei handelt sich um ein anormales Zellwachstum auf dem Kehlkopf durch das humane Papillomavirus (HPV) aus der Familie der Viren, die auch Gebärmutterhalskrebs verursachen. Nicht nur am Gebärmutterhals, auch in der Brust, in der Gebärmutter, in der Prostata, der Leber und den Nieren kann das 2/16-Verhältnis Krebswachstum verursachen.[60, 61]

Die Forschung an 2-Hydroxyöstron und 16α-Hydroxyöstron nimmt rasante Fahrt auf. In einer Studie mit asiatischen Frauen vor den Wechseljahren zum Beispiel, lagen die Werte von 2-Hydroxyöstron und das 2/16-Verhältnis deutlich niedriger, und der Spiegel von 16α-Hydroxyöstron bei Brustkrebspatientinnen, verglichen mit einer Kontrollgruppe von Frauen, die keinen Krebs hatten, lag erheblich höher. Das 2/16-Verhältnis war der deutlichste prognostische Faktor für Brustkrebs.[62]

Viele wissenschaftliche Ergebnisse aus Labor und Klinik bestätigen die Beziehung zwischen Brustkrebs und diesen Östrogenmetaboliten.[63] Zum Beispiel diese:

- Bei Frauen mit Brustkrebs war die Bildung von 16α-Hydroxyöstron („schlechtes" Östrogen) um 50 Prozent erhöht.[64]

- Bei krebsfreien Frauen mit familiären Fällen von Brustkrebs war 16α-Hydroxyöstron deutlich erhöht.[63]
- Frauen mit einem 2/16-Verhältnis von unter 1,0 hatten ein erhöhtes Brustkrebsrisiko und bei Ausbruch der Krankheit eine schlechtere Prognose. Umgekehrt hatten Frauen mit einem 2/16-Verhältnis von mehr als 1,0 ein geringeres Risiko und eine bessere Prognose.[65, 66]
- In zwei US-Studien verglichen Forscher Urinproben von Frauen mit und ohne Brustkrebs. In einer Studie waren bei den Frauen mit Brustkrebs alle Östrogene im Urin außer Östriol erhöht. Des Weiteren hatten Frauen mit dem niedrigsten 2/16-Verhältnis das höchste relative Krebsrisiko.[66, 67]

Insgesamt gibt es immer mehr Belege für die Hypothese, dass das Verhältnis von 2-Hydroxyöstron („gutes" Östrogen) zu 16α-Hydroxyöstron („schlechtes" Östrogen) ein wichtiger Marker und/oder Risikofaktor nicht nur für Brustkrebs, sondern für jeden östrogenbedingten Krebs ist, auch für Eierstock- und Gebärmutterkrebs bei Frauen vor den Wechseljahren sowie möglicherweise Prostatakrebs bei Männern. Die ganz einfache Aussage der Theorie ist, dass ein höheres Verhältnis zur Verhinderung (und selbst für die Behandlung) von Krebs besser und ein niedrigeres schlechter ist.

Hervorzuheben ist außerdem, dass die Belege für die 2/16-Hypothese bei Frauen vor den Wechseljahren eindeutig sind, die Hypothese jedoch nicht für postmenopausale Frauen zu gelten scheint, die keine Ersatzhormone nehmen. Auch wenn es völlig logisch und vorhersagbar erscheint, dass sie auch für postmenopausale Frauen gilt, die durch ausreichende BHT ihre prämenopausalen Östrogenspiegel erreichen, gibt es dazu bisher noch keine Forschungen.

Bemerkenswert ist auch, dass entgegen den meisten klassischen Risikofaktoren für Brustkrebs, wie Geburten im höheren Alter oder Kinderlosigkeit und eine genetische Disposition, die durch den Östrogenstoffwechsel bedingten Risiken über die Ernährung und über Sport modifizierbar zu sein scheinen. Wie wir im nächsten Abschnitt darlegen, kann die Verschiebung des höchst wichtigen 2/16-Verhältnisses in eine bevorzugte Richtung eine relativ einfache Angelegenheit der richtigen Ernährung sein.

Wie Gemüse das Krebsrisiko verringert

Bei Frauen vor den Wechseljahren kann die Erhaltung oder Wiederherstellung eines positiven 2/16-Verhältnisses durch den Verzehr von Gemüsen aus der Familie der Kreuzblütler – oder der Einnahme von Nahrungsergänzungen, die die wichtigen Nährstoffe daraus enthalten – unterstützt und so das Risiko von Brustkrebs und anderen östrogenbedingten Krebserkrankungen vermindert werden. Das ist weder Werbung für Reformhäuser noch ein Gerücht aus Vegetarierkreisen, sondern eine gut dokumentierte wissenschaftliche Tatsache.

Pro zehn Gramm (mehr) von den oben genannten Gemüsen, die Sie täglich essen, erhöht sich ihr 2/16-Verhältnis jeweils um acht Prozent.[68] Schwedische Forscher verglichen den Verzehr von Kreuzblütler- und anderen Gemüsen bei Frauen mit Brustkrebs und einer passenden Kontrollgruppe ohne Krebs. Wie Sie der Abbildung 7.5 entnehmen können, hatten Frauen, die mit 1,5 Portionen täglich am meisten Kreuzblütlergemüse aßen, ein um 42 Prozent geringeres Krebsrisiko als die Frauen, die mit etwa 0,1 Portionen pro Tag am wenigsten Gemüse zu sich nahmen.[69]

Welcher „magische" Inhaltsstoff macht diese Gemüse zu solch potenten und vielversprechenden Waffen gegen den Krebs? Kreuzblütlergemüse sind reich an verschiedenen sekundären Pflanzenstoffen, einige davon haben eine nachgewiesene antikanzerogene Wirkung.

Der sekundäre Pflanzenstoff, der bei Versuchstieren am wirksamsten gegen östrogenbedingten Krebs (von z. B. Brust, Gebärmutter, Eierstöcken) zu sein schien, heißt *Indol-3-Carbinol* (I3C).

Werden I3C-Moleküle in saures Milieu eingebracht, wie einen gesunden Magen, binden sie chemisch aneinander und bilden eine Vielzahl biologisch aktiver Produkte, deren markantestes 3,3-Diindolylmethan (DIM) ist. Jedes DIM-Molekül ist um das Zehnfache stärker als ein einzelnes I3C-Molekül, wodurch es zum stärksten bekannten natürlichen Auslöser der 2-Hydroxyöstron-Produktion wird – eine großartige Möglichkeit, das 2/16-Verhältnis zu erhöhen.[61, 70]

I3C bzw. DIM aus der Nahrung wurde als „negativer Östrogenregulator" bezeichnet.[71] Östrogen fördert typischerweise das Wachstum und Überleben von Tumoren, I3C/DIM macht das Gegenteil, es stoppt das Tumorwachstum und beschleunigt das Absterben von Krebszellen, und es mindert die kanzerogenen Eigenschaften der potenten Östrogene.[61]

Verzehr von Kreuzblütlergemüsen senkt das Brustkrebsrisiko

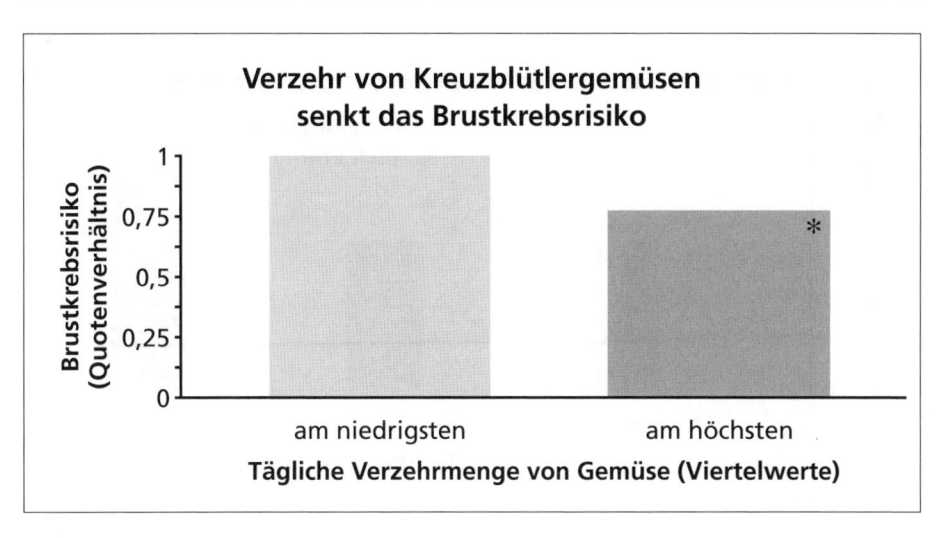

(Brustkrebsrisiko, Quotenverhältnis – Tägliche Verzehrmenge von Gemüse (Viertelwerte): am niedrigsten vs. am höchsten *)

Abbildung 7.5: Schwedische Frauen mit dem höchsten täglichen Verzehr von Kreuzblütlergemüsen (1,5 Portionen/Tag) hatten ein deutlich geringeres Brustkrebsrisiko als die Frauen mit den geringsten Verzehrmengen (0,1 Portion/Tag). ✶ P = 0,003 (Quelle: Terry et al, 2001)

Als I3C unter Laborbedingungen untersucht wurde, fand man heraus, dass es die Werte des antikarzinogenen Metaboliten 2-Hydroxyöstron ansteigen lässt und gleichzeitig die Bildung des potenten karzinogenen Metaboliten 16α-Hydroxyöstron unterdrückt. In der Folge erhöht es das 2/16-Verhältnis.

Täglich eingenommenes I3C in Höhe einer wöchentlichen Dosis von 300 bis 400 mg – entsprechend 300 bis 400 Gramm Rohgemüse (also etwa ein Drittel eines Kohlkopfs) –, verbesserte das 2/16-Verhältnis bei Frauen mit einem erhöhten Brustkrebsrisiko erheblich.[72–75] Wenn der Verzehr von I3C/DIM das 2/16-Verhältnis erhöht und sich dadurch das Brustkrebsrisiko vermindert, ist es dann möglich, das Risiko noch weiter zu senken, indem man mehr I3C/DIM zu sich nimmt? Es scheint zumindest so.

Bisher liegt nur eine klinische Studie zu dieser wichtigen Frage vor, und ihre Ergebnisse waren äußerst ermutigend. Dr. Maria C. Bell und Kollegen gaben I3C-Ergänzungen an Frauen mit einer durch Biopsie bestätigten zervikalen intraepithelialen Neoplasie (CIN), einem abnormen Zellwachstum im Gebärmutterhals, das als Vorläufer von Gebärmutterhalskrebs gilt.[76] CIN (und folglich Gebärmutterhalskrebs) wird in erster Linie durch eine Infektion mit dem sexuell übertragenen Humanpapillomavirus (HPV) verursacht.

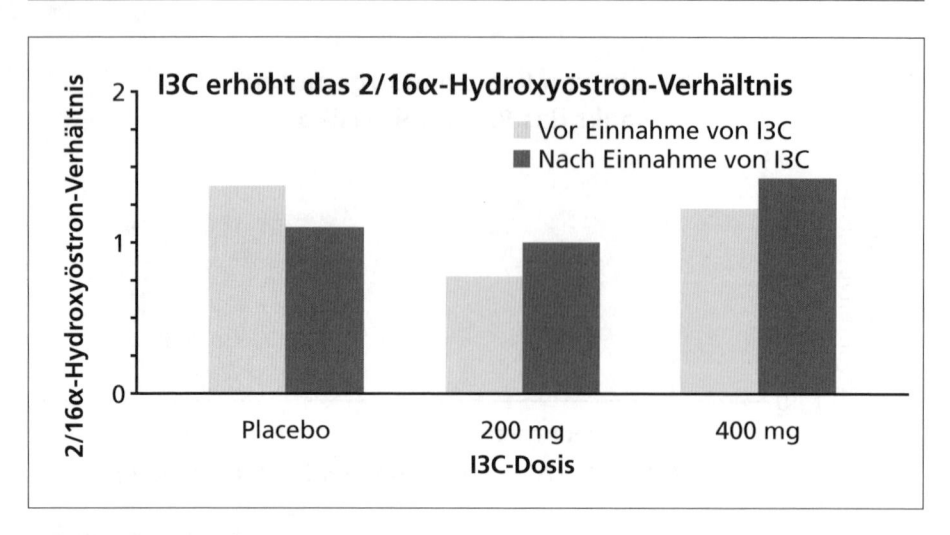

Abbildung 7.6: Dreißig Frauen mit CIN, einem präkanzerösen Zustand des Gebärmutterhalses, nahmen zwölf Wochen lang 200 oder 400 mg I3C ein. Vier Wochen später entnommene Urinproben zeigten ein erhöhtes 2/16α-Hydroxyöstron-Verhältnis bei beiden Dosierungen, während es in der Placebogruppe leicht abnahm. (Quelle: Bell et al, 2000)

Beachten Sie bitte, dass es sich hier um eine „Goldstandard"-Studie handelte – eine placebokontrollierte Doppelblindstudie. Zwölf Wochen lang nahmen die Frauen entweder I3C-Ergänzungen (200 oder 400 mg täglich) oder ein Placebo ein. Nach vierwöchiger Behandlung zeigten Untersuchungen bei den Frauen, die I3C einnahmen, einen allgemeinen Anstieg des 2/16-Verhältnisses; je höher die Dosis war, desto höher war das Verhältnis. In der Placebogruppe sank nach der Behandlung das Verhältnis wieder etwas ab (Abbildung 7.6).

Nach zwölf Wochen machte das Forscherteam um Dr. Bell Zervixbiopsien bei den Studienteilnehmerinnen, um den Krankheitsverlauf zu evaluieren. Sie fanden heraus, dass bei 47 Prozent der Frauen (8 von 17), die I3C eingenommen hatten, eine vollständige CIN-Rückbildung stattgefunden hatte (vier der Frauen, die 200 mg erhielten, und vier der Frauen, die 400 mg erhielten). Das präkanzeröse Wachstum bei diesen Frauen war völlig verschwunden! Dies stand in starkem Gegensatz zur Placebogruppe, in der sich bei keiner einzigen der zehn Frauen eine CIN-Rückbildung zeigte (Abbildung 7.7). Es erübrigt sich zu sagen, dass es bei Dr. Bells Patientinnen keinerlei Nebenwirkungen durch die Behandlung gab, ein Ergebnis, das typisch für Menschen ist, die I3C oder DIM einnehmen, oder eben Gemüse aus der Familie der Kreuzblütler essen.

I3C verursacht CIN-Rückbildung

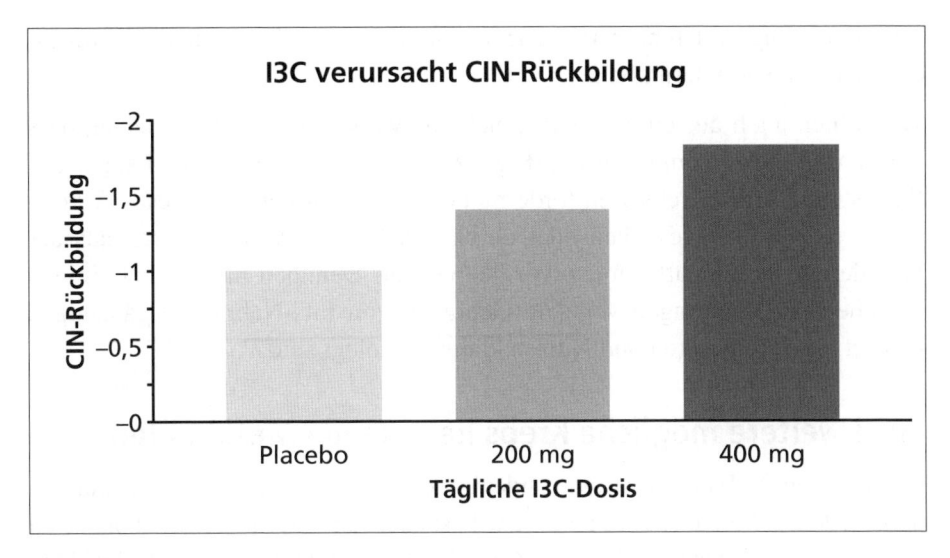

Abbildung 7.7: Bei Frauen mit diagnostiziertem CIN führte die zwölfwöchige orale Einnahme von I3C zu einer deutlichen (dosisabhängigen) Rückbildung der Krankheit – im Vergleich zu einem Placebo, das keine Rückbildung verursachte. (Quelle: Bell et al, 2000)

Das war nur eine kleine Studie, doch ihre Auswirkungen sind enorm. Sie zeigte, dass es durch eine einfache, harmlose Intervention mit einem natürlicherweise in normalem Gemüse vorkommenden sekundären Pflanzenstoff, bei der Hälfte der Frauen, die ihn einnehmen, zur Rückbildung eines gefährlichen präkanzerösen Zustandes kommen kann. Das legt nahe, dass durch den Verzehr mäßiger Mengen von Brokkoli, Kohl und so weiter – lediglich drei oder vier Portionen pro Woche – zumindest die Hälfte aller Fälle von Gebärmutterhalskrebs abgewendet werden könnten.

(Wir vermuten, dass Sie davon in den „schulmedizinisch" geprägten Medien noch nichts gehört oder gelesen haben, vermutlich, weil es nichts mit einem patentrechtlich geschützten Pharmapräparat zu tun hat.)

Kann I3C/DIM also wirklich Gebärmutterhalskrebs verhindern? Und wie ist es mit Blasen-, Eierstock- und Brustkrebs? Die Logik sagt einem, es könnte wohl helfen, doch nur weitere sorgfältige klinische Studien werden zeigen, wie gut es funktioniert. Denken Sie bitte in der Zwischenzeit daran (zumindest bis Aussagekraft und Nutzen des 2/16-Verhältnisses fest verankerte Größen sind), dass es sicher genügend Forschungsergebnisse gibt, aufgrund derer wir die Risiken östrogenbedingter Krebserkrankungen durch die Ernährung und Nahrungsergänzungen verändern können.

Wir sollten auch auf einige Tierversuche hinweisen, die ergeben haben, dass die Langzeitanwendung von I3C-Ergänzungen (jedoch nicht DIM) sogar das Wachstum einiger Krebsarten fördern oder verstärken können. Diese Wirkung wurde jedoch bei Menschen oder durch den Verzehr von Gemüsen aus der Familie der Kreuzblütler nie zuvor beobachtet. Dennoch hat das bei einigen Forschern zu Warnungen vor dem Gebrauch von I3C-Nahrungsergänzungen geführt, bis ihre Risiken und Nutzen klarer dargelegt sind.[77]

Zwei weitere mögliche Krebs hemmende Metaboliten

Nicht nur an 2-Hydroxyöstron, sondern auch an zwei weiteren Östrogenmetaboliten, dem 2-Methoxyöstron und ganz besonders an 2-Methoxyöstradiol, haben medizinische Forscher in jüngerer Zeit erhebliches Interesse gezeigt. Beachten Sie bitte, dass diese Metaboliten von 2-Hydroxyöstron beziehungsweise 2-Hydroxyöstradiol (s. Abbildung 7.4) abgeleitet werden. In-vitro-Untersuchungen und Tierversuche haben gezeigt, dass 2-Methoxyöstradiol Gebärmutterkrebs[78], Krebs der Endothelialzellen[79], der Epiphyse[80], der Prostata[81, 82] sowie der Schilddrüse[83] hemmt.

Und wie gut funktioniert das beim Menschen? Das *National Cancer Institute* (zu Deutsch etwa: „Nationales Krebsinstitut") wirbt laufend um Patienten mit massiven Tumoren für eine klinische Studie zu 2-Methoxyöstradiol.[84] Es überrascht nicht, dass bereits zwei Pharmakonzerne in ihrem niemals enden wollenden Bestrebungen, Mutter Natur zu übertreffen, patentfähige Analoga von 2-Methoxyöstradiol (2-Methoxymethylöstradiol)[85] und 2-Methoxyöstron (2-Methoxyöstron-3-O-Sulfamat)[86] synthetisiert haben und sie ständig testen.

Doch die Pharmakonzerne sehen auch in bioidentischen Hormonen enormes finanzielles Potenzial, wenn sie irgendwie die „exklusiven Rechte" auf sie erwerben können. So führt eine Pharmafirma Studien mit bioidentischem 2-Methoxyöstradiol durch (unter dem Namen „Panzem®") und schielt bereits mit einem Auge auf die FDA-Zulassung. Eine andere Firma führt klinische Studien mit bioidentischen Östriol durch („Trimesta®") durch und sieht ebenfalls einer Zulassung durch die FDA entgegen.

Doch wie kann es eine Exklusivität geben, wenn doch bioidentische Hormone überhaupt nicht patentfähig sind? Durch eine (zweifellos) bemerkenswerte

Fügung versucht die FDA, das seit mehr als 25 Jahren bei Hunderten von Arzneimittel herstellenden Apotheken in Gebrauch befindliche Östriol für illegal zu erklären und diese Apotheken an der Verwendung von 2-Methoxyöstradiol oder eines anderen bioidentischen Östrogens (außer Östradiol) zu hindern, wenn sie keine spezielle „Zulassung" der FDA haben. (Weitere Einzelheiten hierzu finden Sie in Kapitel 12.)

Premarin®/Presomen®, Alkohol und Brustkrebs

Wie wir gezeigt haben, können bestimmte Östrogene, insbesondere diejenigen, die bei der konventionellen HET eingesetzt werden, ein begünstigender Faktor für Brustkrebs sein. Das Risiko ist sogar noch höher, wenn Frauen, die Premarin®/Presomen® einnehmen, Alkohol trinken. Es gibt Indizien, dass oral eingenommene Pferdeöstrogene (CEE) zusammen mit selbst bescheidenen Mengen Alkohol das Brustkrebsrisiko einer Frau erhöhen. Der Grund scheint darin zu liegen, dass Alkohol die Östrogenspiegel anhebt.

Nur zwei Getränke (die etwa 30 g Alkohol enthalten) täglich können den Östronspiegel um 7,5 Prozent erhöhen.[87] Das mag sich nicht nach viel anhören, doch bereits 5 Gramm täglich (etwa 20 ml Whiskey oder etwa 90 ml Wein) können ausreichen, um das Östrogen deutlich über die Schwelle anzuheben, die zur Förderung von Brustkrebs führt.[88] Es hat sich erwiesen, dass der Konsum von 30 Gramm Alkohol täglich das Brustkrebsrisiko insgesamt um 80 Prozent und das Risiko der relativ seltenen Form von Brustkrebs in den Milchgängen um 330 Prozent erhöht. Die Autoren dieser Studie vermuten eine Zunahme des im Laufe der letzten zehn Jahre dokumentierten lobulären Brustkrebses (ein Krebs, der von den Epithelzellen der Drüsenläppchen ausgeht – Anm. d. Übers.) um 65 Prozent aufgrund der vermehrten Anwendung der konventionellen HET, wie in Kapitel 1 beschrieben.[89]

Hormone und Eierstockkrebs

Eierstockkrebs tritt wesentlich seltener auf als Brustkrebs (das Risiko, im Laufe des Lebens daran zu erkranken, liegt bei etwa 1,7 Prozent[90]), doch er verläuft oft tödlich. Da die meisten Östrogene und auch Progesteron bei der Frau in den Eierstöcken gebildet werden, nahm man lange Zeit an, dass Ovarialkrebs (genauso wie Brustkrebs und Gebärmutterschleimhautkrebs) mit der Aktivität der steroidalen Geschlechtshormone zu tun habe. Doch die genaue Beziehung zwischen den Sexualsteroiden, insbesondere den von außen zugeführten „Hormonen" der konventionellen HET, und dem Krebs der Eierstöcke bleibt noch immer etwas rätselhaft. Das Risiko, durch konventionelle Hormonersatzpräparate an Ovarialkrebs zu erkranken, ist bisher nicht annähernd so intensiv erforscht worden wie das Brustkrebsrisiko oder das anderer Krebsarten im gynäkologischen Bereich. Diejenigen Studien, die dazu veröffentlicht wurden, haben widersprüchliche Ergebnisse erbracht; dennoch scheinen neuere Studien zur übereinstimmenden Meinung zu führen, dass die konventionelle HET das Risiko von Ovarialkrebs um 50 Prozent erhöht, ein Risiko, das mit der Dauer der Anwendung noch steigt.[91]

Unter der Schirmherrschaft der *American Cancer Society* (ACS, zu Deutsch etwa: „Amerikanische Krebsgesellschaft") führten Forscher eine große prospektive Studie über Hormonersatz und Ovarialkrebs durch.[92] Sie begann 1982 und enthielt im Jahr 2001 Daten von mehr als 211 000 Frauen nach den Wechseljahren. In den 14 Jahren der Nachbetreuung verzeichneten die Forscher 944 Todesfälle aufgrund von Ovarialkrebs. Sie stellten fest, dass die Sterberate unter den Frauen, die zu Beginn der Studie unter der konventionellen „Östrogen"-Ersatztherapie (ERT), insbesondere Premarin®/Presomen® standen, insgesamt um 51 Prozent höher lag als bei den Frauen, die das Präparat nicht einnahmen. Wer „Östrogen" zehn Jahre oder länger anwandte, hatte ein mehr als doppelt so hohes Risiko, an Ovarialkrebs zu erkranken (eine Steigerung um 220 Prozent). Anders als bei Brustkrebs, dessen Risiko mit dem Absetzen des „Östrogen"-Ersatzes typischerweise relativ schnell sinkt, blieb nach zehn oder mehr Jahren des „Östrogen"-Ersatzes das Eierstockkrebsrisiko bis zu 29 Jahre nach Beendigung der Behandlung bestehen.

Eine andere Studie, die in derselben Ausgabe des *Journal of the American Medical Association* wie die Originaldaten zur WHI–Studie veröffentlicht wurde, verfolgte den Verlauf bei Frauen unter konventioneller ERT oder HET über einen Zeitraum von 20 Jahren und länger. Die Ergebnisse zeigten eine durchschnittliche Erhöhung des Risikos, an Eierstockkrebs zu erkranken, um 60 Prozent, wenn – im Vergleich zu Frauen, die kein „Östrogen" einnahmen – nur „Östrogen" allein (Premarin®/Presomen®) eingenommen wurde. Wie bei der erwähnten ACS-Studie stieg das Risiko bei Frauen mit der Dauer der „Östrogen"-Einnahme an (um 7 Prozent pro Jahr). Wer es 20 Jahre und länger einnahm, ging ein um 320 Prozent höheres Risiko ein. Wie bei Gebärmutterkrebs schien die gleichzeitige Anwendung eines Progestins einen hohen Grad an Schutz vor Ovarialkrebs zu bieten. Bei „Frauen ohne Gebärmutter" jedoch, von denen man glaubte, dass sie kein Progestin benötigten, lag das Eierstockkrebsrisiko am höchsten und betrug 340 Prozent![93]

Die Wirkungen der bioidentischen Hormontherapie auf Ovarialkrebs wurden nicht in speziellen Studien evaluiert, doch die Ergebnisse einer Untersuchung wiesen darauf hin, dass nicht tierische Östrogene (etwa bioidentisches Östradiol) seltener Ovarialkrebs zu verursachen schienen als Pferdeöstrogene (CEE).[94] Bislang wurden keine Warnungen in dieser Hinsicht für Frauen ausgesprochen, die sich einer bioidentischen Hormontherapie unterziehen. Angesichts der natürlichen Wirkungsweise dieser Hormone und ihrer perfekten Passform zur normalen Körperphysiologie – schließlich sind es die gleichen Hormone, die von den Eierstöcken selbst ausgeschüttet werden – entspricht das den Erwartungen.

Kapitel 8
Östrogen ist gut für das weibliche Herz – oder etwa doch nicht?

Die medizinischen „Autoritäten" beriefen sich auf große placebokontrollierte Doppelblindstudien aus den 1980er- und 1990er-Jahren, als sie verkündeten: „Östrogen ist gut für das weibliche Herz!"[1] Vor ein paar Jahren änderten sie ihren Kurs und führten neuere Studien an, wie die „Initiative für die Gesundheit der Frau" (WHI) und andere, und verkündeten, dass „Östrogen" nicht gut für das weibliche Herz sei.[2] Nachdem sie die WHI-Daten nochmals überprüft hatten, besannen sie sich eines Besseren und entschieden dann, dass Östrogen vielleicht doch gut für das weibliche Herz sein könnte, vorausgesetzt die Frau war nicht schon zu alt, als sie mit der Östrogeneinnahme begonnen hatte, und sie nahm es auch nicht zu lange.[3]

Wenn Frauen und Ärzte wegen der Sicherheit und Wirksamkeit des „Hormonersatzes" für die Herzgesundheit nun ordentlich verwirrt sind, dann aus gutem Grund. Wie wir in diesem Kapitel zeigen werden, resultiert der Wirrwarr, den diese „Autoritäten" gestiftet haben – und die Verwirrung der Frauen, die von ihrem Rat abhängen – ganz offensichtlich daraus, dass in all diesen Studien fast ausschließlich Premarin®/Presomen® plus Provera®/Prodafem® (oder nur Premarin®/Presomen®) untersucht wurde, fremde „Hormone" also, die (wie hinreichend nachgewiesen wurde) für den menschlichen Körper problematisch sind. Wenn dagegen bioidentische Humanhormone beim Menschen korrekt angewendet werden, scheinen die in diesen Studien beobachteten kardiovaskulären Probleme – erhöhtes Risiko für Herzinfarkte, Schlaganfälle, Blutgerinnsel und andere – wie von Zauberhand zu verschwinden; das kardiovaskuläre Risiko wird sogar gesenkt.

Vor mehr als 100 Jahren stellten medizinische Wissenschaftler erstmals fest, dass Frauen im Vergleich zu Männern gleichen Alters generell ein geringeres Risiko für koronare Herzkrankheiten hatten, das schloss auch Herzinfarkte und Schlaganfälle mit ein. Die hauptsächlichen Ausnahmen von dieser Regel bildeten Frauen, deren Eierstöcke vor den Wechseljahren operativ entfernt worden waren (chirurgisch eingeleitete Menopause). Nachdem sie buchstäblich über Nacht in die Wechseljahre befördert worden waren, sahen sich diese Frauen einem deutlich erhöhten vorzeitigen Herzinfarkt- und Schlaganfall-Risiko ausgesetzt.

Diese und andere Beobachtungen, die in den nachfolgenden 50 Jahren gemacht wurden, stützten zunehmend die Hypothese, dass Frauen vor den Wechseljahren durch die Östrogene aus ihren Eierstöcken vor Herzkrankheiten geschützt werden. Solange diese Östrogene in normalen Mengen ausgeschüttet werden, scheinen sie als Schutzschild des kardiovaskulären Systems zu wirken. Doch sobald der Östrogenstrom zu versiegen beginnt, etwa im Alter von 50 Jahren (oder früher aufgrund einer chirurgisch herbeigeführten Menopause), fällt dieser Schutz weg.

Wie Abbildung 8.1 veranschaulicht, ist das Risiko, an einem Herzinfarkt zu sterben, für junge Männer und Frauen tendenziell ungefähr gleich gering. Ab Mitte 40 etwa beginnt das Risiko für Männer zu steigen und beschleunigt sich mit jedem Lebensjahrzehnt. Das Risiko für Frauen steigt ebenfalls, aber erst 10 Jahre später, und bleibt auch für einige Jahrzehnte immer leicht hinter dem der Männer zurück.[4] Diese geschlechtsspezifischen Unterschiede sind weitgehend der herzschützenden Wirkung des Östrogens bei Frauen geschuldet.*

WHI-Ergebnis: HET erhöht das Risiko kardiovaskulärer Erkrankungen

Die Annahme (die durch die gut kontrollierte Forschung nicht gestützt wurde), dass die konventionelle Hormonersatztherapie (Premarin®/Presomen® plus Provera®/Prodafem®) den natürlichen Herzschutz des Östrogens bei Frauen in den Jahren nach der Menopause weiterhin erhalten würde, wurde im Sommer 2002 als falsch enttarnt, als die Ergebnisse der WHI-Studien erstmals veröffentlicht wurden. Die Erkenntnis, die die konventionelle HET damals zutiefst überschattete, war nicht die 24-prozentige Zunahme des Brustkrebsrisikos durch den Hormonersatz[2] – das war mehr oder weniger eine „bereits bekannte Tatsache" aufgrund früherer Forschungen. Was die WHI vielmehr zwang, ihre Studie nach nur 5,2 Jahren (sie war für eine Dauer von 8,5 Jahren geplant) abrupt zu beenden,

---

* Die Schulmedizin muss sich mit dieser Tatsache zwar erst noch auseinandersetzen, doch der mit Mitte 40 beginnende Anstieg des Risikos von Herzerkrankungen bei Männern ist zum Teil einem ebenfalls um diese Zeit einsetzenden allmählichen Absinken des Testosteronspiegels geschuldet. Testosteron scheint die Herzkranzgefäße der Männer im Wesentlichen auf dieselbe Art zu schützen, wie Östrogen das bei Frauen tut. Es gibt immer mehr Belege dafür, dass der Ersatz von bioidentischem Testosteron bei Männern das Herzinfarkt- und Schlaganfallrisiko erheblich senken kann. (Siehe Kapitel 10 sowie unser Buch zur männlichen Hormonersatztherapie *Maximize Your Vitality and Potency*, zu Deutsch etwa: „Maximieren Sie Ihre Vitalität und Potenz", nur in englischer Sprache erhältlich, wenn Sie mehr über den weithin unterschätzten Wert von Testosteron für die Herzgesundheit bei Männern wissen möchten.)

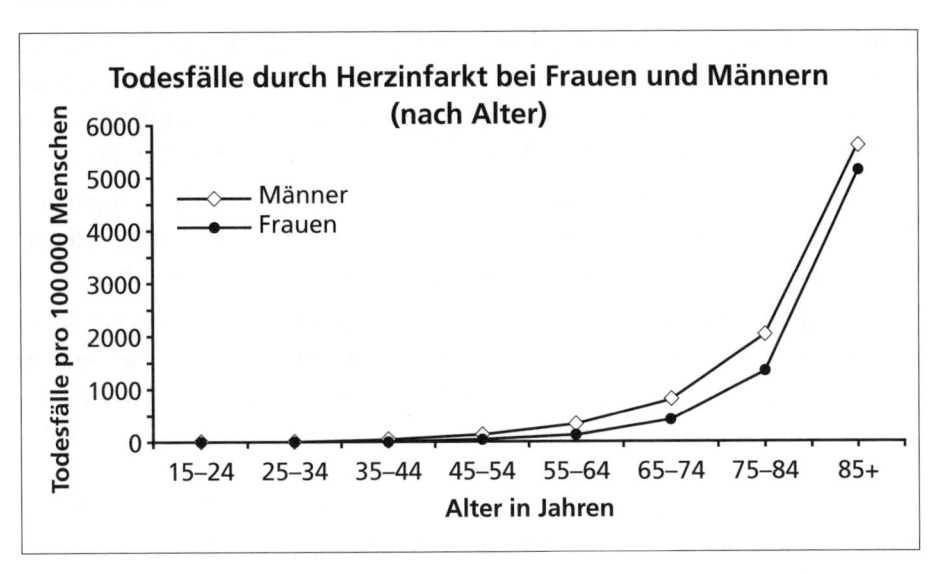

Todesfälle durch Herzinfarkt bei Frauen und Männern (nach Alter)

[Diagramm: Todesfälle pro 100000 Menschen, x-Achse: Alter in Jahren (15-24, 25-34, 35-44, 45-54, 55-64, 65-74, 75-84, 85+), y-Achse: 0 bis 6000. Zwei Kurven: Männer (Raute) und Frauen (Punkt)]

Abbildung 8.1: Ab Mitte 40 erhöht sich bei Männern und Frauen mit jedem Lebensjahrzehnt das Risiko, an einem Herzinfarkt zu sterben. Der Hauptgrund für die geringere Todesrate bei Frauen ist der Schutz durch die Östrogenausschüttung bis zu den Wechseljahren. (Quelle: *US Centers für Disease Control and Prevention*, zu Deutsch etwa: „Amerikanische Zentren für die Überwachung und Prävention von Krankheiten")

war die Zunahme des Sterberisikos durch koronare Herzkrankheiten um 29 Prozent, darunter eine Zunahme der Todesfälle im ersten Jahr der Behandlung um 78 Prozent; eine Zunahme des Risikos, einen ischämischen* Schlaganfall zu erleiden, um 31 Prozent, und eine zwei- bis dreifache Zunahme venöser Thromboembolien (VTE, gefährliche Blutgerinnsel in den Gliedmaßen und der Lunge). All das trat bei postmenopausalen Teilnehmerinnen der WHI-Studie auf, also bei Frauen, die noch wenige Jahre vor der HET im Allgemeinen gesund gewesen waren – ohne Anzeichen von Herzerkrankungen oder einem erhöhten Schlaganfallrisiko.[2,5,6]

Ein weiteres Ergebnis der WHI-Studie war, dass das HET-bedingte Schlaganfallrisiko bei jüngeren Frauen (im Alter zwischen 50 und 59 Jahren) um 46 Prozent

---

* Es gibt zwei Arten von Schlaganfällen: 1. Ischämische Schlaganfälle, manchmal auch „Hirnschläge" genannt, sind am häufigsten (83 Prozent). Sie sind insofern mit Herzinfarkten (Myokardialinfarkten) vergleichbar, als sie auftreten, wenn ein Blutgerinnsel den Blutfluss zu einem Gehirnareal blockiert, das daraufhin aufgrund des fehlenden Blutsauerstoffs (Ischämie) abstirbt. 2. Hämorrhagische Schlaganfälle (17 Prozent aller Schlaganfälle) treten aufgrund der Ruptur einer geschwächten Hirnarterie mit nachfolgender Einblutung in das umgebende Gehirn auf; sie komprimieren das Hirngewebe und bringen es schließlich zum Absterben.

höher lag. Eine neuere britische Datenanalyse (Metaanalyse) aus 28 verschiedenen klinischen Studien, die fast 40 000 Frauen nach den Wechseljahren umfasste, bestätigte den Befund einer Zunahme des Schlaganfallrisikos um 29 Prozent in Verbindung mit der konventionellen Hormonersatztherapie.

Zudem waren die Frauen, die in diesen Studien einen Schlaganfall erlitten und HET-Präparate eingenommen hatten, insgesamt um 56 Prozent häufiger gleichzeitig von Todesfällen, Behinderungen und Pflegebedürftigkeit betroffen.[7]

Diese Ergebnisse kamen für die meisten Schulmediziner völlig überraschend. Bis zum damaligen Zeitpunkt war die offizielle Rechtfertigung dafür, Frauen unter HET mehr oder weniger zu einem Leben mit erhöhtem Brustkrebsrisiko zu zwingen, der angeblich erhebliche Schutz, den ihnen die Therapie vor anderen Langzeitfolgen eines postmenopausalen Östrogenmangels bot (etwa Osteoporose, Demenz, Alzheimer, Inkontinenz und – am allerwichtigsten – Herzinfarkte sowie Schlaganfälle). Trotzdem sterben durch die beiden Letzteren mindestens doppelt so viele Frauen nach den Wechseljahren oder werden zu Invalidinnen, wie durch Brust-, Gebärmutter- und Eierstockkrebs zusammen genommen.

In einer von Risiko-Nutzen-Analysen bestimmten medizinischen Welt wurde ein „kleines" erhöhtes Krebsrisiko als akzeptabler Preis für Frauen angesehen, wenn es galt, ihr kardiales Gefäßsystem nach den Wechseljahren zu schützen. Da Herzkrankheiten so häufig vorkommen, glaubte man, dass selbst eine geringfügige Risikominimierung – statistisch gesehen – ein unter anderen Umständen inakzeptables Brustkrebsrisiko mehr als nur aufwiegen würde. Wie ein alter Philosoph einmal sagte: „Letztlich ist es deine Entscheidung!"

Doch als schließlich die Ergebnisse der WHI-Studie vorlagen, sah es doch nicht nach einer klugen Entscheidung aus. Die Ergebnisse bestätigten, dass die HET nicht nur das kardiovaskuläre Risiko, wie ursprünglich angenommen, nicht senkte, sondern es sogar noch erhöhte. Außer der Beseitigung der Hitzewallungen waren die einzigen positiven Wirkungen, die die HET zu bieten schien, ein leichter Rückgang des Risikos von Hüftfrakturen aufgrund von Osteoporose und eine geringfügige Abnahme des Risikos, an Dickdarmkrebs zu erkranken. Diese Vorteile waren zwangsläufig nur von kurzer Dauer und unbedeutend, da die „offizielle" Reaktion auf die Ergebnisse der WHI-Studie lautete, der Einsatz der HET über einen längeren Zeitraum (also nur ein paar Jahre) werde nicht empfohlen (siehe Kapitel 5). Und da war es also wieder, das alte Brustkrebsproblem.

Heutzutage ist die schulmedizinische Meinung zu „Hormonen" und kardialen Gefäßkrankheiten ungefähr folgende: „Obwohl wir Ihnen jahrzehntelang aus voller Überzeugung erzählt haben, *dass die HET gut für Ihr Herz sei*, ist es jetzt offensichtlich, dass wir falsch lagen. In der Tat waren die Schlussfolgerungen aus den meisten unserer großen klinischen Studien falsch – sie waren das Produkt aus Planungsfehlern und geprägt von ziemlich viel Wunschdenken. Nun, da uns neue, zuverlässige Daten aus großen, prospektiven, placebokontrollierten und randomisierten Doppelblindstudien vorliegen (die WHI-Studie und andere), können wir Ihnen – mit voller Überzeugung – versichern, *dass die HET nicht gut für Ihr Herz ist*, es sei denn, sie beginnen mit der Einnahme gleich nach der Menopause und beenden sie, sobald Ihre Hitzewallungen verschwunden sind." – Noch immer verwirrt?

„Ein nahezu unerschütterlicher Glaube"

In den Jahren vor der WHI-Studie (2002) bewerteten die großen, durch die Pharmaindustrie oder die Regierung finanzierten klinischen Studien die Vorteile des konventionellen Hormonersatzes nahezu einheitlich positiv für die kardialen Gefäße. Gegenüber den Frauen, die keine Östrogene einnahmen,[8] zeigte sich bei den „Östrogen"-Anwenderinnen* ein um 30 bis 50 Prozent geringeres Risiko von koronaren Herzkrankheiten (KHK).

Die Pharmakonzerne verbreiteten diese Nachricht nur allzu gerne im großen Stil, damit auch wirklich jeder Arzt, jede Ärztin und jede Frau in den Wechseljahren darüber informiert war. Die angeblichen Vorteile der HET für das kardiale Gefäßsystem wurden Bestandteil der gängigen Meinung, und einige Frauen nahmen Premarin®/Presomen® plus Provera®/Prodafem® – mit dem Segen ihrer Ärzte – sogar ein, um lediglich das Risiko eines Herzinfarkts oder Schlaganfalls zu vermindern.

In einem Leitartikel des *New England Journal of Medicine* nach Bekanntwerden der WHI-Ergebnisse enthüllten Dr. med. M. Herrington und Dr. phil. Timothy D. Howard von der medizinischen Fakultät der Universität Wake-Forest die über einen langen Zeitraum betriebene Täuschung. Sie schrieben, dass bis etwa 1998, als sich die Schulmedizin erstmals über die Wahrheit bezüglich der HET

---

* In den frühen Studien wurde typischerweise nur Premarin®/Presomen® ohne Progesteron, Provera®/Prodafem® oder ein anderes Progestin eingesetzt. Provera®/Prodafem® kam in späteren Studien (meist nach 1975) bei „Frauen mit Gebärmutter" hinzu, um das Risiko von Gebärmutterkrebs zu senken.

und koronarer Gefäßerkrankungen klar zu werden begann, „der nahezu unerschütterliche Glaube" an die Vorteile des Herzschutzes durch die Hormonersatztherapie galt.[9]

Dieser „nahezu unerschütterliche Glaube" wurde durch eine beeindruckende, wenn auch nahezu gänzlich indirekte Beweislage unterstützt, die vom außergewöhnlich großen Marketing- und PR-Apparat der Pharmaindustrie völlig unverhältnismäßig aufgebauscht wurde. „In der Folge", schrieben Herrington und Howard, „... kümmerten sich viele Menschen nicht mehr um die üblicherweise verlangten Belege bei medizinischen Interventionen und kamen zu dem Schluss, dass die Hormontherapie das richtige Programm zur Verhütung von Herzkrankheiten bei Millionen postmenopausaler Frauen sei – obwohl es keinerlei groß angelegte Studien gab, die das Risiko-Nutzen-Verhältnis quantitativ bestimmten."

Auch wenn die Schulmedizin in den 1970er-, 80er- und 90er-Jahren von dem Glauben beseelt war, dass die HET bzw. ERT (Östrogenersatztherapie) sicher und für das Herz von Nutzen sei, hätten Ärzteschaft, Journalisten und auch jeder andere, der es wirklich wissen wollte, leicht erkennen können, wie irrig dieser Glaube war. Zum Beispiel hatten placebokontrollierte Studien bereits Ende der 1960er-Jahre gezeigt, dass Frauen, die orale Empfängnisverhütungsmittel einnahmen (meist Ethinylöstradiol plus ein Progestin), die chemischen Verwandten der HET, ein gut dokumentiertes erhöhtes Risiko hatten, eine koronare Herzkrankheit (KHK) zu erleiden.[8] Man hätte davon ausgehen können, dass solche Daten wenigstens ernste Zweifel auslösen, doch sie wurden tatsächlich größtenteils ignoriert.

Britische Forscher bündelten 1997 Daten aus 22 placebokontrollierten Einzelstudien, die zwischen 1989 und 1995 durchgeführt worden waren, und in denen Frauen nach den Wechseljahren mindestens 3 Monate lang „Östrogen" (in jeder Form) mit oder ohne Progestin genommen hatten. Zwar handelte es sich überwiegend um kleinere Studien, doch unterzogen sich insgesamt immerhin mehr als 1800 Frauen einer Form der ERT oder HET; und eine vergleichbare Anzahl erhielt ein Placebo. Aus allen Daten ermittelten die Forscher, dass die mit „Östrogen" behandelten Frauen gegenüber den mit dem Placebo behandelten Studienteilnehmerinnen ein um 39 Prozent erhöhtes KHK-Risiko hatten. Diese Erkenntnis war mehr als nur weit entfernt von dem angeblich verringerten Risiko in Höhe von 30 bis 50 Prozent, das in den meisten empirischen Studien kolportiert und von dem die gängige medizinische Meinung gesteuert worden war.[10] Da placebokontrollierte Studien gegenüber empirischen Studien wissenschaftlich gesehen meist mehr Gewicht haben, waren diese Ergebnisse also recht aufschlussreich.

Eine genaue Analyse der Ergebnisse dieser 22 Studien ist ebenfalls sehr aufschlussreich. Es wird von insgesamt 16 KHK-„Ereignissen" (etwa Herzinfarkten) berichtet: Sechs davon ereigneten sich in Studien mit Pferdeöstrogenen (CEE, d.h. Premarin®/Presomen®); zwei in Studien mit hochdosiertem Östradiol (orale Gabe von 2 Milligramm pro Tag, also viel mehr, als bei einer Frau mit normalem Menstruationszyklus); eines in einer Studie mit einer Form von Östron; vier in Placebo- oder anderen Kontrollgruppen; sowie drei in einer Studie mit Mestranol, einem potenten, patentrechtlich geschützten synthetischen Östrogen, das mit dem Pseudoöstrogen Ethinylöstradiol verwandt ist. Dagegen gab es in drei kleinen Studien (jeweils etwa 25 Teilnehmerinnen) keine KHK-Ereignisse; ihr Therapieschema enthielt Östradiol plus Östriol (wenn auch die Dosierungen nicht immer den heute als „bioidentisch" betrachteten entsprachen).

Doch diese Feststellungen unterschieden sich so sehr von denen, die die meisten Ärzte zu hören gewohnt waren, dass sie leicht unter den Teppich gekehrt werden konnten, wenn das der eigenen Denkweise entsprach, und genau das geschah im Grunde genommen in den meisten Fällen auch damit. Wie Herrington und Howard beobachteten, „überraschte es nicht, dass die Ergebnisse heftig kritisiert und in einigen Fällen zugunsten der zum herrschenden Paradigma passenden, weniger glaubwürdigen Beweise außer Acht gelassen wurden, wenn die frühen randomisierten klinischen Studien keinen kardiovaskulären Nutzen zeigten."[9]

Am wichtigsten aber war, da das eben nicht die „guten Neuigkeiten" waren, die uns Pharmakonzerne und Schulmedizin zu Ohren bringen wollten, dass weder die Ärzteschaft noch kaum irgendjemand anders sie überhaupt zu hören bekam. Was ihnen allen erzählt wurde, waren – dank der gut geschmierten PR-Maschine der Pharmaindustrie – die „guten Neuigkeiten" über die ERT/HET, die auf „weniger glaubwürdigen Nachweisen" beruhten.

Studien, die Zweifel am kardiovaskulären Nutzen der ERT/HET aufkommen ließen, lagen begraben unter Tausenden von anderen, jedes Jahr veröffentlichten Artikeln zur medizinischen Forschung – nicht beworben von den Handelsvertretern der Pharmakonzerne, nicht erwähnt in den aalglatten Medikamentenwerbungen namhafter Zeitschriften, nicht thematisiert durch unbedarfte mediale

Absatzmärkte, die Gewehr bei Fuß stehen, wenn die PR-Abteilungen der Pharmafirmen rufen. Von all diesen Artikeln hört man dann nie wieder etwas, außer über die wenigen motivierten Ärzte und Forscher, die diese Zeitschriften tatsächlich lesen.

Für die relativ geringe Zahl von Ärzten, die erkannt haben, dass „die Natur zu kopieren" immer der beste Weg zur Gesundheit ist, waren Ergebnisse, wie die der WHI-Studie, die ein paar Jahre später folgen sollten, vollkommen vorhersagbar und äußerst wichtig.

Die HERS-Studie: Endlich fällt der Groschen

Mit der Veröffentlichung der HERS-Studie im Jahr 1998 wurde endlich Alarm ausgelöst. Die Studie (*Heart and Estrogen/Progestin Replacement Study*, zu Deutsch etwa: „Studie über den Östrogen-/Progestinersatz in Bezug auf das Herz") hatte den richtigen „Stammbaum": Es handelte sich um eine große, prospektive, placebokontrollierte, von der amerikanischen Gesundheitsbehörde NIH finanzierte Doppelblindstudie, in der 2763 Frauen mit einer zu Beginn der Studie nachgewiesenen koronaren Herzkrankheit nach dem Zufallsprinzip entweder Premarin®/Presomen® plus Provera®/Prodafem® oder ein Placebo erhielten. Wenn die HET für das weibliche Herz wirklich von Nutzen sei, so argumentierten die NIH-Forscher, dann sollten die mit „Hormonen" behandelten Frauen – bezüglich ihrer Herzgesundheit – gegenüber der Kontrollgruppe deutlich besser abschneiden.

Es erübrigt sich zu sagen, dass die HERS-Ergebnisse anders lauteten. Nach durchschnittlich 4,1 Jahren (später auf 6,8 Jahre ausgeweitet), hatte die HET nichts bewirkt; sie hatte weder das Fortschreiten von Arteriosklerose verlangsamt noch die Anzahl der Herzinfarkte oder Todesfälle durch Herzkrankheiten gesenkt. Für manche Frauen verschlimmerte sie die Situation sogar noch, da sich ihr Risiko erhöhte, eine venöse Thromboembolie (VTE) zu entwickeln und an der der Gallenblase zu erkranken (z. B. Gallensteine). Die HERS-Forscher kamen zu dem Schluss, dass „… die postmenopausale [Hormon-]Therapie bei Frauen mit KHK nicht zur Risikosenkung in diesem Bereich angewendet werden sollte."[11–13]

Das waren sicher entmutigende Neuigkeiten für die Schulmedizin, die einige Ärzte veranlassten, bei der Verschreibung der HET künftig vorsichtiger und selektiver vorzugehen. Da die HERS-Studie jedoch auf Frauen beschränkt war, die zu Behandlungsbeginn bereits unter einer Herzkrankheit litten, blieb weiterhin die Möglichkeit, dass Frauen mit noch guter Herzgesundheit nach den Wechseljahren vom „Hormon"-Ersatz profitieren könnten. Hier kam die WHI-Studie ins Spiel; alle etwa 160 000 Frauen, die an der Studie teilnahmen, hatten zu Beginn der Studie keinerlei Herzkrankheiten.

Da die meisten Ärzte und Vertreter der Nachrichtenmedien weder der HERS-Studie noch allen anderen placebokontrollierten Studien zum Zusammenhang zwischen HET und Herzkrankheiten allzu viel Aufmerksamkeit geschenkt hatten[13], waren die folgenden WHI-Ergebnisse ein echter Schock, der viele schwierige Fragen aufwarf: Warum unterschieden sich die WHI-Erkenntnisse so stark von fast allen anderen vorausgegangenen großen klinischen Studien? Wie konnten all diese vielen Hundert nichtklinischen Labor- und Tierversuche, die eindringlich darauf hingewiesen hatten, dass Hormonersatz nützlich sein könnte, so sehr danebenliegen? Sollten die WHI-Ergebnisse das letzte Wort zu diesem Thema sein?

Der „Gesunde-Frau-Effekt"

Für jene, die schon verstanden hatten, was genau Hormonersatz heißt – nämlich: Hormone nach Typ, Menge, Zeitplan und Anwendungsweise entsprechend den „Originalplänen" des Körpers exakt zu ersetzen –, waren die Ergebnisse der WHI-Studie keine Überraschung mehr. Ihnen war sehr wohl bewusst, dass die WHI-Untersuchung, wie die meisten anderen kontrollierten klinischen Studien nur eine „Hormon"-Behandlung anwendete: Premarin®/Presomen® (mit oder ohne Provera®/Prodafem®). Allein dieser Umstand hätte die offensichtlich abweichenden Erkenntnisse bereits erklären können. Ihnen war ebenfalls klar, dass die meisten vorhergehenden Studien einer langen Liste potenzieller Vorurteile unterlagen, die bei Anwendung der hormonellen Ersatztherapie die vermeintlichen kardiovaskulären Vorteile ernsthaft infrage stellten.

Der Schlüsselfaktor unter diesen Vorurteilen ist der „Gesunde-Frau-Effekt". Er ist wohlbekannt und kann Studienergebnisse folgendermaßen beeinflussen: Frauen, die die HET aus freien Stücken wählen, sind im Vergleich zu denjenigen, die sich ihr nicht unterziehen, auch gegenüber anderen Aspekten ihrer Gesundheit tendenziell aufmerksamer. Zum Beispiel sind solche Frauen meist gebildeter, in Bezug auf die Gesundheit besser informiert, übernehmen mehr Verantwortung für ihre eigene Gesundheit, sind schlanker, gesünder, ernähren sich besser und zeigen wahrscheinlich ihren Ärzten gegenüber eine größere Compliance, das heißt, sie halten sich an deren Verordnungen.

Können wir also daraus schließen, dass die bessere kardiovaskuläre Gesundheit der Frauen, die sich einer HET unterziehen, von der Einnahme dieser Präparate herrührt? Nicht zwangsläufig. Vielleicht ist sie ja auch durch eine gesündere Ernährung bedingt. Oder vielleicht ist sie das Ergebnis ihrer allgemein besseren Gesundheit oder ihrer gesünderen Lebensweise. Forscher können verschiedene statistische „Tricks" anwenden, um den Einfluss dieser und anderer Variablen zu minimieren, aber sicher vorhersagen lässt sich das nie.

In der Regel können wir klinisch stichhaltigere Schlüsse aus randomisierten, placebokontrollierten Doppelblindstudien ziehen, daher werden sie auch als „Goldstandard" unter den klinischen Studien angesehen.* In diesen werden postmenopausale Frauen nach dem Zufallsprinzip mindestens zwei Gruppen zugeordnet; eine Gruppe erhält „Hormone", die andere ein inaktives, aber identisch aussehendes Placebo. Weder die Studienteilnehmer noch die Forscher wissen bis zur Auswertung der Studie, wer welche Behandlung erhält – eine klassische „Doppelblind"-Gestaltung. Da beide Gruppen genau gleich behandelt werden, außer in Bezug auf die primäre Variable – „Hormone" versus Placebo –, sollten alle nachfolgenden gesundheitlichen Unterschiede zwischen den beiden Gruppen mit einem bekannten Grad an statistischer Zuverlässigkeit ihrer spezifischen Behandlung zugeordnet werden können.

Die WHI, die den Kriterien des „Goldstandards" entsprach, bestätigte, was viele der anderen, weniger stringent kontrollierten – aber weitgehend ignorierten – Studien jahrzehntelang gezeigt hatten: Wenn die konventionelle HET auf einem gleich bleibenden erwartungsfreien „Spielfeld" evaluiert wird, steigt das Risiko der Verursachung kardiovaskulärer Ereignisse um mindestens 25 Prozent.

Der Plausibilitätsfaktor

Aber heißt das nun, dass alle Hormonersatztherapien – nicht nur Premarin®/Presomen® plus Provera®/Prodafem® – für die kardiovaskuläre Gesundheit von Frauen als gefährlich angesehen werden sollten? Kaum! Es gibt keine Logik,

---

* Es gibt Ausnahmen von dieser allgemeinen Regel. Ein relativ neuer Artikel im *British Medical Journal* hat hervorgehoben, dass randomisierte, placebokontrollierte Doppelblindforschung unnötig ist, um festzustellen, ob der Sprung aus einem Flugzeug mit oder ohne Fallschirm sicherer ist. (Smith GC, Pell JP.: *Parachute use to prevent death and major trauma related to gravitational challenge: systematic review of randomised controlled trials.* BMJ. 2003; 327: 1459–1461; zu Deutsch etwa: „Die Verwendung eines Fallschirms, um den Tod oder ein größeres Trauma durch die Herausforderung der Schwerkraft zu verhindern: Systematische Überprüfung randomisierter kontrollierter Studien")

die Pferdeöstrogene mit bioidentischen Östrogenen gleichsetzt oder ein herkömmliches Progestin mit bioidentischem Progesteron. Die WHI-Studie mag zwar gut gestaltet gewesen sein, doch ihre Ergebnisse und Schlussfolgerungen lassen sich nur auf die in dieser Studie verwendeten Materialien anwenden.

Dennoch, vom engstirnigen, durch die Pharmaindustrie gesteuerten Standpunkt der FDA aus betrachtet, war eine Konsequenz aus Studien wie HERS und WHI, dass der Ersatz von Östrogen – egal welcher Art – letztlich keine bedeutende Rolle bei der Verhinderung kardiovaskulärer Erkrankungen bei Frauen spielt oder sie sogar verschlimmern könnte. Als unmittelbare Folge dieser auf die Anwendung von Pferdeöstrogenen wiederum beschränkten Studien wurde der Ärzteschaft „offiziell" davon abgeraten, Frauen Östrogene aller Art nur zum Zweck der kardiovaskulären Risikominimierung zu verschreiben.

Trotz dieser fehlerhaften Logik und trotz allem, was die WHI-Ergebnisse zu besagen scheinen, gibt es dennoch allen Grund zu erwarten, dass echter Östrogenersatz aus den Eierstöcken oder bioidentischer Östrogenersatz das Herz schützen sollte. Diesen Faktor hat Dr. med. Elizabeth Barrett-Connor von der Universität von Kalifornien in San Diego, eine führende Wissenschaftlerin auf dem Gebiet der Geschlechtshormone, als überzeugende Tatsache bezeichnet. „Herzschutz ist plausibel", schrieb sie 1998. „Die Tatsache, dass sich Östrogen [in jahrzehntelangen Laborversuchen und klinischen Studien] als mit so vielen potenziell günstigen biologischen und physiologischen Veränderungen verbunden erwies, verleiht der These, dass Östrogen KHK [koronare Herzkrankheiten] verhindert, biologische Plausibilität."[8, 14] Zu diesen potenziell günstigen biologischen und physiologischen Veränderungen gehören die folgenden:

Lipämische Wirkungen: Die beim natürlichen Humanöstrogen meistgeschätzte herzschützende Wirkung betrifft die Blutfettspiegel (Fettsäuren), die etwa 30 Prozent seiner bekannten klinischen Vorteile ausmachen:[15]

- Senkung von LDL-Cholesterin („schlechtes" Cholesterin)
- Senkung von Lipoprotein(a) [Lp(a)] und Triglyceriden (beide ebenfalls „schlecht")
- Erhöhung von HDL-Cholesterin („gutes" Cholesterin)

Direkte Gefäßwirkungen: Natürliches Humanöstrogen trägt auch zum Herzschutz bei – durch seine direkte Einwirkung auf die Blutgefäße:

- Erweiterung der Arterien (zur Senkung des Blutdrucks)

- Gehemmtes Fortschreiten von Arteriosklerose (verlangsamt die Verstopfung von Arterien durch Cholesterinplaques)
- Positiver Einfluss auf viele Blutgerinnungsfaktoren sowie die Thrombenbildung (obstruktive Blutgerinnsel), die alle die Entstehung von Herzinfarkten und Schlaganfällen begünstigen.*

Arterielle Verengung, Erweiterung und Blutgerinnung: Natürliches Humanöstrogen wirkt auf die glatten äußeren Muskelschichten von Arterien sowie auf die glatten endothelialen Schichten an den inneren Oberflächen (Lumina):

- Die arterielle glatte Muskulatur verändert den inneren Gefäßdurchmesser durch Verengung und Erweiterung und kontrolliert so den Blutfluss, wodurch der Blutdruck steigt und fällt.
- Unter dem Einfluss des natürlichen Humanöstrogens sezernieren die Endothelzellen eine Vielzahl bioaktiver Substanzen, deren Schlüsselsubstanz Stickstoffmonoxid (NO) ist. Wenn Mikrotropfen von NO mit den benachbarten arteriellen glatten Muskelzellen in Berührung kommen, reagieren sie mit Erschlaffung, wodurch die Arterie erweitert wird und der Blutdruck sinkt.
- NO im arteriellen Lumen hemmt auch die Aktivierung der Thrombozyten, ein früher Schritt bei der Blutgerinnung und Thrombenbildung sowie ein Faktor bei der endothelialen Funktionsstörung. Die endotheliale Funktionsstörung, die in den letzten Jahren als hauptsächlich zur Arteriosklerose beitragend betrachtet wurde, ist eine direkte Folge des Östrogenmangels. Sie hat viele Auswirkungen, eine davon ist die Hemmung der NO-Sekretion, was zu Bluthochdruck (Hypertension) und Erkrankung der Koronararterien führt.[15]

Antioxidative Wirkungen: Oxidation ist ein wichtiger Stoffwechselprozess, der zerstörerisch sein kann, wenn er nicht von antioxidativ wirksamen Substanzen entsprechend kontrolliert wird:

- Die Oxidation von LDL-Cholesterin ist zum Beispiel ein wesentlicher Schritt bei der Bildung arterieller Plaques und für den Verlauf von Arteriosklerose. Nährstoffe, wie die Vitamine C und E und Hormone, einschließlich Östradiol, sind leistungsfähige Antioxidanzien, die die Oxidation von LDL-

---

* Zu den Blutfaktoren, die durch Östrogene günstig beeinflusst werden, gehören Fibrinogen, die gerinnungshemmenden Proteine Antithrombin III und Protein S sowie das antifibrinolytische Protein PAI-1.

Cholesterin hemmen und so das Fortschreiten von Arteriosklerose verlangsamen können.[15]

- Fehlen entsprechende Mengen von Östradiol und/oder antioxidativ wirksamer Vitamine, so stellt das einen wichtigen Risikofaktor für koronare Herzkrankheiten dar.

Bioidentische Hormone und HET im direkten Vergleich

Obwohl die FDA und andere Kräfte hinter der Schulmedizin kontinuierlich und gebetsmühlenartig wiederholen, es gebe keinen Beweis für die Überlegenheit und größere Sicherheit der BHT gegenüber der konventionellen HET, wurde bereits Mitte der 1980er-Jahre sichtbar, dass ein hoher Prozentsatz der kardiovaskulären Schwierigkeiten, die der HET zugeschrieben werden, auf die spezifischen Wirkungen der Pferdeöstrogene und Provera®/Prodafem® zurückgehen. Überdies ging es bei den wenigen Gelegenheiten, bei denen sich Premarin®/Presomen® und/oder Progestine in kontrollierten Studien dem direkten Vergleich mit bioidentischen Östrogenen und/oder Progesteron stellten, nicht um einen Wettbewerb, doch die bioidentischen Hormone waren fraglos sicherer und wirksamer.

Die meisten dieser Studien richteten ihren Blick nicht direkt auf die klinischen kardiovaskulären Ereignisse – etwa Herzinfarkte, Schlaganfälle und Angina Pectoris –, sondern eher auf verschiedene Risikofaktoren und physiologische Veränderungen, wie Cholesterinspiegel, Blutgerinnung, Verlauf einer Arteriosklerose, Venenthrombose und andere Anzeichen für Gefäßkrankheiten, von denen man weiß, dass sie zu kardiovaskulärem Geschehen prädisponieren. Viele dieser Studien wurden vor Kurzem von Dr. Holtorf überprüft.[16] Er zeigt beispielsweise, dass die Einnahme von Progesteron, entweder allein oder kombiniert mit Östrogen, die arteriosklerotische Plaquebildung bei Primaten blockierte. Herkömmliche Progestine hatten jedoch den genau gegenteiligen Effekt, sie förderten die Plaquebildung und verhinderten die Plaque hemmenden und Fett senkenden Wirkungen von Östrogen.

In einem anderen Beispiel wurde 1985 in einer schwedischen Studie der HDL-Cholesterinspiegel bei 58 postmenopausalen Frauen gemessen, die sich unterschiedlichen Hormonersatztherapien unterzogen.[17] Zuerst erhielten die Frauen über drei „Zyklen" (zu je 28 Tagen) hindurch Östradiolvalerat, d.h. ein Östrogen „ohne Gegenspieler". Während der nächsten drei „Zyklen" bekamen die

Frauen Östradiol plus entweder Provera®/Prodafem®, Levonorgestrel (ein anderes herkömmliches Progestin) oder bioidentisches Progesteron (oral mikronisierte Formulierung). Um das hormonelle Milieu eines natürlichen prämenopausalen Menstruationszyklus zu stimulieren, wurden Progestine und Progesteron nur in den letzten zehn Tagen jedes Zyklus verabreicht. Die Ergebnisse zeigten, dass die alleinige Gabe von Östradiol im Vergleich zur Kombination aus Östradiol plus Provera®/Prodafem® bzw. Östradiol plus Levonorgestrel zu einem deutlichen Rückgang des HDL-Spiegels führte – ein unerwünschtes Ergebnis, denn hohe HDL-Werte werden als Herzschutz betrachtet. Auf der anderen Seite wirkten sich Östradiol plus Progesteron nicht negativ auf den HDL-Spiegel aus.

Da ein höherer HDL-Spiegel mit einem geringeren KHK-Risiko verbunden ist, legte diese Feststellung nahe, dass Progestine – nicht aber Progesteron – das Herzinfarkt- oder Schlaganfallrisiko erhöhen können. Die schwedischen Forscher schlussfolgerten, „abgesehen vom Schutz vor endometrialer Hyperproliferation [Überwucherung der Gebärmutterschleimhaut] sind die meisten Wirkungen von [Provera®/Prodafem® und Levonorgestrel] während der Östrogenersatztherapie im Wesentlichen unerwünscht und von geringem Nutzen für die Patientin."

10 Jahre später veröffentlichte die amerikanische Gesundheitsbehörde NIH im *Journal of the American Medical Association* (JAMA) die Ergebnisse der PEPI-Studie, die einen Wendepunkt markieren sollten. PEPI wiederholte im Wesentlichen die Feststellungen der schwedischen Studie und erweiterte sie. Die PEPI-Studie hatte eine Besonderheit, denn sie bezog eine Gruppe mit ein, die ein bioidentisches Hormon erhielt – orales mikronisiertes Progesteron –, ein Zusatz, den (wenn überhaupt) bisher nur wenige große US-amerikanische Studien aufwiesen. Insbesondere verglich PEPI die Wirkungen von Premarin®/Presomen® plus Provera®/Prodafem® mit denen von Premarin®/Presomen® plus Progesteron in Bezug auf die Spiegel von LDL, HDL und andere Faktoren.[18]

Die PEPI-Studie wurde nach dem „Goldstandard" durchgeführt, sie war eine placebokontrollierte Doppelblindstudie, bei der 875 gesunde postmenopausale Frauen nach dem Zufallsprinzip eine von vier Behandlungen erhielten: 1. Placebo, 2. Premarin®/Presomen® ohne „Gegenspieler", 3. Premarin®/Presomen® plus Provera®/Prodafem® oder 4. Premarin®/Presomen® plus orales mikronisiertes Progesteron.

Nach dreijähriger Behandlungsdauer zeigte sich, dass Premarin®/Presomen® „ohne Gegenspieler" im Vergleich zur Placebogruppe zu einem hohen Anstieg von HDL führte (Abbildung 8.2). Der wirkliche Schock kam jedoch, als Premarin®/Presomen® mit Provera®/Prodafem® kombiniert wurde. Bei den Frauen, die diese Behandlung erhielten, war der lipämische Nutzen von Premarin®/Presomen® (erhöhtes HDL) fast völlig zunichtegemacht. Im Gegensatz dazu blieb der HDL-Spiegel bei den Frauen, die Premarin®/Presomen® plus echtes, bioidentisches Progesteron erhielten, erhöht.

Aus diesen Daten ist ersichtlich, dass „Östrogen" plus bioidentisches Progesteron sich weitaus günstiger auf HDL-Cholesterin auswirkt als „Östrogen" plus Provera®/Prodafem®. (Wie bedauerlich, dass die Forscher keine Gruppe von Frauen mit einbezogen haben, die bioidentische Östrogene plus Progesteron einnahmen, insbesondere unter dem Aspekt der vielen Steuergelder, die in diese Studie geflossen sind.)

Obwohl die PEPI-Forscher die Bedeutung ihrer Feststellungen ebenso sehen konnten, wie wir das können, erklärten sie „Östrogen ist gut für das weibliche Herz"[1] zum wichtigsten Ergebnis der Studie. Sie erwähnten die verblüffende Erkenntnis zu bioidentischem Progesteron nur am Rande und vergruben sie im allerletzten Satz der Abhandlung. Sie schrieben: „Östrogen [Premarin®/Presomen®] plus [Progesteron] scheint [für Frauen, die ihre Gebärmutter noch haben] das Endometrium auszusparen und den Großteil seiner günstigen Wirkungen auf die Risikofaktoren [von Herzkrankheiten] einschließlich HDL-C zu richten." Natürlich vermieden sie, Progesteron für Frauen zu empfehlen, „die keine Gebärmutter mehr haben". (Hat hier vielleicht jemand Osteoporose, hm?)

In einem auf der Webseite der *American Medical Association* (AMA, zu Deutsch etwa: „Amerikanische Medizinische Gesellschaft") veröffentlichten Interview, das so gestaltet war, dass es mit der Veröffentlichung der PEPI-Ergebnisse im *Journal of the American Medical Association* übereinstimmte, nahm die federführende Wissenschaftlerin der Studie, Dr. Elizabeth Barrett-Connor, das Progesteron-Ergebnis allerdings zur Kenntnis. „Wenn ich eine Frau hauptsächlich deshalb behandeln würde, weil sie sich Sorgen über ihre Herzgesundheit macht oder weil sie anormale Blutcholesterinwerte und einen niedrigen HDL-Spiegel hat, würde ich wahrscheinlich schauen, ob sie nicht lieber mikronisiertes Progesteron einnehmen möchte. Ich war von seiner besseren Wirkung ganz beeindruckt", sagte sie. Dann ergänzte sie: „Ich würde es begrüßen, wenn mikronisiertes Progesteron in die großen Untersuchungen, wie die WHI-Studie, als Behandlungsoption aufgenommen wird." (Zum damaligen Zeitpunkt war sie noch nicht beendet.) Der Präsident der *American Heart Association* (zu Deutsch etwa: „Amerikanische Herzgesellschaft") mutmaßte damals, dass Frauen, die Dr. Barrett-Connors Rat befolgten und Progesteron anstelle von Provera®/Prodafem® einnehmen würden, ihr Risiko einer Herzkrankheit um 12 Prozent reduzieren könnten.[19]

Progesteron schützt den HDL-Spiegel

[Balkendiagramm: HDL-Blutspiegel (mg/dl) für Placebo (ca. −0,05), Premarin®/Presomen® (ca. 0,14), Premarin®/Presomen® plus Provera®/Prodafem® (ca. 0,03), Premarin®/Presomen® plus Progesteron (ca. 0,11)]

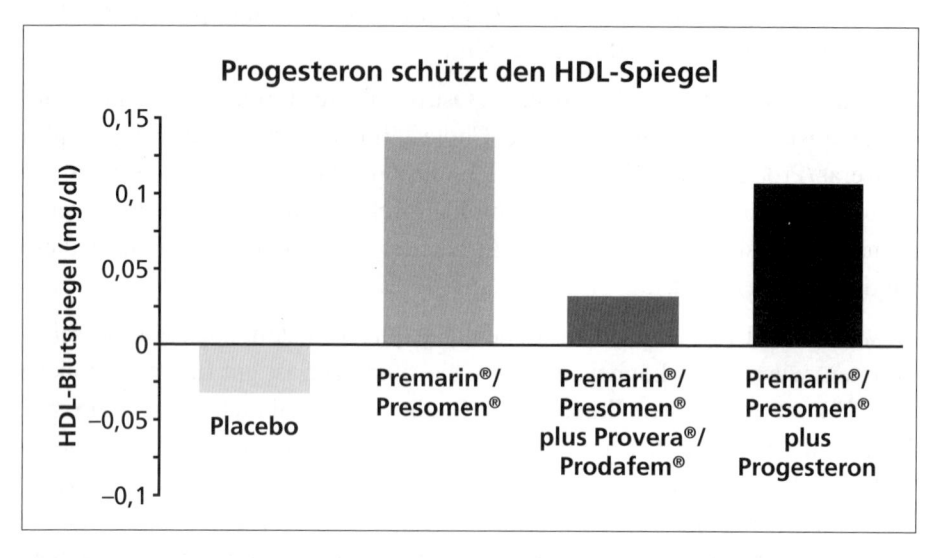

Abbildung 8.2: Die Ergebnisse der von der amerikanischen Gesundheitsbehörde NIH finanzierten PEPI-Studie zeigten, dass das postmenopausalen Frauen verabreichte „Östrogen" (Premarin®/Presomen®) im Vergleich zum Placebo zu einem hohen Anstieg von HDL führte. Dieser Vorteil ging jedoch verloren, wenn „Östrogen" mit Provera®/Prodafem® kombiniert wurde, nicht aber in der Kombination mit bioidentischem Progesteron. (Adaptiert nach der PEPI-Studie. JAMA. 1996; 273: 199–208)

Leider erfüllte sich Dr. Barrett-Connors Wunsch bezüglich des Einsatzes von Progesteron in der WHI-Studie nie. Wie bereits erwähnt, lautete nach der Veröffentlichung der Ergebnisse ein paar Jahre später eine der Empfehlungen der FDA und anderer Behörden, dass die konventionelle HET Frauen nicht speziell deshalb verschrieben werden sollte, weil sie sich über ihre Herzgesundheit Sorgen machten. Das war ziemlich sinnvoll, wenn man bedenkt, dass sie nämlich eindeutig nicht wirkte. Und wenn man statt Provera®/Prodafem® Progesteron einsetzen würde? Das schien wohl schon wieder in Vergessenheit geraten zu sein.

Zwar lautete die „offizielle Botschaft" der PEPI-Studie, dass „Östrogen gut für das weibliche Herz" sei, doch warf ein genauerer Blick auf das Ergebnis neue Fragen über die Sicherheit von Premarin®/Presomen® sowie Provera®/Prodafem® auf. Es stimmt, dass Premarin®/Presomen® „ohne Gegenspieler" den

HDL-Spiegel ansteigen ließ, doch gleichzeitig traten während der ersten drei Studienjahre in fünf Fällen Herzerkrankungen auf. Im Vergleich dazu gab es keine Fälle in der Placebogruppe. Das legt nahe, dass Premarin®/Presomen® bei manchen Frauen nach den Wechseljahren sogar Herzkrankheiten verursachen könnte. Zudem entwickelten zehn Frauen unter dem Medikament Blutgerinnsel (VTE, venöse Thromboembolien), die in vier Fällen als ernst eingestuft wurden; in der Placebogruppe war keine Frau betroffen. Diese gravierenden Risiken von Premarin®/Presomen® wurden später in der WHI-Studie bestätigt.

Wären dieselben Probleme auch aufgetreten, wenn Tri-Est, Bi-Est oder auch nur Östriol anstelle der Pferdeöstrogene in der PEPI-Studie eingesetzt worden wären? Wir haben allen Grund zu der Annahme, dass das nicht der Fall gewesen wäre, doch es sind offensichtlich aktuelle Studien notwendig. Dieselbe Frage hatten aber die PEPI-Forscher anscheinend auch schon im Kopf. Während der AMA-Diskussion im Internet wurde Dr. Barrett-Connor gefragt: „Haben Sie den Verdacht, dass wir nicht sorgfältig erforscht haben, welche Präparate wir in erster Linie verwenden sollten? Einige Leute klagen zum Beispiel darüber, dass Östriol nicht mit einbezogen wurde. In Europa gibt es das. Es ist ein schwaches Östrogen, und es scheint antikanzerogene Wirkungen in Bezug auf Brustkrebs zu haben. Wenn überhaupt, dann kann es das Brustkrebsrisiko hemmen, es wird es aber sicherlich nicht vergrößern."

Dr. Barrett-Connor, die ihrem Wunsch nach weiterer Erforschung von Progesteron in der WHI-Studie bereits Ausdruck verliehen hatte, schien jedoch weniger begeistert von Östriol zu sein. Sie sagte zwar: „Wenngleich ich nicht gegen neue Studien mit neuen Medikamenten* bin ...", fuhr dann aber doch fort damit, alle Hindernisse aufzuzählen, die einer Durchführung im Weg standen.

---

* Wie die meisten Schulmediziner bleibt auch Dr. Barrett-Connor dabei, natürliche Substanzen (wie bioidentische Hormone) als „Medikamente" zu bezeichnen, und demonstriert damit erneut, wie sehr die Pharmakonzerne die medizinische Sprache verfälschen, um sie für ihre eigenen Ziele und Motive passend zu machen.

Progesteron verbessert die koronare Durchblutung – Provera®/Prodafem® aber *nicht!*

Wie die PEPI-Studie gezeigt hat, scheint die konventionelle HET umso gefährlicher für das Herz zu sein, je genauer wir sie unter die Lupe nehmen. Werden in ähnlichen Studien jedoch bioidentische Hormone verwendet, scheinen sich die Gefahren in Luft aufzulösen.

Der Herzmuskel muss permanent über das Blut mit großen Mengen an Sauerstoff und Nährstoffen versorgt werden, insbesondere in Zeiten von physischem und emotionalem Stress. Eine Unterbrechung von auch nur wenigen Minuten, bekannt als myokardiale Ischämie (zu geringer Blutfluss), könnte zu einer schweren und dauerhaften Schädigung des Herzmuskels führen; das passiert beim Herzinfarkt. Der Wert von bioidentischen Hormonen zeigt sich wieder darin, dass sie die Dilatation und Konstriktion der Koronararterien als Reaktion auf normale Stimuli erleichtern, sodass der Herzmuskel bedarfsgerecht mit Blut versorgt wird.

Bei Arterien, die durch arteriosklerotische Plaques verstopft werden oder auf normale Stimuli überreagieren, kann es zu einer zu langen und zu starken Konstriktion kommen (sogenannter Gefäßspasmus), sodass dem Herzmuskel das Blut vorenthalten wird, wenn er es am meisten braucht. Ein ischämiebedingter koronarer Gefäßspasmus kann zu Herzschmerzen (Angina Pectoris), Arrhythmien, Herzversagen und Herzinfarkt führen.

Die Reaktionsfähigkeit der Koronararterien unterliegt teilweise der Kontrolle durch Östrogen und Progesteron, die eine Entspannung der arteriellen glatten Muskulatur und eine verstärkte Durchblutung des Herzmuskelgewebes herbeiführen.[20, 21] Es sollte jetzt nicht überraschen, dass bioidentisches Östrogen und Progesteron bei postmenopausalen Frauen eine gesunde Gefäßerweiterung und die koronare Durchblutung fördern, doch wie ist es bei einem körperfremden Pseudohormon wie Provera®/Prodafem®? Können wir von ihm dasselbe erwarten?

Und, was meinen Sie? Genau: noch nicht mal ansatzweise.[22]

Der Vorteil von Progesteron gegenüber dem synthetischen Medroxyprogesteron (Provera®/Prodafem®) wurde in einer Studie bestätigt, in der man operativ (durch die Entfernung der Eierstöcke) in die Wechseljahre versetzten Rhesusaffen einen „Hormonersatz" verabreichte, der aus entweder 1. Östradiol plus

Provera®/Prodafem® oder 2. Östradiol plus Progesteron bestand. An einem Punkt ihrer Behandlung wurden die Affen einem chemischen Giftstoff ausgesetzt, der zu einer raschen Konstriktion, also einem Gefäßspasmus, in ihren Koronararterien führt und im Wesentlichen einen Herzinfarkt simuliert.

Diejenigen Affen, die Progesteron erhielten, hielten dem durch das Toxin verursachten Gefäßspasmus stand, wodurch eine rasche Normalisierung ihrer koronaren Durchblutung möglich wurde. Provera®/Prodafem® bot dagegen einen solchen Schutz nicht und erhöhte das Risiko eines Gefäßspasmus sogar. Hätten die damit behandelten Affen nicht ein spezielles schützendes Antidot (Gegenmittel) bekommen, so die Beobachtung der Forscher, wären sie binnen Minuten gestorben.[23]

Aus ethischen Gründen ist eine vergleichbare Studie mit Menschen nicht möglich, doch eine randomisierte Doppelblindstudie mit postmenopausalen Frauen, die eine Erkrankung der Koronararterien hatten, kam zu einer ähnlichen Schlussfolgerung: Progesteron, aber nicht Provera®/Prodafem®, erhöht die vorteilhaften gefäßerweiternden Wirkungen von Östradiol auf eine durch Stress hervorgerufene myokardiale Ischämie, und zwar genau wie bei den Affen, die dem Koronartoxin ausgesetzt waren.[24] Das wichtigste Maß für die koronare Durchblutung in dieser Studie war die Zeitspanne, in der die Frauen auf einem Laufband trainieren konnten, bevor es zur myokardialen Ischämie kam.*

Wie aus Abbildung 8.3 ersichtlich ist, konnten Frauen, die nur Östrogen einnahmen, im Vergleich zum Ausgangswert (keine Behandlung) ihre Trainingszeit deutlich erhöhen. Die Zugabe von Provera®/Prodafem® zu Östradiol brachte jedoch keinen weiteren Vorteil. Nahmen die Frauen aber Östradiol und Progesteron ein, erhöhte sich ihre Trainingszeit deutlich. Wie die Autoren schlussfolgerten, „legen die Ergebnisse der vorliegenden Studie einen Synergieeffekt von Östrogen und Progesteron, nicht aber von Östrogen und MPA [Provera®/Prodafem®] in Bezug auf die Dauer der Trainingszeit bis zur myokardialen Ischämie nahe. Diese Erkenntnis ist im Rahmen der KHK [Erkrankung der Koronararterien] neu."[24]

Wie einer der Forscher später betonte, ist im Hinblick auf einen Schutz vor Herzerkrankungen „Provera®/Prodafem® schlimmer als überhaupt keine Behandlung".

---

* Die myokardiale Ischämie wurde durch einen als ST-Streckensenkung bekannten charakteristischen Ausschlag im Elektrokardiogramm (EKG) beurteilt, der ein klassisches Zeichen für Sauerstoffmangel im Herzen ist.

HET fördert Arteriosklerose, Venenthrombosen und Blutgerinnungsstörungen – BHT aber *nicht!*

Bioidentische Östrogene – insbesondere Östradiol, das meistgetestete bioidentische Östrogen in der etablierten Forschung –, haben sich bei der Verlangsamung des Arterioskleroseverlaufs im Allgemeinen als wirksam erwiesen.[15] Wenn Frauen jedoch Premarin®/Presomen® und/oder Provera®/Prodafem® einnehmen, ist jedes Szenario denkbar. Folgende Beispiele von Forschungserkenntnissen veranschaulichen dies:

- Östradiol ohne „Gegenspieler" verlangsamt bei Frauen nach den Wechseljahren den Verlauf einer Arteriosklerose in der Arteria carotis (Halsschlagader) und senkt so das Schlaganfallrisiko.[25]
- In einer placebokontrollierten Doppelblindstudie mit postmenopausalen Frauen mit einer Erkrankung der Koronararterien verlor Östradiol diese Fähigkeit, wenn es mit Provera®/Prodafem® kombiniert wurde.[26]
- Östradiol reduziert das Risiko der Thrombenbildung (obstruktive Blutgerinnsel) durch günstige Beeinflussung der als hämostatische Marker bekannten Blutgerinnungs- und Koagulationsfaktoren.[27, 28]
- Bei Rhesusaffen, die einer Ernährung ausgesetzt wurden, die Arteriosklerose fördert, reduzierten Östradiol plus Progesteron dennoch die Bildung arteriosklerotischer Plaques in den Koronararterien um 50 Prozent.[29]
- Premarin®/Presomen® plus Provera®/Prodafem® erhöhten bei Frauen zwischen 60 und 69 Jahren das Risiko venöser Thromboembolien (VTE) um mehr als 400 Prozent und bei Frauen im Alter von mindestens 70 Jahren um 750 Prozent.[30]
- Der Einsatz von Premarin®/Presomen® ohne „Gegenspieler" führte zu einer Zunahme des VTE-Risikos um 65 Prozent; der Zusatz von Provera®/Prodafem® erhöhte das Risiko um weitere 60 Prozent. Im Gegensatz dazu wurde das VTE-Risiko durch Östradiol nicht erhöht, sondern sogar um 8 Prozent gesenkt.[31]
- Obwohl Östradiol zu dem in den meisten klinischen Studien verwendeten Provera®/Prodafem® die bioidentische Alternative gewesen ist, erforschten japanische Wissenschaftler die Wirkungen von Östriol bei Frauen ab 80 Jahren. Sie fanden heraus, dass Östriol die Funktion des Gefäßendothels (ein wichtiges Zeichen kardiovaskulärer Gesundheit) sowie die Knochenmineraldichte bei den Frauen ohne ernsthafte Nebenwirkungen deutlich verbesserte.[32]

HET fördert Arteriosklerose, Venenthrombosen und Blutgerinnungsstörungen 253

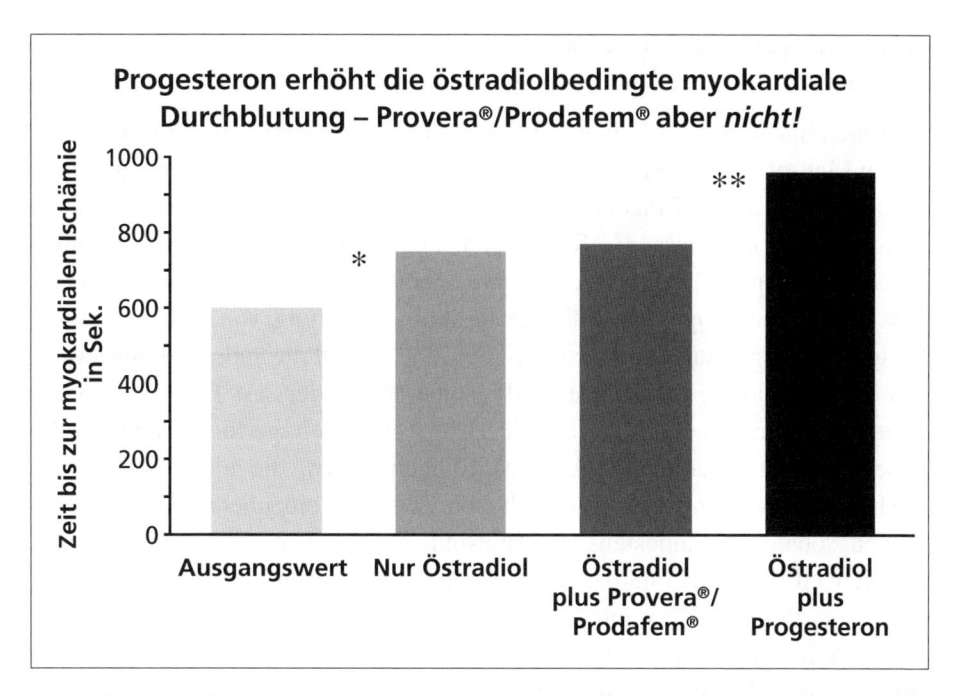

Progesteron erhöht die östradiolbedingte myokardiale Durchblutung – Provera®/Prodafem® aber *nicht!*

[Balkendiagramm: Zeit bis zur myokardialen Ischämie in Sek.
- Ausgangswert: ~600
- Nur Östradiol: ~750 *
- Östradiol plus Provera®/Prodafem®: ~770
- Östradiol plus Progesteron: ~960 **]

Abbildung 8.3: In einer Studie, die die Wirkungen von Progesteron mit denen von Provera®/Prodafem® verglich, trainierten postmenopausale Frauen mit koronarer Herzkrankheit auf einem Laufband, bis sich im EKG Anzeichen einer myokardialen Ischämie zeigten. Dabei ermöglichte es die Kombination von Östradiol plus Progesteron den Frauen, deutlich länger zu trainieren, bis die Ischämie auftrat, als Östradiol plus Provera®/Prodafem®. Diese Ergebnisse zeigen, dass Progesteron, aber nicht Provera®/Prodafem®, die Durchblutung des Herzmuskels bei körperlicher Anstrengung verbessert.
* $p<0{,}001$ nur Östradiol versus Ausgangswert (keine Behandlung)
** $p<0{,}001$ Östradiol plus Provera®/Prodafem® vs. Östradiol plus Progesteron
(Adaptiert nach Rosano et al. 2000)

Im Juni 2007, fast 5 Jahre, nachdem die ursprünglichen Ergebnisse der WHI-Studie erstmals bekannt wurden, veröffentlichte das Forschungsteam eine erneute Analyse einiger Daten, die den Anschein erwecken sollten, dass Premarin®/Presomen® letztlich vielleicht doch nicht so schlecht für das weibliche Herz sei. Die Auswertung beschränkte sich auf Frauen, die keine Gebärmutter mehr hatten und Premarin®/Presomen® allein oder ein Placebo eingenommen hatten. Es wurde jeweils ein Herz-CT bei den Frauen gemacht, um die für eine Arteriosklerose typischen Verkalkungen der Koronararterien aufzuspüren. Man fand heraus, dass die Frauen zwischen 50 und 59 Jahren, die Premarin®/Presomen® einnahmen, im Vergleich zu denjenigen, die das Placebo bekommen hatten, weniger Verkalkungen aufwiesen, was ein geringeres Herzinfarktrisiko nahe legt.[3]

Natürlich machten die Medien – wahrscheinlich großzügig ermutigt durch die netten Menschen von Wyeth – Luftsprünge angesichts dieser scheinbar „guten Nachrichten". In den Einzelheiten gingen jedoch solche „unwichtigen" Fakten verloren, wie die, dass die Studie sich auf ganz bestimmte Probandinnen beschränkte (Frauen, deren Wechseljahre operativ herbeigeführt worden waren), dass die Behandlung nichts für die Risikominimierung von Schlaganfällen, Blutgerinnungsstörungen, Brustkrebs, Senilität und all die anderen Langzeitfolgen der Anwendung von Premarin®/Presomen® tat, oder dass Frauen zwischen 50 und 59 Jahren zunächst einmal überhaupt ein relativ geringes KHK-Risiko haben. Da die aktuellen FDA-Empfehlungen lauten, die niedrigstmögliche HET-Dosis über einen kürzestmöglichen Zeitraum einzunehmen, hätten die Frauen, sobald sie mindestens 60 Jahre sind, zu einer Zeit also, in der die Empfänglichkeit für Herzkrankheiten tatsächlich zunimmt, mit der Einnahme von Premarin®/Presomen® schon längst aufgehört, und es gibt keinen Grund zu erwarten, dass irgendwelche, während der wenigen Jahre der frühen Einnahme aufgetretenen Vorteile über das Ende der Therapie hinaus anhalten würden.

Die auf wenige Jahre beschränkte Durchführung der HET zur Unterdrückung von Hitzewallungen ist für die langfristige Gesundheit von Frauen nach den Wechseljahren sinnlos. Um dies zu erreichen, müssen Frauen ihre Hormone über einen langen Zeitraum einnehmen, und der einzig sichere Weg hierfür ist die BHT.

Quo vadis, BHT und Herz?

Wenn die konventionelle HET nicht gut für das weibliche Herz ist, was bedeutet das dann für die BHT? Eine solche Schlussfolgerung steht immer noch aus.

Hören Sie einfach einmal genau hin, wenn „Hormonexperten" heutzutage im Wesentlichen sagen: „Da Pferdeöstrogene und das Pseudohormon-Präparat Progestin für Frauen nachweislich gefährlich sind, müssen wir davon ausgehen, dass bioidentische Humanöstrogene und Progesteron ebenfalls potenziell gefährlich sind, auch wenn es dafür keinerlei Belege gibt."

Schulmedizinische „Autoritäten" ringen sich das doppelt verneinte Argument ab, es gebe „keinen Nachweis" dafür, dass bioidentische Hormone für Frauen nicht genauso gefährlich seien wie Pferdehormone oder synthetische Pseudohormon-Präparate. Einmal abgesehen davon, dass diese Behauptung nachweislich falsch ist, wie sich mit einem flüchtigen Blick in die vorangegangenen Kapitel veranschaulichen lässt – von der wissenschaftlichen Literatur der letzten 40 Jahre, auf denen sie beruhen, ganz zu schweigen –, ist diese Argumentation, wie Mr. Spock wohl gesagt hätte, einfach nur „unlogisch!" (Mr. Spock ist eine Figur aus der Science-Fiction-Serie „Raumschiff Enterprise". – Anm. d. Übers.)

Zwar brachten die Ergebnisse der WHI-Studie die kardiovaskulären Risiken durch Premarin®/Presomen® und Provera®/Prodafem® ans Licht, doch haben sie sich nicht zu den potenziellen Vorteilen oder Risiken von bioidentischen Humanhormonen geäußert. Wie wir schon sagten und immer wieder sagen werden, weil man es so leicht vergisst, vor allem, wenn man von der Schulmedizin oder den Medien als Informationsquellen abhängt:

- Pferdeöstrogene (also Premarin®/Presomen®) sind keine natürlichen Östrogene aus dem menschlichen Eierstock.

- Synthetische Progestine (zum Beispiel Provera®/Prodafem®) sind kein natürliches Progesteron aus dem menschlichen Eierstock.

- Sogenannte „natürliche", von der FDA „zugelassene" Östrogenersatzprodukte (zum Beispiel Pillen, Hautpflaster, Gels oder Cremes mit 100 % Östradiol) sind ein sehr unvollständiger Versuch eines bioidentischen Hormonersatzes für Frauen, auch wenn das Hormon Östradiol selbst eines von vielen bioidentischen Hormonen ist. Doch die empfohlene Östradioldosis in diesen Produkten – 1 bis 2 mg täglich – ist meist viel zu hoch (eine physiologische Dosis der BHT enthält typischerweise nicht mehr als 0,25 Milligramm Östradiol täglich) und macht die von der FDA zugelassenen Produkte potenziell gefährlich. Außerdem fehlt ihnen das Östriol, das als wesentlicher Puffer gegen die präkanzerösen Eigenschaften von Östradiol und Östron wirkt.

- Ärzte, die hundertprozentige Östradiolprodukte verschreiben, kombinieren sie typischerweise mit Provera®/Prodafem® oder einem anderen synthetischen Progestin-Präparat, nicht mit Progesteron.

- Schulmediziner, die klug genug sind, Premarin®/Presomen® plus Provera®/Prodafem® zu meiden, entscheiden sich oft für oral einzunehmende Östradiol-Rezepturen (und ein Progestin). Es steht jedoch zweifelsfrei fest, dass die orale Einnahme von Steroidhormonen die Risiken vieler ernster Krankheiten erhöhen kann, was bei topischer Anwendung leicht zu vermeiden ist. (Mehr über die optimale Anwendung bioidentischer Hormone finden Sie in Kapitel 9.)

Wechseljahressymptome sowie Herzkrankheiten, Osteoporose und andere Langzeitfolgen der Menopause sind größtenteils der mangelnden Produktion ovarieller Östrogene und Progesteron geschuldet – nicht von Pferdehormonen oder synthetischen Pseudohormon-Präparaten. Für einen großen Teil der Ärzteschaft mag dies schwer zu verstehen sein, aber in der ganzen Menschheitsgeschichte hat es noch nie eine Frau gegeben, deren Körper unter einem Mangel an Pferdeöstrogenen und/oder synthetischen Progestinen gelitten hätte.

Somit widerspricht es dem gesunden Menschenverstand, die fehlenden Hormone durch fremde, synthetische Pseudohormone zu ersetzen, die denen von Mutter Natur zwar ähnlich sein mögen, aber eben doch nicht dieselben sind. Es stimmt schon, sie können Symptome wie Hitzewallungen und Schmerzen in der Scheide kurzfristig unterdrücken helfen, doch auf lange Sicht profitieren einzig und allein die Pharmakonzerne von diesen Produkten.

Tut man andererseits das, was logisch ist, und ersetzt die fehlenden Östrogene und Progesteron durch bioidentische Varianten ihrer selbst, werden nicht nur die kurzfristigen Symptome minimiert, sondern auch die Langzeitfolgen des Hormonmangels, und zwar, ohne dass die Risiken von Krebs- und Herzerkrankungen steigen.

Es gibt einen weiteren Punkt, der für die schulmedizinischen „Experten" nur schwer zu begreifen ist: Die geläufigen, mit der HET verbundenen Symptomatiken rühren nicht von den Eigenschaften des verwendeten „Östrogens" oder „Progesterons" her, sondern eher von der Tatsache, dass sich diese fremden „Hormone" in ihrer Molekularstruktur und damit in ihrer Funktion und in ihrem Metabolismus (der molekularen Verarbeitung) von der bioidentischen humanen Idealform unterscheiden. Dies steht außer Frage; es ist in Dutzenden wissenschaftlicher Studien demonstriert worden.

Obwohl die notwendigen groß angelegten, placebokontrollierten Doppelblindstudien, die Belege für Sicherheit und Wirksamkeit der BHT liefern könnten, noch ausstehen, wird aufgrund von jahrzehntelangen anderen Forschungen und klinischen Erfahrungen überzeugend argumentiert, dass bioidentische Hormone – in physiologischen Dosen eingesetzt sowie über einen Weg und nach einem Zeitplan verabreicht, die sich eng an den von Mutter Natur anlehnen – in kardiovaskulärer Hinsicht alle Vorteile der natürlich sezernierten ovariellen Hormone mit sich bringen, jedoch keines der Risiken ihrer patentrechtlich geschützten, molekular gesehen fremden Verwandten.

Wenn in Studien über kardiovaskuläre Erkrankungen – auch in den meisten Laborversuchen und vielen kleineren klinischen Studien – bioidentische Hormone eingesetzt werden, zeigen die Ergebnisse meist ausnahmslos, dass sie sicher und wirksam sind. Sollte es je in einer großen Studie nach dem „Goldstandard" zur Untersuchung der BHT* kommen, zweifeln wir absolut nicht daran, dass die Ergebnisse bestätigen würden, was bereits in früheren Studien demonstriert worden ist.

Wie wir in diesem Buch schon in anderem Zusammenhang konstatiert haben, könnten wir hinsichtlich der tatsächlichen Wirkungen bioidentischer Hormone auf das kardiovaskuläre System die gesamten klinischen Forschungen mit Pferdeöstrogenen und anderen Pseudohormon-Präparaten genauso gut in den Müll werfen. So viel zum Wert dieser „Forschung"!

---

* Genau genommen führen Natur und Schöpfung schon seit mindestens 200 000 Jahren eine „Studie" durch, in der es exakt darum geht, welche Östrogene und anderen Hormone in welchen Mengen, auf welchem Verabreichungsweg und nach welchem Zeitplan für Frauen am besten sind. Doch diese sehr logische Sichtweise des gesunden Menschenverstandes wird oft als „unwissenschaftlich" bezeichnet!

KAPITEL 9
Wie man die BHT richtig nutzt: Dosierungs- und Anwendungshinweise

Einer der Hauptvorteile der WHI-Studie war, dass sie Frauen vor der konventionellen Hormonersatztherapie (HET) mit Premarin®/Prodafem® plus Provera®/Prodafem® zurückschrecken ließ. Einige beendeten die Therapie vollständig und entschieden sich lieber dafür, die Hitzewallungen und andere Symptome zu ertragen, bis sie von selbst vergingen. Andere wechselten zu einer der zahlreichen Hormonersatzkuren, die das bioidentische Hormon Östradiol mit verschiedenen anderen synthetischen Pseudohormonen kombinieren. Wieder andere nahmen zwar weiterhin synthetische Pseudohormone ein, aber nicht mehr Premarin®/Prodafem® und/oder Provera®/Prodafem® (zumindest nicht in den unzeitgemäßen hoch dosierten Varianten).

Die meisten dieser „alternativen" HET-Therapien bestehen aus einer Kombination von Östradiol, dem wirkungsstärksten aller bioidentischen Östrogene, mit einem synthetischen Progestin. Während manche Ärzte immer noch an Provera®/Prodafem® (Medroxyprogesteron, MPA) festhalten, verschreiben die „aufgeklärteren" unter ihnen andere Progestine, wie Norgestimat, Norethisteron oder Levonorgestrel, die häufig in oralen Empfängnisverhütungsmitteln eingesetzt und im Allgemeinen als etwas weniger gefährlich angesehen werden als Provera®/Prodafem®. Noch besser ist natürlich, dass so manch aufgeklärter Mediziner sich inzwischen für die Verschreibung von bioidentischem Progesteron entschieden hat.

Erfreulicherweise haben sich beispiellos viele Frauen ebenfalls der bioidentischen Hormonersatztherapie (BHT) zugewandt. Dieser Wechsel wurde vor einigen Jahren durch die Veröffentlichung zahlreicher Bücher zu diesem Thema in Schwung gebracht. In einem dieser Bücher beschreibt unter anderem Suzanne Somers, Hollywood-Berühmtheit und Streiterin für natürliche Gesundheit und Fitness, ihre Erfolge mit verschiedenen Varianten der BHT und interviewt Ärzte, die Erfahrung damit haben.

Die in dem Buch *The Sexy Years* (zu Deutsch etwa: „Die begehrenswerten Jahre"; nur in Englisch erhältlich) empfohlene BHT war zwar ein großer Schritt in die richtige Richtung, doch es war keine *vollständige* BHT, rezeptiert und sorgfältig überwacht, wie wir sie in diesem Buch beschreiben. Wenngleich wir uns über die durch diese Bücher ausgelöste zunehmende Anwendung und Akzeptanz der bioidentischen Hormontherapie freuen, tun wir dies unter Vorbehalt, denn viele Ärzte, die glauben, dass sie eine BHT verschreiben, haben ihre wissenschaftliche Grundlage vielleicht nicht wirklich verstanden. Da sie daran gewöhnt sind, einfach nur abgepackte Pillen zu verschreiben und das beste Ergebnis zu erwarten (oder zu erhoffen?), entgeht ihnen oft, dass die ordnungsgemäße Anwendung der BHT eine ganz andere Auseinandersetzung mit dem Hormonersatz erfordert.

Die bioidentische Hormontherapie ist nicht einfach eine weniger toxische Form von Prempro®/Premella®/Climopax®, sie ist auch kein „Jungbrunnen", der in der Lage ist, Sechzigjährige wieder in Zwanzigjährige zu verwandeln. Die BHT kann sicherlich wichtige Anti-Aging-Eigenschaften besitzen, doch die hormonelle Uhr um drei oder vier Dekaden zurückzudrehen, was manch einer glaubt, ist vielleicht ein wenig zu viel verlangt. Versucht man dies durch die Einnahme übermäßig hoher Dosen der falschen Hormone oder eines falschen Hormonschemas – vor allem ohne sorgfältige Überwachung – zu erreichen, setzt man die Frauen möglicherweise einem unnötigen Risiko aus.

Auf einer größeren politischen Ebene betrachtet, könnten übereifrige Aufsichtsbeamte der Regierung durch unnötige und vermeidbare Nebenwirkungen, hervorgerufen durch fehlende Informationen oder falsche Anwendung der BHT, dazu ermutigt werden, sich weiterhin mit den Pharmakonzernen zu verbünden, die ihrerseits ängstlich auf den Schutz der zwar mangelhaften, aber immer noch lukrativen Pseudohormon-Lizenzen bedacht sind. Sie würden sich liebend gerne auf einige scheinbare „Risiken" der BHT stürzen, bedingt durch eine falsche Anwendung, und dann versuchen, alle bioidentischen Hormone mit ihren gefährlichen herkömmlichen Präparaten über einen Kamm zu scheren, ohne auch nur das Ergebnis einer einzigen klinischen Studie in den Händen zu halten, das ihre Behauptungen bestätigen würde. Mehr zu diesen wichtigen Aspekten können Sie in Kapitel 12 lesen.

Sie können gar nichts falsch machen: Richten Sie sich einfach nach dem Hormonrezept von Mutter Natur

Manche Ärzte und Patienten glauben, dass sie bereits die authentische BHT anwenden, wenn sie nur Pillen verschreiben bzw. verschrieben bekommen, die bioidentisches Östradiol und Progesteron enthalten. Obwohl Östradiol ein primäres Östrogen ist, das vor den Wechseljahren von den Eierstöcken produziert wird, führen normale Stoffwechselprozesse schließlich zu mehreren primären Östrogenen, einschließlich Östron, Östradiol, Östriol und 2-Hydroxyöstron, die im Blutstrom zirkulieren.

Östradiol ist das leistungsstärkste und am stärksten Krebs erregende der Östrogene; Östron kann auch Krebs erregen, insbesondere in der Brust. Zum Glück verstoffwechseln die meisten Frauen, die noch nicht in den Wechseljahren sind, ihr körpereigenes Östron und Östradiol zu ausreichend Östriol (und anderen nicht Krebs erregenden Metaboliten), um die Wirkungen der präkanzerogenen Östrogene abzupuffern und einem „östrogenbedingten" Krebs zu entgehen. „Ersetzen" Frauen aber fehlende Ovarialhormone zu 100 Prozent durch Östradiol ohne die Beigabe von nicht Krebs erregendem Östriol, ist das eine starke Verfälschung des natürlichen Gleichgewichts der zirkulierenden Östrogene. Da es keine Garantie dafür gibt, dass durch die normalen Stoffwechselprozesse aus diesen Ersatzstoffen genügend Östriol zum Abpuffern der natürlichen Kanzerogenität des vom Körper fast ausschließlich aus Östradiol gebildeten Östradiols und Östrons hergestellt wird, ist es stets der sicherste Weg, in jede Ersatztherapie auch Östriol mit einzubeziehen.

In der authentischen BHT werden potenziell Krebs erregende Östrogene, wie Östron und Östradiol, durch relativ hohe Dosen des gutartigeren, nicht Krebs erregenden Östriols, das die Ausprägung kanzerogener Eigenschaften hemmt, mehr als ausgeglichen. Um dem normalen hormonellen Milieu, wie es vor den Wechseljahren besteht, möglichst nahe zu kommen, sollten am besten (mindestens) Östriol und Östradiol eingenommen werden; manchmal können Frauen, deren Körper Östradiol tendenziell sehr effizient zu Östron verstoffwechselt, es auch weglassen. Diese Frauen kommen vielleicht besser damit zurecht, wenn sie nur Östradiol und Östriol (Bi-Est) einnehmen.

Die konventionelle Hormonersatztherapie (HET): Im Widerspruch zur Natur

Im Gegensatz zum Irrglauben eines Großteils der schulmedizinischen Ärzteschaft erfordert die sichere und wirksame Anwendung der BHT einen philosophischen Denkansatz in der Medizin, der dem gesamten, in ihrer Laufbahn erworbenen Wissen wahrscheinlich wesensfremd ist. Der Autor eines neueren Berichts über „Hormon"-Ersatztherapien hat das zentrale Missverständnis ganz deutlich formuliert: „Ziel jeder [konventionellen] Hormonbehandlung postmenopausaler Frauen ist nicht die Wiederherstellung der physiologischen Serumspiegel, wie sie in den Ovulationszyklen fruchtbarer Frauen vorliegen, sondern den östrogenmangelbedingten Klagen und Symptomen vorzubeugen oder sie zu lindern."[1]

Das sagt eigentlich schon alles. Der schulmedizinische Ansatz – ein Symptom zu sehen und es mit einem konventionellen Präparat zu unterdrücken – steht im Widerspruch zur Natur und ist im Hinblick auf die BHT völlig unangemessen. Was diese Symptome hervorgerufen haben könnte, ist typischerweise von sekundärem Interesse; solange die Behandlung funktioniert und – keine allzu toxische Wirkung hat –, wird sie als vertretbar betrachtet. Durch eine derartige Denkweise wird die Behandlung von Frauen in den Wechseljahren mit Östrogenen trächtiger Stuten nicht nur vertretbar, sondern zur bevorzugten Methode. Überdies, so wie das Zulassungsverfahren der FDA angelegt ist, muss die Behandlung auch gar nicht besser oder sicherer sein, als eine natürliche oder bioidentische Alternative; sie muss nur wirksamer bei besagten Problemen sein und nicht deutlicher toxischer, als eine wirkungslose Pseudopille beziehungsweise ein Placebo.

Anstatt mit irgendeinem scheinbar wirksamen synthetischen Präparat oder Pseudohormon Hitzewallungen lediglich zu unterdrücken*, ist das primäre Ziel der BHT die Wiederherstellung eines hormonellen Milieus, das dem natürlichen, vor den Wechseljahren bestehenden Zustand so ähnlich wie möglich ist.

---

* In den letzten Jahren haben viele Ärzte versucht, Frauen gegen ihre Hitzewallungen Medikamente wie SSRI (Selektive Serotonin-Wiederaufnahmehemmer, z.B. Prozac®, Zoloft® u.a.) zu verschreiben, in der Annahme, dass diese sicherer als die konventionelle HET seien. SSRI sind von der FDA zur Behandlung von Angstzuständen und Depressionen „zugelassen", doch helfen sie auch bei Symptomen der Wechseljahre? Bei einigen Frauen vielleicht, doch haben sie irgendetwas mit der Wiederherstellung des normalen Hormongleichgewichts zu tun? Absolut nicht, sie bescheren auch keinen der anderen Langzeitvorteile des bioidentischen Hormonersatzes. Es handelt sich hier also um eine reine Unterdrückung von Symptomen.

Die BHT erfordert die Einhaltung einer hormonellen Rezeptur, die Mutter Natur im Laufe der Evolution über viele Millionen Jahre für die Frau „ausgetüftelt" hat. Je genauer Sie sich nach dieser Rezeptur richten, des glücklicher und gesünder werden Sie sein. Werden die Symptome durch ein Ungleichgewicht in einem komplexen, ganzheitlichen physiologischen System verursacht, wie dem, das die Sekretion und Aktivität der Geschlechtshormone kontrolliert, zielt die Naturmedizin darauf ab, das dem Körper vertraute natürliche Hormongleichgewicht wiederherzustellen – und nicht darauf, diese Kontrollmechanismen zu ignorieren und/oder sich über sie hinwegzusetzen, wie das fast immer bei schulmedizinischen Behandlungsansätzen geschieht.

Da Wechseljahressymptome größtenteils durch einen „Hormonmangel" zustande kommen, verschwinden sie im Allgemeinen von selbst, wenn dieser Mangel durch den Ersatz mit bioidentischen Kopien behoben ist. Es ist gar nicht nötig, sie künstlich zu unterdrücken. Dieser Unterschied mag geringfügig erscheinen, doch wenn es um die Gesundheit von Frauen geht, die sich einer Hormonersatztherapie unterziehen, ist das ein himmelweiter Unterschied.

Am wichtigsten ist, dass die BHT gut und sicher wirkt. Zusammen mit einigen Tausend gleichgesinnten Kolleginnen und Kollegen und mehreren Hunderttausend gesunden, zufriedenen Frauen verbürge ich mich für sie. Tatsächlich wandten sich im letzten Jahr, als die Pharmaindustrie eine Petition zur grundsätzlichen Abschaffung der BHT bei der FDA einreichte, mehr als 70 000 solcher Frauen mit Protestschreiben an die Behörde (siehe Kapitel 12). Alles, was FDA und die Pharmakonzerne ins Feld führen können, ist: „Die BHT könnte ebenso gefährlich sein wie konventionelle Pferdehormone und Pseudoprogesterone, aber wir wissen es nicht wirklich, weil wir es noch nie untersucht haben."

Soll der Wert der BHT gesteigert werden, muss die Ärzteschaft den Stoffwechselweg dieser Hormone sowie den tatsächlichen Bedarf und den sicheren Umgang damit zu jeder Zeit richtig einschätzen können. Eine Unterdosierung kann zu unbefriedigenden Ergebnissen, eine Überdosierung zu inakzeptablen Risiken führen. In dieser Beziehung wird der Dosierung, der zeitlichen Abfolge, dem Anwendungsweg und der metabolischen Verarbeitung der Ersatzhormone beim Wechsel von der konventionellen HET zur BHT nicht genügend Aufmerksamkeit geschenkt.

Wenn es Nachteile der BHT gibt, dann den, dass sie von den Frauen mehr verlangt, als nur jeden Morgen eine Pille zu schlucken, und auch den, dass die

Ärzte die Dosierungen und Hormonspiegel ihrer Patientinnen gründlich überwachen und sicherstellen müssen, dass diese Hormone gefahrlos verstoffwechselt werden können. (Was nützt ein bioidentisches Östrogen wie Östradiol, das selbst Krebs erregend ist, wenn zu viel davon in andere Krebs erregende Östrogene verstoffwechselt wird, wie Östron, 16α-Hydroxyöstron oder das stark kanzerogene 4-Hydroxyöstron, und/oder nicht genug davon in „ausgleichende", nicht Krebs erregende Östrogene, wie Östriol, 2-Hydroxyöstron oder das leistungsstärkste nicht Krebs erregende Östrogen, 2-Methoxyöstradiol?)

In mehr als 25 Jahren Erfahrung haben wir gelernt, dass man diese und andere Faktoren genau im Auge behalten muss, wenn den Frauen die größte Sicherheit und Wirksamkeit der BHT zuteilwerden soll. Wie wir in diesem Kapitel sehen werden, erfordert die richtige Anwendung der BHT:

- das richtige Verhältnis der bioidentischen Humanhormonen zueinander,
- die optimale Menge jedes einzelnen Hormons,
- die Einnahme der Hormone über den sichersten, natürlichsten Weg,
- die Annäherung an den natürlichen Zeitplan der Hormonsekretion und
- die engmaschige Überwachung der Hormonspiegel und ihrer Metaboliten für die Sicherheit.

Wie viel Östrogen ist zu viel?

Wie in Kapitel 7 beschrieben, gelangen immer mehr Ärzte und Forscher zu der Erkenntnis, dass das Risiko eines östrogenbedingten Krebses bei einer Frau direkt mit der Dosis und der Art des eingesetzten Ersatzöstrogens, mit der Art seiner Verstoffwechselung in ihrem Körper und mit dem Gleichgewicht zwischen den letztendlich resultierenden Krebs erregenden und nicht Krebs erregenden Metaboliten zusammenhängt. Diese Faktoren können zumindest teilweise angeboren sein, und jeder weibliche Körper ist diesbezüglich einzigartig.[2] Dennoch sind auch diese Risiken meist kontrollierbar.

Leider gelingt Frauen – und ihren Ärzten –, die glauben, dass sie eine BHT anwenden, wenn sie den Östrogenersatz auf hohe Dosen bioidentischen, aber kanzerogenen Östradiols beschränken und die Anwendung von nicht Krebs erregendem Östriol oder Progesteron ignorieren, die Wiederherstellung eines natürlichen weiblichen hormonellen Milieus nicht; vielmehr kann es möglicherweise zur Erhöhung des Risikos gefährlicher Nebenwirkungen kommen, einschließlich Krebs. Suzanne Somers hat der BHT zwar eine enorme öffentliche Aufmerksamkeit verschafft, sich aber durch die tägliche Anwendung von 1 Milligramm oder mehr Östradiol (ohne Östriol, wie 2004 in *The Sexy Life* beschrieben), vielleicht einem unnötigen Risiko ausgesetzt. Nachdem wir uns aber für ihr Buch *Breakthrough* (zu Deutsch: „Durchbruch") von 2008 über Östriol unterhalten hatten, halte ich es für möglich, dass sie ihr Östradiol jetzt damit ausgleicht. Die meisten Frauen erzielen dieselbe Wirkung durch bedeutend geringere Mengen Östradiol, zusammen mit Östriol zur Kompensation der Krebs erregenden Tendenzen des Östradiols (und in manchen Fällen des Östrons, das der Körper natürlicherweise aus Östradiol bildet).

Bioidentische Präparate mit 100 Prozent Östradiol sind riskant

Die Ergebnisse einer Studie aus dem Jahr 1994[3] zeigen, was passiert, wenn Ärzte sich für Östradiol als alleinigen „Östrogenersatz" entscheiden, damit wie mit einem schulmedizinischen Präparat umgehen und sich kaum oder gar nicht um die natürlichen weiblichen Hormonspiegel kümmern. In dieser Studie nahmen 26 Frauen nach „operativ herbeigeführter Menopause" (Entfernung der Eierstöcke) 2 Milligramm als Einzeldosis eines von der FDA zugelassenen oralen Standard-Östradiols. Im Laufe der darauf folgenden 24 Stunden bestimmten die Forscher in regelmäßigen Abständen die Serumspiegel von Östradiol bei den Frauen (Serum ist der flüssige Anteil des Blutes ohne andere Blutbestandteile, wie rote und weiße Blutkörperchen usw.). Diese Spiegel erwiesen sich bei 57 Prozent der Frauen als „überaus hoch". Aufgrund dieser Ergebnisse mahnten sie, „… die Östradiolspiegel zu überwachen und die Östrogenersatztherapie zu individualisieren, damit eine Langzeitbelastung mit über das physiologische Maß hinausgehenden Östrogenspiegeln bei Patientinnen nach der Menopause vermieden wird."

Doch mehr als 14 Jahre danach ist der Östrogenersatz durch Pillen oder topisch anzuwendende Cremes bzw. Gels in Dosen von 1 oder 2 mg täglich mit einem Östradiolgehalt von 100 Prozent insbesondere als Folge der WHI-Studie zunehmend üblich geworden. Markenprodukte, die zu 100 Prozent Östrogen enthalten, werden oft als von der FDA „zugelassene" bioidentische Alternative zur HET beworben, obwohl diese Praxis der Forschung völlig widerspricht und erkennen lässt, dass die Präparate in ihrer Wirkung alles andere als bioidentisch sind. Die Anwendung solcher Produkte in diesen Dosierungen kann im Körper zu einer fünf- bis zehnfachen Erhöhung der Normalwerte von Östradiol und Östron führen, ohne dass entsprechende Östriolmengen zum Schutz von Gebärmutter und Brustgewebe gegen eine potenzielle Krebs erregende Überstimulierung vorhanden wären.

Premarin®/Presomen® und die immer weiter schwindende Dosis

Übermäßig hohe Dosierungen gehörten schon immer zum Märchen von Premarin®/Presomen®. In den Anfängen der Östrogenersatztherapie (ERT), bevor man den Schutzwert der Progestine erkannt hatte, betrug die gängige Dosis von Premarin®/Presomen® 1,25 Milligramm täglich. Der größte Teil dieser Menge bestand aus dem potenziell Krebs erregenden Humanöstrogen Östron, dem leistungsstarken Pferdeöstrogen Equilin (das der Körper zu stark Krebs erregendem 4-Hydroxyequilin verstoffwechselt), einer kleinen Menge Östradiol und mindestens zehn anderen leistungsstarken Pferdeöstrogenen, für die es im menschlichen Körper keine natürlichen, angeborenen Stoffwechselwege gibt und die der Körper einer Frau folglich auch nicht benötigt. Der Anstieg des mit dieser Dosis zusammenhängenden Risikos von Krebs und Herzerkrankungen ist gut dokumentiert.

Wie kam man seinerzeit also gerade zu dieser Dosis? Gewiss nicht, weil sie im Körper einer Frau ihr natürliches hormonelles Milieu wiederherstellen konnte, denn es gibt für die „natürlichen" Spiegel der spezifischen Pferdeöstrogene im menschlichen Körper selbstverständlich kein Äquivalent. Diese Dosis stützte sich – wie die aller anderen schulmedizinischen Medikamente – wohl eher auf ein „über den Daumen gepeiltes" Gleichgewicht zwischen den Vorteilen (wie weniger Hitzewallungen) und Risiken (beispielsweise stärkeres körperliches Unbehagen, Brust- und Gebärmutterkrebs), was sich insbesondere durch das Fehlen jeglichen Progesterons als „Gegenspieler" (oder synthetischer progestinhaltiger Medikamente) in den Anfängen der ERT nicht als besonders gute Einschätzung erwies.

Angesichts des sich anbahnenden Krebsrisikos entschied die FDA 1988, dass fortan die „zugelassene" Dosis von Premarin®/Presomen® (plus Provera®/Prodafem®) halbiert werden müsste; Frauen benötigten ohnehin eigentlich nur 0,625 mg Pferdeöstrogene täglich, ließ die FDA verlauten. Als dann die WHI-Studie 2003 ergab, dass Prempro®/Premella®/Climopax® selbst in dieser reduzierten Dosierung noch Krebs und Herzkrankheiten in einem nicht hinnehmbaren

Ausmaß verursachte, beschloss die FDA in Absprache mit dem Hersteller Wyeth, die empfohlene Dosis dieser beiden Medikamente erneut zu halbieren, auf nunmehr 0,3 mg täglich, was einem Viertel der ursprünglichen Dosierung entsprach.

Woher aber wussten sie, dass diese neuen niedrigeren Dosierungen nun sicherer sein würden? Es wurden schließlich keine diesbezüglichen klinischen Studien durchgeführt! Im Grunde eben nur, weil es *schien*, als wären sie sicherer, auch wenn keine zuverlässigen Daten zur Unterstützung der Behauptung herangezogen werden konnten, wenn man nur die Hälfte oder ein Viertel der ursprünglichen Menge verordnete. Es würde uns nicht im Mindesten überraschen, wenn in ein paar Jahren beschlossen würde, dass die Dosis erneut halbiert werden müsste oder, noch besser, dass die gefährlichen Pferdeöstrogene schließlich ganz vom Markt genommen würden.

Welche Östrogendosis ist sicher?

Der Einsatz bioidentischer Östrogene erleichtert die Bestimmung einer individuell korrekten Dosierung erheblich, da hierdurch aussagefähige Veränderungen im hormonellen Milieu des Körpers gemessen werden können. Wir wissen, in welchem Bereich sich die Spiegel von Östrogen und Progesteron vor den Wechseljahren bewegen sollten, sodass wir problemlos Dosierungsschemata erstellen können, mit denen sich Hormonspiegel innerhalb dieses Bereiches erzielen lassen.

Die Frage ist ziemlich einfach: Mit welcher Dosis würde sich im Körper einer ganz normalen Frau ein natürlicher Östradiolspiegel (und natürliche Werte anderer Östrogene) kopieren lassen?

Forscher der Tahoma-Klinik und der Meridian-Valley-Laboratorien (beide in Renton, Washington) wollten dies herausfinden und untersuchten 35 Frauen nach den Wechseljahren (15 von ihnen war die Gebärmutter entfernt worden), die bis zu 1 Jahr Östradiol in unterschiedlicher Dosierung oral eingenommen hatten.[4] (Oral eingenommene Hormone sind im Allgemeinen nicht so gut verträglich, werden jedoch von einigen, meist „schulmedizinisch" arbeitenden Ärzten immer noch bevorzugt). In dieser Studie nahmen Frauen zwischen 43 und 80 Jahren Östradioltabletten in Dosierungen zwischen 0,025 und 2 mg täglich ein. Über ein ganzes Jahr wurde regelmäßig ihr Östron-, Östradiol- und Östriolspiegel in bestimmten Abständen aus Proben des 24-Stunden-Sammelurins bestimmt. (Mehr zur Bedeutung des 24-Stunden-Urintests folgt.)

Die Ergebnisse zeigten, dass der Östradiolspiegel der Frauen direkt proportional zur oral eingenommenen Östradioldosis stieg. Je mehr Hormone sie also einnahmen, desto mehr sezernierten sie; das überrascht nicht weiter.

Die wichtigsten Erkenntnisse sind in den Abbildungen 9.1 und 9.2 dargestellt. Die gepunktete Linie in jedem Diagramm stellt die höchsten Werte der in den Urinproben normaler, nicht schwangerer prämenopausaler Frauen gefundenen Östradiol- beziehungsweise Östronspiegel dar. (Dieser Spiegel ist als „obere Normgrenze" bekannt). Bei beiden Hormonen betrug die obere Normgrenze etwa 40 µg. Mit anderen Worten, im 24-Stunden-Urin von normalen, nicht schwangeren, prämenopausalen Frauen sollten nicht mehr als je 40 µg Östradiol und Östron enthalten sein. Da übermäßige Mengen von Östradiol und Östron

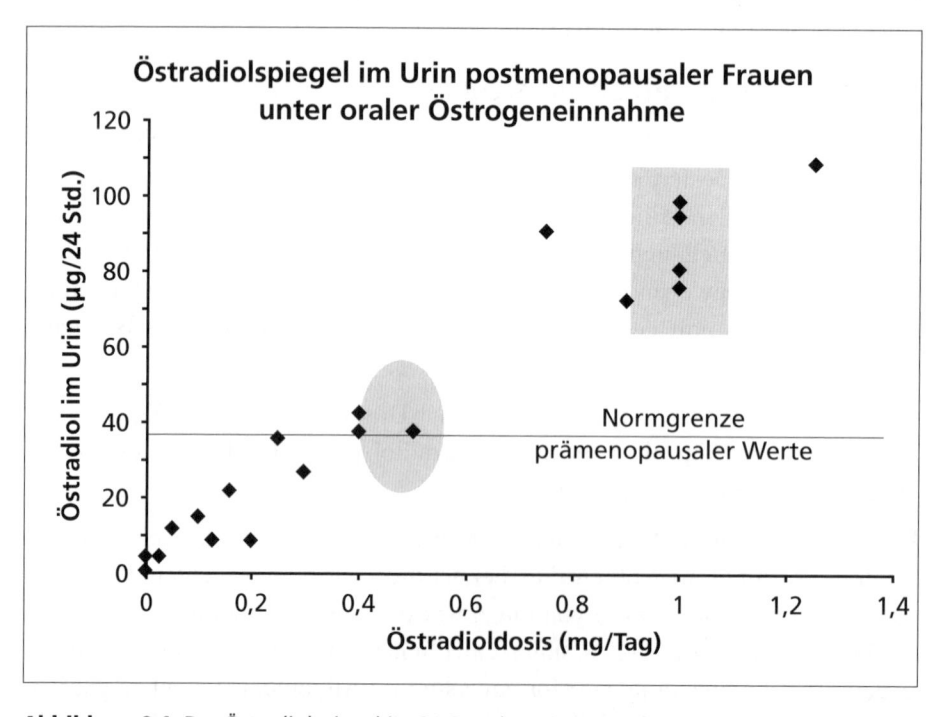

Abbildung 9.1: Der Östradiolspiegel im 24-Stundenurin steigt direkt proportional zur Erhöhung der Einnahmedosis von oralem Östradiol. Jeder Wert oberhalb der gestrichelten Linie (die die obere Normgrenze der Östradiolspiegel im Urin repräsentiert) werden als anormal betrachtet und können das Risiko von Krebs und anderer ernster Nebenwirkungen erhöhen. Diese Daten weisen darauf hin, dass die von der FDA zugelassene Östradioldosis von 1 mg pro Tag zu äußerst hohen Östradiolspiegeln im Urin führen kann (rechteckige Figur). Die Östradioldosis, die normale Östradiolwerte im Urin kopiert, beträgt 0,5 mg pro Tag (ovale Figur). (µg = Mikrogramm; mg = Milligramm) Adaptiert nach Freil, Hinchcliffe & Wright, 2005

Östronspiegel im Urin postmenopausaler Frauen unter oraler Östradioleinnahme

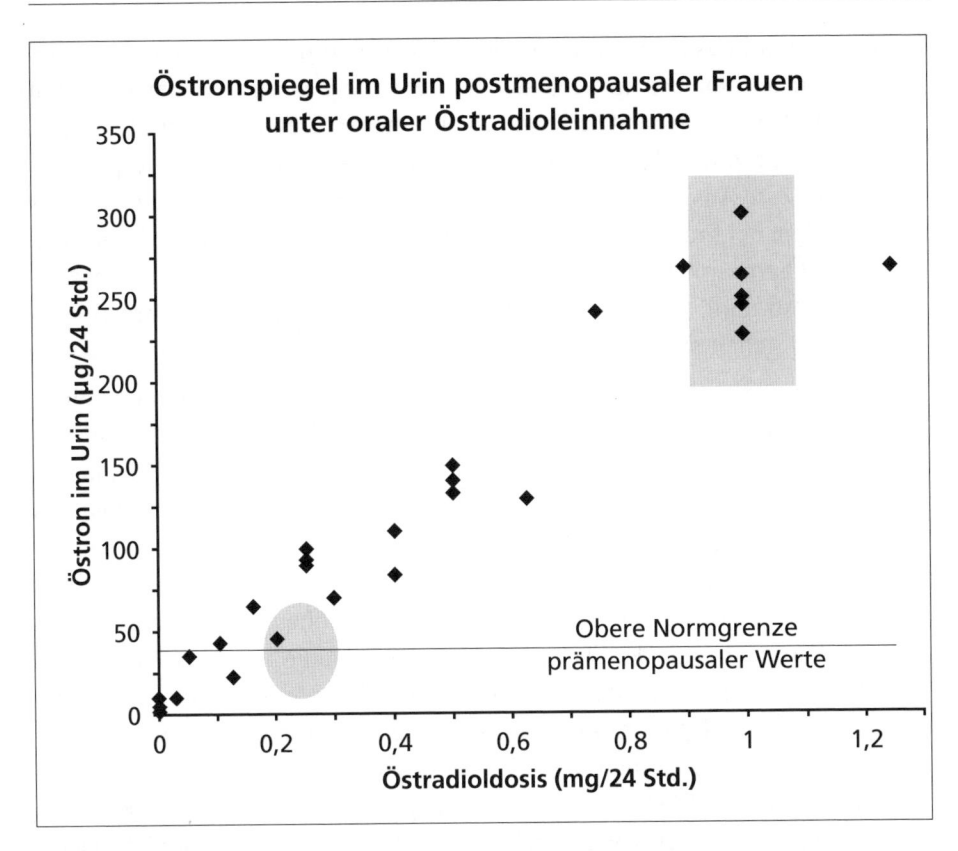

Abbildung 9.2: Der Östronspiegel im 24-Stunden-Urin steigt direkt proportional zur Erhöhung der Einnahmedosis von oralem Östradiol. Jeder Wert oberhalb der gestrichelten Linie (die die obere Normgrenze der Östronspiegel im Urin repräsentiert) werden als anormal betrachtet und können das Risiko von Krebs und anderer ernster Nebenwirkungen erhöhen. Diese Daten weisen darauf hin, dass die von der FDA zugelassene Östradioldosis von 1 mg pro Tag zu äußerst hohen Östronspiegeln im Urin führen kann (rechteckige Figur), während die Östradioldosis, die zu ungefähr normalen Östradiolwerten führt, etwa 0,25 mg pro Tag oder weniger beträgt (ovale Figur). (μg = Mikrogramm; mg = Milligramm) Adaptiert nach: Freil, Hinchcliffe & Wright, 2005

potenziell Krebs erregend sind, können Frauen, deren Spiegel dieser Hormone im 24-Stunden-Urin über der 50-μg-Linie liegt, ein erhöhtes Brustkrebsrisiko haben.

Ein genauer Blick auf Abbildung 9.1 offenbart, dass es zu Östradiolspiegeln an der oberen Normgrenze kam, wenn die Frauen orales Östradiol in Dosierungen zwischen 0,2 und 0,5 mg einnahmen. Bei der von der FDA empfohlenen Dosis von 1 mg täglich stiegen die Östradiolspiegel im Urin auf 70 bis 100 μg, sie lagen also um das Zwei- bis Dreifache höher als der normale Spiegel.

Bei Östron wird das Bild nur noch schlechter. Sie erinnern sich, dass Östradiol und Östron harmonisch miteinander in Beziehung stehen, wobei Östradiol leicht zu Östron umgewandelt wird, das als eine Art Depotform wirkt. Ist kein Östradiol mehr vorhanden, d.h. der Spiegel sinkt, wird ein Teil des gespeicherten Östrons zum Ausgleich des Mangels wieder in Östradiol umgewandelt. Dies fällt vor allem bei Frauen nach den Wechseljahren auf. Bedenken Sie bitte auch, dass hohe Östronspiegel, trotz der schwächeren Wirkung des Östrons im Vergleich zu Östradiol, für einen besonders wichtigen Faktor bei der Brustkrebsentwicklung gehalten werden.[5]

Abbildung 9.2 zeigt, was mit dem Östronspiegel im 24-Stunden-Urin geschah, als die tägliche Dosis oralen Östradiols in der Studie der Tahoma-Klinik erhöht wurde. Aufgrund der Tatsache, dass sich Östradiol und Östron ineinander umwandeln können, führten die täglich oral eingenommenen Östradioldosen zu Östronspiegeln, die sogar noch höher waren als die von Östradiol. Während die Werte bei Dosierungen von täglich 0,5 mg Östradiol keine Gefahr darstellten, entstanden bei gleicher Dosierung etwa dreimal höhere Östronspiegel. Mit anderen Worten, die von der FDA „zugelassene" Östradioldosis von 1 mg führte zu Östronspiegeln, die um das Vier- bis Sechsfache über dem normalen, ungefährlichen Spiegel lagen. Somit erweist sich eine oral eingenommene Östradioldosis von etwa 0,25 mg (oder 250 µg) pro Tag als sicher; das ist etwa ein Viertel der von der FDA zugelassenen Menge, die man in den im normalen Handel erhältlichen „Drogerie"-Varianten fand. (In den USA sind viele Medikamente auch rezeptfrei in Drogerien erhältlich. – Anm. d. Übers.) Für diese Hormonersatzpräparate wurde mit „von der FDA zugelassene BHT" geworben.

Wer an den Erkenntnissen aus unserer kleinen Studie der Tahoma-Klinik und der Meridian-Valley-Laboratorien zweifelt, dem darf versichert werden, dass diese Ergebnisse im Wesentlichen in einer großen kontrollierten Studie unter der Federführung des Pharmaunternehmens *Novo Nordisk* wiederholt werden konnten. In dieser Studie wurde deren Präparat Activella®/Activelle® untersucht, das 1 mg Östradiol mit dem synthetischen Progestin Norethindronazetat kombiniert.[6] Wie in Abbildung 9.3 dargestellt, führte eine Einzeldosis Activella®/Activelle® zu im Wesentlichen normalen Serumöstradiolwerten, rief jedoch auch eine verlängerte Erhöhung des Östronspiegels über 24 Stunden hervor.[*]

---

[*] Diese Ergebnisse wurden in Picogramm pro Milliliter gemessen, in der Studie der Tahoma-Klinik in Mikrogramm pro Milliliter, da diese Spiegel aus Serumproben und nicht aus Sammelurinproben bestimmt wurden. (1 Mikrogramm = 1 Million Picogramm). Da der Urin über 24 Stunden gesammelt wird, enthält er weitaus mehr Hormone als ein einzelner Milliliter Blut.

Im Vergleich dazu wurden in einer Studie die Hormonspiegel von gesunden, nicht schwangeren, prämenopausalen Frauen bestimmt; abhängig vom Menstruationszyklus fand man Serumöstronwerte von 62 bis 123 Picogramm pro Milliliter (horizontale durchbrochene Linie in Abbildung 9.3). Somit kam es unter der empfohlenen Dosierung von Activella®/Activelle® zu Serumöstronspiegeln, die gegenüber den normalen, ungefährlichen etwa um das Fünffache erhöht waren.

Serumöstradiol- und Serumöstronwerte unter oraler Einnahme von 1 mg Östradiol täglich

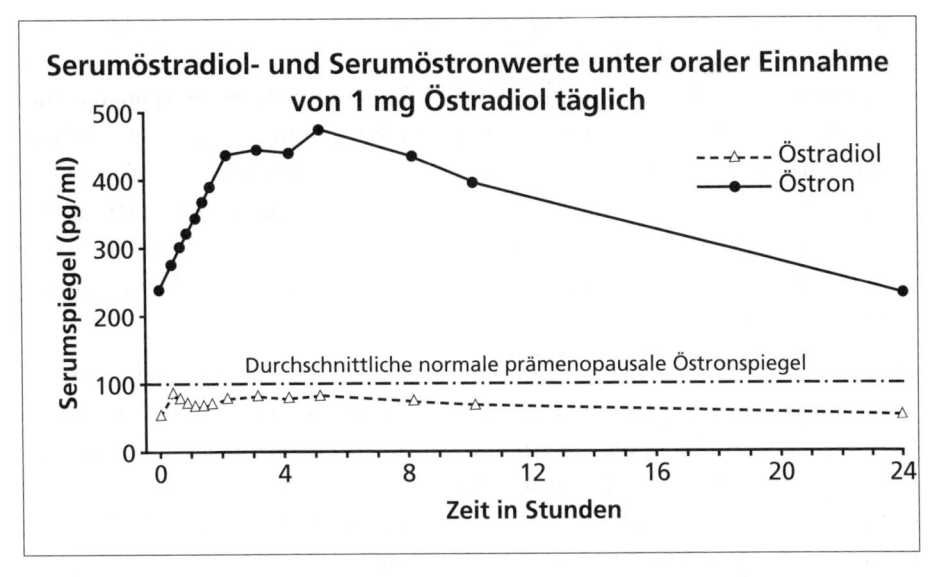

Abbildung 9.3: Nach zweiwöchiger Einnahme von Activella®/Activelle® (Östradiol 1 mg plus Norethindron) stiegen die Serumöstronspiegel auf Spitzenwerte an, die im Vergleich zu normalen prämenopausalen Spiegeln um das Fünffache erhöht waren. Die Ergebnisse weisen auch auf die schnelle Umwandlung des eingenommenen Östradiols in Östron hin. Adaptiert nach der Activella®/Activelle® Packungsbeilage mit Verschreibungsinformationen, 2006

Also gut, es ist nicht gefährlich. Aber hilft es auch?

Östradioldosen von 0,25 mg pro Tag mögen risikolos sein, aber haben sie auch einen klinischen Nutzen? Es ist in der Tat so, dass die gängigen Rezepte für Tri-Est (oder Bi-Est), die ich wie Tausende anderer Ärzte jeden Monat ausstelle, 0,25 mg Östradiol enthalten, und unserer Meinung nach ist das (zusammen mit den entsprechenden Mengen Östriol und Östron) in der Regel auch ausreichend, um das hormonelle Milieu so naturgetreu wie möglich wiederherzustellen, damit die Wechseljahressymptome beseitigt werden können, ohne die Risiken für Krebs, Herzkrankheiten und andere ernste Probleme zu erhöhen. (Beachten Sie jedoch bitte, dass ich aus Gründen, die im Weiteren erklärt werden, nur topische „transdermale", also über die Haut wirkende, oder „transmuköse", d.h. über die Schleimhaut wirksame, Rezepturen verordne, aber keine oral einzunehmenden Dosierungen, wie sie in diesen frühen Studien eingesetzt wurden. Nachbeobachtungen und Hormonspiegeltests haben gezeigt, dass eine topische anzuwendende Östrogenkombination mit einer Östradioldosis von 0,25 mg für die große Mehrheit der Frauen sicher und wirksam ist).

Unsere Beobachtungen zur Dosierung wurden durch eine neuere Studie am Gesundheitszentrum der Universität von Connecticut bestätigt. Die Forscher verglichen bei 167 Frauen im Alter von 65 Jahren aufwärts die Wirkungen einer dreijährigen oral eingenommenen Östradiolbehandlung (0,25 mg täglich) gegenüber einem Placebo auf die Knochenmineraldichte (BMD). Die Frauen, die nach Meinung der Forscher „niedrig dosiertes" Östradiol einnahmen, hatten eine deutlich höhere BMD in der Hüfte, der Wirbelsäule, dem Handgelenk und dem ganzen Körper als die Frauen der Placebogruppe. Die Nebenwirkungen waren in beiden Gruppen gleich – es gab nämlich keine.[7]

Fassen wir diese wichtigen Erkenntnisse zusammen: Oral eingenommenes Östradiol in Dosierungen von mehr als 0,25 mg täglich führt zu äußerst hohen Östronspiegeln im Urin, die ein erhöhtes Brustkrebsrisiko anzeigen können. Es scheint klar zu sein, dass die normalerweise von Frauen eingenommene orale Östradioldosis 0,25 mg täglich nicht überschreiten sollte, um das Risiko eines östrogenbedingten Brustkrebses zu minimieren.

Zur Erinnerung: Die weithin empfohlene handelsübliche und von der FDA „zugelassene" orale Östradioldosis – die manche für eine von der FDA zugelassene Version der BHT halten –, beträgt stolze 1–2 mg täglich und führt zu Östradiol- und Östronspiegeln, die die obere Normgrenze um das Vier- bis Achtfache überschreiten.

Solch hohe Östron- und Östradiolwerte wären vielleicht vertretbarer, wenn sie mit einem höheren Östriolspiegel kombiniert würden, denn, wie viele Studien bestätigten, moduliert Östriol die Krebs erregende Wirkung der beiden anderen Östrogene.[8, 9] Erhöht man bei einer Frau den Östradiol- und/oder Östronspiegel, ohne gleichzeitig auch die Östriolwerte anzuheben, könnte dies bedeuten, dass man sie einem Brustkrebsrisiko aussetzt.

Auch wenn Östriol von der Schulmedizin lange als „schwaches Östrogen" oder als „Abfallprodukt" des Östrogenstoffwechsels betrachtet worden ist, das nur während der Schwangerschaft von Bedeutung ist (ähnlich wie DHEA, das häufigste

Steroidhormon im Körper, das bis vor relativ kurzer Zeit als „unwichtiges Steroid" angesehen wurde), kommen wir zu dem Schluss, dass Mutter Natur sich bei der Schaffung relativ großer Mengen von Östriol, selbst bei gesunden, nicht schwangeren Frauen, doch irgendetwas „gedacht" haben muss.

Aus diesen Gründen enthalten alle Tri-Est- und Bi-Est-Rezepturen immer eine relativ hohe Dosis Östriol (2,0–2,5 mg) und nur sehr geringe Mengen des Krebs erregenden Östrogens Östradiol (0,25 mg) und manchmal des ebenfalls kanzerogenen Östrons (0,25 mg). Die Erfahrungen von vielen Hunderttausend Frauen, die diese oder ähnliche Dosierungen schon mehr als 25 Jahre einnehmen, bestätigen, dass sie dieselben Nutzeffekte erzielen wie die Frauen, die übermäßig hohe Dosierungen der von der FDA zugelassenen Östradiolpräparate einnehmen, indem sie das natürliche hormonelle Milieu so genau wie möglich kopieren, doch mit weitaus geringeren Risiken für Brustkrebs und andere ernste Nebenwirkungen.

Wie wendet man bioidentische Hormone am besten an?

Hierfür gibt es mehrere Möglichkeiten:

- *Cremes oder Gels:* Sie können hormonhaltige Cremes oder Gels in die Haut (transdermal) oder – vorzugsweise – in die Scheidenschleimhaut oder die inneren Oberflächen der Schamlippen (transmukös oder transvaginal) einreiben. Aufgrund von mehr als 25 Jahren Erfahrung mit Patientinnen der Tahoma-Klinik sind diese topischen Methoden (insbesondere die transmuköse/transvaginale) unserer Meinung nach die bevorzugte Anwendungsart für bioidentische Hormone – insbesondere, wenn sie von einem Arzneimittel herstellenden Apotheker individuell zusammengestellt wurden.

- *Suppositorien (Zäpfchen):* Sie führen das von einem Arzneimittel herstellenden Apotheker zu einem Suppositorium verarbeitete Hormon zur raschen transmukösen Resorption vaginal oder rektal ein.

- *Oral einzunehmende Kapseln:* Keine ungewöhnliche Darreichungsform (auch wenn ich das nicht empfehle!). Schlucken Sie einfach das verkapselte bioidentische Hormon und der Körper erledigt den Rest – wenn auch, wie wir sehen werden, nicht immer zum Besten. Die orale Anwendung von Steroidhormonen hat eindeutige Nachteile, denn dadurch werden das Gastrointestinalsystem (GI) und die Leber aktiviert, die damit nichts zu tun haben.

- *Lutschtabletten (Pastillen) und sublinguale Tropfen (unter die Zunge):* Sie behalten die hormonhaltigen Lutschtabletten oder Tropfen im Mund, versuchen aber, sie nicht zu schlucken, sodass eine große Menge der Hormone über die Mundschleimhaut direkt in den Blutstrom aufgenommen werden kann. Vom Verfahren her werden Lutschtabletten und sublinguale Tropfen als transmuköse Methoden betrachtet, da sie so konzipiert sind, dass die Hormone den Verdauungstrakt umgehen können. Problematisch ist, dass es aufgrund der normalen Speichelbildung schwierig sein kann, eben nicht zu schlucken; meistens enden 50 Prozent oder mehr des Hormons doch im Verdauungstrakt. (Diese Methode ist meines Erachtens auch nicht empfehlenswert.)

- *Implantate unter der Haut:* Obwohl bei dieser Methode Magen und Darm umgangen werden, hat die zeitliche Hormonfreisetzung dieser Implantate nicht im Entferntesten etwas mit dem natürlichen Muster zu tun. Dieses läuft nach einem monatlichen hormonellen Sekretionszyklus ab, der zwischen geringen Mengen an einigen Tagen bis hin zu erheblichen Mengen an den restlichen Zyklustagen variiert. Im Tierversuch zeigt sich, dass selbst dann, wenn nur das nicht kanzerogene Östriol eingesetzt wird, die „Aufhebung" des normalen Zyklus durch die tägliche Anwendung über einen längeren Zeitraum zu einem höheren Krebsrisiko führen kann.

Für welche Darreichungsform auch immer Sie sich entscheiden, wesentlich ist, dass Ihre Hormonspiegel regelmäßig kontrolliert werden, um sicherzustellen, dass die Hormone richtig resorbiert werden und ihre Werte sich innerhalb der optimalen Bandbreite befinden.

Wie Sie Ihre bioidentischen Hormone einnehmen, mag zunächst weitgehend als eine Sache der Zweckdienlichkeit oder der persönlichen Präferenz erscheinen. Doch ganz im Gegenteil, wie gut ihre Hormone wirken, wie ungefährlich sie sind und wie gut Sie sich während der Einnahmedauer fühlen, kann sehr stark von der Darreichungsform abhängen. Nach praktisch allen Maßstäben ist die topische Anwendungsform immer besser als eine orale Einnahme.

Die Pharmakonzerne, meist mehr an Vertrieb und Profit interessiert, als an Sicherheit und Wirksamkeit, versuchen fast immer, ihre Medikamente als Tabletten oder Kapseln zum Schlucken herzustellen. Für diese Praxis gibt es eine Menge Gründe, von denen kaum einer etwas mit Wirksamkeit oder größtmöglicher Sicherheit der Präparate zu tun hat.

Für die orale Anwendung bestimmte Arzneimittel sind im Allgemeinen leichter zu verpacken, leichter zu vermarkten, für den Apotheker leichter an den Kunden zu bringen und für diesen leichter zu handhaben. Wir kennen das alle: „Nehmen Sie dreimal täglich eine Tablette." Die Quintessenz: Hormone leichter anwendbar zu machen, heißt, sie profitabler zu machen, doch dadurch werden sie nicht notwendigerweise besser oder ungefährlicher, ganz im Gegenteil.

Bei einigen herkömmlichen Arzneimitteln und Nahrungsergänzungen funktioniert die orale Anwendung halbwegs, doch bei den steroidalen Geschlechtshormonen kann die optimale Zufuhr dadurch ernsthaft beeinträchtigt werden. Dieses Paradebeispiel demonstriert wieder einmal, wie die Profitabilität die Sicherheit und Wirksamkeit aushebelt. Um zu zeigen, warum wir die orale Anwendung steroidaler Geschlechtshormone für keine gute Idee halten, brauchen wir uns nur noch einmal anzusehen, wie der menschliche Körper aufgebaut ist.

Der Spießrutenlauf zwischen Verdauungstrakt und Leber

Hätte Mutter Natur die Eierstöcke im Magen oder irgendwo anders im Verdauungstrakt untergebracht, könnte es sinnvoll sein, dass Frauen ihren Hormonersatz oral einnehmen. Denn dann hätte der Körper ganz bestimmt eine sichere und wirksame Verarbeitungsmöglichkeit entwickelt, damit alles wie vorgesehen ablaufen kann.

Aber natürlich befinden sich die Eierstöcke nicht im Verdauungstrakt, sondern außerhalb davon in der Beckenregion des Unterbauches, und sie sind über die Eileiter mit Gebärmutter und Scheide verbunden (s. Abbildung 3.1 auf S. 72). An dieser Stelle haben sie über das venöse Beckenvenengeflecht direkten Zugang zum Kreislaufsystem, das ihre Hormone direkt zum Herzen bringt. Dieses wiederum pumpt sie – unverändert – zu den für Östrogene, Progesteron und Testosteron empfindlichen Zellen im ganzen Körper.

Werden die meisten steroidalen Geschlechtshormone oral eingenommen, verfälscht das ihren natürlichen Stoffwechsel massiv. Allem, was wir zu uns nehmen, ob Nahrung, Medikamente oder Hormone, steht zuerst ein „Spießrutenlauf" durch die hochwirksame Magensäure und die aufspaltenden Verdauungsenzyme bevor. Wird dies „überlebt", gelangen die vom Dickdarm resorbierten Anteile direkt zur Leber, wo sie der sogenannten „ersten Leberpassage" unterzogen werden.

Die Leber verhält sich wie eine Art physiologischer „Kundendienst", sie überprüft alle in den Blutstrom eintretenden Moleküle, reicht einige weiter, modifiziert oder entgiftet andere und sortiert einige wenige aus. Oraler Hormonersatz wird erst nach der Verarbeitung durch die Leber in den allgemeinen Kreislauf eingespeist. Es zeigt sich, dass die Leber Steroidhormone sehr wirksam verstoffwechselt und oft sogar neutralisiert, sodass von der eingenommenen Dosis es nur sehr wenig in ihrer ursprünglichen Form wirklich bis in den Blutstrom schafft.

Diese „Trassenführung" der Hormone durch die Leber steht in krassem Gegensatz dem Weg, den Mutter Natur eigentlich für sie vorgesehen hat: zuerst die Sekretion direkt in den Blutstrom, dann der Weg zum Herzen und dann – noch immer in ursprünglicher, unveränderter Form – zu jeder Körperzelle, die Steroide braucht. Erst danach nehmen natürliche oder bioidentische Steroidhormone den Weg durch die Leber – bei der „zweiten Leberpassage" –, wo ein großer Teil von ihnen neutralisiert und aus dem Körper ausgeschieden wird und so die Hormonspiegel auf einem normalen – und ungefährlichen – Niveau gehalten werden.

Wenn „fremde" Moleküle – die nicht aus der Natur, sondern aus den Eierstöcken einer Stute oder dem Labor einer Pharmafirma stammen – geschluckt werden und die erste Leberpassage durchlaufen, verarbeitet die Leber sie so gut sie kann, da sie ja keine speziellen eigenen Enzyme dafür hat. Manchmal gehen die Dinge jedoch schief und führen zur Bildung toxischer oder auf andere Weise zerstörerischer Metaboliten. Die Leber einer Frau, zum Beispiel, die Premarin®/Presomen® einnimmt, wandelt das bereits ziemlich wirkungsstarke Pferdeöstrogen in sogar noch wirkungsstärkere Metaboliten um. Wie bereits erwähnt, ist ein in der menschlichen Leber gebildeter Equilinmetabolit acht Mal wirkungsstärker als das Equilin selbst, das seinerseits weitaus wirkungsstärker und daher potenziell stärker Krebs erregend ist als jede andere Kombination aus ovariellem oder bioidentischem Östradiol, Östron und Östriol.[10]

Wie ihre aus den Eierstöcken sezernierten Pendants waren bioidentische Steroidhormone nie dazu bestimmt, der ersten Leberpassage standzuhalten. Obwohl sie oral eingenommen werden können, sind hierfür typischerweise sehr hohe Dosierungen erforderlich, und sie werden anders verstoffwechselt als ihre topisch angewandten Versionen. Beispielsweise hat die Leber zwar keine Probleme damit, bioidentisches Östradiol zu verstoffwechseln, doch Mutter Natur hat das Organ nur zur Verarbeitung von geringfügigen Mengen während der zweiten Leberpassage konzipiert. Wenn Sie also die zur oralen Anwendung verschriebenen, meist hohen Östradioldosen einnehmen, können Sie Ihre Leber während der ersten Leberpassage an die Grenzen ihrer Stoffwechselleistung bringen.

Wenn auch in der ersten Leberpassage des oral eingenommenen Östradiols keine offenkundig toxischen Metaboliten entstehen (wie das bei Premarin®/Presomen® der Fall ist), baut die Leber den größten Teil dieser Östradioldosis jedoch rasch und größtenteils zu Östron um, das dann im Blutstrom zirkuliert und als inaktive Reserve zur kontinuierlichen Wiederversorgung mit Östradiol dient. Im Blutstrom zirkulierendes Östron – das eng mit einem erhöhten Brustkrebsrisiko zusammenhängt – kann auch mehr als 12 Jahre nach der Einnahme noch in äußerst großen Mengen bestehen bleiben und mit der Zeit nur langsam abgebaut werden (siehe Abbildung 9.1, 9.2 und 9.3).[1, 10]

Überdies können von der FDA zugelassene orale Östradioldosierungen (1 bis 2 mg) die Leber zur Produktion gefährlich hoher Substanzspiegel von zum Beispiel C-reaktivem Protein und Blutgerinnungsfaktoren veranlassen, die das Risiko von Herzinfarkten, Schlaganfällen und tiefen Venenthrombosen (Blutgerinnseln) erhöhen. Topisch angewandte Östrogene wirken dagegen nicht so. (Mehr zu diesen wichtigen Unterschieden zwischen oraler und topischer Darreichungsform folgt weiter unten.)

Wenn Sie Progesteron oral einnehmen, bauen Ihre Leberenzyme es zu mehr als 30 verschiedenen Metaboliten ab, doch nur ein sehr geringer Teil des Ausgangsstoffes, der ja das ist, was Ihr Körper eigentlich braucht, gelangt überhaupt in den Blutstrom.[1]

Forscher haben herausgefunden, dass man die Progesteronmenge, die die erste Leberpassage unbeschadet übersteht, durch Zerteilung in winzige Partikel erhöhen kann. Dieser Prozess ist als Mikronisierung bekannt. Dennoch müssen Sie auch davon immer noch besonders hohe mikronisierte Dosierungen einnehmen, damit Sie mit dem oral eingenommenen Progesteron annähernd normale physiologische Wirkungen erzielen. Diese werden meist als ungefährlich betrachtet, trotzdem können sie gewisse Nebenwirkungen, insbesondere Schläfrigkeit, verursachen.

Topische Anwendung: Keine Leberpassage – keine Ansammlung unerwünschter Metaboliten!

Wenn wir es so machen wie die Natur und ein hormonelles Milieu kopieren, das dem der normalen prämenopausalen Frau am nächsten kommt, besteht der erste Schritt darin, die Ersatzhormone in den Blutstrom einzuschleusen. Für die Eierstöcke ist das kein Problem, denn sie haben direkten Zugang zum Kreislaufsystem. Tatsächlich sind alle endokrinen Drüsen (das heißt Drüsen mit innerer Sekretion, wie Eierstöcke, Hoden, Nebennieren, Epiphyse, Schilddrüse, Bauchspeicheldrüse) dadurch definiert, dass sie ihre Hormone direkt in den Blutstrom abgeben.

Aus diesem Blickwinkel betrachtet, ist die orale Einnahme steroidaler Geschlechtshormone so ziemlich die unnatürlichste Art, die man sich vorstellen kann, um in den Körper zu gelangen. Dabei ist die Nachahmung der ovariellen Hormonsekretion durch die direkte Einschleusung bioidentischer Hormone in physiologischen Dosierungen in den Blutstrom sehr viel einfacher, als wir uns das vielleicht vorstellen.

Sorgfältig bemessene und in eine entsprechende Creme oder ein Gel eingearbeitete Hormone brauchen nur ein oder zweimal täglich in die Haut oder vorzugsweise die Schleimhaut, insbesondere der Schamlippen oder der Scheide, eingerieben zu werden. Die bioidentischen Östrogene, Progesteron, DHEA und Testosteron diffundieren durch die Haut oder das Epithelgewebe und gelangen so problemlos und direkt ins Blut, metabolisch unverändert und ohne zerstörerische Umwege durch den Verdauungstrakt und die Leber. Und dann zirkulieren dort auch nur Hormone und nicht irgendwelche von der Leber produzierten Metaboliten davon. Zugegeben, man muss vielleicht ein wenig mehr tun, als morgens schnell eine Tablette schlucken, aber die Vorteile für die Gesundheit sind beträchtlich!

Warum die topische Anwendung so viel besser ist als die orale Einnahme

Topischer Hormonersatz ist seit mehr als 30 Jahren aus gutem Grund in vielen Ländern Europas[11] Standard. Mit der Umgehung der ersten Leberpassage durch diese Art der Anwendung wird mehr als nur der normale Hormonstoffwechsel gefördert, es werden auch die nach oraler Anwendung auftretenden Schwankungsbreiten der Plasmahormonspiegel ausgeglichen.

Nur die topische Anwendung der Ersatzhormone kommt dem natürlichen, langsamen und sukzessiven Sekretionsmuster der endokrinen Drüsen nahe. Eines von vielen Problemen bei der oralen Anwendung besteht dagegen darin, dass die gesamte Dosis tendenziell auf einmal in den Blutstrom abgegeben wird, was zu unnatürlich hohen „Spitzen" der Hormonkonzentrationen führt.

Eine Gruppe europäischer Forscher untersuchte die Serumspiegel von Östradiol und Östron bei einer Gruppe von 32 gesunden Frauen nach den Wechseljahren. Die Hälfte von ihnen nahm 3 Wochen lang täglich eine Östradioltablette ein, die andere Hälfte verwendete ein Hautpflaster. Die topische Anwendung führte zu relativ konstanten Östradiol- und Östronkonzentrationen innerhalb des Bereichs, der bei Frauen während der frühen follikulären Phase, also in den ersten Tagen des Menstruationszyklus, normalerweise angetroffen wird. Die orale Anwendung führte dagegen zu einer hohen Ausschüttung von Östradiol und Östron kurz nach der Anwendung und zu durchschnittlichen täglichen Plasmakonzentrationen, die um das 12-Fache beziehungsweise 9,2-Fache höher lagen.[12]

Normalerweise zirkulieren bei Frauen, die noch nicht in den Wechseljahren sind, Östradiol und Östron in einem Verhältnis von ungefähr 1:1 im Blut. Bei Frauen, die nach den Wechseljahren Hormonersatz einnehmen, kann das Verhältnis je nach Dosierung und Art des „Östrogens" sowie ganz besonders infolge des Anwendungsweges sehr stark variieren. Ein Forscher verglich die relativen Serumspiegel von Östradiol und Östron aus vier verschiedenen Studien mit postmenopausalen Frauen, die transdermales Östradiol, orales Östradiol oder orales Premarin®/Presomen® anwandten.[11] Bei den Frauen, die zwischen 50 µg und 3 mg transdermales Östradiol täglich erhielten, zeigte sich für jede Frau folgendes Verhältnis von zirkulierendem Östradiol zu Östron (a bis g):

a) 1:1,2
b) 1:1,3
c) 1:1,1
d) 1:0,8
e) 1:0,7
f) 1:1,5
g) 1:0,9

Mit anderen Worten, unabhängig von der Dosierung blieben alle zirkulierenden Östradiol- und Östronspiegel nach der transdermalen Anwendung von Östradiol sehr nahe am Verhältniswert des freien Östradiols zu freiem Östron von 1:1, wie er während des Menstruationszyklus von normalen prämenopausalen Frauen vorliegt.

Nahmen die Frauen das Östradiol jedoch oral ein, kam es zu einem anormal hohen Anstieg der Verhältniswerte von Östradiol zu Östron. Bei Östradiol (2 mg täglich) betrug er in einer Studie 1:5 und in einer anderen 1:6,7. Das heißt, dass Östron um das Fünf- bis Siebenfache höher als Östradiol lag. Bei Frauen, die 0,625 mg Premarin®/Presomen® täglich oral einnahmen, war das Verhältnis 1:3,2, Östron war gegenüber Östradiol also um das Dreifache erhöht. So erkennt man auch hier wieder, dass die orale Einnahme von Östradiol oder Pferdeöstrogenen zu äußerst hohen Östronwerten führt, wobei Östron auf das Engste mit Brustkrebs verbunden ist.

Durch die Anwendung dieser leider üblichen, sehr hoch dosierten Verschreibungen entstehen hohen Konzentrationen zirkulierender Östrogene, die auch noch andere gesundheitsschädliche Folgen haben. Zum Beispiel kommen die bereits in früheren Kapiteln erwähnten Nebenwirkungen wie Brustspannen, Kopfschmerzen und Dauerblutungen – lauter typische Anzeichen für zu viel Östrogen – nach oraler Einnahme im Vergleich zur topischen Anwendung sehr viel häufiger vor.[13]

Vorteile von topisch angewandtem Östrogen für die Herzgesundheit

Zahlreiche Studien haben gezeigt, dass die topische Östrogenanwendung für das kardiovaskuläre System vorteilhafter ist als die orale. Zu diesen Vorteilen gehören:

- *Niedrigere Triglyceridspiegel im Plasma:* Die topische, nicht die orale Östrogenanwendung reduziert die Serumkonzentrationen der Triglyceride, einer mit dem Cholesterin verwandten Fettsubstanz. Erhöhte Triglyceridwerte sind ein wichtiger Risikofaktor für koronare Herzkrankheiten (KHK).[14, 15]

- *Weniger Oxidation von LDL-Cholesterin:* Sowohl die topische als auch die orale Anwendung von Östrogen kann den Spiegel des „schlechten" LDL-Cholesterins (Lipoprotein niedriger Dichte) senken. Der Spiegel von LDL ist jedoch nur die eine Seite. LDL wird zu einer viel größeren Gefahr, wenn es oxidiert worden ist.* Das Östrogen aus den Eierstöcken besitzt eine

---

* Oxidation nennt man die Wechselwirkung einer Substanz mit Sauerstoff. Zu den am besten bekannten Beispielen dieser äußerst weit verbreiteten chemischen Reaktion gehören das Rosten von Eisen und das Braunwerden von Äpfeln an der Luft. Die Oxidation von LDL ist ein wichtiger Schritt bei der Bildung von Plaques in den Arterien, die zu Herzinfarkten und Schlaganfällen führen können.

natürliche antioxidative Wirkung, die dazu beiträgt, LDL vor Oxidation zu schützen. Das kann einer der Gründe sein, warum Frauen ein so viel geringeres Risiko haben, herzkrank zu werden, solange sie noch nicht in den Wechseljahren sind.[16–18] Nur die topische Anwendung der Ersatzhormone bewahrt oder verbessert sogar diese antioxidative Wirkung bei Frauen nach den Wechseljahren. Eine orale Östrogenanwendung, auch von bioidentischem Östrogen, schützt nicht vor LDL-Oxidation.*

- *Normalisierte Blutgerinnung:* Die Blutgerinnung, eine ganz normale und gesunde Reaktion auf eine Schnitt- oder Schürfwunde, kann sich auch im Inneren von Blutgefäßen abspielen und zur Bildung von Plaques sowie schließlich zur gefährlichen Thrombenbildung (Blutgerinnsel) an kleineren gereizten oder entzündeten Stellen beitragen. Reißt sich ein solcher Thrombus los, kann er mit dem Blutstrom transportiert werden, bis er eine kleine Arterie verstopft und womöglich einen Herzinfarkt oder Schlafanfall verursacht.

Vor den Wechseljahren produziert der weibliche Körper eine Reihe von gerinnungshemmenden Substanzen, einschließlich Östradiol, um die Thrombenbildung unter Kontrolle zu halten – ein weiterer Grund, warum bei Frauen in dieser Lebensphase koronare Herzkrankheiten weniger wahrscheinlich sind. Nach den Wechseljahren kommt es jedoch sehr auf den Verabreichungsweg des Östrogenersatzes an. Topisch angewandtes Östradiol vermindert die Tendenz zur Gerinnselbildung (antithrombotische Wirkung) und senkt dadurch das Herzinfarkt- und Schlaganfallrisiko. Oral eingenommene Östrogene wirken dagegen tendenziell prothrombotisch und erhöhen das Risiko intravaskulärer (im Gefäß stattfindender) Gerinnselbildung.[19–24]

- *Niedrigere Werte von C-reaktivem Protein:* Das C-reaktive Protein (CRP) ist als sensitiver Marker für Entzündungen erkannt worden und wird jetzt so verstanden, dass es das Wachstum und die Entwicklung der Plaquesbildung in den Arterien direkt fördert. Damit werden hohe CRP-Werte zu einem wichtigen selbstständigen Risikofaktor für Herzinfarkte, Schlaganfälle und verwandte kardiovaskuläre Ereignisse – genauso wie eine stark fetthaltige Ernährung, Adipositas (Fettleibigkeit) und Rauchen.[25–27]

---

* Ein Grund dafür ist, dass nicht alle LDL-Partikel gleich beschaffen sind. Die topische Östrogenanwendung führt zur Bildung größerer LDL-Partikel, die der Oxidation standhalten. LDL-Partikel dagegen, die nach oraler Östrogenaufnahme in der Leber gebildet werden, sind kleiner und unterliegen eher der der Oxidation, wodurch sich das Risiko kardiovaskulärer Erkrankungen erhöht.

Bei oralem Östrogenersatz (Östradiol oder Premarin®/Presomen®) steigt bei Frauen der CRP-Wert steil an und bleibt über längere Zeit erhöht, was nahe legt, dass das Hormon einen potenziell gefährlichen Entzündungsprozess ausgelöst und vielleicht das Risiko einer kardiovaskulären Erkrankung erhöht hat. Zunächst mutete diese Beobachtung seltsam an, da Östrogen normalerweise eher eine antientzündliche Wirkung ausübt.[25]

Wie kann das also sein? Der Grund scheint an der ersten Leberpassage des Hormons zu liegen, da die CRP-Werte erst ansteigen, *nachdem* das Östrogen in der Leber verstoffwechselt wurde. Erhöhte CRP-Spiegel tauchen in den Ergebnissen der WHI-Studie dann auf, wenn Frauen Premarin®/Presomen® oral anwendeten, was ebenfalls mit einer Erhöhung des Risikos für kardiovaskuläre Herzkrankheiten um 200 Prozent verbunden war.[28]

Da topisch angewandte Östrogene die erste Leberpassage umgehen und direkt in den allgemeinen Blutkreislauf gelangen (wie Mutter Natur das vorgesehen hat), sollte es nicht weiter überraschen, dass sie auch keine Erhöhung der CRP-Werte verursachen. Folglich ist dies, wie die Forschung durchgehend zeigt, ein weiterer Grund, warum topisch angewandtes bioidentisches Östrogen das Risiko einer kardiovaskulären Erkrankung nicht erhöht.[24, 25, 29]

- *Vermindertes Risiko einer venösen Thromboembolie (VTE):* Eine VTE ist ein Blutgerinnsel, das sich in den großen Venen bildet. Bildet sich ein solches Gerinnsel in den tiefen Venen des Beins, des Oberschenkels oder des Beckens, so wird das als tiefe Venenthrombose bezeichnet. Venöse Thromboembolien kommen am häufigsten nach einer Operation oder gleich nach einer Geburt vor, aber auch, wenn die unteren Extremitäten für einen längeren Zeitraum nicht bewegt werden können, wie bei Reisen unter beengten Umständen („Holzklasse-Syndrom"). Wird der Blutfluss in einer beeinträchtigten Vene blockiert, kommt es zu einer Schwellung und zu Schmerzen. Noch kritischer wird es, wenn sich ein Gerinnsel (Thrombus) in einer tiefen Vene von seiner Bildungsstelle teilweise oder ganz löst, denn es kann mit dem in den Venen zum Herzen zurückfließenden Blutstrom transportiert werden, in einer arteriellen Verbindung zwischen Herz und Lunge hängen bleiben und zu einer potenziell lebensbedrohlichen Lungenembolie werden. (In den Arterien fließt sauerstoffreiches Blut vom Herzen weg und in den Venen sauerstoffarmes Blut zum Herzen zurück. Neben diesem Körperkreislauf gibt es u.a. den Lungenkreislauf, in dem Venen das sauerstoffreiche und Arterien das sauerstoffarme Blut transportieren. So kann ein Thrombus, der mit venösem Blut transportiert wird, in einer Lungenarterie hängen bleiben. – Anm. d. Übers.)

Da oral eingenommenes Östrogen die abnormale Gerinnung des Blutes leicht aktiviert, erhöht es das Risiko einer VTE bei Frauen nach den Wechseljahren. In der WHI-Studie verdoppelte oral eingenommenes Premarin®/Presomen® das VTE-Risiko im Vergleich zum Placebo.[30] Eine Zusammenstellung von Ergebnissen aus vielen randomisierten Langzeitstudien zur oralen Östrogenersatztherapie (ERT), der sich ansonsten gesunde postmenopausale Frauen unterzogen, ergab, dass etwa ein Drittel der potenziell tödlichen kardiovaskulären Ereignisse auf Embolie in der Lunge entfiel.[31] Durch topisch angewandtes Östrogen kommt es dagegen zu keiner Erhöhung des VTE-Risikos.[17] In einer französischen Studie wurde das VTE-Risiko bei postmenopausalen Frauen, die Östrogen oral einnahmen, mit solchen verglichen, die es transdermal anwandten. Bei den Probandinnen, die das transdermale Östrogen erhielten, betrug das Risiko nur ein Viertel gegenüber den Frauen, denen es oral verabreicht wurde.[32]

- *Vermindertes Risiko für Insulinresistenz und Diabetes:* Diabetes gehört zu den Hauptrisikofaktoren für koronare Herzerkrankungen und Schlaganfälle sowie für Erblindung, Nierenversagen und andere ernst zu nehmende Krankheiten. Die häufigste Form ist der sogenannte Typ-2-Diabetes. Beim besser bekannten Typ-1-Diabetes stellt die Bauchspeicheldrüse die Produktion des Hormons Insulin ein, sodass es durch Insulinspritzen ersetzt werden muss. Bei Typ-2-Diabetes lässt die Effizienz des Insulins bei der Erledigung seiner Hauptaufgabe, der Kontrolle des Blutzuckerspiegels, zunehmend nach. In der Folge produziert die Bauchspeicheldrüse ungewöhnlich große Mengen von relativ unwirksamem Insulin, insbesondere im Frühstadium der Krankheit. Das liegt weitgehend an der mangelnden Fähigkeit der Körperzellen, auf Insulin zu reagieren beziehungsweise es zu verarbeiten, was als erhöhte Insulinresistenz oder verminderte Insulinempfindlichkeit bezeichnet wird. Ein unbehandelter Typ-2-Diabetes kann zu denselben ernsten Komplikationen führen wie Diabetes von Typ 1.

Was aber hat Östrogenersatz mit Diabetes bei Frauen nach den Wechseljahren zu tun? Nun, das hängt weitgehend davon ab, wie Sie Östrogen anwenden. Die orale Einnahme von Östrogen, egal ob Östradiol oder Premarin®/Presomen®, erhöht die Insulinresistenz, wodurch die Blutzuckerkontrolle eingeschränkt wird, und in der Folge das Risiko einer kardiovaskulären Erkrankung und anderer ernster Komplikationen von Diabetes steigt.

Die topische Anwendung von Östrogen (in diesen Studien meist Östradiol, doch die BHT sollte genauso gut wirken) hat dagegen die genau entgegengesetzten – und gesünderen – Wirkungen: Die Insulinresistenz wird gesenkt, die Blutzuckerkontrolle verbessert und das Risiko einer kardiovaskulären Erkrankung sowie anderer negativer Diabetesfolgen vermindert.[15, 25, 33–41]

Maximaler Nutzen und maximale Sicherheit durch die topische Anwendung von Hormonen

Viele sachkundige Ärzte, die mit der BHT arbeiten, verschreiben transdermale (oder perkutane, das ist „durch die Haut") Präparate. Sie weisen ihre Patientinnen an, eine kleine Menge der Hormoncreme oder des Gels in der Regel nach einem zyklischen monatlichen Zeitplan dort einzureiben, wo die Haut relativ dünn ist, wie an den Innenseiten der Handgelenke oder der Oberschenkel.

Dieses Verfahren führt zwar sicherlich zu besseren Ergebnissen als die orale Anwendung der Hormone und wirkt oft sehr gut, doch haben wir festgestellt, dass Frauen dem von Mutter Natur beabsichtigten Hormongleichgewicht noch sehr viel näher kommen, wenn sie die Hormoncremes direkt auf das Schleimhautepithel der Schamlippen und der Vagina auftragen. Diese Membranen haben nicht nur eine bessere Resorptionsfähigkeit als die Haut, die so aufgenommenen Hormone gelangen auch sofort in dasselbe Beckenvenengeflecht, in das sie auch von den Eierstöcken abgegeben werden. Von dort aus werden sie zu Herz und Lunge transportiert und dann über den ganzen Körper verteilt.

Intravaginale Anwendung umgeht „dermale Resorptionsermüdung"

In der Tahoma-Klinik kontrollieren wir regelmäßig die Hormonwerte aus dem 24-Stunden-Urin von Frauen, die die BHT anwenden, um sicherzugehen, dass sich die Spiegel innerhalb des jeweiligen individuellen physiologischen „Zielbereichs" befinden. Diese Überwachung über mehrere Jahre hinweg hat uns gezeigt, dass die Östrogenspiegel im Urin vieler Frauen, die ein transdermales Östrogenpräparat verwenden, kontinuierlich abzunehmen beginnen. Das legt den Schluss nahe, dass sie im Laufe der Zeit immer weniger Östrogen über die Haut resorbieren.

Manchmal führen diese verringerten Spiegel zu einem Wiederauftreten von Symptomen (zum Beispiel Hitzewallungen), jedoch nicht immer (insbesondere bei Frauen, die die BHT schon über einen längeren Zeitraum anwenden). Trotzdem bleibt die Möglichkeit bestehen, dass diese Frauen, auch wenn sie noch symptomfrei sind, nicht ausreichend Östrogen aufnehmen, um von den Vorteilen zu profitieren, die eine Langzeitanwendung der BHT normalerweise für die Knochen und kognitiven Fähigkeiten, für das kardiovaskuläre sowie urogenitale System und viele andere mehr bietet.

Wird jedoch der Verabreichungsweg von transdermal zu transvaginal verändert, ohne jedoch die Dosis zu erhöhen, so haben wir herausgefunden, dass die Spiegel im Urin sofort wieder auf den Zielbereich ansteigen, und die durch den Östrogenmangel eventuell aufgetretenen Symptome rasch wieder verschwinden.

Wir schreiben diesen Wirkungsverlust bei der transdermalen Anwendung einem Faktor zu, den wir als „dermale Resorptionsermüdung" bezeichnen: Wird sie über viele Monate hinweg wiederholt, scheint die Haut etwas von ihrer Fähigkeit einzubüßen, die Hormone in den Blutstrom einzuschleusen. Warum das so ist, bleibt ein Rätsel, aber wir wissen, dass das geschieht, und dass es durch den Wechsel zur transvaginalen Anwendung vermieden oder rückgängig gemacht wird.

Verbesserte Progesteronaufnahme

Die transvaginale Anwendung verhindert also nicht nur die dermale Resorptionsermüdung in Bezug auf Östrogene, sondern erleichtert auch die Aufnahme von Progesteron. Wir wissen schon sehr lange, dass die Resorption von Progesteron durch die Haut nicht sehr effizient ist. Das hat einige BHT-Kritiker veranlasst zu behaupten, die topische Progesteronanwendung sei nutzlos und könnte sogar gefährlich sein, da das Progesteron als „Gegenspieler" der potenziell Krebs erregenden Wirkungen potenter Östrogene im Uterus dann vielleicht nicht zur Verfügung stehe. Wird die Progesteroncreme jedoch auf das Scheidengewebe aufgetragen, ist die Resorptionsgeschwindigkeit viel größer und ausreichend, um den Serumprogesteronspiegel anzuheben sowie – im Vergleich zur oralen Anwendung – auch länger so hoch zu halten. Die vaginale Anwendung vermindert auch die Schläfrigkeit, die Hauptnebenwirkung von extrem hohen oralen Progesterondosen.[1]

Aufgrund all dieser Faktoren empfehlen wir den Benutzerinnen der BHT immer die transvaginale Anwendung als beste Methode.

Und was ist mit dem „Pflaster"?

Pharmafirmen, die insgeheim die Überlegenheit der topischen Anwendung von bioidentischen Östrogenen erkannt haben, haben verschiedene Hautpflaster mit Östradiol bzw. mit Östradiol plus Progestin entwickelt, um ein Patent auf etwas zu erhalten, dass sich eigentlich nicht schützen lässt. Mit der Einbringung des Östradiols in ein patentrechtlich geschütztes Hightech-Pflaster haben sie ein Produkt geschaffen, das die bioidentischen Hormone gleichmäßig über einen Zeitraum von bis zu 7 Tagen „abgibt". Zusätzlich zu ihrer topischen (allerdings transdermalen, nicht transvaginalen) Anwendung bieten sie den offensichtlichen Vorteil des Komforts; man braucht sie nur einmal alle paar Tage anzuwenden und muss sich nicht die Mühe machen, ein- oder zweimal täglich eine Creme einzureiben. Und da diese Produkte ein Patent haben und von der FDA „zugelassen" sind, fühlen sich Schulmediziner mit ihnen tendenziell wohler und verschreiben sie meist gerne anstelle von oral einzunehmendem Prempro®/Premella®/Climopax® oder anstelle der echten, aber „nicht belegten" BHT – „nicht belegt", abgesehen davon, dass sie seit mehreren Hunderttausend Jahren im menschlichen Körper vorkommt.

Komfortabel? Der Schein trügt!

Die Firmen vermarkten zwar die Pflaster als komfortabel, schaut man aber etwas genauer hin, erweist sich dieser Komfort oft als Illusion:

- Konstante Abgabe einer gleichbleibenden Menge von Östradiol (oder Östradiol plus ein Progestin), stellt zwar eine deutliche Verbesserung im Vergleich zur oralen Anwendung von Premarin®/Presomen® oder Östradiol plus Progestin dar, das natürliche tägliche An- und Abfluten der steroidalen Geschlechtshormone, an das der Körper gewöhnt ist, wird jedoch nicht kopiert.

- Das einzige bioidentische Östrogen, das in einem handelsüblichen Pflaster angeboten wird, enthält zu 100 Prozent Östradiol. Und was ist mit Östriol? Stellt irgendeine Pharmafirma ein Östriolpflaster her, um den potenziell Krebs erregenden Wirkungen von Östradiol und des sich ebenfalls bildenden Östrons entgegen zu wirken? Diese Frage müssen wir nicht wirklich beantworten, oder?

- Die Pflaster gibt es nur in wenigen Standarddosierungen, doch was ist, wenn diese den individuellen hormonellen Bedürfnissen nicht entsprechen?

- Pflaster sind berüchtigt dafür, dass sie lokale Hautreaktionen hervorrufen, wie Juckreiz, Ausschläge, Ekzeme, Blasen und Brennen. Um diese Reaktionen möglichst gering zu halten, fordern die Hersteller die Verbraucherinnen auf, das Pflaster jedes Mal an eine andere Stelle zu kleben. Das mag zwar eine Zeit lang gutgehen, doch früher oder später kommt es bei der Hälfte der Frauen, die Hormonpflaster anwenden, zu einer Hautreaktion.

Solche Hautreaktionen sind bei Cremes und Gels, die von entsprechenden Apothekern individuell hergestellt werden, praktisch unbekannt. Kommt es in einem seltenen Fall bei einer Frau einmal zu einer Reaktion auf eine spezifisch zusammengesetzte Rezeptur, ist es für den Apotheker ein Leichtes, für die nächste Dosis eine andere, besser verträgliche Creme- oder Gelbasis zu verwenden. Zudem können Cremes und Gels im Gegensatz zu Pflastern in jeder Hormondosierung zusammengestellt werden, die nach Meinung Ihres Arztes für Sie persönlich ideal ist.

In einer in Finnland durchgeführten Studie wurden Frauen nach den Wechseljahren in zwei Gruppen eingeteilt: Die eine Gruppe mit 60 Teilnehmerinnen wendete täglich ein Östradiolgel an, die andere mit ebenfalls 60 Frauen ein handelsübliches Östradiolpflaster (zwei Pflaster pro Woche). Nach 12 Monaten klagten 28 Frauen (47 Prozent) der Pflastergruppe über Hautirritationen, bei den Frauen, die ein Östradiolgel verwendeten, waren es nur zwei (3 Prozent).[42]

Trotz des scheinbaren „Komforts", den oral anzuwendende Tabletten und Östrogenpflaster bieten, weist die Forschung darauf hin, dass die große Mehrheit der Frauen topisch aufzutragenden Gels oder Cremes den Vorzug gibt, wenn sie die Wahl hat. In einer Studie mit mehr als 300 Frauen nach den Wechseljahren setzten nur 54 Prozent die begonnene orale HET über mehr als 1 Jahr fort. Im Gegensatz dazu waren es 79 Prozent bei denjenigen, die eine transdermale Rezeptur anwendeten.[43]

In einer anderen Studie erhielten 80 Prozent der postmenopausalen Frauen für 25 Tage entweder ein Östradiolpflaster oder ein Östradiolgel und wurden danach für weitere 25 Tage auf die jeweils andere Behandlung umgestellt. Mehr als 90 Prozent der Teilnehmerinnen beurteilten beide Methoden unter optischen Gesichtspunkten als komfortabel. Das Gel wurde jedoch in Bezug auf Hautprobleme und „Beschwerden beim Intimverkehr" als weitaus überlegen eingestuft. Des Weiteren empfanden 80 Prozent der Frauen die Anwendung des Gels als dem weiblichen Wesen eher entsprechend. Insgesamt gaben 61 Prozent dem

Gel den Vorzug, 32 Prozent dem Pflaster. Alle Frauen (100 Prozent) bewerteten das Gel als „nicht störend."[44] So viel zum Thema „Komfort" bei Pflastern!

Die topische Anwendung: Wie viel und wie oft?

Einer der Hauptvorteile der BHT besteht darin, dass die Dosierungen jedes einzelnen Hormons auf die individuellen Bedürfnisse jeder Frau abgestimmt werden können, ganz im Gegensatz zu den pharmazeutischen Markenpräparaten, egal ob Hormontabletten, Hormoncremes, Gels oder Pflaster, die meist auf eine geringe Anzahl von „zugelassenen" Dosierungen beschränkt sind (zum Beispiel Östrogencremes mit 1 oder 2 mg täglich), die wohl für die meisten Frauen um das Vier- bis Fünffache zu hoch sind.

Östrogene im richtigen Verhältnis

Als ich 1982 damit begann, die BHT in einem Verhältnis von 80:10:10 zu verschreiben, betrug die durchschnittliche Anfangsdosis des Gesamtöstrogens insgesamt 2,5 mg und war eine Kombination aller drei Östrogene. Bei vielen Hundert Frauen wirkte das ziemlich gut. Wir legen Wert auf die Feststellung, dass es sich dabei um eine Anfangsdosis handelte, denn jede Frau ist anders, und oftmals mussten nach umfangreichen Untersuchungen die Dosierungen zur Erzielung der optimalen Ergebnisse modifiziert werden. Wie die meisten meiner Kolleginnen und Kollegen bevorzuge ich bei der Verschreibung eher die konservative Linie. Alle Arzneimittel herstellenden Apotheken können Tri-Est oder Bi-Est in diesem (oder jedem anderen) Verhältnis herstellen.

Mitunter sind die gängigen Dosierungen jedoch nicht hoch genug, sodass die perimenopausalen oder in den Wechseljahren selbst auftretenden Symptome anhalten. In einem solchen Fall erhöhe ich zuerst die Gesamtdosis der Östrogenkombination. Wenn selbst das nichts bringt, erhöhe ich den Östradiolanteil (das stärkste Östrogen) auf 20 bis 25 Prozent. In solchen Situationen kann Ihr Arzt Ihren Apotheker mit einer Änderung jedes Östrogenanteils beauftragen, damit Ihren individuellen Bedürfnissen am besten Rechnung getragen wird. (Versuchen Sie das mal bei Premarin®/Presomen® oder einem patentrechtlich geschützten Östradiolpflaster oder einer Creme!) Bei einem geringen Prozentsatz von Frauen lindert selbst die wiederholte Erhöhung der bioidentischen Hormondosis die Symptome nicht. Diese Situation (und die entsprechenden Maßnahmen) werden im Folgenden besprochen.

Nehmen Sie Östrogen niemals ohne Progesteron ein

Wie wir bereits erwähnten, hält die Schulmedizin immer noch an dem absurden Glauben fest, dass Frauen nach den Wechseljahren, deren Gebärmutter operativ entfernt wurde, kein Progesteron (oder Progestin) einzunehmen brauchen, da ein Gebärmutterkrebsrisiko durch den Östrogenersatz nicht besteht. Wie wir aber auch hervorgehoben haben, hat Progesteron viel wichtigere Aufgaben im Körper, als *nur* den kanzerogenen Eigenschaften des Östrogens in der Gebärmutter „entgegenzuwirken". Sollte Ihnen ein Arzt irgendeine Art von Östrogen ohne eine angemessene Menge Progesteron verschreiben wollen, raten wir Ihnen – egal, ob Sie Ihre Gebärmutter noch haben oder nicht –, darauf zu bestehen, dass er oder sie ein wenig Grundlagenforschung betreibt (vielleicht durch das Lesen dieses Buches), oder dass Sie sich einen anderen Arzt suchen.

Topisch anzuwendende Progesteronmengen können (nach den Wechseljahren) zwischen 25–50 mg und 50–100 mg (während des Übergangs in die Wechseljahre) variieren, je nach Alter und Reaktion der einzelnen Frau. Typischerweise wird die Progesteronanwendung an den Tagen 10 bis 15 jedes simulierten Zyklus begonnen und, wie weiter unten angegeben, durchgehend bis Tag 25 fortgesetzt.

Progesteroncremes sind zwar auch rezeptfrei (nur in den USA – Anm. d. Übers.) problemlos erhältlich, doch sie lassen sich oft nicht so exakt dosieren (obwohl das allmählich besser zu werden scheint). Sicherheitshalber empfehlen wir dennoch, das Progesteronpräparat von einem Arzneimittel herstellenden Apotheker zu beziehen. Im Hinblick auf die Kosten besteht wahrscheinlich nur ein geringer Unterschied, was Qualität und genaue Dosierbarkeit des Produkts betrifft, ist er hingegen potenziell sehr groß.

Wiederherstellung des Testosteronspiegels mithilfe von DHEA

DHEA (Dehydroepiandrosteron) ist ein von den Nebennieren sezerniertes Androgen. Sein Spiegel sinkt mit zunehmendem Alter, genau wie bei Testosteron, sodass die meisten Frauen in den Wechseljahren (und selbst jüngere) gut daran täten, auch dieses Hormon zu ersetzen. Nach meiner Beobachtung sorgt der Ersatz von DHEA wesentlich für den Erhalt eines optimal funktionierenden Immunsystems und hilft, das Krebsrisiko zu senken.* Manche Frauen berichten,

---

* DHEA hemmt das Enzym Glucose-6-Phosphat-Dehydrogenase (G6PF), das ein sehr wichtiger Bestandteil im „anaeroben Glykolyse"-Prozess ist – Zucker wird ohne Sauerstoff zu Energie „verbrannt" –, und eine Hauptenergiequelle für Krebs darstellt.

dass DHEA mehr für die Libido tut als Testosteron, das meist hauptsächlich für die Steigerung der Libido bei beiden Geschlechtern verantwortlich gemacht wird.

Für den Ersatz von DHEA wird ein täglicher Zeitplan empfohlen, weil es täglich von den Nebennieren ausgeschüttet wird, und nicht zyklisch wie Östrogen und Progesteron. Da der weibliche Körper DHEA zu Testosteron verstoffwechselt, stelle ich den Testosteronersatz manchmal zurück, bis die Untersuchungsergebnisse zeigen, ob die Einnahme von DHEA den Testosteronwert auf normalem Niveau wiederherstellen kann. Für die meisten Frauen sind 15 mg täglich eine vernünftige, vorsichtige Anfangsdosis, wobei bei manchen Frauen Kontrolluntersuchungen jedoch ergeben, dass die Dosis auf 30 mg DHEA erhöht werden muss.

DHEA gibt es, ähnlich wie Progesteron, auch als frei verkäufliche Varianten, jedoch fast immer als oral einzunehmende Kapseln (nur in den USA – Anm. d. Übers.). Die laufende klinische Beobachtung überzeugt mich immer wieder, dass der transdermale oder transmuköse Weg für alle steroidalen Geschlechtshormone, einschließlich DHEA, die beste Darreichungsform ist.

Auch Frauen brauchen Testosteron, aber in viel geringeren Mengen

Stellt sich bei den Untersuchungen heraus, dass bei der Verstoffwechselung von DHEA nicht genügend Testosteron entsteht, kann es auch zugeführt werden (in einer durchschnittlichen täglichen Dosis von 2,5 bis 5 mg). Man darf dabei allerdings nicht vergessen, dass Frauen nur einen Bruchteil der von Männern benötigten Menge brauchen. Somit sind herkömmliche Präparate mit bioidentischem Testosteron – für Männer konzipierte Pflaster oder Gels – für Frauen völlig ungeeignet und gefährlich. Zurzeit gibt es für Frauen nur die Möglichkeit, Testosteron von einem Arzneimittel herstellenden Apotheker zu beziehen.

Ein weiblicher Körper verstoffwechselt das meiste Testosteron zu Östrogenen, Kontrolluntersuchungen sind also zwingend notwendig, um sicherzustellen, dass die Hormonwerte richtig eingestellt sind – weder zu hoch noch zu niedrig.

Genauso sicher, wie die bioidentischen Östrogene im Vergleich zu den „Östrogenen" der Pharmaindustrie sind, ist bioidentisches Testosteron sicher, wenn es in den richtigen Mengen und zum richtigen Zeitpunkt angewendet wird, wohingegen herkömmliche „Testosterone" auch anabole Steroide genannt, äußerst gefährlich sein können und manchmal sogar illegal sind. Das einzige von der

FDA zugelassene testosteronhaltige Medikament für Frauen ist ein anaboles steroidales Pharmapräparat namens Methyltestosteron.* Wie in Kapitel 5 erwähnt, kann dieses „Fremdmolekül", das mit einem patentrechtlich geschützten „Östrogen" zu dem Präparat Estratest® kombiniert wurde, zu ernsten Nebenwirkungen führen, insbesondere in der Leber. Es erübrigt sich zu erwähnen, dass dieses sehr gefährliche Pharmapräparat in der Hormonersatztherapie oder einer irgendwie gearteten Therapie für den Menschen nichts zu suchen hat.

Hormonersatz im Takt mit Mutter Natur

Frauen, die sich der konventionellen HET unterziehen, erhalten alle möglichen Fehlinformationen über die „Hormone", die sie einnehmen, beispielsweise auch darüber, *wann* sie sie einnehmen sollen. Die folgenden Beispiele wurden mir über die Jahre zugetragen:

- „Mein Arzt hat mir gesagt, ich soll Premarin®/Presomen® und Provera®/Prodafem® nur unter der Woche einnehmen, aber nicht am Wochenende."
- „Ich nehme Premarin®/Presomen® einfach jeden Tag, ohne Pausen."
- „Ich habe das Östrogen-Pflaster im letzten Jahr alle paar Tage genommen."
- „Mein Arzt sagt, meine Gebärmutter ist weg [operativ entfernt], also sind Hormonzyklen nicht mehr so wichtig."

Wir alle wissen, dass die Natur in Zyklen verläuft. Die Eierstöcke schütten Östrogene, Progesteron und Testosteron weder nicht nur von Montag bis Freitag aus und „machen am Wochenende frei", noch tun sie das kontinuierlich und ohne jede Pause über Monate oder Jahre hinweg.

Jede Frau weiß, dass ihre Geschlechtshormone zyklisch kommen und gehen, da ihre monatliche Periode während der fruchtbaren Jahre davon bestimmt wurde. Und als die regelmäßige Hormonsekretion aus dem Takt geriet, fühlte sie sich wahrscheinlich „irgendwie anders". Selbst Ärzte lernen das in ihrer Ausbildung, obwohl viele zu vergessen scheinen, wie wichtig die Hormonzyklen sind, wenn sie ihren Patientinnen eine Hormonersatztherapie verschreiben. Oft wird ignoriert, dass die Geschlechtshormone von den Eierstöcken nicht nur nach einem zyklischen Muster ausgeschüttet, sondern auch nach demselben Muster von den

---

* Auf Methyltestosteron wurde in der Vergangenheit ein Patent erteilt, da dieses jedoch vor Jahren abgelaufen ist, sind seither viele generische Varianten im Handel.

Hormonrezeptoren des Körpers aufgenommen werden. Wenn das 40 Jahre lang immer gleich ablief, dann ist es sehr wahrscheinlich, dass sie sich auf dieses Muster auch eingestellt haben. Die Zellen, die im ganzen Körper mit Östrogenrezeptoren ausgestattet sind, „erwarten", dass sie zu einer bestimmten Zeit und für eine vorhersagbare Dauer von einer bestimmten Menge Östrogen stimuliert werden. Dasselbe gilt für Progesteron, Testosteron und andere Hormone. Wird dieses Zeitmuster für die Hormonrezeptoren unterbrochen, insbesondere über einen längeren Zeitraum, läuft sehr wahrscheinlich etwas schief oder funktioniert zumindest nicht so gut, wie es eigentlich sollte. Fühlen Sie sich „komisch" oder „unbehaglich", wenn Ihr Östrogenzyklus „abgeschaltet" ist, liegt das nur indirekt daran, dass die Eierstöcke „aus dem Gleichgewicht" geraten sind, sondern es kommt vielmehr daher, dass die Östrogenrezeptoren im ganzen Körper, von der Gebärmutter bis zu den Blutgefäßen und dem Gehirn, vergeblich auf ihren hormonellen „Schuss" warten. Ersetzen Sie die Hormone jedoch auf eine dem natürlichen Zyklus sehr nahekommende Weise, binden sie an die Rezeptoren weiterhin fast nach dem gewohnten Zeitplan.

Überraschenderweise wurde über das optimale hormonelle Timing – insbesondere, was die Hormonrezeptoren betrifft – bisher sehr wenig geforscht. Wir könnten uns vorstellen, dass Pharmakonzerne, die seit Jahren ihre „Östrogene" gleichzeitig an Millionen von Frauen verkaufen, einige Studien darüber finanzieren können, wie diese „Hormone" sich zeitlich am besten einsetzen lassen.

Doch da dies bisher nicht geschehen ist und wahrscheinlich auch nie geschehen wird, ist es am besten, sich wieder auf den Zyklus von Mutter Natur zu besinnen. Abbildung 9.5 zeigt das Dosierungsmuster, das ich zu Beginn der Behandlung einer normalen, durchschnittlichen Frau mit einem ehemals „typischen" 26 bis 30 Tage andauernden Zyklus empfehle. Vergessen Sie nicht, das ist nicht mein Plan, er wurde von Mutter Natur erdacht.

Wie sie aus Kapitel 3 wissen, beginnen die Eierstöcke mit der Östrogensekretion am ersten Tag jedes Menstruationszyklus und setzen sie etwa bis zum 25. Tag fort. Sie produzieren – über den Gelbkörper (Corpus luteum) – das meiste Progesteron um die Zyklusmitte, in der die Ovulation stattfindet. Die ovarielle Ausschüttung von Progesteron hört, wie die von Östradiol, ebenfalls um den 25. Tag herum auf. Die Tage 26 bis 30 – während der Menstruation – sind weitgehend hormonfrei (abgesehen von DHEA), was den jeweiligen Hormonrezeptoren die gewohnte „Ruhe" ermöglicht, nach der der Zyklus wieder von vorne beginnt.

Dosierungsmuster für die BHT
Tage des Menstruationszyklus

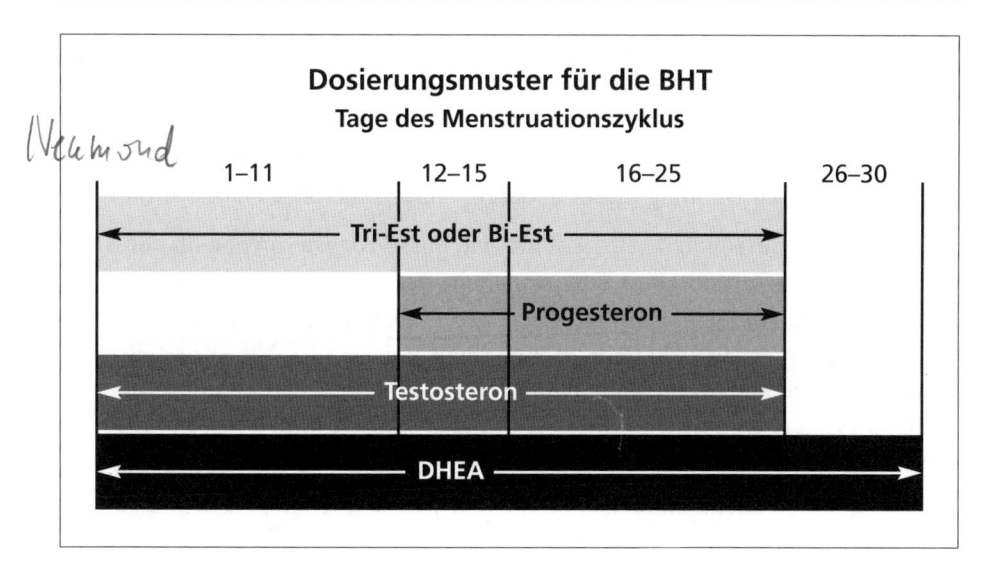

Neumond (handschriftliche Notiz)

| 1–11 | 12–15 | 16–25 | 26–30 |

- Tri-Est oder Bi-Est: Tag 1–25
- Progesteron: Tag 12–25
- Testosteron: Tag 1–30
- DHEA: Tag 1–30

Abbildung 9.5: Schema eines Dosierungsmusters für die bioidentische Hormontherapie. Die zeitliche Gabe der verschiedenen Hormone kann entsprechend den individuellen Bedürfnissen der Frauen modifiziert werden.

Zu Beginn einer BHT-Behandlung versuchen wir, den gesamten ehemaligen Menstruationszyklus der Frau zeitlich so genau wie möglich nachzuahmen. Wie jede Frau weiß, variiert die Länge natürlich von Frau zu Frau; für einige können 26 Tage typisch sein, für andere 32. Wir bitten die Patientin, sich an die Zeit zu erinnern, als sie Anfang Dreißig war, als ihre Periode noch regelmäßig war, und uns zu sagen, in welchem Abstand sie kam. Diese Anzahl von Tagen nehmen wir als Ausgangspunkt, um den in Abbildung 9.5 dargestellten Plan zu modifizieren. Viele Frauen finden es jedoch einfacher und praktischer, mit einem „regelmäßigen" durchschnittlichen 30-Tage-Kalender zu arbeiten.

Da keine Menstruation mehr stattfindet, ist das Datum für den Beginn des BHT-Zyklus willkürlich gewählt. Die Frau muss nun den Überblick darüber zu behalten, wann sie mit jedem Hormon beginnt und wieder aufhört. Dazu können zum Beispiel die entsprechenden Tage auf einem Kalender ausgestrichen oder in anderer Weise passend markiert werden. Den genauen Anwendungsrhythmus sollte der Apotheker immer auf dem Rezept vermerken.

Während der Östrogenzyklus ziemlich unkompliziert ist, kann das Progesteronmuster etwas aufwendiger sein, denn die Aufgaben des Progesterons gehen – trotz allem, was die Schulmedizin predigt – über die reine „Gegenspielerfunktion" zu den Östrogenaktivitäten hinaus. Zusätzlich zur Rolle des Progesterons im Menstruationszyklus verwendet der Körper auch einen Teil davon als Grundlage zur Herstellung einer weiteren Klasse von Steroiden, zu der Kortison, Aldosteron und viele andere gehören. Sinkt also die Progesteronproduktion ab, ist davon auch die Herstellung dieser anderen wichtigen Hormone betroffen.

Obwohl unser Basisplan so ausgerichtet ist, dass Progesteron erst ab der Mitte des „Zyklus" angewandt wird, finden manche Frauen, dass sie sich bei kontinuierlicher Einnahme besser fühlen. Für diese Frauen können wir den Therapieplan durch Zugabe einer kleinen Menge (zum Beispiel 10–20 mg täglich) verändern, je nachdem, ob sie einen Blutungszyklus haben oder nicht. Die höchste tägliche Progesterondosis – etwa 25–50 mg – sollte während der Lutealphase (12.–25. Tag in Abbildung 9.5) zum Einsatz kommen. Wird es im restlichen Monat auch gebraucht, sollte es in Schritten von etwa 10 mg täglich angemessen „ausgeschlichen" werden.

Feinabstimmung der Hormondosierung

Variable Dosierung

Manche Ärzte empfehlen und manche Frauen bevorzugen eine noch engere Anlehnung an die Natur, indem sie die monatlichen Östrogen-, Progesteron- und Testosteronmengen täglich variieren, um sie den normalen Schwankungen des Menstruationszyklus einer Frau in ihren fruchtbaren Jahren stärker anzugleichen. Trotzdem empfiehlt ein prominenter Verfechter dieser Haltung so hohe Dosierungen, dass sie die bei Frauen vor den Wechseljahren gefundenen Mengen regelmäßig überschreiten (was ich nicht gutheißen kann), ein anderer befürwortet dagegen den vernünftigeren Ansatz der „physiologischen Dosis". Wenn Sie sich für die Methode der variablen Dosierung interessieren, ist folgende Lektüre von Dr. Daved Rosensweet interessant: *Menopause and Natural Healing* (zu Deutsch etwa: „Wechseljahre und natürliches Heilen"; nur in englischer Sprach erhältlich).

Der Lückenfüller

Wir möchten noch einmal betonen, dass diese Richtlinien lediglich ein Ausgangspunkt sind; bei einigen Frauen mögen sie gut wirken, doch andere bedürfen vielleicht einer stärkeren Feinabstimmung. Wenn zum Beispiel Hitzewallungen, Schwitzen oder andere Symptome der Wechseljahre während der drei- bis fünftägigen „Ruhephase" zwischen zwei Zyklen auftreten, hilft es vielen Frauen, in diesem Intervall die halbe Dosis Tri-Est oder BiEst täglich einzunehmen. Reicht das zur Beseitigung der Symptome nicht aus, könnten sie es auch mit der ganzen Dosis versuchen, doch über einen längeren Zeitraum ist das wahrscheinlich nicht die beste Lösung.

Die Aufteilung der Dosis

Bei den meisten Frauen ist eine einmalige tägliche Anwendung der bioidentischen Hormone ausreichend. Da die Halbwertszeit (das ist die Geschwindigkeit, mit der der Körper sie verstoffwechselt) dieser Hormone jedoch relativ kurz ist, haben manche Frauen das Gefühl, dass sie mit einer Aufteilung der täglichen Dosis in zwei Anwendungen (die eine Hälfte morgens, die andere abends) besser zurechtkommen. Wenn Sie die Hormone morgens anwenden, sich jedoch im Laufe des Tages Symptome entwickeln, sollte die Aufteilung der Dosis dieses Problem lösen.

So vermeiden Sie Nebenwirkungen

Die meisten mit bioidentischen Hormonen verbundenen Nebenwirkungen rühren von einer zu hohen Dosierung her, also bei übermäßiger Hormonaktivität. Sie werden fast immer durch die Reduzierung der Dosis beseitigt. Folgende Nebenwirkungen kommen bei steroidalen Geschlechtshormonen am häufigsten vor:

- Östrogen: Kopfschmerzen, Brustspannen, Blutungen
- Progesteron: Schläfrigkeit
- Testosteron oder DHEA: Akne, Körper- oder Gesichtsbehaarung, tiefere Stimme, Aggressionen

Sollten Sie unter solchen oder anderen Nebenwirkungen leiden, modifizieren Sie zusammen mit Ihrem Arzt oder Ihrer Ärztin die Dosierung so lange, bis diese Beschwerden verschwinden.

Wenn die Behandlung „versagt":
Niedrig dosierte Kobalt-Ergänzungen helfen

Ärzte, die Frauen in oder nach den Wechseljahren, egal über welchen Zeitraum, bioidentische Hormone verschreiben, stellen bei einem geringen Prozentsatz von Patientinnen fest, dass die Behandlung „versagt" oder dass die Frauen nicht darauf ansprechen. Trotz behutsamer Steigerung der Dosis von bioidentischen Östrogenen (und anderen begleitend eingesetzten Steroiden) haben die Frauen immer noch Hitzewallungen und andere Symptome.

Diese Therapieversager treten nach unseren Feststellungen bei den meisten Frauen dann auf, wenn sie vorher Premarin®/Presomen® oder einen anderen nicht bioidentischen Hormonersatz eingenommen haben. Viele Frauen denken vielleicht aus Frustration daran, wieder Premarin®/Presomen® einzunehmen, da „ich damit wenigstens meine Symptome los war".

Im Laufe der Jahre wurde für uns offensichtlich, dass fast alle Frauen, die nicht auf die BHT ansprachen, eine gemeinsame „biochemische Signatur" aufwiesen: Diejenigen, die zu einem „Versagen der Therapie" neigten, tendierten nach einer durchschnittlichen Behandlungsdosis mit bioidentischen Östrogenen zu einer Hypersekretion von Östrogen. Mit anderen Worten, im Vergleich zu den Frauen, die auf dieselbe Dosis normal reagierten, verstoffwechselten sie es sehr schnell und schieden das meiste davon wieder mit dem Urin aus, bevor es seine günstigen Wirkungen entfalten konnte.

Da Östrogene von bestimmten Enzymen in der Leber (während der zweiten Leberpassage) verstoffwechselt und „entgiftet" werden, nahmen wir an, dass diese Leberenzyme bei den Frauen, die nicht reagierten, vielleicht „hyperaktiv" geworden sind oder sich „hochgeregelt" haben. Schafft man es, ihre Aktivität wieder auf ein normales Maß zu senken, könnte sich auch der Östrogenstoffwechsel möglicherweise wieder normalisieren. Einige Mineralien sind dafür bekannt, dass sie die Funktion dieser Enzyme beeinflussen. Unter diesen hatte sich Kobalt als sicher und wirksam bei der „Herunterregelung" überaktiver Enzyme erwiesen[45]; dadurch sollte der Östrogenstoffwechsel abgebremst werden.

Wir stellten tatsächlich fest, dass tägliche Mikrodosen von Kobaltchlorid meist recht erfolgreich bei der Hemmung der Hypersekretion von Östrogen sind und die Wirksamkeit der BHT wiederherstellen. Obwohl viele Frauen nur etwa 500 μg täglich davon brauchen, um ihren Östrogenstoffwechsel „zurückzusetzen", sodass sich die Symptome der Wechseljahre wieder normalisieren, haben manche Frauen gelegentlich bis zu 1000 μg benötigt. (Diese Kobaltmengen sind ziemlich harmlos und nicht höher als die, die in einigen Regionen der Welt in der täglichen Nahrung vorkommen.) In fast allen Fällen kann die Supplementierung mit Kobalt wieder eingestellt und braucht nicht fortgesetzt zu werden, sobald der Test des 24-Stunden-Urins zeigt, dass der Östrogenstoffwechsel wieder im Normalbereich liegt. Das ist meist nach 10 bis 20 Wochen der Fall.

Tri-Est oder Bi-Est?

Wie wir nebenbei erwähnt haben, verordnen einige Naturheilärzte kein Tri-Est; sie lassen die Östronkomponente wegen ihres Rufs, Brustkrebs zu verursachen, lieber weg und empfehlen eine Kombination aus Östriol (80 Prozent) und Östradiol (20 Prozent), im Allgemeinen als Bi-Est bezeichnet. Ich mache das auch so, wenn die Kontrolluntersuchung bei Frauen, die Tri-Est einnehmen, einen offenkundigen Überschuss an Östron ausweist.

Da ich dem traditionsreichen Prinzip „Beobachte und kopiere die Natur" folge, bleibe ich bei meiner Anfangsempfehlung: zwei oder drei Hauptöstrogene immer in ausgeglichenen „Anti-Krebs"-Proportionen geben und die Hormonspiegel immer im Interesse der Sicherheit kontrollieren. Dies ist nur eine der möglichen Maßnahmen, die für die größtmögliche Sicherheit einer BHT ergriffen werden müssen; andere werden weiter im Folgenden besprochen.

Sind monatliche Menstruationsblutungen wirklich notwendig?

Ein wichtiges Prinzip in der Naturmedizin ist die Verordnung der geringstmöglichen Menge einer Substanz – also nur so viel, wie gerade nötig ist, damit sie ihre Aufgabe erfüllt. Nach diesem Grundsatz empfehlen viele Naturheilärzte (ich gehöre auch dazu) eine Hormonmenge, die ausreicht, um die Symptome der Wechseljahre zu beseitigen und Schutz vor Osteoporose, Herz- und Blutgefäßkrankheiten, seniler Demenz und Alzheimer zu bieten, aber nicht hoch genug ist, um eine Monatsblutung einzuleiten.

Auf der anderen Seite gibt es einige BHT-„Experten", die zur Einnahme extrem hoher Dosen von Östradiol (1–2 mg täglich) raten, um eine „monatliche Periodenblutung" auszulösen (natürlich ohne Ovulation). Sie behaupten, dass dadurch eine ausreichende Versorgung des Körpers mit Östrogen sichergestellt sei, damit die anderen Vorteile wirksam werden, sowie dass es günstig sei, die Gebärmutter regelmäßig zu „fluten", dass sich Frauen dadurch „jugendlicher" fühlen würden und dass auf diese Weise vielleicht sogar Gebärmutterkrebs zu verhindern sei.

Trotz der Behauptungen dieser selbst ernannten „Experten", konnte bisher ein gesundheitlicher Nutzen durch die Einleitung einer Monatsblutung bei Frauen nach den Wechseljahren wissenschaftlich nicht gestützt werden.[46] Tatsächlich wurden zumindest in einer Studie eines Teams aus französischen und amerikanischen Wissenschaftlern, in der Endometriumbiopsien und Gebärmutterspiegelungen durchgeführt wurden, während einer fünfjährigen Behandlung mit bioidentischem Östradiol (natürlich zusammen mit Progesteron) keinerlei Belege für eine endometriale Hyperplasie gefunden (eine Gewebewucherung, die zu Krebs führen könnte). Es spielte keine Rolle, ob die Dosierungen gering waren – ohne zu einer Blutung zu führen – oder hoch genug, um künstliche monatliche „Perioden" auszulösen. Unter Hinweis auf die Wichtigkeit einer „relativ geringen Dosis" Progesteron in jedem Zyklus kamen sie zu der Schlussfolgerung, dass das „Herbeiführen einer Abbruchblutung" und einer sekretorischen Umbildung des Endometriums, die höher dosiertes Progesteron erfordern, keinen zusätzlichen Nutzen zur die Verhinderung einer Hyperplasie biete.[46]

In unserer mehr als 25-jährigen Erfahrung an der Tahoma-Klinik haben wir festgestellt, dass die meisten Frauen, die aus allen Optionen wählen können, sich gegen Menstruationsblutungen mit 60, 70, 80 oder 90 Jahren entscheiden. Die meisten sind vielmehr erleichtert, dass sie die Vorteile der BHT ohne die monatlichen Menstruationszyklen nutzen können. Da geringere Hormondosierungen meist ohne Auslösung einer Menstruation ein optimales Spektrum an Vorteilen bieten, sehen auch wir darin keinen Vorteil.

Als allgemeine Regel gilt, wenn Blutungen während der Anwendung bioidentischer Hormone auftreten, wenden Sie sich zur Abklärung am besten an Ihren Arzt – es sei denn, Sie nehmen auf Anweisung Ihres Arztes Hormone in Dosierungen ein, die jeden Monat eine Periode auslösen. Typischerweise wird die Blutung durch zu viel Östrogen verursacht, bei manchen Frauen paradoxerweise aber auch durch zu wenig. Wenn die Blutungen nach der Anpassung der Dosierung anhalten, steckt meist kein Problem dahinter; in seltenen Fällen kann das aber ein Anzeichen für eine Präkanzerose oder ein Krebsgeschehen sein und sollte überprüft werden.

Die Sicherheitsüberwachung der Hormonspiegel

Kaum einer der Ärzte, die einen anderen Hormonersatz verschreiben als die Therapie mit bioidentischen Hormonen, kümmert sich danach um die Bestimmung der Spiegel von Östrogen, Progesteron, Testosteron oder DHEA bei seinen Patientinnen. Woher wissen sie also, ob ihre Patientinnen die richtigen Hormonmengen erhalten? Nun, es ist ganz einfach: Sie wissen es nicht!

Wenn sie natürlich Premarin®/Presomen®, Provera®/Prodafem® oder ein anderes Pseudohormon-Präparat verschreiben, ist die Bestimmung der Hormonspiegel im Körper ohnehin unsinnig, da es keine natürlichen Spiegel für

Pferdeöstrogene oder Progestine im menschlichen Körper gibt. Dasselbe gilt für das Testen des natürlichen Spiegels eines jeden anderen Medikaments: Es gibt keinen „natürlichen" Spiegel!

Verschreiben sie Östradiol – in der von der FDA „zugelassenen" Dosis von 1 bis 2 mg täglich – und würden sie sich dann die Mühe machen, den Östradiolspiegel zu bestimmen, könnten sie feststellen, dass er um das Fünffache höher ist als der einer normalen Frau vor den Wechseljahren. Das ist kein gutes Zeichen, wir haben darauf schon an anderer Stelle in diesem Kapitel hingewiesen.

Aus vielen Studien, auf die wir in diesem Buch Bezug nehmen, geht hervor, dass Pferdeöstrogene, herkömmliche Progestinpräparate und außergewöhnlich hohe Östrogenspiegel (insbesondere nach oraler Einnahme) das Risiko von Herzkrankheiten, Krebs, Diabetes und anderen ernsten Störungen bei einer Frau erhöhen können. Daher lautet heutzutage die offizielle „Anleitung" zu allen patentierten Östrogenverschreibungen: „Die niedrigstmögliche Dosis über den kürzestmöglichen Zeitraum."

Anstatt sich über den Östradiolspiegel einer Frau Sorgen zu machen, wird den Schulmedizinern beigebracht, nach ernsten Beschwerden Ausschau zu halten, wie Anzeichen von Herzkrankheiten, Schlaganfällen, Blutgerinnseln in Beinen und Lunge sowie Brust- und Gebärmutterkrebs – und das sind nur die potenziell tödlichen. Es gibt noch eine weitere Liste häufiger Nebenwirkungen, wie Übelkeit, Schwellungen der Brust und Depressionen, die lästig und unangenehm sein können, zwar wahrscheinlich nicht zum Tod führen, aber dennoch ein Zeichen dafür sind, dass etwas nicht stimmt.

Es geht nicht darum, dass wir nicht auf diese Nebenwirkungen achten sollten, natürlich müssen wir das tun, aber das sollte nur der Anfang der routinemäßigen Kontrolluntersuchungen sein. Wäre bei Verschreibung der BHT oder selbst bei Östradiol plus einem Progestin die Bestimmung des Östradiolspiegels der Patientinnen verpflichtend, würde tatsächlich die den meisten dieser Probleme zugrunde liegende Ursache – eine übermäßige Stimulation durch Östrogen –, entdeckt werden. Müssten auch die relativen Spiegel von Östron, Östradiol und Östriol bestimmt und dann ein Östrogenquotient (EQ) sowie die relativen Spiegel von 2-Hyroxyöstron und 16α-Hydroxyöstron (Verhältnis 2/16) zusätzlich zu denen von 2-Methoxyöstradiol (ein von jedem weiblichen Körper natürlich synthetisiertes Östrogen) berechnet werden, könnten sich wichtige Anhaltspunkte für das Brustkrebsrisiko ergeben (siehe Kapitel 7).

Leider wird die Bedeutung des Östradiolspiegels (und anderer Hormonwerte) als vorrangiger Indikator ernst zu nehmender Gesundheitsprobleme in der schulmedizinischen Praxis weitgehend ignoriert. Wie wäre es sonst zu erklären, dass die von der FDA „zugelassene" Standarddosis von Östradiol zu äußerst hohen Spiegeln zweier Krebs erregender Hormone führt, nämlich Östradiol und Östron?

Der gewissenhafte Umgang mit der BHT erfordert, dass die weiblichen Hormonspiegel zusätzlich zu allen standardisierten Sicherheitsüberprüfungen (siehe Kasten) vor allem zu Beginn der Therapie alle 3 bis 6 Monate bestimmt werden sollten. Damit sollte nicht nur sichergestellt werden, dass sie sich innerhalb ungefährlicher und wirksamer Grenzen bewegen, sondern auch, dass die Verstoffwechselung dieser Hormone nicht zu einer Erhöhung des hormonell bedingten Krebsrisikos führt. Veränderungen in der Hormonresorption während der Anwendung oder ein verfälschter Hormonstoffwechsel danach, können die relativen Spiegel der Hauptöstrogene verändern. Manchmal führen diese Störungen zu Nebenwirkungen, doch oft verlaufen sie „stumm".

Es ist nicht nur wichtig, die Spiegel der im Rahmen der BHT verordneten Hormone (Östradiol, Östriol, Östron, Progesteron, Testosteron und DHEA) zu bestimmen, sondern es ist genauso wichtig, ihre „nachrangigen Metaboliten" zu messen, einschließlich der wichtigen „Prokanzerogene" 16α-Hydroxyöstron, 4-Hydroxyöstron und Dihydrotestosteron (DHT) sowie der sogar noch wichtigeren „Anti-Krebs"-Metaboliten 2-Methoxyöstradiol, 2-Hydroxyöstron und Androstandiol. Relativ hohe prokanzerogene und/oder niedrige antikanzerogene Metabolitenspiegel verursachen keine offenkundigen Symptome, doch ihre Wirkungen können tiefgehend sein und, was am besten ist, sie können durch Ernährung und Nahrungsergänzungen fast immer positiv verändert werden.

Empfohlene Standarduntersuchungen für Frauen unter BHT

Mehr als einmal jährlich

- Selbstständiges Abtasten der Brust einmal im Monat
- Hormonspiegel (aus dem 24-Stunden-Sammelurin) alle 3 bis 6 Monate nach Beginn der BHT; danach einmal im Jahr, solange die Spiegel im Normbereich bleiben

Jedes Jahr
- Gynäkologische Untersuchung und manuelle Brustuntersuchung
- PAP-Abstrich bei Frauen mit hohem Krebsrisiko im gynäkologischen Bereich
- Hämokkult-Test auf Kolorektalkrebs
- Großes Blutbild (nüchtern) mit Differential- und Serumlipid-Profil

Alle 3 bis 10 Jahre
- PAP-Abstrich alle 3 Jahre bei Frauen mit geringem Risiko
- Mammogramm alle 1 bis 3 Jahre (oder alle 5 Jahre ein Mammogramm und jährliche Thermogramme)
- Dual-Röntgen-Absorptiometrie (DEXY, auch DXA), eine weithin angewendete Knochendichte-Szintigrafie zur Osteoporose-Diagnostik, alle 18 bis 24 Monate nach dem 65. Lebensjahr
- Koloskopie alle 10 Jahre nach dem 50. Lebensjahr auf Kolon- oder Rektumkrebs

Speichel-, Urin- oder Bluttest?

Speicheltest: preiswert, praktisch und höchst unzuverlässig

Speicheltests kann man im Allgemeinen auf Bestellung über Arzneimittel herstellende Apotheken oder manche Ärzte beziehen. Für den Basistest füllt man ein Fläschchen mit Speichel, verschließt es dicht und schickt es an ein Labor; die Ergebnisse gehen an den Arzt. Der Hauptvorteil des Speicheltests auf Hormone liegt darin, dass er relativ wenig kostet, nicht invasiv und praktisch ist, denn man kann die Probe zu Hause selbst entnehmen.

Andererseits bekommt man auch nur das, wofür man bezahlt. Bei jüngeren Frauen, die keine BHT anwenden, kann der Speicheltest nützliche Informationen über die Spiegel der steroidalen Geschlechtshormone liefern, doch von den drei führenden Testmethoden ist er sicher der am wenigsten zuverlässige.

Einen wichtigen Punkt wollen wir hier gleich klarstellen: Der Speicheltest ist für Frauen, die sich einer bioidentischen Hormontherapie unterziehen, nicht sinnvoll und auch nicht empfehlenswert, denn er zeigt wahrscheinlich „irrsinnig hohe" Hormonwerte an, die zu den tatsächlichen Werten in keinem Verhältnis stehen und fälschlicherweise eine Hormonüberdosierung vermuten lassen. Er kann auch das weite Spektrum prokanzerogener und antikanzerogener Östrogen- und Testosteronmetaboliten nicht widerspiegeln.

Doch in dem Versuch, die gesamte BHT-Praxis in Misskredit zu bringen, stimmen die BHT-Kritiker gerne das vorgeschobene Argument von der Unzuverlässigkeit des Speicheltests an. Sie behaupten – fälschlicherweise – dass er für die BHT unabdingbar sei und von allen Ärzten, die eine BHT verordnen, zur Kontrolle der Hormonspiegel ihrer Patientinnen eingesetzt wird.

Nichts könnte weiter von der Wahrheit entfernt sein.

Tatsache ist, dass Speicheltests von den Labors weithin beworben werden, und dass so mancher Arzt und Arzneimittel herstellender Apotheker, dem ein wenig Fortbildung in Sachen BHT nicht schaden könnte, sie wohl empfiehlt.

Wie (un)zuverlässig sind Speicheltests, die man per Post versenden kann, zur Bestimmung der Hormonspiegel? Es gibt darüber so gut wie keine guten Forschungsarbeiten, lediglich in einer sehr kleinen Studie wurden Speichelproben von zwei Frauen und einem Mann an zwei verschiedene Labors geschickt. Die Labors gaben an, wenn sie ihren Standards entsprechend dieselbe Probe (zum Beispiel Östradiol) mehr als einmal testen sollten, würden die Ergebnisse um weniger als 8 bis 12 Prozent variieren. Entspräche das der Wahrheit, wäre es vertretbar.

Die tatsächlichen Ergebnisse dieser kleinen Studie zeigten jedoch einen erstaunlichen Abweichungsgrad, der die Brauchbarkeit gravierend einschränkte. Die Schwankungsbreiten beliefen sich in Wirklichkeit auf 35 bis 73 Prozent bei Östradiol, 8 bis 103 Prozent bei Progesteron und 13 bis 40 Prozent bei Testosteron.[47] Bei solchen Abweichungen darf man getrost sagen, dass die Untersuchungsergebnisse wertlos waren.

Natürlich handelt es sich hier nur um eine winzige Studie, es bedarf einer viel größeren, besser kontrollierten Untersuchung, in die viele Labors mit einbezogen werden. Trotzdem decken sich diese Ergebnisse mit meiner eigenen Erfahrung und der vieler anderer Kolleginnen und Kollegen, die die BHT verordnen.

Fazit: Wer bioidentische Hormone einnimmt, sollte keinen Speicheltest machen.

Blutuntersuchungen:
manchmal sinnvoll, aber schwer zu interpretieren

Wir alle haben schon einmal unser Blut untersuchen lassen, und nichts anderes geschieht bei der Ermittlung von Hormonwerten aus dem Blut. Damit kann man die Gesamtwerte von Östradiol, Östron, Progesteron, Testosteron und DHEA im Serum, dem flüssigen Anteil des Blutes, bestimmen; die Ergebnisse können bei Frauen relativ genau sein, es spielt dabei keine Rolle, ob sie bioidentische Hormone einnehmen oder nicht. Die Interpretation der auf Bluttests beruhenden Hormonspiegel erfordert allerdings einige Sorgfalt, da die Spiegel je nach Uhrzeit der Blutentnahme variieren können.

Vergessen Sie nicht, dass ein Bluttest eine Art „Momentaufnahme" der Vorgänge zum Zeitpunkt der Blutabnahme liefert. Bei Frauen vor den Wechseljahren schütten die Eierstöcke ihre Hormone „gepulst" aus (stoßweise mit Pausen dazwischen). Nach den Wechseljahren nehmen die Frauen ihre Ersatzhormone meist ein- oder zweimal am Tag ein. Wie auch immer, die Hormone zirkulieren nicht in gleich bleibenden Mengen in Ihrem Körper (es sei denn, Sie verwenden ein „Pflaster").

Somit schwanken die Ergebnisse eines Bluttests in Abhängigkeit von der Hormonsekretion der Eierstöcke oder der Einnahme der Ersatzhormone zum Zeitpunkt der Blutentnahme, des Anwendungsmodus der Hormone (oral oder topisch) und der Nahrungsaufnahme nach oraler Hormonaufnahme.

Bluttests sind auch nicht optimal für die Überwachung der Östriolwerte, einem der wichtigsten Östrogene zum Schutz des Körpers; genau genommen lässt sich im Labor Östriol im Serum praktisch gar nicht bestimmen. Der Grund dafür ist noch nicht vollständig aufgeklärt; laut einer Studie[48] wird Östriol aufgrund seiner sehr kurzen Halbwertszeit (rasche Verstoffwechselung) aus dem Blut entfernt.

Freie und gebundene Hormone sowie Gesamthormonspiegel

Bei der Interpretation der Ergebnisse gängiger Hormontests müssen sich Ärzte darüber im Klaren sein, dass die meisten im Körper vorliegenden Sexualhormone zumindest einen gewissen Grad an Stoffwechsel durchgemacht haben, auch wenn sie die erste Leberpassage umgehen konnten. Insofern repräsentieren die Serumhormonspiegel, wie sie in der Regel bestimmt werden, die Gesamtheit der freien und gebundenen Hormone im Blutstrom. Was heißt das?

> Die überwiegende Mehrheit der Östradiol- und Testosteronmoleküle im Blutstrom lagert sich entweder an ein Glykoprotein an, das sogenannte Sexualhormon bindende Globulin (SHBG), oder an das Protein Albumin. In ähnlicher Weise lagert sich Progesteron an das Protein Transcortin an. Diese Hormone werden als „gebunden" betrachtet. An SHBG gebundene Östradiol- und Testosteronmoleküle sind inaktiv und können sich nirgends mehr an Hormonrezeptoren binden. An Albumin gebundene Hormone sind ebenfalls inaktiv, können aber unter bestimmten Bedingungen freigesetzt werden.
>
> Haben alle Bindungen stattgefunden, bleibt ein kleiner Prozentsatz an freiem Hormon übrig (zum Beispiel 0,1 Prozent des gesamten zirkulierenden Testosterons). Die winzige Menge an freiem Hormon ist jedoch der einzige Anteil, der zur Durchführung der normalen Aufgaben im Körper zur Verfügung steht.
>
> Dennoch unterscheiden die in Auftrag gegebenen Bluttests nicht zwangsläufig zwischen „gesamten" (gebundenen plus freien) Östrogen- oder Progesteronwerten und den „freien" (aktiven) Werten. Gesamthormonspiegel, wie sie mehrheitlich durch Hormontests im Blut bestimmt werden, geben nur einen Teil der Sachlage wider.

Die Serumspiegel unterscheiden sich auch in Abhängigkeit davon, ob ein Hormon oral oder topisch angewendet wird. Östradiol als Lutschtablette (teils topisch, teils oral) erreicht seinen Spitzenwert im Blut ungefähr eine Stunde nach der Einnahme und baut sich dann rasch ab, was einen schnellen Stoffwechsel nahe legt. Oral eingenommenes Östradiol führt dagegen 3 bis 4 Stunden später (langsamerer Stoffwechsel) zu einem Spitzenwert im Blut. Ein zweiter Spitzenwert tritt jedoch auf, wenn Sie etwa 4 Stunden nach der oralen Dosis eine Mahlzeit zu sich nehmen. Eine Nahrungsaufnahme nach topischer Anwendung von Östriol beeinflusst jedoch die Serumspiegel nicht.

Ein weiterer Nachteil von Hormonbestimmungen aus dem Blut bzw. Serum ist, dass zurzeit keine Tests zur Verfügung stehen, mit denen die vielen Steroid-Metaboliten bestimmt werden können, die, wie sich jüngst herausstellte, das Krebsrisiko beeinflussen, wie 2-Methoxyöstradiol (ein „gutes" Östrogen), 4-Methoxyöstron (eines der „schlimmsten" Östrogene), Androstandiol und andere. Wie im Folgenden angemerkt, ist die Bestimmung aus dem 24-Stunden-Urin zum Aufspüren nicht nur dieser Metaboliten, sondern auch für die Bestimmung der Östriolspiegel weitaus überlegen.

Untersuchung von 24-Stunden-Urin: der „Gold-Standard"

Da die Geschlechtshormone mit dem Urin ausgeschieden werden, ist das Sammeln von Harn zweifellos die älteste und zuverlässigste Anreicherungsmethode dafür; sie reicht Tausende von Jahren zurück, bis zu den chinesischen Kaisern, und dient auch heute immer noch als Quelle von Premarin®/Presomen®, dessen Hormone bekanntlich aus Pferdeurin stammen. Obwohl Schulmediziner selten Urintests zur Bestimmung von Steroidhormonen verwenden, ist ihnen ihr Vorteil seit Jahrzehnten bekannt. Nach einem medizinischen Standardlehrbuch „sollen Urintests die sekretorische Aktivität endokriner Zellen widerspiegeln ... [und] die klinischen Informationen liefern, aus denen die Produktionsraten dieser Steroide ersichtlich sind."[49]

Anders als bei den kleinen Urinproben, die die meisten von uns für eine typische Urinuntersuchung abzugeben gewohnt sind, wird der Urin zur Bestimmung der Hormonspiegel durchgehend über 24 Stunden in einer großen Flasche gesammelt. Mit anderen Worten, Sie werden gebeten, einen ganzen Tag lang in einen großen Behälter Wasser zu lassen. Mit dieser Methode werden nicht nur alle Maximal- und Minimalwerte ausgeglichen, die eine Analyse der Ergebnisse von Bluttests so schwierig machen; es wird auch die Bestimmung der „ungebundenen" (das heißt „freien") Östradiol-, Östron-, Östriol-, Progesteron-, Testosteron- und DHEA-Werte erleichtert. Aus dem Urintest lassen sich die an Proteine gebundenen Hormone, die den größten Anteil der gesamten Hormonproduktion ausmachen, funktionell jedoch irrelevant sind, nicht bestimmen.*

Zweifelsohne ist das Sammeln des 24-Stunden-Urins die bevorzugte Methode zur Bestimmung der Spiegel steroidaler Geschlechtshormone, sozusagen der „Gold-Standard." Darüber hinaus ist das im Gegensatz zum Speicheltest eine für alle Frauen treffsichere Methode, egal ob sie bioidentische Hormone einnehmen oder nicht. Bei Frauen, die am Anfang einer BHT stehen, empfehlen wir meist, alle 3 bis 6 Monate einen 24-Stunden-Urintest durchzuführen, bis vertretbare stabile Werte aller Hormone erreicht sind.

Das Sammeln von 24-Stunden-Urin ist auch aus zwei anderen Gründen wünschenswert: Zum einen liefert er dem gewissenhaften Arzt wesentlich mehr

---

* Der Test aus dem 24-Stunden-Urin misst meist die Summe der freien und „konjugierten" hormonellen Steroide. Konjugierte Steroide (wie in konjugierten Pferdeöstrogenen) sind Moleküle, die sich mit anderen einfachen Molekülen, wie Säuren, zusammengeschlossen haben. Da konjugierte Steroide aktiv sein können, obwohl sie meist nicht so aktiv sind wie die freien Moleküle, ist es immer gut, auch sie zu bestimmen.

Informationen, darunter die, ob die zugeführten bioidentischen Hormone in überwiegend „sichere" oder in hohem Maße in „unsichere", möglicherweise prokanzerogene Metaboliten verstoffwechselt werden. Zum anderen sind die Kosten für die Gewinnung eines „Bildes" von 25 bis 30 Metaboliten der zugeführten bioidentischen Hormone sehr viel geringer als ihre Überprüfung aus dem Blut. Genau genommen können, wie bereits erwähnt, viele dieser Metaboliten mit den gängigen Bluttests gar nicht bestimmt werden.

Kapitel 10
Hormone für ihn:
Warum auch Männer die BHT brauchen

Die BHT ist nicht nur etwas für Frauen. Wie wir in diesem Kapitel darstellen, ist die männliche „Menopause", die immer häufiger als „Andropause" bezeichnet wird, ebenso eine Tatsache wie die weibliche; und die Schritte, die Männer zur Besserung oder Beseitigung ihrer Symptome und zur Abwendung der destruktiven Langzeitwirkungen niedriger Hormonwerte unternehmen können, unterscheiden sich nicht von denen der Frauen. Nur die Hormone sind unterschiedlich. Wenn Sie (die weiblichen Leserinnen) einen männlichen Partner haben, der 40 Jahre oder älter ist, hat der vielleicht ebenfalls mit vielen der Probleme zu tun, die Sie selbst haben, und weiß es noch nicht einmal. Es ist wichtig, dass er die Möglichkeit der BHT ebenfalls prüft, denn von seinem Arzt wird er wahrscheinlich nichts darüber zu hören bekommen.

In diesem Buch haben wir bisher schon ausführlich über die WHI-Studie geschrieben. In der BHT qualifizierte und erfahrene Ärzte waren nicht gerade überrascht, dass Premarin®/Presomen® und Provera®/Prodafem® das Risiko von Brustkrebs, Herzkrankheiten, Senilität und anderen Erkrankungen erhöhen, und einer der Gründe dafür war, dass den „Hormonexperten" nicht zum ersten Mal eine todbringende Fehleinschätzung unterlaufen war. (Es war mindestens das fünfte Mal.)

Von den 1940er- bis in die 1960er-Jahre gab es das DES(Diethylstilbestrol)-Desaster. DES ist eine patentgeschützte Fremdsubstanz mit einer gewissen östrogenähnlichen Wirkung, die – wie sich herausstellte – bei Frauen Brustkrebs verursachte, wenn sie das Präparat während der Schwangerschaft einnahmen. Probleme durch DES traten Jahre nach seiner Einnahme auf, und zwar nicht nur bei den Frauen selbst: Bei ihren Töchtern zeigte sich (neben anderen ernsten Problemen) ein erhöhtes Risiko von Gebärmutterhals- und Brustkrebs sowie einem ansonsten gänzlich unbekannten Scheidenkrebs. Ihre Söhne bekamen vermehrt Hodenkrebs – und nun gibt es bei ihren Enkeln und Enkelinnen Hinweise auf gewisse Anomalien im Urogenitaltrakt (siehe Kapitel 4)!

Mitte der 1970er-Jahre wurde festgestellt, dass Pferdeöstrogene ohne „Gegenspieler" bei Frauen nach den Wechseljahren zu Krebs der Gebärmutter(schleimhaut) führten. Und während die patentgeschützte Fremdsubstanz Progestin

(Provera®/Prodafem®) einerseits das unmittelbare Problem lösen half, öffnete sie andererseits gleichzeitig das Tor zu vielen anderen ernsthaften Nebenwirkungen, einschließlich des Risikos von Herzkrankheiten und Brustkrebs.

Den Reigen ihrer Fehleinschätzungen eröffneten die schulmedizinischen „Experten" jedoch in den 1940ern und 1950ern mit einem wirklich ganz schlimmen Fehler – und damals traf es die Männer! In heutigen medizinischen Kreisen ist das nicht mehr bekannt, doch der Hormonersatz für Männer in der Andropause ging der HET für Frauen um einige Jahrzehnte voraus; und er war, wie die nachfolgenden Versuche mit dem weiblichen Hormonersatz, ebenfalls ein absolutes Desaster.

Hier lässt sich eine recht gute Parallele zum WHI-Debakel ziehen: Die Pharmafirmen verkauften Hunderttausende von durch die FDA für Männer „zugelassenen" Dosen eines patentgeschützten synthetischen Pseudohormons namens Methyltestosteron und gaben es als echtes Testosteron aus. Einige Jahre nach Einnahme dieses anabolen Steroids, das natürlich nie zuvor in einem menschlichen Körper vorgekommen war, kam es bei vielen Männern unter anderem zu Leberkrankheiten (bis hin zu Krebs) und Herzerkrankungen. Viele von ihnen starben daran.

Kommt Ihnen das bekannt vor? Gemäß ihrer neu gewonnenen Einsicht erklärten die damaligen Experten, diese bedauernswerten Ergebnisse seien der Beweis dafür, dass eine sogenannte Testosterontherapie gefährlich, ja tödlich sei. (Genauso, wie die amerikanische Zulassungsbehörde und andere schulmedizinische „Experten" aufgrund der „Beweise" bei synthetischen, für den Menschen körperfremden Pseudoöstrogenen behaupten, bioidentische Östrogene seien ebenfalls gefährlich!) In der Folge verschwand die Forschung am eigentlichen – bioidentischen – Testosteron, die sich sehr viel versprechend anließ, bevor das synthetische Methyltestosteron und andere ebensolche anabolen Steroide ins Spiel kamen, in der Versenkung und tauchte erst etwa ein halbes Jahrhundert später wieder auf.

Unter vielen heutigen Schulmedizinern leben die alten Vorurteile gegen den Testosteronersatz wieder auf. Vor ein paar Jahren knüpfte eine Gruppe moderner „Experten" bei einer vom *Institute of Medicine* (IOM) initiierten Zusammenkunft wieder da an, wo die alten „Experten" aufgehört hatten, und erklärte, dass Männer den Testosteronersatz nicht als präventivmedizinische Maßnahme gegen die Symptome des Alterns und der Andropause betrachten sollten. Ein beratender Ausschuss des IOM kam zu dem Schluss, die vorliegenden wissenschaftlichen Belege rechtfertigten nicht die Behauptung, dass Testosteronbehandlungen gewisse altersbedingte Probleme bei Männern bessern oder verhindern könnten.[1]

Dem können wir absolut nicht zustimmen. Ein normaler physiologischer (natürlicher oder bioidentischer) Testosteronspiegel, der ein Leben lang erhalten bleibt, ist vielleicht eines der wichtigsten Mittel gegen das Altern und zur Erhaltung der Gesundheit, deren sich ein Mann bedienen kann. Und noch einmal: Mit künstlichen, fremden, testosteronähnlichen Pharmapräparaten funktioniert das einfach nicht!

Seit mehr als 25 Jahren arbeite ich (JVW) mit Männern von 40 Jahren aufwärts, deren Symptome und Tests auf einen Mangel an endogenem (von den Hoden produziertem und ausgeschüttetem) Testosteron hinweisen. Familienangehörige von vielen dieser Männer haben beobachtet, dass der Opa, nachdem er mit dem Testosteron angefangen hat, „kein solcher Brummbär mehr ist", „sich vieles besser merken kann" und dass er „viel öfter lacht und lächelt". Im Gegensatz zu dem, was das IOM und andere schulmedizinischen Experten uns weismachen wollen, ist bioidentischer Testosteronersatz bei diesen Männern für alle Beteiligten erfreulich gewesen und führte zu Ergebnissen wie diesen:

- Verbesserung von Stimmungslage, Gedächtnis und kognitiver Funktion
- gesteigerte Libido und sexuelle/erektile Funktion
- vergrößerte Muskelmasse und Muskelstärke
- stärkere Knochen
- gesünderes Herz und gesündere Blutgefäße
- niedrigeres Gesamtcholesterin
- höheres HDL („gutes") Cholesterin
- niedrigerer Blutdruck
- geringeres Risiko von gefährlicher Thrombenbildung, die Herzinfarkte und Schlaganfälle verursachen kann
- bessere Sauertoffversorgung des Gewebes und normalere Blutzuckerspiegel
- gesündere Prostata

Warum also der ganze Wirbel? Es ist wieder ganz offensichtlich, dass diese „Experten" den Unterschied zwischen bioidentischen Hormonen und herkömmlichen körperfremden Präparaten nicht begreifen. Wie der Vorsitzende des IOM-Gremiums betonte, „unterstreicht die neuere Erfahrung mit der WHI-Studie – die über viele Jahre hinweg die Hormontherapie bei postmenopausalen Frauen untersuchte –, wie wichtig es ist, sorgfältig und gewissenhaft an künftige Studien zur Testosterontherapie heranzugehen." (Natürlich untersuchte die WHI nicht „die Hormontherapie"; sie untersuchte Premarin®/Presomen® und Provera®/Prodafem®.)

> ### Die drei „Gesichter" von Testosteron
> Bei Männern wird Testosteron hauptsächlich in den Hoden gebildet (= endokrine Drüsen); von dort aus gelangt es direkt in die lokale Blutversorgung. (Eine kleine Menge Testosteron wird auch in den Nebennieren produziert.) Testosteron (oder sein Hauptmetabolit: Dihydrotestosteron oder DHT) wird bei Männern – wie bei Frauen die Östrogene – mit dem Blutstrom zu den spezifischen Zielzellen im ganzen Körper transportiert, wo es sich bindet und je nach Zielgewebe eine Vielzahl wichtiger Wirkungen entfaltet. Diese Wirkungen lassen sich in drei große Kategorien einteilen:
> - Vermännlichung: Körper- und Gesichtsbehaarung, tiefe Stimme
> - Anabolismus: Aufbau von Muskelmasse und Knochenstärke
> - Sexuelle Erregung: Libido und erektile Funktion
>
> Zwar wird Testosteron im Allgemeinen als männliches Hormon betrachtet, doch kann es dieselben Wirkungen auch bei Frauen hervorrufen (und tut das auch, ausgenommen natürlich die Erektionen).

Niemand bestreitet, dass eine Testosteronersatztherapie „sorgfältig und gewissenhaft" durchgeführt werden sollte, doch das IOM-Komitee ist wie die meisten anderen schulmedizinischen Obrigkeiten augenscheinlich mehr als nur ein wenig irritiert über die Bedeutung der WHI. Sie nehmen die schlechten Ergebnisse aus einer Studie über Pferdehormone und synthetisches Progestin und übertragen sie unbegründeterweise auf natürliche, bioidentische Hormone; damit brandmarken sie letztere als potenziell gefährlich und von fraglicher Wirksamkeit. Sie ignorieren positive Ergebnisse aus der Forschung über bioidentisches Testosteron, die bereits 1935 in schulmedizinischen Fachzeitschriften veröffentlicht wurden. Sie ignorieren das, was klar auf der Hand liegt: Bioidentische Hormone sind exakt identisch mit den im menschlichen Körper seit vielen Hunderttausend Jahren vorhandenen Hormonen! Synthetische Pseudohormone sind körperfremd und haben im menschlichen Körper nichts zu suchen.

Und obendrein gelingt es ihnen irgendwie, die eklatanten Misserfolge der schulmedizinischen „Hormone" und hormonbeeinflussenden Medikamente des letzten Jahrhunderts auszublenden, während sie bereits mit großen Erwartungen einer weiteren neuen, noch unerprobten Klasse patentfähiger Fremdstoffpräparate – den selektiven Androgenrezeptor-Modulatoren (SARM) – als potenziell sichere Alternative zum bioidentischen Testosteron entgegensehen.[1, 2]

Anstatt uns auf die von solchen „Experten" als Tatsachen ausgegebenen Halbwahrheiten zu verlassen, werfen wir einen kurzen Blick auf einige der im Laufe der letzten Jahre veröffentlichten Belege, die definitiv zeigen, dass bioidentisches Testosteron für Männer, die es brauchen, außerordentlich segensreich und ziemlich sicher sein kann.

Das „Andropause"-Syndrom

Die Menopause gilt allgemein als wichtiges Ereignis im Leben jeder Frau. Aber bei Männern ... – gibt es da so etwas auch? Ja, Männer durchlaufen ihre eigene Spielart, die Andropause, und auch wenn die Hormone unterschiedlich sein mögen, sind die Auswirkungen auf das Leben bemerkenswert ähnlich. Wenn Ihr Partner, liebe Leserin, über 40 ist, sollte er den Informationen in diesem Kapitel seine volle Aufmerksamkeit widmen. Es ist kein Geheimnis mehr, dass der Testosteronspiegel eines erwachsenen Mannes mit zunehmendem Alter sinkt. Selbst das IOM wird das nicht bestreiten. Die Wechseljahre sind bei Frauen leicht zu erkennen: an den bekannten Symptomen und dem relativ raschen und vorhersagbaren zeitlichen Verlauf; er spiegelt den Rückgang von Östrogen und Progesteron, wenn die Eierstöcke im Alter um die 50 die Produktion einstellen.

Im Gegensatz dazu ist die Andropause ein Prozess, der viel abgestufter, ja, fast unmerklich abläuft; er beginnt meist, wenn der Mann in den 40ern ist, und hängt ab von der langsamen, aber stetigen Abnahme der Testosteronsekretion durch die Hoden. Natürlich läuft das bei jedem Mann nach seinem eigenen, individuellen Muster ab, doch früher oder später sind die Ergebnisse bei allen ziemlich dieselben.

Wie in Tabelle 10.1 dargestellt, gleichen viele Symptome der Männer in der Andropause denen der Frauen in der Menopause; und wie bei den Frauen können sie Gesundheit und Zufriedenheit tiefgreifend beeinflussen. Wie Frauen erfahren Männer oft ein schleichendes Schwinden ihrer körperlichen, intellektuellen und emotionalen Fähigkeiten. Und sie sehen sich, ebenfalls wie Frauen, mit einem wachsenden Risiko von ernsten, „altersbedingten" chronischen Störungen und Krankheiten konfrontiert, zu denen Herzinfarkte, Schlaganfälle, hohes Cholesterin, Bluthochdruck, Depressionen, Verlust kognitiver Funktionen und sogar Osteoporose gehören. Brustkrebs ist bei Männern zwar selten, doch Prostatakrebs ist extrem verbreitet und die benigne (gutartige) Vergrößerung der Prostata ist allgemein üblich (sofern ein Mann lange genug lebt). Ein niedriger Testosteronspiegel ist wahrscheinlich nicht der einzige Grund für diese Zustände, doch kann er bei allen ein wichtiger Faktor sein.

Schließlich erreicht fast jeder Mann einmal einen Punkt, an dem das Testosteron sein Sexualleben nicht mehr so gut steuert, wie er (und Sie!) es sich wünschen würde(n). Bisher ist ein beeinträchtigtes Sexualleben so ungefähr die einzige Störung, die von der Schulmedizin als durch den niedrigen Testosteronspiegel bedingt anerkannt wird. Wie wir sehen werden, ist das jedoch nur eine von vielen (und die vielleicht am wenigsten wichtige).

Hier geht es einfach um den gesunden Menschenverstand. Auch wenn die schulmedizinische Lehrmeinung noch nicht nachgezogen hat: Es gibt immer mehr wissenschaftliche Belege dafür, dass bioidentisches Testosteron – bei Männern topisch in physiologischen Dosen und nach einem dem natürlichen Rhythmus sehr nahe kommenden Zeitschema angewandt – wie der Östrogen- und Progesteronersatz bei Frauen dazu beitragen kann, praktisch alle in der rechten Spalte der Tabelle 10.1 aufgezählten Symptome und Störungen zu verhindern und sogar umzukehren.

Die verschiedenen von der Pharmaindustrie hergestellten chemischen „Vettern" von Testosteron (anabole Steroide), die in den vergangenen 50 bis 60 Jahren als Ersatz für bioidentisches Testosteron verwendet wurden, sind endgültig auf dem absteigenden Ast. Diese Pseudohormone sind Fremdstoffe, die auf der Molekularstruktur von bioidentischem Testosteron beruhen, aber modifiziert wurden, damit sie nach oraler Einnahme aktiver werden, länger anhalten als bioidentisches Testosteron und aufgrund ihrer Patentfähigkeit profitabler sind. Sie sind keineswegs besser oder weniger gefährlich. (Das mag Ihnen aus der Lektüre dieses Buches inzwischen geläufig sein, doch wir möchten es unter immer neuen Aspekten bekräftigen.)

Wie Premarin®/Presomen® und Provera®/Prodafem® bei Frauen schaffen diese Fremdstoffe ein unnatürliches hormonelles Milieu im männlichen Körper, das mit ungezügelten Stimmungsschwankungen und anderen ernsten, manchmal sogar tödlichen Nebenwirkungen einhergehen kann.

Tabelle 10.1: Menopause kontra Andropause: Mehr Übereinstimmungen als Unterschiede

Menopause	Andropause
Vermindertes Östrogen und Progesteron	Vermindertes Testosteron
Verminderte Libido	Verminderte Libido
Hitzewallungen	Hitzewallungen
Dünnerwerden der Scheidenschleimhaut / Scheidentrockenheit	Erektionsstörungen
Schmerzen beim Sexualverkehr	Ejakulationsstörungen
Schlafstörungen	Schlafstörungen
Angst / Depressionen	Angst / Depressionen
Herzerkrankungen und Atherosklerose	Herzerkrankungen und Atherosklerose
Osteoporose	Osteoporose
Brustkrebs	Prostatavergrößerung / Prostatakrebs
Gebärmutterkrebs	Muskelschwäche
Müdigkeit	Müdigkeit
Reizbarkeit	Reizbarkeit
Dünnerwerden / Erschlaffen der Haut	Dünnerwerden / Erschlaffen der Haut
Verzögerte Wundheilung	Verzögerte Wundheilung
Schlechte Konzentration / Gedächtnislücken	Schlechte Konzentration / Gedächtnislücken
Unregelmäßige Menstruation	
Harninkontinenz	
Infektionen des Harntrakts	

Tabelle 10.1

Testosteron stellt die sexuellen Funktionen *und* das sexuelle Verlangen bei Männern wieder her

Wir kennen alle die „Viagra®-Revolution", die vor etwa 10 Jahren begonnen hat. Viagra® war das erste von der FDA zugelassene pharmazeutische Präparat, das Männern half, ihre Erektionen zu verbessern und zu erhalten, und führte Millionen von ihnen aus der Isolation der Impotenz.

Zwar können Viagra® und andere ähnliche Präparate bei manchen Männern in ihrer begrenzten Funktion, der Herbeiführung einer Erektion, wirksam sein, doch kommt es bei andropausalen Männern mit einer normalen, altersbedingten Abnahme von Testosteron recht häufig vor, dass sie auch unter einem Verlust des sexuellen Verlangens leiden. Wie alle konventionellen pharmazeutischen Präparate, die nur zur Förderung der Erektion konzipiert sind, tut Viagra nichts für die Steigerung der Libido. Um es im Bild zu sagen: Wenn die sexuellen Flammen nicht bereits lodern, werden diese Präparate sie nicht entzünden!

Nachlassende Libido und Erektionsprobleme sind oft zumindest teilweise Folge des sinkenden Testosteronspiegels, der im medizinischen Fachjargon als Hypogonadismus bezeichnet wird.*

Zweifellos kann durch den Ersatz von Testosteron bei Männern mit Hypogonadismus das Feuer des sexuellen Verlangens erneut entzündet und auch die Erektionsfähigkeit wiederhergestellt werden. Aus diesen Gründen hat die amerikanische Zulassungsbehörde mehrere Präparate zugelassen, darunter Pflaster und Gels mit bioidentischem Testosteron. (Endlich haben sie wenigstens das richtig gemacht!) Die Abbildungen 10.1 und 10.2 zeigen die Ergebnisse einer Studie mit einem dieser Präparate (einem Pflaster), bei der der Testosteronersatz zu verbesserten Erektionen und vermehrter sexueller Erregung und sexuellem Verlangen bei Männern mit Hypogonadismus geführt hat.[3]

Auch wenn Testosteronersatz-Präparate von der FDA derzeit nur zur „Verbesserung der männlichen Sexualfunktion zugelassen" werden, können sie für weitaus

---

* Die erektile Dysfunktion bei Männern im andropausalen Alter hängt wahrscheinlich auch mit einer fortschreitenden Atherosklerose in den Arterien zusammen, die für die Blutzufuhr zum Penis verantwortlich sind. Viagraähnliche Medikamente können solchen Männern durch die vorübergehende Erweiterung dieser Arterien helfen, wohingegen Testosteron durch die Verhinderung oder Umkehr der atherosklerotischen Prozesse tatsächlich helfen kann, die natürliche Funktion der Arterien zu erhalten beziehungsweise wiederherzustellen. Es dauert wesentlich länger, bis es zu dieser Wirkung des Testosterons kommt, doch sie hält auch viel länger an und kann sogar eine allgemeine gesundheitliche Verbesserung der Herzkranzgefäße und anderer lebenswichtiger Arterien widerspiegeln, etwa jener, die Herz und Gehirn versorgen.

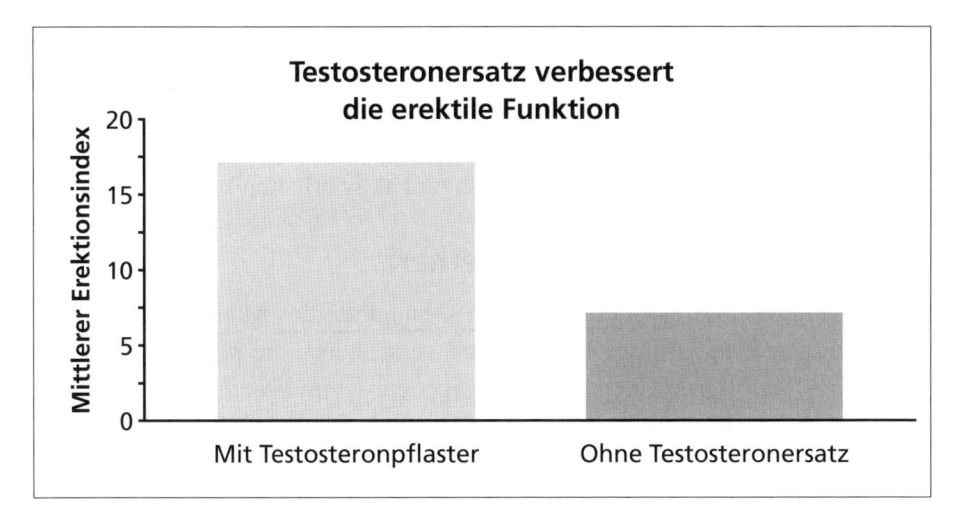

Abbildung 10.1: In einer placebokontrollierten Doppelblindstudie berichteten Männer mit Testosteronmangel, die ein Testosteronpflaster benutzten, dass ihre sexuelle Erregbarkeit und ihr Verlangen über 12 Monate hinweg angestiegen seien. (Quelle: Arver et al., 1996)

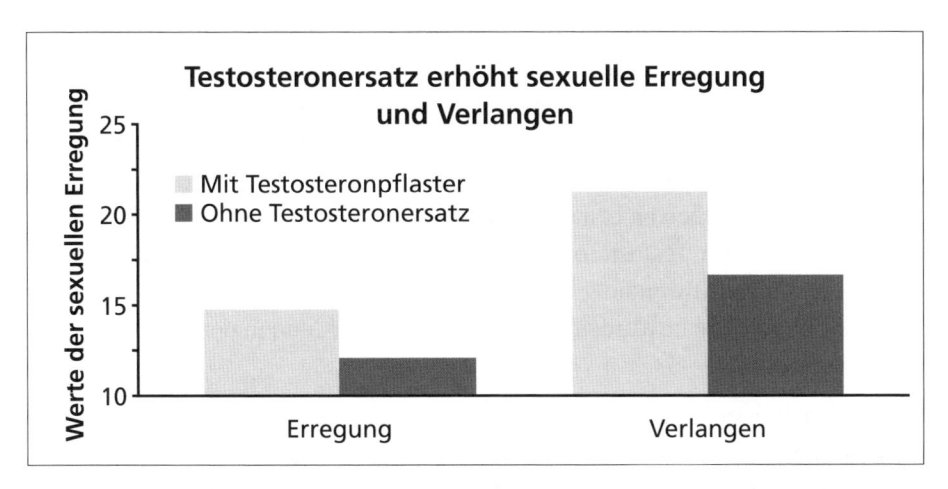

Abbildung 10.2: In einer placebokontrollierten Doppelblindstudie berichteten Männer mit Testosteronmangel, die ein Testosteronpflaster benutzten, dass ihre sexuelle Erregbarkeit und ihr Verlangen über 12 Monate hinweg angestiegen seien. (Quelle: Arver et al., 1996)

mehr von größtem Nutzen sein. Wie weiter unten ausgeführt wird, ist Testosteron für die Gesunderhaltung von Herz, Knochen, Muskeln, Intellekt und *auch* für die Prostata wichtig. Leider haben die meisten Schulmediziner von diesen Vorteilen keine Ahnung; und angesichts dessen, was ihnen im Studium und darüber hinaus beigebracht wurde, mögen manche von ihnen bei dem Gedanken, Testosteron für etwas anderes zu verschreiben, entsetzt zusammenzucken, da sie glauben, es sei gefährlich. Diese Ärzte enthalten ihren männlichen Patienten schlichtweg eine äußerst wertvolle – und gefahrlose – Quelle vor, die sie weit bis in hohe Alter hinein jugendfrisch und aktiv erhalten kann.

Testosteron schützt das Männerherz

Die Bedeutung des Testosterons für die Gesundheit des Mannes wird immer noch von den Irrtümern der 1950er-Jahre verschleiert, die besagten, dass der Ersatz von Testosteron Herzerkrankungen sogar *verursachen* könne. Tatsache ist: Wenn man sich die Mühe macht, die wissenschaftlichen Belege zu studieren, sieht man, dass niedrige Testosteronwerte wiederholt mit einer langen Liste von Risikofaktoren für Herzkrankheiten in Verbindung gebracht wurden. (Tabelle 10.2) Der Ersatz mit bioidentischem Testosteron, nicht mit patentgeschützten anabolen Steroiden, kann für Herz und Blutgefäße segensreich sein und ist recht ungefährlich.

Wenn man es recht bedenkt, ergibt es physiologisch keinen Sinn, dass Testosteron für das Herz des Mannes schlecht sein soll. Wenn ein hoher Testosteronspiegel Herzkrankheiten fördert, warum sind dann junge Männer mit den bei weitem höchsten Testosteronspiegeln praktisch dagegen immun, während ältere Männer, deren Testosteron sinkt, am meisten gefährdet sind? Ende der 1980er-Jahre war es schließlich nicht mehr zu leugnen, dass Fälle von Herzerkrankungen, die lange Zeit dem Testosteronersatz zugeschrieben worden waren, in Wirklichkeit durch die Anwendung herkömmlicher anaboler Steroide* (wie Methyltestosteron) verursacht wurden, die Ende der 1940er- und in den 50er-Jahren in Mode kamen.

Als in den 1930er- und 1940er-Jahren mit der Erforschung des bioidentischen Testosteronersatzes begonnen wurde, der damals sehr teuer und schwierig herzustellen war, gehörten Herzerkrankungen zu den ersten Zielvorgaben, auf die die Wissenschaftler sich konzentrierten, und ihre Ergebnisse waren nahezu einheitlich positiv. Erst als das billigere und einfacher herzustellende Methyltestosteron und andere synthetische anabole Steroide aufkamen und das echte

---

* Diese Medikamente sind testosteronähnliche Steroide und Sportler werden oft beschuldigt, sie zum Aufbau ihrer Muskeln (für die Steigerung ihrer Leistung) einzunehmen. Sie haben so viel mit Testeron zu tun wie Provera®/Prodafem® mit Progesteron.

Testosteron zur Seite drängten, kam es zu ersten „hormonbedingten" Erkrankungen von Herz und Leber. Erst dann kam das echte, bioidentische Testosteron unverdientermaßen in Verruf, denn dank der Marketingpraktiken der Pharmakonzerne haben die meisten der damaligen Ärzte nicht verstanden, dass anabole Steroide und Testosteron nicht dasselbe sind.

Man mag es glauben oder nicht: Testosteron hat auch heute, mehr als 50 Jahre später, immer noch diesen unverdienten zwielichtigen Ruf. Fragen Sie einen beliebigen Schulmediziner nach einer Therapie mit Testosteronersatz zur Vorbeugung oder Behandlung von Herzerkankungen – und fast jeder wird Sie wahrscheinlich mit einem dieser verwunderten, herablassenden Blicke bedenken und Ihnen dann ein Rezept für Sortis® ausstellen (in Deutschland der handelsübliche Name für Lipitor®).

Niedrige Testosteronspiegel erhöhen das Risiko von Herzerkrankungen bei Männern

Männer mit einem niedrigen Testosteronspiegel tendieren zu folgenden Risikofaktoren für Herzerkrankungen:

- Angina Pectoris
- Atherosklerose
- Insulinresistenz/Diabetes
- Hohe Blutzuckerspiegel
- Hohes LDL-Cholesterin
- Niedriges HDL-Cholesterin
- Hohe Triglyceride
- Bluthochdruck
- Hoher Wert des Body-Mass-Index (BMI, Adipositas)
- Hoher Wert beim Taille-Hüft-Verhältnis (Adipositas)
- Hohe Spiegel von Blutgerinnungsfaktoren

Tabelle 10.2

Die meisten der heutigen Ärztinnen und Ärzte haben gelernt, dass Testosteron Herzkrankheiten verschlimmere. Sie erkennen jedoch nicht, dass das sogenannte Testosteron, das sie meinen, überhaupt kein Testosteron ist; es handelt sich vielmehr um die herkömmlichen anabolen Steroide der Vergangenheit. Solche Medikamente können zweifelsohne Herzkrankheiten verursachen, von Leberkrankheiten ganz zu schweigen. In mehr als 70 Jahren Forschung gab es nicht einen einzigen zuverlässigen wissenschaftlichen Hinweis, der belegen würde, dass bioidentisches Testosteron Herzerkrankungen bei Männern verursache oder verschlechtere – ganz im Gegenteil.*

Erkrankungen des Herzens und der Blutgefäße sind in den Vereinigten Staaten jedes Jahr für den Tod einer halben Million Männer verantwortlich. Jeder sieht ein, dass das Risiko, am Herzen zu erkranken, mit zunehmendem Alter steigt, doch die Tatsache, dass dieses Risiko mit der Andropause und dem altersbedingten Rückgang von Testosteron verbunden sein kann, ist noch nicht bis zur Schulmedizin durchgedrungen. Das ist sehr traurig, denn eine umfangreiche und ständig anwachsende Beweislage lässt erkennen, ...

- dass Testosteron für die Gesundheit von Herz und Blutgefäßen lebenswichtig ist;
- dass die Testosteronwerte mit zunehmendem Alter absinken;
- dass die Wiederanhebung des Testosterons (und des Androgens DHEA) auf Werte wie in der Jugend maßgeblich vor den verschiedenen Formen von Erkrankungen der Koronararterien und der Herzinsuffizienz schützen kann.

Wir können uns hier nicht mit allen Belegen beschäftigen, doch wir können einen Blick auf ein paar entscheidende Studien werfen, die das veranschaulichen:

- Im Jahr 2007 stellte man bei 119 Männern mit einer nachgewiesenen Koronararterienerkrankung in einer oder mehreren Arterien im Vergleich zu einer Gruppe von gesunden Männern deutlich niedrigere endogene Testosteronspiegel fest. Zudem waren die Männer mit den niedrigsten Testosteronspiegeln am schwersten erkrankt und hatten die am stärksten verstopften Arterien.[4]
- Zu den deutlichsten Beispielen, dass der Testosteronersatz für das Herz von Nutzen ist, gehört die Abnahme der Angina-Pectoris-Symptome.** Englische

---

* Bei Frauen ist das nicht zwangsläufig auch so. Bei ihnen kann zu viel Testosteron an Herzerkrankungen beteiligt sein – ebenso, wie das mit zu viel Östrogen bei Männern der Fall sein kann. Man mag es glauben oder nicht, doch einige Ärzte verstehen diesen Unterschied nicht und glauben, nur weil zu viel Testosteron für Frauen gefährlich ist, müsse das bei Männern auch so sein.

** Unter Angina Pectoris versteht man vorübergehende Brustschmerzen, die durch eine partielle Verengung einer oder mehrerer Koronararterien verursacht werden. Das ist ein wichtiges Gefahrensignal für einen möglicherweise unmittelbar bevorstehenden Herzinfarkt.

Forscher, die die Ergebnisse von zehn kontrollierten Studien auswerteten, fanden heraus, dass die Häufigkeit und Schwere von Angina-Pectoris-Anfällen dadurch deutlich reduziert wurde und es einer vermehrten sportlichen Betätigung bedurfte, um sie auszulösen.[5]

- In einer placebokontrollierten Doppelblind-Studie erhielten 50 nach dem Zufallsprinzip ausgewählte Männer mit elektrokardiografisch nachgewiesener Angina Pectoris wöchentliche Injektionen einer Depotform von Testosteron oder ein Placebo. Die Männer wurden vor Behandlungsbeginn an ein EKG-Gerät angeschlossen und einem sportlichen Standardstresstest unterzogen, der nach 4 und nach 8 Wochen Behandlungszeit wiederholt wurde. Normalerweise können solche sportlichen Betätigungen bei Männern mit koronarer Arteriosklerose einen Angina-Pectoris-Anfall auslösen, wenn sie schwer erkrankt sind und sich intensiv anstrengen. Die Angina-Pectoris-Werte errechneten sich als Funktion der Zeitdauer, über die die Männer sich sportlich betätigen konnten, bevor es zu Schmerzen und/oder Anzeichen im EKG für einen Angina-Pectoris-Anfall kam.
Der Testosteronersatz hatte einen unverkennbaren Nutzen. Wie in Abbildung 10.3 dargestellt, führte Testosteron nach 4 Wochen zu einer (Verringerung der Bewertungsziffern um 32 Prozent (das heißt: längere sportliche Betätigung, bevor ein Anfall oder Unregelmäßigkeiten im EKG auftraten), nach 8 Wochen um 51 Prozent. Dagegen hatte das *Placebo* keine Auswirkung auf die Bewertungsziffern.[6]

- Eine andere neuere Forschungsarbeit hat gezeigt, dass eine abweichende, recht gefährliche Anomalie im EKG, die QT-Dispersion, die bei Männern mit Stauungsinsuffizienz* auftritt, durch Ersetzen von Testosteron abgemildert werden konnte.[7] (Die QT-Dispersion ist die Differenz zwischen dem längsten und dem kürzesten QT-Intervall im Oberflächen-EKG; die im EKG dargestellten Linien, Zacken und Wellen werden mit Buchstaben und Buchstabenkombinationen von P bis U bezeichnet. – Anm. d. Übers.) Bei Männern mit diesem Beschwerdebild und der Anomalie im EKG wurden abnorm niedrige endogene Testosteronwerte gefunden, doch durch topischen Testosteronersatz wurden ihre Herzleistung[8] und ihre Belastungsfähigkeit[9]

---

* Stauungsinsuffizienz (oder einfach Herzinsuffizienz) kommt häufig vor. Dabei ist die Fähigkeit des Herzens beeinträchtigt, sich mit Blut zu füllen oder eine genügende Menge Blut durch den Körper zu pumpen. Die jährliche Mortalitätsrate beträgt 10 Prozent; damit gehört die Herzinsuffizienz zu den häufigsten Ursachen für einen Krankenhausaufenthalt bei Menschen ab 65 Jahren.

deutlich erhöht. In einem Bericht über Herzinsuffizienz bei Männern kamen die Forscher zu dem Schluss, dass der Androgen-Ersatz (Testosteron und DHEA) ein „natürliches Elixier für das insuffiziente Herz" sein und „die Symptome durch Optimierung der Herz- und Gefäßfunktion sowie der Erhöhung von Kraft und Ausdauer potenziell bessern" könnte.[5]

Testosteron reduziert anormale Blutgerinnungstendenzen bei Männern

Herzinfarkte und Schlaganfälle sind direkte Ergebnisse der intraarteriellen Bildung von Blutgerinnseln oder Thromben. Die verstärkte Tendenz zur Thrombenbildung bei alternden Männern kann zumindest teilweise an den sinkenden Testosteronwerten liegen. Ein Grund dafür ist, dass Testosteron das Gleichgewicht zwischen gerinnungsfördernden und gerinnungshemmenden Faktoren positiv beeinflusst. In ganz stark vereinfachter Darstellung des extrem komplexen Prozesses der Blutgerinnung bilden sich Blutgerinnsel (Thromben), wenn ein unlösliches Protein, das Fibrin, aus Fibrinogen gebildet wird. Alle Thromben bestehen hauptsächlich aus Fibrin. Faktoren, die die Fibrinbildung hemmen, werden als fibrinolytisch bezeichnet.

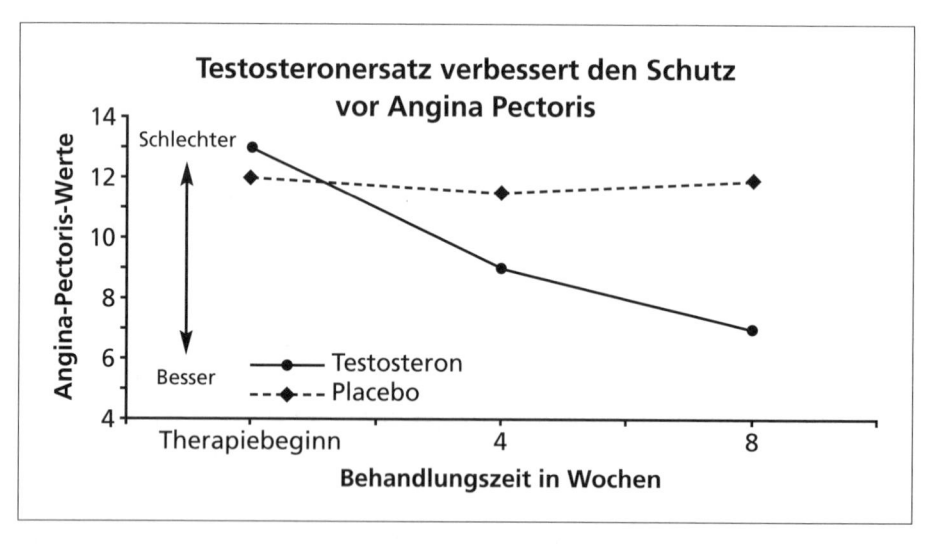

Abbildung 10.3: Männer mit Angina Pectoris zeigten nach einer Testosteronbehandlung über einen Zeitraum von 8 Wochen gegenüber den mit einem Placebo behandelten Probanden eine deutliche Verbesserung. (Adaptiert aus Jaffe, 1977)

Bei Männern wird die Fibrinolyse durch Testosteronersatz in einer Weise verbessert, die der Wirkung des Östrogens bei Frauen ähnelt.[10] In einer Studie mit normalen, gesunden Männern sanken deren Fibrinogenwerte (das heißt: die Gerinnungstendenz) nach 16 Behandlungswochen mit hochdosierten Testosteroninjektionen um etwa 15 Prozent.[11]

Andere Forschungen legen eine mögliche antientzündliche Wirkung von Testosteron nahe, die vor dem Fortschreiten von Atherosklerose in den Koronargefäßen schützt und für die Hemmung der Gerinnung sowie der Weiterentwicklung zu einer Angina Pectoris und/oder einem Herzinfarkt von Bedeutung sein kann.[12]

Testosteron normalisiert den Cholesterinspiegel des Mannes

Jahrzehntelang war es schulmedizinische Lehrmeinung, dass Testosteronersatz das Risiko des Mannes erhöhe, am Herzen zu erkranken, und zwar zum Teil wegen einer Störung des normalen Lipidgleichgewichts (das heißt durch Erhöhung des gefährlichen LDL, des „schlechten" Cholesterins und der Triglyceride und durch Verminderung des vorteilhaften HDL, des „guten" Cholesterins).

Auch wenn viele Ärzte das immer noch glauben, wurde inzwischen für jeden, der sich ernsthaft mit wissenschaftlicher Literatur auseinandersetzt, offensichtlich, dass es Unsinn ist. Die allerneueste Forschung hat bestätigt, dass hohe Spiegel von endogenem (innerlich produziertem und ausgeschüttetem) Testosteron mit normalem bis hohem HDL-Cholesterin und mit niedrigen LDL-Cholesterin- und Triglycerid-Werten einhergehen.[13–19] In einer Rezension von Studien zum Androgen-Lipid-Verhältnis berichtete eine der führenden amerikanischen medizinischen Autoritäten in diesem Bereich, Dr. Elizabeth Barrett-Connor von der Universität von Kalifornien in San Diego, dass in jeder Studie mit 100 oder mehr männlichen Probanden eine positive Verbindung zwischen Testosteron und HDL-Cholesterin gefunden wurde. Sie kam zu dem Schluss, dass bei erwachsenen Männern mit Testosteronkonzentrationen im oberen Normbereich mehrere Werte der Hauptrisikofaktoren für Herzkrankheiten, darunter HDL-Cholesterin, günstiger ausfielen und dass sie eine passendere Fettstruktur und niedrigere Glukose- und Insulinwerte hätten, als das bei Männern mit niedrigen Testosteronkonzentrationen der Fall sei. Sie fügte hinzu, dass physiologische Testosteronspiegel im oberen Normbereich führend zur optimalen kardiovaskulären Gesundheit erwachsener Männer beizutragen schienen.[20]

Nur wenige kleine Studien haben diese Wirkungen des Testosteronersatzes auf die Cholesterinspiegel im Voraus untersucht.[21-24] In einer solchen Studie bekamen 22 Männer mit niedrigem Testosteronspiegel 1 Jahr lang Testosteroninjektionen. Wie in Abbildung 10.4 dargestellt, fielen ihre Gesamtcholesterin-Werte von einem Durchschnitt von 225 mg/dl („oberer Grenzbereich"*) zu Beginn der Behandlung auf 198 mg/dl („Optimalwert") nach 12 Monaten. Das LDL-Cholesterin fiel von 139 mg/dl („oberer Grenzbereich") auf 118 mg/dl („nahe am oder über dem Optimalwert"). Es gab keine wesentliche Verminderung des HDL-Cholesterins.[25]

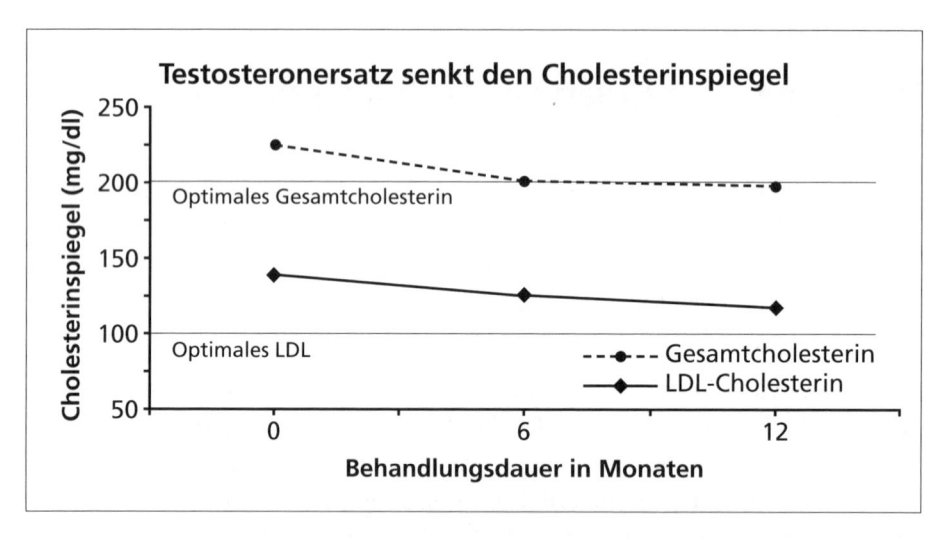

Abbildung 10.4: Männer mit niedrigem Testosteronspiegel erhielten 12 Monate lang Testosteroninjektionen. Während dieser Zeit sanken Gesamtcholesterin und LDL-Cholesterin vom „oberen Grenzbereich" auf „Optimalwerte" oder „nahezu optimale Werte" (entsprechend den Standards der *American Heart Association*). Das HDL-Cholesterin blieb normal. (mg/dl = Milligramm pro Deziliter). Quelle: Zgliczynski et al., 1996

Bei der Besprechung der Testosteronstudien stellte Dr. Barrett-Connor fest, dass exogenes, parenteral (unter Umgehung des Verdauungstraktes, zum Beispiel durch Injektion oder topisch als Creme/Gel) an Männer mittleren Alters in physiologischen Dosen verabreichtes Testosteron keine Absenkung des HDL-Cholesterins bewirke und den Rückgang von viszeraler Adipositas („Rettungsring" oder „Fettpölsterchen"), Glykämie (erhöhter Blutzucker) und Insulinresistenz (ein Diabeteszeichen und Vorbote einer koronaren Herzkrankheit) möglich mache.[20]

---

* Entsprechend den Standards der *American Heart Association* (AHA).

Hormonelle Häresie

Wir sollten vielleicht auf das hinweisen, was auf der Hand liegt, nämlich: dass die Behandlung einer Herzkrankheit durch Ersetzen von Testosteron vom schulmedizinischen Standpunkt aus einer Häresie ziemlich nahe kommt. Die Kardiologen in den Vereinigten Staaten und anderen westlichen Ländern hängen bezüglich der kardiovaskulären Krankheiten an dem Modell des „verstopften Leitungssystems", zu dem die symptomatische Behandlung mit Pharmapräparaten (zum Beispiel Senkung des Cholesterinspiegels und Blutdruckkontrolle), Operation, Angioplastie und andere riskante Interventionen gehören.

Maßnahmen wie der bioidentische Testosteronersatz, die die wichtigsten Symptomatiken kardiovaskulärer Krankheiten verhindern oder umkehren könnten, sind eine eindeutige Bedrohung für die gewinnträchtige Zusammenarbeit von Pharmakonzernen, wohlhabenden Herzchirurgen und den Krankenhäusern, in denen sie operieren, von staatlichen Regulierungsstellen und entsprechenden Lobbygruppen, die alle am Paradigma Herzkrankheit in hohem Maße beteiligt und in vielen Fällen finanziell davon abhängig sind. Obwohl eine Studie nach der anderen die Bedeutung des nicht patentfähigen bioidentischen Testosterons zur Vorbeugung und Behandlung von Herzkrankheiten untermauert, wird es wahrscheinlich noch sehr lange dauern – falls es überhaupt je dazu kommt –, bis wir einen eindeutigen Paradigmenwechsel sehen und der Ersatz von Testosteron als

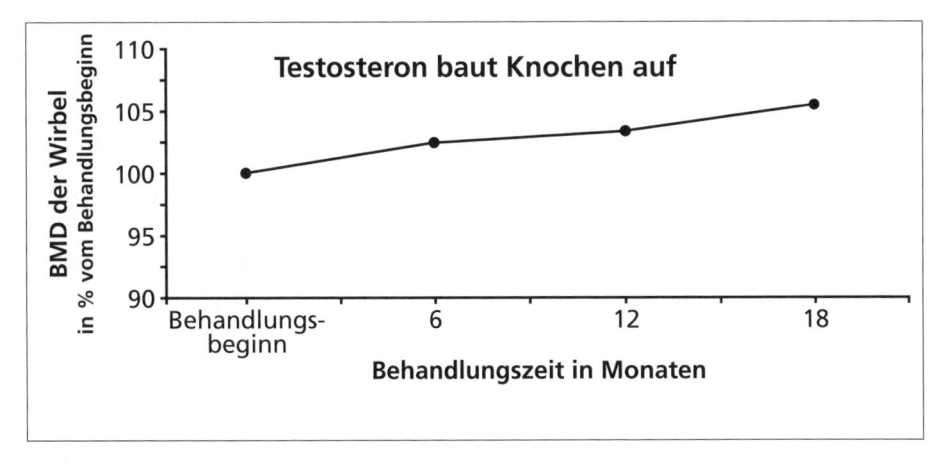

Abbildung 10.5: Bei Männern mit niedrigen Testosteronwerten führte 18-monatiger Testosteronersatz zu einer Knochenmineraldichte-Erhöhung im Wirbelknochen um 5 Prozent. (Adaptiert von Katznelson et al., 1995)

anerkannte Vorbeugungs- und Behandlungsmethode gilt und nicht als eine weitere „Quacksalberei" abgetan wird.

Unserer Meinung nach gibt es bereits mehr als genug Daten, die für eine gewissenhafte Anwendung des Testosteronersatzes bei für kardiovaskuläre Erkrankungen anfälligen Männern sprechen und sogar bei solchen, die bereits Frühzeichen davon zeigen. Idealerweise würden wir natürlich gerne große, placebokontrollierte Langzeitstudien sehen, die den Nutzen von Testosteron verifizieren; doch dann geht es wieder um die ewige Frage: Wer finanziert diese Studien, da Testosteron ja nicht patentfähig ist?

Wenn bei einem Mann eine Herzerkrankung festgestellt wurde, empfehlen wir die Abklärung der Testosteronoption mit seinem behandelnden Arzt. Ist dieser offen für die Anwendung von Testosteronersatz und kennt er sich damit aus – sehr schön! Wenn nicht, empfehlen wir die Suche nach einem entsprechenden Behandler. (Mehr dazu in Kapitel 11.)

Testosteron hilft, Knochen und Muskeln stark zu halten

Neben den Eigenschaften, die Testosteron dem männlichen Geschlecht verleiht (zum Beispiel Gesichts- und Körperbehaarung, tiefere Stimme, vergrößerter Penis usw.), wird das Hormon schon lange wegen seiner wesentlichen anabolen (Gewebe aufbauenden) Rolle bei der Bildung starker Knochen und Muskeln geschätzt. Eine wahre Flut von Testosteron (zusammen mit guter Ernährung, Sport und Konditionsbildung) ist hauptsächlich dafür verantwortlich, dass ein Junge als zarter, spindeldürrer Schwächling von 98 Pfund in die Pubertät kommt und sie ein paar Jahre später als *Linebacker* beenden kann. (Ein *Linebacker* ist ein Spieler mit bestimmten Aufgaben im *American Football*, an den hohe körperliche Anforderungen gestellt werden. Er sollte nicht unter 1,85 Meter groß sein und ein entsprechendes Gewicht haben, durchaus 100 Kilo und mehr. – Anm. d. Übers.) Die Tatsache, dass Männer über große Mengen Testosteron verfügen, ist größtenteils dafür verantwortlich, dass sie im Vergleich zu Frauen, die viel weniger davon haben, allgemein von größerer Statur sind und mehr Muskelkraft besitzen.

Doch was das Testosteron den Männern *gibt*, kann sein Rückgang ihnen wieder *nehmen*. Wenn Männer altern, drosselt der allmähliche Testosteronrückgang, der meist bereits in den Vierzigern beginnt, die Geschwindigkeit, mit der ihr Körper Muskeln und Knochen aufbauen und wiederherstellen kann. Viele Leute sind zum Beispiel überrascht darüber, dass die knochenzehrende Osteoporose nicht nur eine jener „Frauenkrankheiten" ist, sondern auch bei Männern häufig vorkommt, insbesondere, wenn sie recht alt werden. Tatsächlich trifft *eine* von drei Hüftfrakturen einen Mann, und wenn Männer sich die Hüfte brechen, ist ihr Risiko, dauerhaft behindert zu bleiben oder daran zu sterben, viel höher als bei Frauen.[26–28] Bei Männern hängt Osteoporose jedoch mit dem Rückgang von Testosteron zusammen, nicht wie bei Frauen mit dem Absinken von Östrogen.

Ein weiterer wichtiger Unterschied zwischen Männern und Frauen mit Osteoporose ist der, dass Frauen viel früher Knochenbrüche erleiden als Männer. Doch mit Ende 70 holen Letztere die Frauen meist ein.[29–31] Diese Verschiebung nach hinten hat großenteils damit zu tun, dass Männer generell stärkere und dichtere Knochen haben als Frauen. Daher müssen sie mehr Knochengewebe verlieren, bevor ihre Knochen so schwach werden, dass sie leicht brechen – und das kann ein paar Jahre länger dauern.

Kann bei diesen Männern verloren gegangenes Knochen- und Muskelgewebe durch Ersetzen des fehlenden Testosterons neu gebildet werden? Nach meiner eigenen klinischen Erfahrung (JVW) und der vieler Kolleginnen und Kollegen lautet die Antwort: Ja, das ist möglich.

Unsere klinischen Beobachtungen werden durch umfangreiche Forschung gestützt, die bestätigt, dass ergänzendes Testosteron zum Aufbau stärkerer Knochen und Muskeln beiträgt.[22, 32–36] In einer typischen Studie der Medizinischen Fakultät der Havard-Universität (*Havard Medical School*) wurden bei 29 Männern (Durchschnittsalter 58 Jahre) mit niedrigen Testosteronwerten die Auswirkungen von Testosteroninjektionen auf die Knochenmineraldichte sowie andere Parameter der Knochengesundheit bestimmt. Gesunde Männer mit normalen Testosteronwerten und gleicher Altersstruktur dienten als Placebo-Kontrollgruppe. Im Vergleich zu den Werten *vor* der Behandlung führten die Testosterongaben zu einem Anstieg des BMD (Abbildung 10.5) um 5 Prozent, zu einer Abnahme des Körperfetts (Abbildung 10.6) von 14 Prozent sowie zu einer Vermehrung der reinen Muskelmasse um 7 Prozent.[34]

Bei vielen dieser frühen Forschungen wurden nicht mehr zeitgemäße injizierbare Formen von Testosteron verwendet, die nicht wirklich bioidentisch sind (doch den bioidentischen viel ähnlicher als die fremden, synthetischen/patentgeschützten anabolen Steroide) und heute weniger häufig eingesetzt werden. Allerdings haben neuere Studien mit topisch anzuwendenden Testosterongels und Testosteronpflastern zu vergleichbaren Ergebnissen geführt und damit

Testosteron reduziert Körperfett

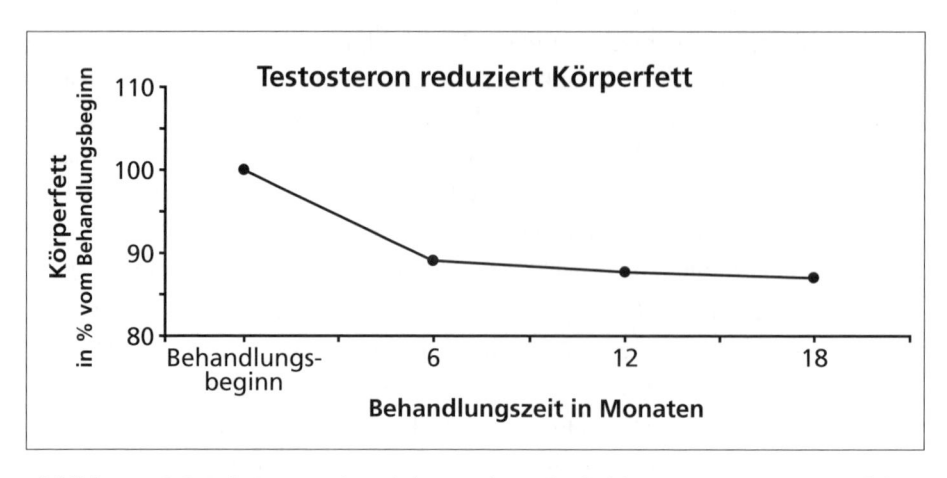

(graph: Körperfett in % vom Behandlungsbeginn vs. Behandlungszeit in Monaten; Behandlungsbeginn 100, 6 Monate ~89, 12 Monate ~87, 18 Monate ~86)

Abbildung 10.6: Bei Männern im mittleren Alter mit niedrigen Testosteronwerten führte eine 18-monatige Testosteronersatztherapie zur Reduzierung des Körperfetts um 14 Prozent. (Adaptiert von Katznelson et al., 1995)

belegt, dass diese Vorteile keine Zufallstreffer sind. Zum Beispiel ergaben zwei 12-monatige Studien mit 371 Männern, die ein topisch anzuwendendes bioidentisches Testosteron-Gel (unter dem Namen Testim® auch in Deutschland im Handel) benutzten, eine deutliche Erhöhung des BMD sowie eine beträchtliche Verbesserung der Körperbeschaffenheit, das heißt: mehr Muskelmasse, weniger Fettmasse und einen geringeren prozentualen Fettanteil. Der Ersatz von Testosteron führte nicht nur dazu, dass die Männer kräftiger und schlanker wurden; er trug auch dazu bei, dass sich ihre Stimmung und ihre Sexualfunktion – Potenz, Motivation und Libido – verbesserten und die spontanen Erektionen zunahmen.[37]

Mit Testosteron funktioniert das Gehirn des Mannes besser und seine Stimmung steigt

Zu den im Laufe der Jahre beständigsten Ergebnissen bezüglich der Rolle des Testosterons gehört die Feststellung, es erhöhe das Wohlbefinden und die geistige Klarheit. Vor mehr als 1000 Jahren wandten die chinesischen Ärzte am kaiserlichen Hof eine Frühform der „Hormonersatztherapie" an. Sie sammelten und trockneten den hormonreichen Urin junger Männer und behandelten damit „seelische" Störungen, darunter die seither als „Neurosen und Psychosen des Alterns" beschriebenen Zustände (siehe Kapitel 4).[38]

Seit den 1940er-Jahren zeigen zahlreiche Studien, dass mit Testosteron behandelte Männer über eine verbesserte Stimmungslage und bessere kognitive Fähigkeiten verfügen. Als bahnbrechendes Beispiel erwies sich eine Studie im Jahre 1944, aus der hervorging, dass bei 17 von 20 Männern mit niedrigen Testosteronwerten und Symptomen des „männlichen Klimakteriums" (wie Depressionen, schlechtes Gedächtnis, Nervosität und Konzentrationsverlust) diese Symptome nach Testosteroninjektionen völlig verschwanden.[39]

Auch wenn bei diesen und anderen frühen Studien wichtige experimentelle Kontrollen nicht stattfanden, haben neuere Studien nach dem „Gold-Standard" die Schlussfolgerungen ihrer weniger gut kontrollierten Vorgänger untermauert. Hier eine kleine Auswahl der am meisten ermutigenden neuen Ergebnisse:

- Testosteron kann bei Männern mit niedrigen oder grenzwertigen Spiegeln und refraktären (schwer behandelbaren) Depressionen als Antidepressivum wirken. Die topische Anwendung eines Testosterongels über einen Zeitraum von 8 Wochen bei 56 Männern im Alter zwischen 30 und 65 Jahren führte gemäß einer Standardbestimmung im Vergleich zur Placebo-Gruppe zu einer deutlich gesteigerten Aufhellung der depressiven Stimmung. Die Autoren schlussfolgerten, dass „Testosterongel bei der großen und wahrscheinlich zu wenig wahrgenommenen Bevölkerungsgruppe depressiver Männer mit niedrigen Testosteronwerten eine antidepressive Wirkung erzeugen kann."[40]

- Der Ersatz von Testosteron führte bei einer Gruppe von gesunden Männern im Alter zwischen 50 und 80 Jahren zur deutlichen Verbesserung der kognitiven Funktion. Diese wurde durch Tests des räumlichen Gedächtnisses, des räumlichen Vorstellungsvermögens und der verbalen Merkfähigkeit „gemessen".[41]

- Der Ersatz von Testosteron verbesserte bei älteren Männern mit niedrigen Testosteronwerten die verbale Merkfähigkeit erheblich. Unter der Anwendung eines Gels, das nur Dihydrotestosteron (DHT), den wichtigsten aktiven Metaboliten des Testosterons, enthielt, zeigten sie auch eine wesentliche Verbesserung des räumlichen Gedächtnisses.[42]

- Sinkende Testosteronspiegel bei normalen, gesunden jungen Männern führten zu einer deutlichen *Abnahme* der verbalen Merkfähigkeit. In dieser ungewöhnlichen Studie wurden 32 junge Männer mit normalen Testosteronwerten 8 Wochen lang entweder mit Testosteroninjektionen, die ihre Spiegel erhöhten, oder mit Levonorgestrel (einem patentgeschützten Progestin) behandelt, das sie absenkte. Die sinkenden Testosteronwerte führten bei den Männern zu einer deutlichen Abnahme der verbalen Merkfähigkeit. Die Tatsache, dass steigendes Testosteron sich bei diesen Männern nicht auf die kognitiven Fähigkeiten auswirkte, überrascht nicht. Testosteron kann eine große Bandbreite nützlicher Wirkungen entfalten, aber nur bei Männern, die von einem niedrigen endogenen Spiegel aus damit beginnen – also bei älteren oder bei solchen jüngeren, die aufgrund von Krankheit, Trauma oder genetisch bedingt unter „Hypogonadismus" leiden.[43] Wie in dieser Studie dargestellt, sind die Auswirkungen von Testosteronergänzungen bei jungen Männern mit normalen Werten typischerweise zu vernachlässigen.

- Chemische Kastration kann bei älteren Männern das Gedächtnis beeinträchtigen. Aufgrund der zweifelhaften Unterstellung, dass Testosteron das anormale Wachstum der Prostata vorantreibe, war die chirurgische oder chemische Kastration (mit starken Testosteron unterdrückenden Medikamenten) lange Zeit die übliche Behandlung bei Männern mit Prostatakrebs im fortgeschrittenen Stadium. Leider kann dadurch auch das Gedächtnis beeinträchtigt werden, denn möglicherweise wird die Aktivität in einer bestimmten Hirnregion, dem Hippocampus, davon beeinträchtigt, der bekanntermaßen an der Stabilisierung des Gedächtnisses beteiligt ist.[44] Eine Kastration kann bei diesen Männern auch zum Verlust von Knochen- und Muskelmasse und damit zu zunehmender Gebrechlichkeit beitragen. In einer Studie führte sie bei 14 Prozent der behandelten Männer zur Beschleunigung der Osteoporose, verglichen mit nur 1 Prozent in der nicht „behandelten" Kontrollgruppe.[45]

- Zusätzliche Testosteronzufuhr verbesserte das Kurzzeitgedächtnis bei älteren Männern. Das Kurzzeitgedächtnis verbesserte sich bei einem hohen Testosteron-Östradiol-Verhältnis (das heißt, mehr Testosteron im Verhältnis zu Östradiol). So scheint, wie bei Herz- und Prostataerkrankungen, das Gleichgewicht zwischen Testosteron und Östrogen ein entscheidender Faktor bei der Erhaltung kognitiver Funktionen von Männern zu sein. Die Autoren schlussfolgerten, dass steroidale Geschlechtshormone das Kurzzeitgedächtnis bei Männern modulieren und lebenslang als Modulatoren der Kognition wirken könnten.[46]

Andere spannende neuere Forschungen lassen allmählich deutlich werden, dass das Fortschreiten der Alzheimerschen Krankheit und anderer Formen altersbedingter Demenz bei Männern mithilfe von Testosteronersatz verlangsamt werden kann. Es gibt unter anderem folgende Schlussfolgerungen:

- Nach einer Analyse der wissenschaftlichen Literatur kann Testosteronrückgang ein Risikofaktor für die Verschlechterung der kognitiven Fähigkeiten und möglicherweise für Demenz bei älteren Männern sein.[47] Die Auswertung von Daten einer Studie mit Labortieren hat ergeben, dass der Schwund von Androgenen die Entwicklung neurologischer Erkrankungen ähnlich den in den Gehirnen von Alzheimer-Patienten gefundenen beschleunigt. Die Behandlung der Männer mit dem Testosteron-Metaboliten DHT verhinderte dies.[48]

- Ein sechswöchiger Testosteronersatz bei Männern zwischen 63 und 85 Jahren mit leicht eingeschränkten kognitiven Funktionen aufgrund von Alzheimer führte zu erheblichen Verbesserungen des räumlichen Gedächtnisses, der Fähigkeit, aus einzelnen Elementen zwei- und dreidimensionale Gebilde zu schaffen, und der verbalen Merkfähigkeit.[49]

- Ein 12-monatiger Testosteronersatz bei 36 Männern mit leichter bis mittelgradiger Alzheimer-Erkrankung verbesserte die Kognition, einschließlich der visuell-räumlichen Fähigkeiten.[50]

Testosteron und die Prostata: Ist da etwas zu befürchten?

Die weitgehend unbegründete Angst vor Prostatakrebs war vielleicht das größte Hemmnis für die therapeutische Arbeit mit Testosteronersatz bei Männern. Zweifellos gehört diese Krebsart zu den häufigsten bösartigen Erkrankungen, von denen amerikanische Männer betroffen sind. Das Prostatakrebs-Risiko nimmt mit dem Alter zu und bewegt sich zwischen 3 Prozent bei Männern von 60 bis 64 Jahren und 15 Prozent bei Männern von 80 Jahren aufwärts.[51]

Bei weitem häufiger ist ein Leiden, das als benigne (gutartige) Prostata-Hypertrophie (BPH) bekannt ist. Es handelt sich dabei um eine Vergrößerung der Prostata, die dieselben Symptome wie der Prostatakrebs zeigen kann, außer dass das übermäßige Wachstum (Hypertrophie) nicht bösartig ist. Eine BPH gehört nahezu ebenso zum Altern wie graues Haar. Fast 75 Prozent der Männer in den Sechzigern haben Symptome eines BPH und von 70 Jahren aufwärts sind es über 80 Prozent.[52]

Testosteron kann das Wachstum des Prostatagewebes anregen, insbesondere, wenn die Drüse durch niedrige Werte geschrumpft ist. Ob Testosteron allerdings BPH oder Prostatakrebs *verursacht*, wie die Schulmedizin predigt, wird zunehmend fragwürdig.

Wie man erwarten konnte, rät der überwiegende Teil des schulmedizinischen Establishments von der Testosteronersatz-Therapie ab und setzt dabei auf die Angst vor Prostatakrebs. „Es gibt noch so vieles, was wir nicht wissen, zum Beispiel, ob eine Testosterontherapie das Prostatakrebs-Risiko erhöhen könnte", schrieb der Vorsitzende eines entsprechenden IOM-Ausschusses. Aber laut IOM-Bericht „fand der Ausschuss keinen zwingenden Beweis für wesentliche Nebenwirkungen der Testosteron-Therapie." Dennoch hielt das seine Mitglieder nicht davon ab, zu folgern, dass die gegenwärtigen Belege keine Sicherheit gewährleisten. In Wirklichkeit zeigen Dutzende von Studien gerade, wie sicher die Testosterontherapie tatsächlich ist.[53] Die Belege sind nur dann „ungenügend", wenn man sich weigert, sie anzuerkennen.

Ein großer Teil neuerer Hinweise geht dahin, dass die Vergrößerung der Prostata – ich erwähnte das bereits – tatsächlich mit einem Ungleichgewicht zwischen Testosteron und Östrogen verbunden ist, das heißt, dass zu viel Östrogen im Vergleich zu Testosteron vorhanden ist. Wenn sich das als richtig herausstellt, können *niedrige* Testosteronwerte eine *größere* Gefahr für die Prostata darstellen als hohe; Ersatz von Testosteron (und/oder Reduzierung von Östrogen) wäre dann vielleicht eine gute Möglichkeit, die Prostatahypertrophie zu verhindern und zu behandeln.

Neuere Studien zeigen, dass Prostatakrebs bei Männern mit niedrigen Testosteronwerten (Hypogonadismus) bösartiger ist und weniger auf Hormonbehandlungen anspricht als Prostatakrebs bei Männern mit normalen Werten.[54] In einer Studie mit männlichen Veteranen der Armee wurden niedrige Serum-Testosteronwerte mit einer höheren Sterblichkeit (wenn auch nicht unbedingt durch eine Erkrankung der Prostata) in Verbindung gebracht.[55]

In einer Studie im Jahre 2002 wurden die Testosteronspiegel bei 207 Männern im Alter von 40 bis 83 Jahren mit niedrigen oder im unteren Bereich liegenden Werten nach 1, 3 und 6 Monaten Behandlungszeit mit Testosteronersatz ausgewertet. Insgesamt reagierten 90 Prozent der Männer positiv auf die Behandlung mit Testosteron, die Prostata verkleinerte sich deutlich, ebenso sank der PSA-Wert (prostataspezifisches Antigen) und die üblichen Symptome einer Prostatavergrößerung wie häufiges Wasserlassen, Harndrang, „Harntröpfeln" und häufige nächtliche Toilettengänge wurden weniger.[56]

Eine ganz neue, gut kontrollierte schwedische Studie bestimmte bei 392 Männern mit Prostatakrebs die Werte von Testosteron und anderen Hormonen und verglich sie mit denen einer Kontrollgruppe von 392 gesunden Männern.[57] Die Forscher fanden keine wesentlichen Verbindungen zwischen den Androgenspiegeln und dem Prostatakrebs-Risiko. In ähnlicher Weise ergab eine kleinere Studie der medizinischen Fakultät der UCLA (Universität von Kalifornien in Los Angeles), dass sich sechsmonatige Testosteroninjektionen bei Männern mit sinkenden Werten auf die Größe oder die Funktionen der Prostata nur geringfügig auswirkten.[58]

Über die Ursachen und Behandlungen von Prostataerkrankungen gibt es noch eine Menge zu lernen. Dennoch scheint eine Sache glasklar zu sein: Die gegenwärtigen „zugelassenen" Behandlungen – Medikamente, die im Wesentlichen die androgene Aktivität hemmen (in dem Versuch, die vergrößerte Prostata zu verkleinern) oder den Harnleiter weiten (um den Urinfluss trotz der vergrößerten Prostata zu erleichtern) – unterdrücken lediglich mit begrenzter Wirksamkeit die Symptome, beeinflussen den Verlauf der Krankheit überhaupt nicht und haben eine Menge potenzieller Nebenwirkungen. Anderseits spülen sie Milliarden in die Kassen der Pharmakonzerne.

Viele Studien weisen darauf hin, dass das Ersetzen von Testosteron der Prostata nicht etwa Probleme bereitet, sondern ihr sogar ausgesprochen guttun kann. Dennoch bleibt eine geringe Möglichkeit bestehen, dass es die Entwicklung eines bereits vorhandenen bösartigen Prozesses vorantreiben könnte (obwohl auch das alles andere als sicher ist). *Aufgrund dieses kleinen Unsicherheitsfaktors und einfach, um auf der sicheren Seite zu sein, empfehle ich Männern, die sich für eine Testosteronersatztherapie entscheiden, weiterhin, ihre Prostata sorgfältig untersuchen zu lassen, bevor sie mit der Behandlung beginnen, und diese Untersuchungen während der Behandlung in regelmäßigen Abständen zu wiederholen. Es sollten sowohl eine körperliche Untersuchung erfolgen als auch Bluttests gemacht werden, entweder auf Gesamt-PSA (tPSA) oder freies PSA (fPSA).*

Möchten Sie mehr wissen über den bioidentischen Hormonersatz für Männer?

Wir haben zwar in Bezug auf die BHT für Männer nur an der Oberfläche gekratzt, doch wir hoffen, dass wir Ihr Interesse für dieses wichtige, viel zu wenig ausgeschöpfte Gebiet der Medizin geweckt haben. Obwohl es eine Menge Forschung zu diesem Thema gibt, wovon manches viele Jahrzehnte zurückreicht und vieles davon recht aktuell ist, scheint die Schulmedizin einen Widerwillen gegen deren Anerkennung zu haben und zieht es daher vor, weiterhin den fehlgeleiteten Paradigmen der Pharmaindustrie treu zu bleiben. Wir wären nicht im Mindesten überrascht, wenn Sie herausfänden, dass Ihr Hausarzt oder Ihre Hausärztin wesentlich weniger über die wirklichen Vorteile und Risiken der BHT für Männer weiß als Sie, abgesehen vielleicht von dem, was die behaupteten „Gefahren" betrifft.

Die BHT ist für Männer ebenso wichtig wie für Frauen, damit sie ihr reifes Alter bei optimaler Gesundheit verbringen können. Ungeachtet aller Geschichten, die wir vom IOM und anderen sogenannten „Experten" hören – richtig angewendet ist der bioidentische Testosteronersatz bei Männern ebenso ungefährlich, wie es die bioidentischen Östrogene und das Progesteron bei Frauen sind. Dennoch scheint es, dass Ärzte und Ärztinnen lieber Rezepte für Viagra®, Sortis® (Lipitor®), Proscar® (ein Medikament zur Verkleinerung der Prostata), Blutdrucksenker, Antidepressiva und zahlreiche andere teure, gefährliche, patentgeschützte, symptomunterdrückende Präparate ausstellen, anstatt mit der richtigen Behandlung der wirklichen Ursachen für die Andropause „belästigt" zu werden.

Möchten Sie mehr über den bioidentischen Hormonersatz für Männer wissen? Wir empfehlen Ihnen und Ihrem Partner als Einstieg die Lektüre unseres Buches zum Thema: *Maximize Your Vitality & Potency für Men over 40* (nur in englischer Sprache erhältlich). Darin vertiefen wir viele Themen, die wir in diesem Kapitel nur anreißen konnten, und geben noch weitere Informationen.

Kapitel 11
Individuell hergestellte bioidentische Hormone – genau nach der Verordnung Ihres Arztes

Die Triade

Wir denken nicht oft darüber nach, doch wenn wir in einer Apotheke ein Rezept abgeben, begeben wir uns in eine Dreierbeziehung, eine „Triade" mit folgenden Personen: Da ist 1. der Arzt, der den Bedarf der Patientin oder des Patienten feststellt und das Rezept ausstellt, 2. der Apotheker, der die Verordnung ausführt, und da sind 3. wir, die Menschen, die das Präparat anwenden (vgl. Abbildung 11.1).

Wie wir in diesem Kapitel erläutern, ist diese Dreierbeziehung für Frauen und Männer, die die BHT anwenden, von größter Bedeutung. (Für Frauen, die die schulmedizinische „Hormonersatztherapie" wählen, ist sie jedoch praktisch unsichtbar. Das gilt auch bei den meisten anderen Pharmapräparaten.)

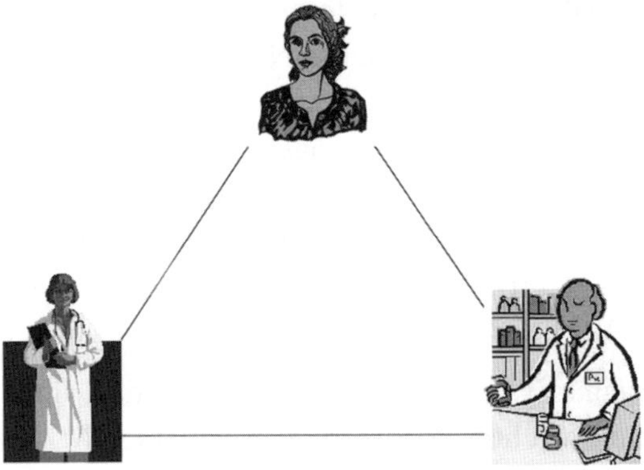

Abbildung 11.1: Die Triade der Arzneimittelherstellung

Sie wissen, wie es üblicherweise geht: Lautet die Diagnose Ihres Gynäkologen oder Hausarztes (Ihrer Gynäkologin oder Hausärztin): Menopause oder Perimenopause, dann wird er oder sie Ihnen etwas „aufschreiben". Sie gehen damit zu Ihrer Apotheke am Ort, wo der Apotheker sich – wie in den USA üblich –

eine Flasche des entsprechenden Medikaments aus dem Regal greift und eine Monatsration von Pillen abzählt, die Sie nach Hause tragen und entsprechend der Verordnung einnehmen. (Hier werden die amerikanischen Verhältnisse beschrieben; bei uns gibt es die Medikamente natürlich abgepackt im Blister. – Anm. d. Übers.)

Dies ist ein klassisches Beispiel für ein äußerst ungutes Merkmal der Schulmedizin: Anstatt anzuerkennen, dass jede Frau ein einzigartiges Individuum ist, schert sie alle Frauen über einen Kamm. (Mit den Männern macht sie es genauso.) Es ist ziemlich egal, wen Sie als Arzt oder Apotheker haben – Ihre Medikamentendosis wird ungeachtet Ihres Alters, Ihrer Östrogenwerte, des Stadiums Ihrer Wechseljahre oder Ihrer anderweitigen gesundheitlichen Verfassung sozusagen fabrikmäßig standardisiert. (Für eine Rasse von identischen lebenden Robotern wäre das System perfekt!)

Wenn Ihre HET-Verordnung in der empfohlenen Dosis – zurzeit 0,3 mg Premarin®/Presomen® und 1,5 mg Provera®/Prodafem® – zu unangenehmen oder gefährlichen Nebenwirkungen führt, kann Ihr Arzt diese Dosis nicht weiter verringern, da der Hersteller keine geringeren Dosen vorgesehen hat. Abgesehen davon gibt es keine stichhaltigen klinischen Belege dafür, dass niedrigere Dosen in irgendeiner Weise besser wären.

Ein paar Monate später suchen Sie Ihren Arzt vielleicht wieder auf, um zu überprüfen, wie es wirkt und mit welchen Nebenwirkungen Sie vielleicht zu tun haben. Es hat aber keinen Sinn, Ihre Hormonwerte zu überprüfen, denn es gibt keine „normalen" Werte für Pferdeöstrogene oder synthetische Pseudoprogesteron-Präparate im menschlichen Körper. *Alle* Werte dieser Substanzen sind anormal! Wenn Sie Nebenwirkungen haben, bestehen Ihre einzigen Optionen darin, sie entweder zu ertragen oder zu einer anderen Therapie zu wechseln (vorzugsweise der BHT) oder ganz aus dem Hormonersatz auszusteigen.

Die Frauen hingegen, die sich für die BHT entscheiden, finden die „Triaden"-Beziehung ungemein wichtig. Während jeder beliebige Arzt ein Rezept für ein schulmedizinisches Hormonpräparat ausstellen kann, benötigen diejenigen, die eine BHT verschreiben, spezielle Kenntnisse und Schulungen, um das richtig zu machen. Sie sind sich darüber im Klaren, dass sie Sie nicht nur behandeln, um Ihre Hitzewallungen und andere lästige Symptome zu unterdrücken, sondern vielmehr, um das Gleichgewicht Ihrer steroidalen Geschlechtshormone so nahe wie möglich wieder an den Stand *vor* der Menopause heranzuführen. Sie nehmen sich eigens Zeit dafür, sich über den gesamten Verlauf Ihrer Menstruation zu informieren. In Abstimmung mit dem Apotheker, der das Präparat *herstellt*, erhalten Sie eine gewissenhafte Einweisung in die korrekte Anwendung. Außerdem müssen Sie sich regelmäßig in der Praxis vorstellen – zum Überwachen der Hormonspiegel, der Wirksamkeit der Behandlung und möglicher Nebenwirkungen. Aufgrund dieser Informationen kann die *Feinabstimmung* der Dosierungen zur Erzielung des optimalen Resultates vorgenommen werden.

Es ist nicht ungewöhnlich, dass Ihr Arzt und der entsprechende Apotheker sich miteinander beraten oder dass die in der Verschreibung bioidentischer Hormone noch nicht so erfahrenen Ärzte sich auf den Rat eines versierten Apothekers bezüglich der richtigen Dosierung verlassen.

Arzneimittel herstellende Apotheken: Zurück in die Zukunft

In den USA sieht es heutzutage so aus: Zunehmend frustriert sind die Menschen über eine Schulmedizin, die nur standardisierte und patentgeschützte Medikamente verwendet, und viele suchen beharrlich nach nicht standardisierten medizinischen Alternativen. Die öffentlichen Forderungen nach einem naturgemäßen und individualisierten Gesundheitswesen wie auch nach den wirtschaftlichen und menschlichen Vorteilen kleiner, traditioneller Apotheken mit persönlichem Service mündeten in die Idee, die Arzneimittel *herstellende* Apotheke wieder aufleben zu lassen.

Bioidentische Hormone, sozusagen die Vorreiter bei der individuellen Dosierung, bekommt man in den USA auf Rezept nur bei solchen Apotheken; deren Anzahl wächst ständig. Die entsprechend ausgebildeten Apotheker (von denen die meisten auch die üblichen Medikamente abgeben) sind in der Lage, nach ärztlichem Rezept Hormonzubereitungen für jede Patientin und jeden Patienten in der den individuellen Bedürfnissen und Vorlieben am besten entsprechenden Form herzustellen (zum Beispiel als Creme, Gel, Lutschtablette, Kapsel zum Einnehmen …).

In den Jahrhunderten, bevor die Pharmaindustrie die Herstellung fast aller Arzneimittel übernahm, hat jeder Apotheker Medikamente selbst hergestellt. Bis in die 1930er- und 1940er-Jahre hinein wurden etwa 60 Prozent aller Verordnungen in der Apotheke vor Ort zubereitet. Heute sind die meisten normalen Apotheker (in den USA) jedoch nur noch kaum mehr als überqualifizierte „Pillenzähler". Mancherorts gibt es in der Tat bereits Automaten, die Medikamente wie

Süßigkeiten oder Getränkeflaschen auswerfen. „Ich vergleiche sie mit einem Coca-Cola-Automaten", sagte dazu ein Bediensteter einer Klinik in Rhode Island, in der solche Automaten aufgestellt sind. „Man wirft das Rezept ein – und plopp, kommt das Medikament heraus."[1]

Viele kleine, traditionelle Apotheken mit persönlichem Service werden durch die Kostendämpfungsmaßnahmen der Versicherungsgesellschaften, durch Organisationen für „Gesundheitsökonomie", durch Zentren für medizinische Grundversorgung und Ähnliches vom Markt verdrängt. Oder sie schließen mit großen Apotheken- und Drogerieketten Verträge, um riesige Mengen von Pharmapräparaten zu niedrigen Discounterpreisen anbieten zu können. Manche Versicherungsgesellschaften und Grundversorgungszentren betreiben sogar ihre eigenen Medikamentendepots mit einem Rabattsystem und umgehen die normalen Apotheken völlig. Gegen diese Art von Wettbewerb hat die örtliche Apotheke in Privatbesitz keine Chance.[2]

Da die Kundennachfrage jedoch rasch steigt und moderne Technologie zur Verfügung steht, wird die Arzneimittelherstellung zu einem geeigneten Weg des wirtschaftlichen Überlebens einer wachsenden Anzahl kleinerer Apotheken mit persönlichem Service. Und für Apotheker, die ihre Ausbildung nicht nur zum Abzählen von Pillen nutzen wollen, bietet sich dadurch eine beruflich befriedigende Rückkehr zu ihrem ursprünglichen Betätigungsfeld.

Die meisten Arzneimittel herstellenden Apotheker sind in Berufsverbänden organisiert, von denen es in den USA einige gibt; ihre Aufgaben erstrecken sich auf so wichtige Dinge wie die ständige Weiterbildung, die Aktualisierung der Arbeitsstandards, die Beschaffung von „Rohstoffen" und Arbeitsgeräten, die Kontaktvermittlung, die Vertretung vor Gericht, beim Kongress und in der Öffentlichkeit, um das Bewusstsein für den Wert der Arzneimittelherstellung zu fördern.

(In Deutschland führte eine entsprechende Internetrecherche nur zur DGOP, der *Deutschen Gesellschaft für Onkologische Pharmazie*, die ein freiwilliges Zertifizierungsverfahren für Zytostatika herstellende Apotheken anbietet. – Anm. d. Übers.)

Heute sind unabhängige, Arzneimittel herstellende Apotheken – tendenziell meist relativ kleine Betriebe „nebenan" – buchstäblich die einzigen Anlaufstellen, bei denen Rezepte für bioidentische Hormone und andere individuelle Verordnungen eingelöst werden können. Von entsprechend engagierten und gut qualifizierten Apothekern betrieben, bieten sie eine willkommene Alternative zu den großen „Drugstore"-Ketten, die praktisch kaum mehr als Rund-um-die-Uhr-Verbrauchermärkte mit einer Abteilung für Pharmapräparate sind.

Die meisten Ärzte haben beim Verlassen der Universität keine Ahnung von der BHT. Da das Modell der von der Pharmaindustrie dominierten Medizin das einzige ist, das seit mehreren Generationen an amerikanischen Universitäten gelehrt wird, ist das, was ein junger Mediziner vielleicht zufällig über bioidentische Hormone erfährt (wahrscheinlich nicht sehr viel), eher wenig motivierend, irreführend und falsch. Hier können die Arzneimittel herstellenden Apotheker eine wichtige weiterbildende Funktion in ihrer Gemeinde übernehmen: indem sie Ärzte und Patienten mit wertvollen Informationen über Dosierung und Verschreibung bioidentischer Hormone versorgen. Einige von ihnen veranstalten für die am Ort niedergelassenen Ärzte und auch für die Bevölkerung sogar schon Seminare über BHT.

Individuelle Dosierung

Solche Apotheker können buchstäblich alles anfertigen, was der Arzt verordnet, meist in unterschiedlichen Darreichungsformen, je nachdem, was den jeweiligen individuellen Bedürfnissen am besten gerecht wird. Sie haben Zugriff auf große Mengen qualitativ hochwertiger bioidentischer Hormone (einschließlich Östriol) sowie zu dem speziellen, für die Verarbeitung nötigen Zubehör. Sie messen und wiegen die entsprechenden Mengen ab und arbeiten sie in den jeweiligen verordneten Trägerstoff ein (zum Beispiel eine Creme oder ein Gel), mit dem sich die Patientin oder der Patient am wohlsten fühlt. Um die exakte Dosierung zu erleichtern, füllen sie die Hormonzubereitungen meist in eine Reihe von kleinen Spritzen (natürlich ohne Nadeln) ab.

Die meisten Apotheken können einfache Präparate zubereiten, etwa zwei Salben zu einer vermischen oder ein flüssiges Medikament aromatisieren, damit es für ein Kind leichter einzunehmen ist. Nur spezialisierte Apotheken jedoch können komplexere Arbeiten durchführen, wie sie für die Herstellung bioidentischer Hormonzubereitungen notwendig sind (die etwa die Hälfte der von solchen Apotheken ausgeführten Verordnungen ausmachen). Das Zubehör für die komplizierte Herstellung kann ziemlich teuer sein. Muss eine eigens hergestellte Zubereitung zum Beispiel steril sein – eine Forderung, die für die BHT nicht typisch ist –, kann ein separater „Reinraum" nötig werden. (In Deutschland gibt es immerhin Seminare über Betriebshygiene für Arzneimittel herstellende Apotheken. – Anm. d. Übers.)

Die Medikamente und Hormone, die von Arzneimittel herstellenden Apothekern zubereitet werden, unterscheiden sich in der chemischen Struktur nicht von den Massenprodukten, außer dass sie dankenswerterweise keine der üblichen chemischen Farbstoffe, Aromen und Konservierungsstoffe enthalten, auf die manche Menschen allergisch oder empfindlich reagieren. Hier gibt es auch keine Formen, Farben und Designs, durch die die Pharmaindustrie ihre Produkte oft von denen der Wettbewerber abhebt.

Die Apotheker können auch die Dosis an die individuellen physiologischen Voraussetzungen jedes Einzelnen anpassen. Dies ist, wie wir schon hervorgehoben haben, bei bioidentischen Hormonen besonders wichtig. Gäbe es diesen Service nicht, könnte man auch keine bioidentischen Hormone bekommen.

Selbst wenn die Pharmaindustrie die Vorteile der bioidentischen Hormone anerkennen würde, würde sie sie dennoch nicht auf den Markt bringen – nicht nur, weil sie nicht patentfähig, sondern auch, weil sie zur Massenproduktion untauglich sind. Aus beiden Gründen sind sie nicht annähernd so profitabel wie die Massenprodukte. Die Arzneimittel herstellenden Apotheken sind dagegen in der guten Position, qualitativ hochwertige, individualisierte bioidentische Hormonzubereitungen anzufertigen, ohne dass sie sich um Massenproduktion, Verpackung, Vertrieb, Marketing und Rendite kümmern müssen. Es ist wohl wahr, dass sie nicht annähernd so profitabel sind, dennoch können die Arzneimittel herstellenden Apotheker, die mehrheitlich die Philosophie und Überzeugung vertreten, dass individuelle Behandlung für den Einzelnen am besten ist, ihren Lebensunterhalt damit bestreiten.

Trotz der üblen Nachrede der BHT-Gegner in den Medien ist die Qualität der durch die Arzneimittel herstellenden Apotheker individuell zubereiteten bioidentischen Hormone oder Medikamente aus mehreren Gründen hervorragend:

- Die verwendeten chemischen Stoffe haben denselben Reinheitsgrad und sind von ebenso hoher Qualität wie die von den großen Pharmakonzernen verarbeiteten. Alle unterliegen der Kontrolle durch die zuständigen Behörden.
- Alle Apotheker erhalten zwar während ihres Studiums eine Schmalspurausbildung in der Herstellung von Medikamenten; wer Arzneimittel herstellender Apotheker werden möchte, entscheidet sich jedoch nach dem Studium für die teurere, umfassende Ausbildung in den allerneuesten Methoden der individuellen Zubereitung.

- Wie alle anderen Apotheken erhält jede Arzneimittel herstellende Apotheke (in den USA) eine Zulassung von der Apothekerkammer und unterliegt ihrer Kontrolle.

In den letzten Jahren hat die amerikanische Zulassungsbehörde, „angeregt" von der Pharmaindustrie, versucht, die regulatorischen Funktionen bezüglich der Arzneimittel herstellenden Apotheken an sich zu reißen und deren Tätigkeitsbereich in diesem Zuge zu beschränken oder sie ganz abzuschaffen. Es überrascht nicht, dass diese Konkurrenz den Pharmafirmen ein Dorn im Auge ist. Bisher ist der Versuch bei den Gerichten und im Kongress stecken geblieben; das ist der energischen Lobbyarbeit der Arzneimittel herstellenden Apotheker selbst, der sachkundigen medizinischen Fachleute, mehrerer Hunderttausend besorgter Verbraucher und all jener zu verdanken, die befürchten, den Zugang zu bioidentischen Hormonen und anderen individuell zubereiteten Medikamenten zu verlieren.

Für den Augenblick scheint die Arzneimittel herstellende Apotheke als eine der letzten Bastionen freier medizinischer Versorgung, die es in den USA noch gibt, gerettet zu sein, doch das könnte sich schnell ändern. (In Kapitel 12 erfahren Sie mehr über Bestrebungen, sie abzuschaffen.)

Wie findet man Arzneimittel herstellende Apotheker?

(Hinweis des Verlags, in Absprache mit den Autoren:) In Deutschland gibt es derzeit (Herbst 2011) drei Apotheken, die nach dem Muster der amerikanischen „Compounding Pharmacy" arbeiten. Weil Sie für die Nutzung der in diesem Buch angebotenen Informationen von großer Bedeutung sind, nennen wir sie hier (– anstelle der amerikanischen Adressen des Originals):

Klösterl-Apotheke
Waltherstr. 32 a
D-80337 München
Tel. + 49 (0) 89 - 54 34 32 11
Internet: www.kloesterl-apotheke.de

Philipps-Apotheke
Reitgasse 10
D-35037 Marburg
Tel. + 49 (0) 6421 - 2 77 11
Internet: www.philipps-apotheke.de

Receptura-Apotheke
Uni-Campus Riedberg
Altenhöfer Allee 3
D-60438 Frankfurt
Tel. + 49 (0) 69-92 88 03 00
Internet: www.receptura.com

Nicht in Deutschland ansässigen Lesern wird möglicherweise diese Adresse weiterhelfen:

International Academy of Compounding Pharmacists (IACP)
4638 Riverstone Boulevard
Missouri City/TX 77459, U.S.A.
Tel. 001-281-933 84 00
Internet: www.iacprx.org

Die Verschreibung bioidentischer Hormone

In Deutschland sind Östrogene, Progesteron und Testosteron rezeptpflichtig. Lediglich DHEA gibt es frei verkäuflich. Frauen, die den Wunsch haben, die Symptome ihrer Wechseljahre anders als durch die konventionelle HET zu lindern, gehen damit oft zuerst zu ihrem Gynäkologen oder Hausarzt. Leider werden sie überwiegend enttäuscht. Denn die meisten Informationen, die sie dort über Hormone und Medikamente erhalten, stammen von den Pharmareferenten der Firmen sowie aus den von der Industrie bezahlten medizinischen Fachzeitschriften, aus der Werbung, von Kongressen und „medizinischen" Fortbildungsveranstaltungen. Der durchschnittliche Arzt weiß eine Menge über die einschlägigen Hormonersatzpräparate, doch so gut wie gar nichts über die Vorteile und die korrekte Anwendung bioidentischer Hormone.

Wenn Ihr Hausarzt oder Ihre Hausärztin der BHT gegenüber nicht offen ist, sollten Sie sich einfach jemanden suchen, der sachkundiger oder zumindest aufgeschlossener ist, statt dass Sie versuchen, Überzeugungsarbeit zu leisten.

Die angenehme Kehrseite der Medaille ist, dass Medizinerinnen und Mediziner mit den zur Verfügung stehenden „zugelassenen" Behandlungsmethoden für menopausale Frauen zunehmend unzufrieden werden, denn über die wohlbekannten klinischen Studien hinaus haben sie meist auch schon mit eigenen Augen gesehen, wie unangenehm und gefährlich diese Behandlungen sein können. Aufgeschlossen genug, um zu erkennen, dass auch die Pharmaindustrie nicht auf alles eine Antwort hat, entsprechen viele von ihnen den Wünschen der Frauen gerne, die nach der BHT fragen, da sie selbst ebenfalls nach besseren Möglichkeiten suchen, ihren Patientinnen zu helfen. (Wenn diese Beschreibung auch auf ihre Ärztin oder Ihren Arzt passt, empfehlen Sie ihr oder ihm doch dieses Buch, damit die Vorurteile gegenüber der BHT endgültig ausgeräumt werden.)

Hüten Sie sich vor „falschen Propheten" der BHT!

Nicht alle Ärztinnen und Ärzte, die willens sind, die BHT zu verordnen, wissen genug darüber, um es richtig zu machen. Einige von denjenigen, die die Lügen der Pharmaindustrie (in den USA) durchschauen, schenken vielleicht ein paar lautstarken BHT-Verfechtern, die sich als „Experten" ausgeben, aber oft nur über unvollständiges, bestenfalls vereinfachtes Wissen verfügen, zu viel Aufmerksamkeit. Wie kann man sie erkennen? Ein Hauptmerkmal ist, dass sie kaum oder gar keinen Wert auf gründliche Beobachtung und Kontrolle von Sicherheit und Wirksamkeit legen. Die außergewöhnlich hohen Dosen bioidentischer Hormone, die sie vielleicht empfehlen (oft einfach 100 Prozent Östradiol und Progesteron), führen tendenziell zur Produktion von Östradiol- und Östronspiegeln, die selbst diejenigen, an die der Körper einer jungen Frau natürlicherweise gewöhnt ist, bei Weitem übersteigen. Sie empfehlen auch oft die orale Einnahme und ignorieren die sichersten und wirksamsten Verabreichungswege (transdermal und transmukös). Diese „Varianten" der BHT können die Symptome der Wechseljahre tatsächlich verringern, wahrscheinlich mit weniger unangenehmen Nebenwirkungen als die HET-Präparate, doch es gibt Hinweise darauf, dass sie auch die Risiken von Brustkrebs, Herzerkrankungen und Thromboembolie erhöhen könnten. (Siehe Kapitel 9.)

Weitere Informationsquellen zu bioidentischen Hormonen

Verschiedene medizinische Organisationen, die sich der Erforschung und Verbreitung der BHT verschrieben haben, bieten ebenfalls Hilfestellung und Informationen für Patienten an.

(Anm. des Verlags: Wenn Sie in Deutschland, Österreich oder der Schweiz wohnen und einen Arzt konsultieren möchten, der in der korrekten Verschreibung der BHT erfahren ist, laden Sie sich bitte die „Ärzte-Liste" von unserer Internetseite www.vakverlag.de herunter, Sie finden sie in der Rubrik „Downloads".)

Die *International Hormone Society*

Die IHS (zu Deutsch etwa: „Internationale Hormongesellschaft") hat zwei große Ziele: 1. Die allgemeine Bevölkerung darüber zu informieren, dass es spezialisierte Ärzte gibt, die erfahren sind in der Behandlung von Hormonmangelzuständen, Hormonüberschüssen sowie in der „Altersmedizin", und 2. Medizinerkollegen aller Fachrichtungen auf diese „Altersmedizin" aufmerksam zu machen, damit sie mehr Menschen zur Verfügung steht.

Ein weiteres Anliegen der IHS ist die Sammlung und Auswertung relevanter Daten im Hinblick auf eine sichere Verschreibungspraxis von Hormontherapien. Dies beinhaltet auch die Anwendung modernster Hormontherapien, im Rahmen derer DHEA, Melatonin, Schilddrüsenhormone, Testosteron, Östrogene, Progesteron und viele andere eingesetzt werden. Informationen zur IHS sowie zahlreiche Links (auch im deutschsprachigen Raum) finden sich im Internet unter: www.intlhormonesociety.org

Kapitel 12
Die BHT in den Mühlen der Politik: Warum und wie versucht wird, sie abzuschaffen

> *„Zuerst wirst du ignoriert, dann verlacht, dann bekämpft, dann gewinnst du."*
> Mahatma Gandhi

In einer idealen Welt würde eine so aussichtsreiche Therapie für die Wechseljahre wie der bioidentische Hormonersatz (BHT) vom medizinischen Establishment freudig begrüßt werden. Insbesondere angesichts der neueren Ergebnisse, die die Gefahren der konventionellen Hormonersatztherapie (HET) mit Premarin®/Presomen® plus Provera®/Prodafem® (Prempro®/Premella®/Climopax®) – einschließlich der erhöhten Risiken von Herzerkrankungen und Krebs – bestätigen.

Doch wie wir alle wissen, ist die Welt der Schulmedizin alles andere als ideal, zum großen Teil, weil sie von der global agierenden Pharmaindustrie und ihren Verbündeten in den Arzneimittelzulassungsbehörden beherrscht wird. Aufgrund der aggressiven, von mehreren Seiten stattfindenden Attacken dieser Unternehmen und Organisationen, existiert die BHT in den USA heute in einer behördlichen „Grauzone" und ist gezwungen, ständig teure Angriffe seitens Regierungsbehörden, Industrie sowie medizinischer Standes- und Lobbygruppen abzuwehren. Sie alle werden von den Pharmakonzernen, allen voran den Herstellern der konventionellen Hormonersatzprodukte (wie Wyeth), aufgewiegelt und finanziell großzügig unterstützt.

„Wyeth profitiert von einer härteren Gangart der FDA in der individuellen Arzneimittelherstellung"

Die Schulmedizin weiß mit einer überlegenen, aber nicht patentrechtlich schützbaren Behandlung wie der BHT nichts anzufangen. Sie mag zwar den Wert der Forschung zugunsten der Sicherheit und des gesundheitlichen Nutzens der bioidentischen Hormontherapie in Zweifel ziehen, doch man möchte meinen, dass sie zumindest ihr Potenzial erkennen würde. Ironischerweise erkennt sie ihr Potenzial tatsächlich, allerdings nicht als wertvolle Behandlungsweise für Frauen in den Wechseljahren, sondern als Bedrohung ihrer Profite. Ein Artikel in *Business Week Online* machte die Beziehung zwischen der Pharmaindustrie und der FDA deutlich: „Wir [Wyeth] profitieren von einer härteren Gangart der FDA in der individuellen Arzneimittelherstellung. Die jährlichen Verkaufszahlen der Medikamente aus der HET-Gruppe schrumpfte als Folge der WHI-Studie von 2,1 Milliarden US-Dollar auf 909 Millionen ... [im Jahr 2005]. Es sind 4500 Fälle von Körperverletzung durch Premarin®/Presomen® und Prempro®/Premella®/Climopax® anhängig."[1]

Versuchen wir ein kleines Gedankenexperiment: Stellen Sie sich vor, bioidentische Hormone wären vollständig patentfähig, genau wie Premarin®/Presomen®, Provera®/Prodafem® und Tausende anderer Medikamente. Dann wäre die Pharmaindustrie ganz vorne mit dabei, verlassen Sie sich drauf. Zu ihrer Zeit gehörten Premarin®/Presomen® und Provera®/Prodafem® zu den meistverkauften Arzneimitteln der Welt, die Milliardenprofite einbrachten, auch wenn Hunderte von Studien in Laboratorien und mit Frauen auf der ganzen Welt gezeigt haben, dass bioidentische Hormone sicherer und wirksamer sind.

Wenn die Frauen der geburtenstarken Jahrgänge, aus der sogenannten Generation der Babyboomer, in die Wechseljahre kommen, wird der Bedarf an sicherem, wirksamem Hormonersatz mit jedem Jahr größer. Was wäre, wenn die Patentfähigkeit kein Thema wäre? Aufgrund dessen, was wir aus der wissenschaftlichen Forschung gegenwärtig über die HET und BHT erfahren – welche Frau bei klarem Verstand würde Östrogenen, die für ein Pferd konzipiert sind, freiwillig den Vorzug geben gegenüber Hormonen, die für Menschen gedacht sind?

Wenn bioidentische Hormone patentfähig wären, würden die vorhandenen wissenschaftlichen Daten (siehe Moskowitz[2], Head[3], Holtorf[4] und frühere Kapitel in diesem Buch über die umfassende Rezension dieser Daten) für die Pharmaindustrie mehr als ausreichend sein, um die erforderlichen groß angelegten klinischen Studien zu rechtfertigen, die für die Zulassung und Vermarktung der Hormone nötig und ihnen die Forschungskosten locker wieder einbringen würden. Gegenwärtig wird viel mehr über bioidentische Hormone geforscht, als es vor der Markteinführung für Premarin®/Presomen® und Provera®/Prodafem® der Fall war. Da bioidentische Hormone aber eben nicht patentfähig sind, hält sich die Begeisterung der Pharmakonzerne, Hunderte Millionen von Dollar für eine Zulassung durch die FDA auszugeben, sehr in Grenzen.

Aufgrund des früheren Erfolgs fehlt doch nicht mehr als ein kleiner Schritt, um sich wenigstens zu fragen, ob die BHT eine bessere Option sein könnte. Würden die Pharmafirmen mit lediglich ein paar ihrer großen, gut kontrollierten, vergleichenden klinischen Langzeitstudien den Versuch unternehmen, diese nahezu gleichlautend positiven „vorläufigen" Ergebnisse zu verifizieren oder zurückzuweisen, wären wir voller Vertrauen, dass sich alle Zweifel über den Wert der BHT schnell in Luft auflösen könnten, und die FDA ihre Anwendung zulassen würde.

Ein fairer Vergleich zwischen veröffentlichter klinischer und nichtklinischer Forschung über HET und BHT zeigt ganz eindeutig, dass Letztere bei Weitem sicherer und wirksamer ist. (Lesen Sie hierzu einmal die neueste Rezension von Holtorf – nicht nur, weil sie in der viel beachteten schulmedizinischen Zeitschrift *Postgraduate Medicine*[4] [zu Deutsch etwa: „Medizin für Universitätsabsolventen"] veröffentlicht wurde, sondern in erster Linie wegen der ausgezeichneten Informationen, die die Zeitschrift bietet!) Darüber kann es keinen Zweifel geben. Doch guten Wissenschaftlern ist nicht wohl dabei, wenn sie vergleichende Schlussfolgerungen ziehen sollen aufgrund von Daten aus mehreren Studien mit verschiedenen Teilnehmern und unter unterschiedlichen Bedingungen. Das macht es jenen, die gegen die BHT sind, leicht, sie zu diskreditieren. Trotzdem können solche Vergleiche sicherlich sinnvoll sein.

Was wir aber wirklich brauchen, sind direkte Vergleichsstudien, bei denen Frauen einer definierten Patientengruppe unter denselben Bedingungen sich einer HET oder BHT unterziehen. Natürlich hat es solche Studien noch nicht gegeben, und Sie wissen warum.

[Genau genommen handelt es sich bei den obigen Ausführungen nicht nur um ein „Gedankenexperiment". Wie wir im Folgenden ausführen, bemüht sich ein Pharmaunternehmen aktiv um eine Zulassung durch die FDA für das bioidentische Östriol Trimesta® zur ausschließlichen Nutzung für die Behandlung von Multipler Sklerose (MS) und versucht gleichzeitig, die Nutzung von generischem Östriol durch andere Firmen mit der Behauptung zu verhindern, es sei nicht untersucht und potenziell gefährlich. Ein weiteres Pharmaunternehmen hat bereits die Zulassung der FDA für Prasteron® erhalten (patentrechtlich geschützte Version von bioidentischem DHEA), und ein dritter Konzern möchte sie für den natürlichen (stark antikanzerogen wirksamen) Östrogenmetaboliten 2-Methoxyöstradiol erreichen, der dafür in Panzem® umbenannt wurde (siehe Kapitel 7). Obwohl sich die von der FDA zugelassenen oder zur Zulassung eingereichten Versionen dieser bioidentischen Hormone chemisch nicht von ihren nicht „zugelassenen" Verwandten unterscheiden, wissen wir eines ganz sicher: Sobald die FDA zugestimmt hat, werden ihre Nutzer (und deren Versicherungen) zig Millionen Dollar mehr dafür ausgeben müssen. Könnten diese patentrechtlich geschützten Versionen bioidentischer Hormone der Pharmaindustrie ein weiterer Anreiz für die gegenwärtigen Bemühungen der FDA sein, die individuelle Medikamentenherstellung durch Apotheken zu unterbinden?]

Da wir leider wieder in die reale Welt zurückkehren müssen, wird uns schmerzhaft deutlich, dass die Pharmafirmen ungeachtet der jeweiligen Verdienste beider Behandlungsmethoden niemals aus freien Stücken Studien finanzieren werden, die ihre Produkte mit bioidentischen Hormonen vergleichen. Das Risiko, dass die nicht patentfähige BHT ihre patentfähigen HET-Vettern auf die hinteren Plätze verweisen könnte, ist viel zu hoch. Stellen Sie sich vor, wie peinlich es wäre, wenn ein Pharmaunternehmen öffentlich zugeben müsste, dass seine kräftig beworbenen patentgeschützten Hormonpräparate den nicht patentfähigen bioidentischen Hormonen schlicht und ergreifend unterlegen sind. Und wie wäre es Ihnen und Millionen anderer Frauen zu erklären, dass die Firma Wyeth es lieber sähe, wenn Sie seine nachweislich schlechteren und gefährlicheren konventionellen Hormonpräparate anstatt echter bioidentischer Hormone verwenden, weil dadurch wesentlich mehr Geld zu verdienen ist?

Einfluss erkaufen

Was auch immer die Werbung versprechen mag, behalten Sie im Auge, dass das Geschäft der konventionellen Pharmaindustrie nicht darin besteht, Menschen gesünder und glücklicher zu machen – Gesundheit und Glück ihrer Kunden sind nur sekundäre Ziele. Ihre Daseinsberechtigung besteht, wie die aller anderen großen Unternehmen, darin, Geld für ihre Aktionäre und Manager zu verdienen. Im Laufe des letzten Jahrhunderts haben sie das sehr gut gemacht und es hat ihnen Hunderte von Milliarden Dollar eingebracht. Die Pharmaindustrie ist nach wie vor eine der profitabelsten Industriezweige der Welt – allerdings nur, wenn sie patentgeschützte (für den menschlichen Körper fremde) Medikamente verkauft. Bioidentischer Hormonersatz, wie er in diesem Buch beschrieben ist, passt nicht in das Unternehmenskonzept.

Bevor 2002 die Ergebnisse der WHI-Studie veröffentlicht wurden, als Premarin®/Presomen® und Prempro®/Premella®/Climopax® noch zu den weltweit bestverkauften Medikamenten gehörten, kümmerte sich die Pharmaindustrie nicht besonders um die BHT. Solange sich die HET aggressiv und erfolgreich vermarkten ließ, war es am leichtesten, die BHT einfach zu ignorieren und ihr nicht unnötig viel Aufmerksamkeit zu verschaffen. Das überlässt man gerne diesen „Quacksalbern", die verrückt genug sind, sie ihren „Gesundheitsaposteln" von Patienten zu verschreiben.

Seit Veröffentlichung der WHI-Ergebnisse haben jedoch Millionen von Frauen die HET abgesetzt, und viele von ihnen sind zur BHT übergelaufen. Da die Pharmaunternehmen nicht bereit sind, bioidentische Hormone selbst zu vermarkten, halten sie es nun für das Beste, sie zu diskreditieren und die FDA schließlich dazu zu bringen, dass sie die BHT abschafft. Wie könnten sie auch anders ihren Profit schützen, wo die BHT sich doch zusehends von einer Mücke zu einem Elefanten wandelt?

Heutzutage wird die BHT an vielen Fronten angefeindet: FDA-Regulierungen versuchen ihr die Luft abzuschnüren, „unabhängige" medizinische Standesorganisationen bringen sie in ihren Veröffentlichungen und Positionspapieren in Verruf und die Verbrauchermedien saugen begierig all das auf, was die Pharmafirmen ihnen als „wissenschaftliches Evangelium" vorbeten. Hinter all dem stehen die Pharmafirmen, betreiben Desinformation über bezahlte medizinische Meinungsführer, angesehene medizinische Standesorganisationen und entsprechende Lobbygruppen, die alle riesige „Zuschüsse" über zweifelhafte Fortbildungsprogramme, Honorare, Beraterverträge sowie Gelder für die Forschung und alle möglichen anderen Bereiche erhalten.

Kaum jemand würde bestreiten, dass Pharmafirmen heute zu den mächtigsten Akteuren in der US-Regierung und der Wirtschaft gehören. Zwischen Januar 2005 und Juni 2006 gaben Pharmaunternehmen und Branchenverbände der Industrie 155 Millionen Dollar aus, um den Gesetzgeber zu beeinflussen, und beschäftigten etwa 1100 Lobbyisten – das heißt, auf jeden Senator und jedes Kongressmitglied entfielen mehr als zwei Lobbyisten![5] Im Jahr 2007 legte Washingtons größte Lobby noch einmal um 32 Prozent nach und bezahlte mehr als 189 Millionen Dollar. Insgesamt gaben Pharmakonzerne in den letzten 10 Jahren mehr als 1 Milliarde Dollar aus, um die Gesetzgebung in Washington zu beeinflussen.[5]

Zwischen 1998 und 2004 verteilte allein die Firma Wyeth 24 Millionen Dollar unter 26 verschiedenen Lobby-Firmen, damit diese sich um seine Gesetzesinteressen kümmerten.[6] Seit 2002 fließt ein großer Teil dieser Geldströme zweifellos in die Unterstützung des tödlich getroffenen HET-Lizenzgeschäfts, während gleichzeitig die vonseiten der BHT wahrgenommene Bedrohung niedergeschlagen wird. Aufgrund der WHI-Ergebnisse und anderer neuester

Studien kann man darauf wetten, dass das Überleben von Premarin®/Presomen® und Provera®/Prodafem® vielen dieser Millionen zu verdanken ist. Abgesehen von der Lobbyarbeit in der Regierung, die auch die FDA einbezieht, verfügen die Pharmakonzerne über ein riesiges Werbe- und PR-Imperium, das sich der Verunglimpfung bioidentischer Hormone widmet und Patienten wie Medizinerschaft davon zu überzeugen versucht, ihre synthetischen Präparate zu verlangen beziehungsweise zu verschreiben.

In einem Artikel der Monatszeitschrift *Washington Monthly* mit dem Titel „Hot Flash, Cold Flash" (zu Deutsch etwa: „Hitzewelle, Kältewelle")[7], gibt uns die Autorin Alicia Mundy eine Kostprobe davon, wie der Hase im Lobbyismus läuft, wenn sie beschreibt, wie ein Pharmakonzern seine dicke Brieftasche zückte, um die mehr als 12 Jahre bestehende, einst unabhängige, gemeinnützige Interessenorganisation *Society for Women's Health Research* (SWHR, zu Deutsch etwa: „Gesellschaft zur Erforschung der Gesundheit der Frau") praktisch zu übernehmen.

Im April 2002, nur drei Monate vor Veröffentlichung der WHI-Ergebnisse (wusste Wyeth etwa schon, was da auf den Konzern zukam?), gab die SWHR ein Abendessen für Experten in Washington, DC, unter dem Motto „Erwachsen werden". Vordergründiger Zweck war, „Frauen in der Lebensmitte und darüber hinaus" zu feiern, doch Alicia Mundy fiel etwas auf, das diesen Abend von den üblichen steifen Veranstaltungen in der Hauptstadt unterschied. „Die ganze Sache wurde von dem Pharmakonzern Wyeth gesponsert", schrieb sie. Wyeth-Chef Robert Essner hielt eine kurze Rede, nach der die „Menopause-Expertin" Gail Sheehy aus ihrem Buch *The Silent Passage* (zu Deutsch etwa: „Der stille Übergang") las. Sie meinte, „… wie viel mehr die Frauen doch ihr Leben genießen könnten, weil es ‚lebensrettende Vorsorgemaßnahmen, einschließlich der Hormonersatztherapie' gibt" – mit anderen Worten: Premarin®/Presomen® und Provera®/Prodafem®.

Mundy berichtet: „Manche Teilnehmerinnen waren sprachlos. ‚Wyeth wurde nicht einmal am Rand erwähnt', sagt eine [Teilnehmerin], ‚und doch hatte man das Gefühl, als machten sie [SWHR] Werbung für den Konzern. Der ganze Abend war die perfekte Möglichkeit, einen seiner größten Gönner ganz sicher bei Laune zu halten: Das Dinner-Motto wurde verbunden mit dessen wichtigsten Arzneiprodukten.'" Und es funktionierte wie von Zauberhand; in der darauf folgenden Woche belohnte Wyeth die SWHR anlässlich des 60. Geburtstags von Premarin®/Presomen® mit einer Spende in Höhe von 250 000 Dollar.

Wenige Monate später, als die WHI-Enthüllungen die Presse zu beherrschen begannen, wurde die Lage für den Konzern ein wenig brenzlig. Während fast alle unabhängigen Frauenorganisationen vor den kurz zuvor bestätigten potenziellen Gefahren warnten, die mit der konventionellen HET verbunden waren, machte die SWHR jedoch, so Mundy, „... genau das Gegenteil und griff in Talkshows und Zeitungsartikeln die Studie, ihre Autoren und ihre Schlussfolgerungen an. Anstatt Partei für die Auftraggeber zu nehmen, schlug sich die Gesellschaft anscheinend auf die Seite ihrer Spender ..."

Laut Alicia Mundy könnte das „seltsame Verhalten" von Wyeth die „jüngste Innovation in der hohen Kunst der Vetternwirtschaft darstellen. Anstatt zu versuchen, durch Schaffen und Sponsern neuer unabhängig klingender, aber nur oberflächlich getarnter Ideenschmieden und Lobbygruppen eine wirtschaftsfreundliche Denkweise und einen politischen Impuls in Washington zu erzeugen – was Jahrzehnte lang das Standard-Prozedere in der Hauptstadt war – entdeckte Wyeth, dass „... Großzügigkeit im Kostenrahmen einer normalen PR-Kampagne Konzernen die Möglichkeit bieten kann, eine bereits bestehende und angesehene gemeinnützige Organisation fast vollständig zu übernehmen und ihre Glaubwürdigkeit zur Förderung der eigenen Interessen zu nutzen. Die Taktik ist so clever, dass man sich wundern muss, warum andere Industriezweige noch nicht daran gedacht haben – sicher werden viele es genauso machen", schrieb sie.

„Sippenhaft"

Obwohl in der WHI-Studie nur *eine* Art der Hormonersatztherapie – Prempro®/Premella®/Climopax® (oder nur Premarin®/Presomen® bei „Frauen ohne Gebärmutter") – angewendet wurde, nutzte die FDA in der Folge die Studienergebnisse, um ihre Verfügung zu untermauern, dass alle „Östrogene", alle Progestine und alle „Östrogen"-Progestin- oder Östrogen-Progesteron-Kombinationen bis zum Nachweis des Gegenteils zumindest im gleichen Maße wie Premarin®/Presomen® und Prempro®/Premella®/Climopax® als potenziell Krebs und Herzerkrankungen verursachend betrachtet werden sollten.

Folgt man diesem Gedanken bis zu seiner unlogischen Schlussfolgerung, dann will man uns glauben machen, dass die Humanöstrogene und das Humanprogesteron, die der Körper jeder normalen gesunden Frau 40 Jahre oder länger natürlich und sicher ausschüttet, potenziell genauso gefährlich sind wie Prempro®/Premella®/Climopax®, wenn sie als bioidentischer Hormonersatz nach den

Wechseljahren eingenommen werden. Diese „Logik" suggeriert auch, dass sich der weibliche Körper über viele Millionen von Jahren zwar entwickelt hat, um genau diese Hormone, die in der BHT eingesetzt werden, zu produzieren und sicher zu nutzen, dass sie aber plötzlich, etwa im Alter von 50 Jahren, irgendwie toxisch werden.

Womit belegt die FDA ihre Schlussfolgerung? Ganz einfach: Der Körper reagiert auf körperfremde Pferdeöstrogene und das Pseudohormon Progestin solchermaßen, und deshalb sollte er auf bioidentische Hormone eben exakt genauso reagieren. Mit anderen Worten, der einzige Nachweis, den es für potenzielle Nebenwirkungen bioidentischer Hormone gibt, stammt aus Studien, in denen die konventionelle synthetische HET untersucht wurde. *Es gibt absolut keine andere wissenschaftliche Basis, mit der sich diese Ergebnisse auf bioidentische Hormone übertragen lassen.*

Zur Verteidigung ihrer „Logik" weisen die Skeptiker darauf hin, dass es keine großen placebokontrollierten klinischen Doppelblindstudien gibt, die die Sicherheit der BHT belegen können. Das stimmt natürlich, solche Studien gibt es für bioidentische Hormone tatsächlich nicht; aber nicht, weil die BHT grundsätzlich schlechter ist, sondern weil die Pharmakonzerne es – aus egoistischen Interessen – sorgfältig vermieden haben, sie durchzuführen – und niemand sonst sich die Durchführung solch kostspieliger Untersuchungen leisten kann.

Wie wir in diesem Buch schon mehrfach betont haben, denn es ist für die Geschichte des bioidentischen Hormonersatzes äußerst wichtig (wir bitten um Verzeihung, wenn Sie dieses Mantra einfach nicht mehr hören können), so ist das System der „Zulassungen" in den USA per se gegen bioidentische Hormone und alle anderen natürlichen, nicht patentfähigen Präparate voreingenommen. Die beschriebenen Studien sind zu teuer, als dass sie von jemand anderem als den Pharmakonzernen und/oder der US-Regierung durchgeführt werden könnten. Somit wird die Verfügung der FDA zu einer sich selbst erfüllenden Prophezeiung: keine „zugelassenen" Studien, keine Veröffentlichungen in „namhaften" Zeitschriften, keine Bestätigung, dass ein „erwiesener" klinischer Nutzen für bioidentische Hormone vorliegt, und folglich, dass sie wahrscheinlich ebenso gefährlich sein müssen wie körperfremde, synthetische Präparate.

Gleichzeitig liefert aber keine einzige fundierte Studie – und es liegen trotz gegenteiliger Beteuerungen seitens FDA und Schulmedizin Hunderte von veröffentlichten einschlägigen Berichten vor –, auch nur den geringsten Hinweis auf die Möglichkeit, dass bioidentische Hormone, wenn sie korrekt angewendet werden, Premarin®/Presomen®, Provera®/Prodafem® und allen anderen an Wirksamkeit nicht deutlich überlegen sind oder annähernd dieselben Risiken in sich bergen. Und selbst wenn die schulmedizinischen „Obrigkeiten" die Existenz dieser Studien zugeben, versuchen sie, sie schnellstmöglich abzuwerten und ihre Bedeutung kleinzureden, um ihre eigenen Vorurteile zu bedienen, wie sie es bereits gemacht haben, als noch keine WHI-Ergebnisse vorlagen (siehe Kapitel 8).

Eine typische Strategie der Pharmaindustrie ist, ihre erheblichen Ressourcen zur Streuung von Desinformation zu instrumentalisieren. Oft geschieht dies durch das Einspannen scheinbar seriöser medizinischer „Autoritäten" oder der „wichtigsten Meinungsführer", die das Unternehmen gegen Honorar „beraten", Artikel für die medizinische Fachpresse und die Verbrauchermedien „verfassen"*, ständig medizinische „Fortbildungen" abhalten und in Interviews mit den Medien als „fachkundige" Sprecher auftreten.

Größtenteils haben die Pharmafirmen die Massenmedien ganz auf ihrer Seite – teils, weil diese zu bequem sind, einen Blick hinter die neuesten Presserklärungen der Pharmabranche zu werfen, und teils, weil sie durch die Anzeigenwerbung ein Millionengeschäft mit ihr machen. Hier hat die BHT keine Chance, finanziell mitzuhalten. In einem ganz typischen Artikel in *BusinessWeek Online* wird die Ärztin Dr. Michelle P. Warren, Direktorin des Gesundheitszentrums für Frauen an der Universität von Columbia, mit folgenden Worten zitiert: „Viele [Arzneimittel herstellende Apotheker] sagen, bioidentische Hormone ahmen den Ablauf im Körper genauer nach, als die reglementierten Produkte dies tun. Doch das kann man schlecht beurteilen, weil es zu diesen ‚Hormon-Cocktails' keine Studien gibt." (Beachten Sie den Gebrauch des Wortes „Cocktails", das sich auf die ärztlich verschriebenen, sorgfältig dosierten, individuellen Mischungen von bioidentischen Hormonen bezieht, die in Apothekenqualität hergestellt werden.)

Noch „beunruhigender" ist laut Dr. Warren, dass die individuell hergestellten Rezepturen typischerweise Östriol enthalten, das, wie sie hervorhebt, „eine von

---

* Wir verwenden hier lieber „verfassen" als „schreiben", denn meistens setzen die „Autoritäten" lediglich ihren Namen unter einen Beitrag, den ein vom Unternehmen engagierter Ghostwriter verfasst hat. Solche Artikel mögen durchaus genaue Informationen liefern, doch sie werden meist auch von den Marketing-Fachleuten des Unternehmens geprägt und abgesegnet, damit gewährleistet ist, dass sie die Schlüsselbotschaften des Unternehmensmarketings enthalten. Die meisten gut bezahlten „Autoren" haben angesichts eines fünf- oder sechsstelligen Honorars sowie der Gelegenheit, ihre eigene Vita damit zu schmücken und ihr berufliches Ansehen zu vergrößern, kaum Probleme mit diesem Arrangement.

der FDA nicht zugelassene Variante des Hormons" ist. Dabei ignoriert sie die Tatsache vollkommen, dass Östriol bis in die jüngste Zeit von der Pharmaindustrie in Europa in zwei verschiedenen Präparaten vermarktet wurde (unter den Markennamen „Cyclo-Menorette" und „Östriolsalbe") und außerdem als die „ideale Therapie" für Frauen in den Wechseljahren angepriesen wurde. (Laut Pharmaindustrie wurde die Vermarktung dieser Medikamente wegen „mangelnder Nachfrage" kürzlich eingestellt.) Eines stimmt jedoch ausnahmsweise tatsächlich: Aus der Einnahme von Östriol haben sich bei europäischen Frauen niemals ernsthafte Probleme ergeben. Offenbar will man zweigleisig fahren: Zum einen ist Östriol ein potenziell gefährliches, nicht getestetes, nicht zugelassenes „Medikament" in den USA, zum anderen jedoch die „ideale Therapie" in Europa.

Wie erwähnt, laufen in den USA zurzeit klinische Studien mit Östriol unter dem Markennamen Trimesta® zur Behandlung von Multipler Sklerose (MS); wahrscheinlich wird das Präparat innerhalb der nächsten 1 oder 2 Jahre (vom Zeitpunkt der Entstehung dieses Buches aus betrachtet) die „Zulassung" der FDA erhalten. Laut Webseite der Herstellerfirma (Pipex Pharmaceuticals) „ist Östriol in ganz Europa seit mehr als 40 Jahren als mildes Östrogen zur Behandlung von Hitzewallungen bei Frauen nach den Wechseljahren zugelassen und wird so vermarktet."[8] In dem Artikel aus *BusinessWeek Online* fällt dieser Punkt jedoch irgendwie unter den Tisch. Und mehr noch: Pipex dürfte solch eine Aussage gar nicht machen, wenn die FDA damit nicht einverstanden wäre.

Beruhen diese Aussagen von Dr. Warren auf ihrer eigenen Forschung, ihrer klinischen Erfahrung, ihren beeindruckenden Referenzen, einschließlich ihrer akademischen Berufung an eine Eliteuniversität? Das wäre möglich, aber auch Dr. Warren steht als „Beraterin" auf den Honorarlisten mehrerer Pharmaunternehmen. Somit ist es natürlich in ihrem eigenen finanziellen Interesse, sich an die „Parteilinie" der entsprechenden Unternehmen zu halten, und die BHT bei jeder Gelegenheit zu diskreditieren. Achten Sie einmal darauf, wer oder was hinter den Aussagen gegen die BHT steckt, denen Sie in den Massenmedien begegnen, und Sie werden mit an Sicherheit grenzender Wahrscheinlichkeit auf ein ähnliches Arrangement stoßen.

Was also ist so schlecht an Östriol? Die Art und Weise, wie Dr. Warren Östriol als nicht von der FDA zugelassen ablehnt, legt nahe, dass sie keine Ahnung davon hat, was namhafte Wissenschaftler und Ärzte seit Jahrzehnten darüber berichten: dass Hunderte von klinischen und außerklinischen Studien seine

Sicherheit und Wirksamkeit bestätigen, und dass Östriol außerhalb der USA weithin als eine sichere und möglicherweise sogar antikanzerogene Alternative zu Pferdeöstrogenen anerkannt wird. Und auch hier in den USA wird Östriol schon genauso lange vom *United States Pharmacopeia* (USP, zu Deutsch etwa: „Arzneibuch der Vereinigten Staaten") als sicher anerkannt. Das USP ist die offizielle, nicht staatliche, gemeinnützige Autorität, die die Standards für alle in den USA hergestellten und verkauften verschreibungspflichtigen und frei verkäuflichen Medikamente und anderen Gesundheitsartikeln festlegt.

Weder die Pharmaindustrie noch die Bürokraten haben jemals Östradiol evaluiert oder es direkt mit den gefährlichen, aber von der FDA zugelassenen und viel profitableren Pferdeöstrogenen verglichen. Diese „Anti-Östriol-Strategie" gründet auf einer kräftigen Dosis Heuchelei und vorsätzlicher Ignoranz. Abgesehen von den unendlich vielen real gelebten Frauenjahren an „klinischer" Erfahrung, werden hier wesentliche wissenschaftliche Nachweise vernachlässigt, die die Anwendung von Östriol und anderen bioidentischen Hormonen stützen. Von den vielen Hunderten von Studien, über die in medizinischen Fachzeitschriften berichtet wurde, konnte keine einzige überzeugend darlegen, dass Östriol bei sachgemäßer Anwendung das Risiko von Krebs oder einer anderen chronischen Krankheit erhöht. Dies hat sogar die FDA selbst vor Kurzem zugegeben, wie wir im Folgenden erläutern werden. Trotzdem ist der Angriff seitens FDA und Pharmaindustrie auf den Einsatz von Östriol vielleicht der gravierendste, mit dem die BHT bisher konfrontiert wurde.

Mythen über die BHT und die individuelle Herstellung

Mithilfe von Methoden wie den beschriebenen und anderen, gängigeren Mitteln haben Pharmaindustrie und Schulmedizin Mythen folgender Art gegen die bioidentische Hormontherapie verbreitet:

Auch wenn die Ergebnisse der WHI-Studie und anderer Untersuchungen anders lauten, ist die HET vielleicht doch nicht so schlecht, wie zunächst angenommen.
Seit die Ergebnisse der WHI-Studie im Original veröffentlicht wurden, sind die medizinische Fachliteratur und die Verbrauchermedien voller Rezensionen sowie wiederholter Betrachtungen der Schlussfolgerungen und heben die Schwächen und Grenzen der Studie hervor. Die verborgene Botschaft heißt:

Klar, die HET mag ihre Fehler haben, doch bei korrekter Anwendung – das heißt, in der geringstmöglichen Dosis für den kürzestmöglichen Zeitraum bei der idealen Patientin (gesunde, jüngere Frauen in den Wechseljahren), beseitigt sie trotzdem Hitzewallungen, ohne das Risiko von Herzkrankheiten und Brustkrebs zu erhöhen.

Diese Strategie lässt die Tatsache außer Acht, dass der Nachweis über die größere Sicherheit einer niedrig dosierten, kurzfristig eingesetzten konventionellen HET gegenüber den älteren, höher dosierten Verfahren in einer gut kontrollierten Studie nach Art der WHI erst noch geführt werden muss. Es ist lediglich eine bequeme Hypothese, zu der die FDA sich aufgrund der neuerlichen Analyse von WHI-Daten durch die Pharmaindustrie hat überreden lassen, um zu verhindern, dass deren Lizenzgeschäft einbricht. Die konventionelle HET verhindert auch nicht – insbesondere unter den neuen, angeblich sichereren Verschreibungsrichtlinien – andere Langzeitkonsequenzen des Östrogenrückgangs, wie Herzkrankheiten, Osteoporose, Senilität, Depressionen und Inkontinenz, alles Forderungen, die schon seit Langem an die Wirksamkeit der HET gestellt werden.

Die Unterschiede zwischen konventionellen Pseudohormonen und bioidentischen Hormonen sind – so sie denn überhaupt existieren –, minimal und haben wenig oder gar keine klinische Konsequenz.
Viele ansonsten intelligente und scheinbar gut informierte Ärzte und Forscher bezeichnen – anscheinend nicht willens oder nicht fähig, diese wichtigen Unterscheidungen zu machen –, Pferdeöstrogene weiterhin als „Östrogen" und Provera®/Prodafem® und andere Progestine als „Progesteron". Wären alle „Östrogene" und „Progestogene" jedoch gleich, hätten die Warnungen der FDA bezüglich der potenziellen Gefahren bioidentischer Hormone einen gewissen Sinn. Tatsache ist jedoch, dass die kleinen, scheinbar unbedeutenden Veränderungen in den Östrogen- und Progesteronmolekülen, die vorgenommen werden, um daraus die „Hormon"-Produkte der Pharmaindustrie zu kreieren, den Unterschied zwischen einem sicheren, natürlich aktiven bioidentischen Hormon und einem toxischen Pseudohormon ausmachen können. Für die Annahme, dass bioidentische Hormonmoleküle dieselben hohen Risiken und geringen Vorteile wie die Pferdeöstrogene und synthetischen Pseudohormon-Moleküle der Pharmaindustrie in sich tragen, gibt es keine wissenschaftliche Rechtfertigung, und jeder Wissenschaftler, der denken kann, sollte das eigentlich wissen.

Wirksamkeit und Sicherheit der BHT werden nicht durch klinische Forschungsergebnisse gestützt

Abgesehen davon, dass diese Aussage eine absolute Verfälschung der Wirklichkeit darstellt, wird damit einer riesigen Menge an einschlägigen Veröffentlichungen – ein großer Teil davon in europäischen und asiatischen, aber auch viele davon in amerikanischen Zeitschriften – die Anerkennung verweigert, obwohl nachgewiesen werden konnte, dass bioidentische Hormone sicher und wirksam sind. In diesem Buch haben wir mehrfach Hunderte von veröffentlichten Forschungsarbeiten zitiert, die gerade die Sicherheit und Wirksamkeit bioidentischer Hormone in klinischen und außerklinischen Studien stützen. Wie erwähnt, wurde Östriol in Europa von der Pharmaindustrie selbst als „ideale Therapie" vermarktet.

Frauen, die sich einer BHT unterziehen, setzen sich unnötigen Risiken aus.

Da die Schulmedizin sich engstirnig weigert, zwischen synthetischen Pseudohormonen und bioidentischen Hormonen zu unterscheiden oder die vielen klinischen Studien über bioidentische Hormone bei Frauen in den Wechseljahren zu akzeptieren, will man uns nun einreden, dass diese genauso gefährlich seien wie Premarin®/Presomen® und Provera®/Prodafem®. Man beruft sich auf die Logik, dass man „von zwei Übeln besser das wählt, was man schon kennt", und argumentiert, die HET sei deswegen vorzuziehen, weil man wenigstens um ihre Risiken weiß. Und wieder weisen wir auf die erhebliche Menge an medizinischer Literatur hin, die diese Behauptung widerlegt.

Ärzte, die bioidentische Hormone verschreiben, sind „beknackte Quacksalber", die ihre Patientinnen und Patienten täuschen oder betrügen.

Die meisten Ärzte, die die BHT gewissenhaft verschreiben, haben spezielle Ausbildungskurse besucht und verfügen über hohes fachliches Wissen in der Verschreibung, Dosierung und (was am wichtigsten ist) Überwachung ihrer Patientinnen, sowohl in Hinblick auf die Arztbesuche in der Praxis als auch in Hinblick auf die entsprechenden Labortests. Die Behauptung, diese Ärzte seien ausgemachte Betrüger und sollten nicht praktizieren dürfen, heißt, sie auf erbärmlichstem Niveau verleumderisch zu beschimpfen, ohne auch nur die Spur eines Beweises dafür zu haben.[9] Wenn es Ärzte gibt, die etwas unter dem Namen „BHT" verschreiben, sich dabei aber nicht an die in den maßgeblichen Büchern und veröffentlichten Arbeiten niedergelegten Prinzipien halten, so fordern wir sie auf, dies sofort einzustellen und sich in der ordnungsgemäßen Verschreibung der BHT entsprechend ausbilden zu lassen, da sie der „Sache" der BHT so mehr schaden als nutzen, von ihren Patientinnen und Patienten ganz zu schweigen.

Die Dosierung bioidentischer Hormone ist ungenau, denn zur Bestimmung der Hormonspiegel verlangen die BHT-Anwender Speicheltests, die unzuverlässig sind.

Um die BHT zu verleumden, haben ihre Kritiker den Speicheltest vorgeschoben. Wie in Kapitel 9 thematisiert, eignen sich Speicheltests nicht gut zur Bestimmung von Steroidhormonen bei Frauen in den Wechseljahren, insbesondere solchen, die mit bioidentischen Hormonen behandelt werden. Speicheltests und Laboranalysen werden im großen Stil angeboten, denn sie lassen sich leicht durchführen, sind relativ billig und für die anbietenden Labors sehr einträglich, doch sachkundige Ärzte wissen, dass Blutuntersuchungen und insbesondere Analysen des 24-Stunden-Sammelurins weitaus überlegen sind. Die BHT ist nicht so angelegt, dass Speichelanalysen erforderlich sind, doch die netten Leute aus der Pharmaindustrie und der FDA würden uns gerne glauben machen, dass dem so ist, und dass jeder Arzt, der die BHT verschreibt, sich auf solche Tests verlässt.

Von einem Arzneimittel herstellenden Apotheker individuell angefertigte Hormonpräparate können unzuverlässig und potenziell gefährlich sein.

Die Pharmaindustrie und die FDA beharren darauf, dass individuell zubereitete Hormone verunreinigt, mangelhaft zusammengestellt, falsch dosiert, teuer, nicht von der FDA zugelassen und möglicherweise sogar illegal sind. Sie können dafür aber keine stichhaltigen Belege vorweisen, es handelt sich um reine Irreführung. Die individuelle Arzneimittelherstellung gehört seit den Anfängen der modernen Medizin als wichtiger Teil zum Tätigkeitsbereich einer Apotheke, wurde bei Gründung der FDA im Jahre 1938 als legal anerkannt und erst 1997 erneut bestätigt. Außerdem unterliegt sie in den USA der Regulierung durch die einzelnen bundesstaatlichen Apothekerkammern.

Im Laufe der Jahre wurden die Qualifikationen und Techniken der Arzneimittelherstellung immer besser. Die neueste Diskreditierungskampagne der FDA gegen die individuelle Arzneimittelherstellung – auf Veranlassung von Wyeth und anderen Pharmakonzernen –, ist ganz offensichtlich unehrlich, politisch motiviert und entbehrt jeder objektiven Aussagekraft. Sie beruht hauptsächlich auf einer weithin verrufenen „eingeschränkten Untersuchung" der FDA, die später in diesem Kapitel besprochen wird.

Arzneimittel herstellende Apotheker vermarkten und verkaufen ihre Präparate direkt an Endkunden.

Laut *BusinessWeek Online*, das bei jeder Gelegenheit die Anliegen der Pharmaindustrie schamlos verbreitet hat, „verkaufen Arzneimittel herstellende Apotheken ... [ihre] Präparate in Prospekten und über das Internet.[1] (Als ob die Pharmakonzerne das nicht täten!)

Der Artikel sieht dabei bequemerweise ganz einfach darüber hinweg, dass Arzneimittel herstellende Apotheker niemals Östrogene, Testosteron oder irgendein anderes von der FDA „zugelassenes" Medikament ohne ärztliches Rezept abgeben. Viele werben zwar für ihre Dienste bei Patienten und Ärzten in ihrem Umfeld (wie das auch Pharmafirmen tun, die sich dazu raffinierter, teurer Medienkampagnen bedienen: „Fragen Sie Ihren Arzt, ob das Präparat ... das Richtige für Sie ist."), doch niemand kann ein individuell hergestelltes Medikament erwerben, der nicht zuerst ein gültiges ärztliches Rezept vorlegt.

Mit dem Argument, dass manche Arzneimittel herstellenden Apotheker Medikamente über das Internet abgeben, wird versucht, den ganzen Berufsstand in ein schlechtes Licht zu rücken. Der Artikel versäumt es jedoch darauf hinzuweisen, dass die meisten Arzneimittel herstellenden Apotheken kleine, unabhängige Unternehmen mit lokalem Standort sind, deren gut ausgebildetes Fachpersonal der staatlichen Aufsicht unterliegt. Wenn sie das Internet als Marketing-Plattform verwenden – und wer tut das heute nicht? –, verlangen sie trotzdem immer noch ein gültiges Rezept, bevor sie ein Hormonpräparat oder ein anderes Medikament abgeben, und wie alle anderen Apotheken unterstehen auch sie der staatlichen Regulierung und Kontrolle.

Der Artikel bemerkt höhnisch, dass die Arzneimittel herstellenden Apotheken „... eine Schattenwirtschaft bilden, der es weitgehend gelungen ist, sich den Kontrollen der amerikanischen Zulassungsbehörde FDA zu entziehen. Sie vermarkten ihr Gebräu, ohne es den strengen Prüfungen zu unterziehen, die normalerweise für verschreibungspflichtige Medikamente gefordert werden."[1] Wenn dem so ist, dann liegt es daran, dass sie 1. durch die staatlichen Apothekerkammern angemessen reguliert werden, und 2., was am wichtigsten ist, dass sie rechtlich nicht der FDA unterstehen. Und was das „Gebräu" betrifft, so weisen wir nochmals darauf hin, dass Arzneimittel herstellende Apotheker hochqualifizierte Fachleute sind, die von der FDA zugelassene Ingredienzien in großen Mengen verwenden und diese nach ärztlicher Vorschrift und zugelassenen Herstellungsverfahren gewissenhaft verarbeiten. Keine einzige fundierte wissenschaftliche Studie hat je etwas anderes ergeben.

Arzneimittel herstellende Apotheker sind eigentlich Medikamentenhersteller und sollten daher denselben Regulierungen durch die FDA unterliegen wie die großen Pharmakonzerne.
Ein Washingtoner Anwalt, der auch auf der Honorarliste von Pharmafirmen steht, schlug wegen der wachsenden „Bedrohung" durch die individuelle Medikamentenherstellung Alarm und wurde von *BusinessWeek Online* damit zitiert, dass die Hersteller „... Pharmaunternehmen unter dem Deckmantel von Apotheken betreiben. Das ist ein ernstes öffentliches Gesundheitsproblem."[1]

Diese Behauptung ist eine weitere übertriebene Erfindung, die in Wirklichkeit jeder Grundlage entbehrt. Die individuelle Herstellung mit der industriellen Fertigung zu vergleichen, ist grotesk und eine reine Schutzbehauptung. Es geht dabei um die Zubereitung individualisierter Verordnungen nach ärztlichem Rezept. Eine Massenproduktion durch Apotheker wäre unwirtschaftlich und kontraproduktiv. Zudem hat keine fundierte wissenschaftliche Studie je ergeben, dass individuell zubereitete Verordnungen gefährlicher sind als konventionelle Rezepte für patentrechtlich geschützte Pharmapräparate. Wie bereits erwähnt, unterliegen außerdem alle Arzneimittel herstellenden Apotheker in den USA der Regulierung und Kontrolle der jeweiligen Apothekerkammer in den einzelnen Staaten, ein System, das sich über Jahrzehnte als sehr wirksam erwiesen hat.

Hormone „pflanzlichen Ursprungs" haben etwas Unheimliches.
Ein häufiger, wenn auch unterschwelliger Angriff auf die BHT ist, dass sie Hormone „pflanzlichen Ursprungs" einsetzt. Wie kann das ein Problem sein? Zum einen verwischt die Betonung des pflanzlichen Ursprungs bioidentischer Hormone den Unterschied zwischen bioidentischen Humansteroiden und pflanzlichen Östrogenen bzw. Phytoöstrogenen* (wie Isoflavonen und Ligninen), die zwar natürliche, manchmal nützliche und meist sichere Östrogenquellen darstellen, doch für den Menschen ebenso wenig bioidentisch sind wie Pferdeöstrogene.

---

* Phytoöstrogene sind von bestimmten Pflanzen (zum Beispiel Soja oder Lein) produzierte Östrogene, die sich in tierischen Zellen und im menschlichen Körper wie Östrogene verhalten und die Aufgaben der körpereigenen Östrogene imitieren und/oder ergänzen können.

Für manche Frauen in oder nach den Wechseljahren können Phytoöstrogene die üblichen Symptome sinkender Östrogenspiegel hilfreich reduzieren, doch sie sind kein Ersatz für echte bioidentische Hormone.

Zum anderen werden, wie bereits mehrfach erwähnt, außer Phytoöstrogenen und Premarin®/Presomen® praktisch alle heute in Gebrauch befindlichen steroidalen Geschlechtshormone – sowohl bioidentische als auch patentrechtlich geschützte – aus demselben chemischen Pflanzenstoff Diosgenin synthetisiert, ganz gleich, ob sie für den menopausalen Hormonersatz, die Empfängnisverhütung oder eine anderweitige Anwendung eingesetzt werden. Die oft unausgesprochene Botschaft dahinter heißt, dass Premarin®/Presomen® irgendwie besser und „natürlicher" sei, da es tierischen Ursprungs ist, auch wenn es aus Pferdeurin hergestellt wird und seine Östrogenmischung für den menschlichen Körper ungeeignet ist. Wichtig ist aber nicht, woher die Hormone stammen, sondern wie ähnlich die synthetisierten Moleküle den natürlichen Hormonmolekülen des Menschen sind. Die in der BHT eingesetzten Hormone sind exakte Kopien, wohingegen Pferdeöstrogene, synthetische Östrogene, Progestine und Phytoöstrogene sich deutlich davon unterscheiden.

Individuelle oder industrielle Herstellung?

„Der grundlegende Unterschied zwischen individueller und industrieller Herstellung und das Schlüsselelement einer solchen Unterscheidung ist das Vorhandensein einer sogenannten Triaden-Beziehung zwischen Apotheker, Verordner und Patienten. Diese Triade soll die Zubereitung eines medizinischen Präparats kontrollieren. Außerdem sind individuelle Medikamente nicht für den Handel gedacht, sondern nur auf die unmittelbaren persönlichen Bedürfnisse des jeweiligen Patienten ausgerichtet.

Im Gegensatz dazu werden von den industriellen Medikamentenherstellern mit einem hohen Aufwand an Personal und Sachmitteln gleichzeitig Chargen von Millionen Tabletten oder Kapseln für den Handel produziert, ohne Wissen über den jeweiligen Patienten, der letztlich der Endverbraucher ist."

American Pharmacists Association (zu Deutsch etwa: „Amerikanische Pharmazeutische Gesellschaft")

US Senate Special Committee on Aging (zu Deutsch etwa: „Bericht an den Spezialausschuss des US-Senats über das Altern")

April 2007

Dennoch haben wir es immer noch mit unglaublicher Unwissenheit zu tun, wie sie Dr. med. Stephan Barrett, ein selbsternannter „Kämpfer gegen die Quacksalberei", an den Tag legte. Auf seiner Webseite „Pharmawatch" erklärt er unter dem Titel „Machen Sie einen Bogen um die Bioidentische Hormontherapie" Folgendes:

> „Individuell hergestellte ‚bioidentische Hormone' sind Hormone pflanzlichen Ursprungs, die von Apothekern zubereitet und als Medikamente bezeichnet werden. Es wird behauptet, dass sie den von den Eierstöcken oder dem Körper produzierten Hormonen biochemisch ähnlich oder mit ihnen identisch sind. Die einschlägigen chemischen Stoffe (Steroide) in Pflanzen sind jedoch mit denen des Menschen nicht identisch. Um für den Menschen wirksame Präparate herzustellen, muss man die pflanzlichen Rohstoffe auf synthetischem Weg in Humanhormone umwandeln. Somit bergen die ‚bioidentischen' Hormone nach Maßgabe ihrer Wirksamkeit dieselben Risiken wie die Standardhormone – zuzüglich möglicher, wie immer gearteter Probleme, die während einer individuellen Herstellung dazukommen könnten."[10]

Wenn Sie Verständnisprobleme mit den Ausführungen von Dr. Barrett haben, dann kennen Sie sich mit der BHT zweifellos besser aus als er. Er weist darauf hin, dass die Rohstoffe auf synthetischem Weg in Humanhormone umgewandelt werden müssen, damit Steroide pflanzlichen Ursprungs beim Menschen wirksam sind. Das ist wohl wahr, und es ist auch in Ordnung; wie erwähnt, werden praktisch alle heute in Gebrauch befindlichen Steroidhormone außer Premarin®/Presomen® auf diese Weise hergestellt. Doch dann bekommt seine Logik einen haarsträubenden Knick, wenn er argumentiert, allein die Tatsache dieser Synthese deute in irgendeiner Weise darauf hin, dass bioidentische Hormonpräparate dieselben Risiken bergen, wie diejenigen der „Standardhormone". Zuerst einmal müssen wir uns fragen: Was sind „Standardhormone"? Vermutlich meint er eine Art der patentrechtlich geschützten Hormonprodukte, da diese die einzigen sind, denen er klinische Geltung zuspricht. Zweitens, wie werden bioidentische Hormone durch Synthetisieren aus pflanzlichen Steroiden bezüglich des Risikos automatisch zu Äquivalenten von „Standardhormonen"? Dafür gibt es keinerlei Belege; das ist blanker Unsinn aufgrund von mangelnder Information.

Schließlich lässt er sich in unfairer Weise über die individuelle Herstellung aus, indem er suggeriert, das Verfahren bringe unspezifische „Probleme" mit sich.

Welche stichhaltigen Belege hat er für diese „Probleme"? Nun, in einem vorherigen Absatz bezieht er sich auf eine unwissenschaftliche, fehlerhafte und weithin angezweifelte „begrenzte Überprüfung" der FDA von 2001, die wir im Einzelnen weiter unten besprechen.

Generell kann man getrost annehmen, dass alles, was Stephan Barrett über die BHT (oder in der Tat über fast alles) äußert, nichts als Geschwätz ist, das sich nicht auf objektive Fakten, sondern auf ein unverhohlenes Vorurteil gegen jeden Aspekt komplementärer und alternativer Medizin stützt. Doch Schulmedizin und Medien betrachten ihn und andere wie ihn – bequem und ignorant, wie sie selbst sind – als taugliche „Verkünder der Wahrheit".

Wenn sich Frauen tatsächlich einer BHT unterziehen wollen, können sie doch die von der FDA zugelassenen Östradiol- und Progesteronpräparate anwenden.
Diese Haltung zeugt von einer fundamentalen Verkennung der BHT, deren Zweck, wie das bei den „zugelassenen" Präparaten der Fall ist, nicht einfach nur die Unterdrückung menopausaler Symptome ist. Hier geht es vielmehr um die Wiederherstellung eines hormonellen Milieus, das demjenigen vor den Wechseljahren so nahe wie möglich kommt. Um Letzteres zu erreichen, müssen die – vorzugsweise topisch anzuwendenden – individualisierten Zubereitungen von bioidentischen Östrogenen, Progesteron sowie möglicherweise Testosteron und DHEA die natürlichen Gegebenheiten so genau wie möglich nachahmen. Dazu ist es auch erforderlich, dass sie in physiologischen Dosierungen (was bei „zugelassenen" Präparaten wohl nicht möglich sein dürfte) und nach einem physiologischen Zeitplan (was laut den „offiziellen" Beipackzetteln dieser Produkte nicht vorgesehen ist) angewendet werden. Die „echten" bioidentischen Hormonzubereitungen gibt es nur von einem Arzneimittel herstellenden Apotheker.

- Die von der FDA zugelassenen bioidentischen Hormone, die ausschließlich Östradiol zu 100 Prozent enthalten (Cremes, Gels, Pflaster und Tabletten), Progesteron (meist oral einzunehmende Kapseln) und Testosteron (nur für Männer zugelassene Cremes, Gels, Pflaster), sind auf bestimmte Dosierungen und Zusammensetzungen beschränkt; ihre Anwendung orientiert sich somit nicht so genau wie möglich an den natürlichen Gegebenheiten:
- Cremes, die 100 Prozent Östriol enthalten, sowie ebensolche Gels und Tabletten enthalten gefährlich hohe Dosierungen (1 bis 2 mg täglich). Östradiolpflaster

geben ihre Hormone in geringeren Dosen, aber nach einem konstanten, unphysiologischen Schema ab (siehe Kapitel 9).

- Östriol, das zur Pufferung der prokanzerogenen Wirkungen von Östradiol und Östron von Bedeutung ist, wird vielleicht doch noch von der FDA „zugelassen" (wenngleich sie sich auf Betreiben der Pharmaindustrie zurzeit sehr bemüht, es zu verbieten), aber von keinem US-Hersteller in hormonersatzfähigen Dosen vertrieben. So gut wie kein Befürworter der von der „FDA zugelassenen BHT" empfiehlt die Anwendung von Östriol, obwohl es in Europa und Asien auf breiter Front erfolgreich eingesetzt wird.

- Progesteron wird oft in hochdosierten Kapseln zur oralen Einnahme in mikronisierter Form empfohlen (doch diese können Erdnussöl enthalten, was für Frauen mit einer Erdnussallergie ein Problem wäre). Doch „orales" Progesteron hat überhaupt nichts mit dem Weg zu tun, den natürliches Progesteron im Körper nimmt. Topisch anzuwendendes Progesteron, das dem oralen überlegen ist (da es den natürlichen Weg nimmt) und niedrigere Dosierungen erfordert, ist von der FDA nicht „zugelassen", aber bei Arzneimittel herstellenden Apothekern erhältlich.

- Testosteron ist nur in Dosierungen zugelassen, die für Männer geeignet sind. Die einzigen für Frauen zur Verfügung stehenden Testosteronquellen sind ebenfalls nur Arzneimittel herstellende Apotheker.

Folglich gibt es keine von der FDA „zugelassenen" bioidentischen Hormone. Die einzigen für die BHT geeigneten Hormone gibt es nur bei den Arzneimittel herstellenden Apothekern.

Angst statt Argumente: Die FDA „überprüft" Arzneimittel herstellende Apotheker

Ein beträchtlicher Teil des Drucks, der heute gegen die BHT aufgebaut wird, zielt direkt auf die Arzneimittel herstellenden Apotheker. Diese Strategie ist perfekt: Schränkt man sie ein oder nimmt man ihnen die Grundlage zur individuellen Zusammenstellung von bioidentischen Hormonen ganz, ist das Problem mit den bioidentischen Hormonen einfach vom Tisch. Die Patienten lassen sich nicht abwimmeln, und es ist schwierig (wenngleich nicht unmöglich, wie die aktuelle rechtliche Konfrontation bezüglich Östriol zeigt), zu kontrollieren, was Ärzte verschreiben; doch Arzneimittel herstellende Apotheken bieten sich als Zielscheibe von Regulierungen geradezu an.

Als erstklassige Waffe gegen die individuelle Herstellung erwies sich vor kurzem ein Anlauf der FDA, solche Medikamente und Hormone einer „eingeschränkten Überprüfung" zu unterziehen. Diese ergab, dass 34 Prozent der Proben aus 12 verschiedenen Arzneimittel herstellenden Apotheken einem oder mehreren Qualitätstests der Behörde nicht genügten.[11] Auf den ersten Blick – und nur darüber erfährt man in den Medien etwas – klingt das sehr beunruhigend, denn es sieht so aus, als müssten Frauen, die sich für die BHT entscheiden, davon ausgehen, dass jede dritte ihrer Hormonverschreibungen von unterdurchschnittlicher Qualität ist, ja, vielleicht sogar gefährlich sein kann; ganz offensichtlich ein weiterer guter Grund, sich von der BHT fernzuhalten.

Es wäre jedoch ein großer Fehler, diese Ergebnisse für bare Münze zu nehmen. Die FDA selbst räumt bereitwillig ein, dass ihre sogenannte Überprüfung „beschränkt" sei (der Titel lautete: *Report: Limited FDA Survey of Compounded Drug Products*; zu Deutsch etwa: „Bericht: Beschränkte FDA-Überprüfung individuell hergestellter Medikamente"), sie sagt uns nur nicht, wie beschränkt. In der Tat ist diese sehr kleine informelle Überprüfung nie von Fachleuten kontrolliert oder in einer medizinischen Fachzeitschrift veröffentlicht worden – und das mit gutem Grund; keine seriöse Zeitschrift würde das tun. Eine kurze Zusammenfassung der Studie gibt es nur auf der Webseite der FDA. Als der zuständige Sachbearbeiter schließlich von einem Ausschuss des Kongresses mit den Unzulänglichkeiten der Überprüfung konfrontiert wurde, gab er zu, dass sie keine wissenschaftliche Beweiskraft habe.

Die Überprüfung wurde zwischen Juni und Dezember 2001 durchgeführt; von der FDA rekrutierte „Forscher" ließen bei zwölf verschiedenen Arzneimittel herstellenden Apotheken 29 unterschiedliche Medikamente anfertigen. Es gibt keine Informationen darüber, nach welchen Kriterien diese Apotheken ausgewählt wurden – außer, dass ihre einzige Qualifikation gewesen zu sein schien, dass sie im Internet Werbung machten und bereit waren, 1. Verordnungen ohne vorherige persönliche Absprache mit dem verschreibenden Arzt oder der Patientin auszuführen, und 2. der „Patientin" die zubereiteten Medikamente ohne weitere Prüfung und diskret per Post zuzusenden. Es scheint, als habe man sich überhaupt nicht bemüht, die Qualität der Apotheken in irgendeiner Form zu recherchieren. (Wir können auch voraussetzen, dass die Produkte unter falschen Voraussetzungen mit Rezepten von FDA-„Ärzten" für fiktive Patienten erworben wurden.)

Diese 29 Musterzubereitungen waren in fünf verschiedenen Darreichungsformen „verordnet": 13-mal als sterile Injektionen, 9-mal als Augentropfen oder

Augensalbe, 2-mal als Implantate, 1-mal als Inhalation und 4-mal als Kapseln oder Tabletten zur oralen Einnahme. Es handelte sich um Geschlechtshormone (Östradiol und Progesteron), Antibiotika, Kortikosteroide, Lokalanästhetika und Medikamente für die Behandlung von Glaukomen, Asthma, Eisenmangelanämie und erektiler Dysfunktion. Bei den Musterzubereitungen der Geschlechtshormone wurde 2-mal Progesteron zur Injektion hergestellt, 2-mal Östradiol als Hautimplantat, 3-mal Progesteronkapseln sowie 1-mal Östradioltabletten.

In den Analyselabors der FDA wurden die Produkte hinsichtlich ihrer Qualität, Reinheit und Wirkung klassifiziert. Insgesamt wurde ermittelt, dass 10 der 29 Muster (34 Prozent) nicht den Standards der FDA entsprachen; neun von ihnen fielen durch, weil ihre Wirkung geringer war, als im Beipackzettel angegeben. Davon betroffen waren zwei der Progesteronprodukte – eine Injektion und eine Kapsel –, die Progesteronkapsel, die ungenügend dosiert war, fiel auch wegen Problemen mit der „Einheitlichkeit des Wirkstoffgehalts" durch. Die sieben anderen mangelhaften Produkte waren keine Geschlechtshormone, sondern von der FDA „zugelassene" Standardmedikamente.

Wenn nun durch die Medien geht, dass eine Überprüfung der Arzneimittel herstellenden Apotheken durch die FDA eine Fehlerquote von 34 Prozent ergeben hat, müsste man ja eigentlich verrückt sein, wenn man sich nicht zweimal überlegen würde, ob man so ein Medikament wirklich verwenden sollte. Umso mehr, als uns die FDA daran erinnert, dass eine andere, davon unabhängige und von der Behörde gesponserte Studie über mehr als 3000 einfache pharmazeutische Produkte (wie man Sie in einer ganz normalen Drogerie in den USA kaufen kann), nur eine Fehlerquote von 2 Prozent auswies. Was würden Sie vorziehen – einen Fehler bei jeder dritten Verordnung oder einen Fehler nur bei jeder zweihundertsten Verordnung? Tatsächlich kann man das nicht so einfach vergleichen.

Das geht wirklich nicht: Und deshalb bemüht sich die FDA, diesen Vergleich in möglichst dichtem Dunstkreis zu vernebeln. Es gibt keine zulässige Möglichkeit, die Ergebnisse dieser beiden „Studien" zu vergleichen. Ganz einfach ausgedrückt, weil die Populationen sowie das Design jeder Studie völlig unterschiedlich waren und die Mustergrößen sich um den Faktor 100 unterschieden – und das sind nur einige weniger von vielen Unterschieden.

Allein schon der äußerst geringe Umfang der Überprüfung individuell in Apotheken gefertigter Präparate macht ihre Ergebnisse bedeutungslos. Offenbar wurden die Apotheken nicht nach dem Zufallsprinzip ausgewählt, und es waren auch nur zwölf. Sollen wir etwa glauben, dass diese zwölf repräsentativ für die mehr als 1 000 qualifizierten Arzneimittel herstellenden Apotheken sind, die es heute in den USA gibt und von denen vor Kurzem viele durch den PCAB (zu Deutsch etwa: „Ausschuss für die Zulassung von Apotheken zur Herstellung individueller Medikamente") zertifiziert wurden? Sollen wir glauben, dass die 29 Produkte, die die FDA vor 10 oder 11 Jahren hat herstellen lassen, repräsentativ für die Millionen von Verordnungen sind, die heute jedes Jahr ausgeführt werden?

Zudem, wären die von der FDA „verordneten" Hormone tatsächlich zur Verwendung in der BHT vorgesehen gewesen, wären ihre Darreichungsformen für die heutige Zeit völlig unangemessen. Die bioidentische Hormontherapie sieht weder Progesteroninjektionen noch Östradiolimplantate vor. (Ebenso wenig kann man „die Natur" durch die Herbeiführung eines – künstlichen – Zyklus „kopieren".) Manche Ärzte verschreiben Östradiol und Progesteron als Tabletten oder Kapseln, aber erfahrene Medizinerkollegen halten Cremes und Gels heute für weitaus wirksamer, sicherer und besser verträglich. Die FDA „verschrieb" oder evaluierte jedoch keine Hormoncreme und kein Hormongel (das muss wohl ein Versehen gewesen sein). Alles in allem ist eine Übertragung der Ergebnisse auf alle Arzneimittel herstellenden Apotheken und die BHT durch diese Fehler im Studiendesign vollkommen sinnlos.

Im Jahr 2003, noch bevor es zu einer Anhörung vor dem Ausschuss für Gesundheit, Bildung, Arbeit und Altersbezüge des US-Senats kam, wurde die FDA streng gerügt, weil sie diese falsche Überprüfung dazu heranzog, um die Arzneimittel herstellenden Apotheken in Verruf zu bringen.[12] In einem Dialog mit Senator Jan Ensign ruderte Dr. Steven Galson, der Direktor des Zentrums für Arzneimittelevaluation und Forschung, der die „Überprüfung" durchgeführt hatte, zurück und erklärte: „Ich möchte betonen, dass dies *keine groß angelegte wissenschaftliche Überprüfung war*. Es war eine kleine Stichprobenerhebung."

„Normalerweise rüge ich Zeugen nicht", konterte Senator Ensign. „Aber Sie möchte ich doch für etwas rügen. Sie sind Wissenschaftler, und *nicht-wissenschaftliche Studiendaten* vorzulegen … ist problematisch … Ihre Art der Präsentation war *missverständlich*."

Worauf Dr. Galson hilflos erwiderte: „Ich habe nicht versucht, sie als wissenschaftliche Daten vorzulegen."

Also, Dr. Galson, wenn das keine wissenschaftlichen Daten waren, was waren sie denn dann? Ah ja, natürlich – Propaganda.

Nach wie vor stoßen wir fast jedes Mal, wenn Kritiker der BHT und/oder der Medikamentenherstellung durch Apotheken ihre Meinung meist mit der unausgesprochenen Schlussfolgerung zu Papier bringen, alle mangelhaften Muster seien bioidentische Hormone gewesen (was nicht der Fall war), darauf, dass diese unwissenschaftlichen Ergebnisse der Überprüfung als wissenschaftliche Daten zitiert werden. In Wirklichkeit waren, nebenbei bemerkt, sieben der mangelhaften Medikamente keine bioidentischen Hormone, sondern individuell gefertigte Versionen von durch die FDA „zugelassenen" Pharmapräraten, die vollkommen legal sind und an deren Einschränkung die FDA nach eigener Aussage gar kein Interesse hat. Außerdem untersuchte die FDA in ihrer „Überprüfung" zwar ein breites Spektrum von Medikamenten, doch ihre Ergebnisse werden praktisch immer nur von jenen zitiert, die versuchen, die in Apotheken individuell angefertigten bioidentischen Hormone in Misskredit zu bringen – nicht jedoch die in den Apotheken hergestellten Antibiotika, nicht die dort gefertigten Corticosteroide, auch nicht die Lokalanästhetika oder andere individuell hergestellten Medikamente. Die – immer unausgesprochene – Schlussfolgerung ist, dass alle individuell hergestellten Produkte bioidentische Hormone gewesen sein müssen.

Die einzigen Indizien gegen die individuell angefertigten Hormone in der „Überprüfung bestanden darin, dass bei zwei von acht Hormonpräparaten eine geringere Wirksamkeit festgestellt wurde. Es gibt für die falsche Berechnung der Menge von Progesteron oder eines anderen Hormons oder Medikaments sicher keine Entschuldigung, und wir sind doch zuversichtlich, dass die heutigen, gut ausgebildeten, gut ausgerüsteten, PCAB-zertifizierten Apotheker, deren Prozedere dem aktuellen „Stand der Technik" entspricht, besser abschneiden würden als ihre anonymen Kollegen zehn oder mehr Jahre zuvor, deren Fähigkeiten in diesem Bereich und deren Ausbildung man nicht kennt. Die positive Seite ist immerhin, dass keines der Muster verunreinigt oder gefährlich war.

Dennoch, hier ist die unterschwellige Botschaft – die sie uns glauben machen wollen, aber nicht frei heraus äußern, weil sie wissen, dass es eine Lüge ist: Wenn 3000 von Apothekern auf Rezept gefertigte Muster genauso analysiert würden, wie die 3000 pharmazeutischen Proben in der oben zitierten älteren Studie, sollten wir damit rechnen, dass sich 1000 oder mehr Präparate als unterdurchschnittlich erweisen. Dies ist eine äußerst unzulässige und unlautere Art, Daten vorzulegen, insbesondere solche, von denen man weiß, dass sie unter Frauen, die nach einer Erleichterung ihrer Wechseljahresbeschwerden Ausschau halten, weite Verbreitung finden.

Würden die Ergebnisse anders lauten und wären sie zugunsten der Arzneimittelherstellung durch die Apotheken ausgefallen, können wir sicher sein, dass die FDA und andere schulmedizinische Autoritäten sie entweder in der Versenkung hätten verschwinden lassen oder in Stücke gerissen hätten, nach dem Motto: „Nur wieder eine dieser kleinen, schlecht kontrollierten Studien, zu denen man gar nichts sagen kann. Nur große placebokontrollierte Doppelblindstudien liefern aussagekräftige Daten." Kommt Ihnen das irgendwie bekannt vor?

Doch da diese Scheinergebnisse so verdreht werden können, dass sie die Position von Gegnern der BHT sowie der Herstellung von Medikamenten in den entsprechenden Apotheken unterfüttern, wurden sie zu einem wertvollen, oft zitierten „wissenschaftlichen" Indiz, einem Teil des „Evangeliums", das regelmäßig als Beleg für die Minderwertigkeit der von Apotheken gefertigten Medikamente und bioidentischen Hormone zitiert wird. (Vgl. die „Bürger-Petition" von Wyeth im Folgenden.) Ehrlich gesagt, wenn Wyeth, die FDA und andere Gegner der BHT behaupten, dass bioidentische Hormone und andere in der Apotheke individuell hergestellte Produkte entweder engmaschiger kontrolliert oder ganz verboten werden sollten, dann ist diese lächerliche Studie in der Tat das einzige „knallharte" Indiz, das sie ausgraben können, um ihre Position zu stützen.

Diese Ergebnisse für bare Münze zu nehmen – was zugegebenermaßen ziemlich weit hergeholt ist – und sie als Teil eines Rundumschlags gegen die Herstellung von Medikamenten in Apotheken und gegen die BHT einzusetzen, das ist mehr als dreist.

Desinformation streuen

Über bioidentische Hormone werden von der Pharmaindustrie regelmäßig falsche Informationen verbreitet. Wie wir bereits an anderer Stelle erwähnten, scheuen diese sich nicht, ansonsten „unabhängige" Wissenschaftler und medizinische Fachleute und Lobbygruppen mithilfe dicker Brieftaschen für sich zu vereinnahmen. Das führt dazu, dass diese sich natürlich in der Öffentlichkeit entsprechend verhalten. Zu denen, die sich in dieser Richtung besonders hervortun, gehört das *American College of Obstetricians and Gynecologists* (ACOG, zu Deutsch etwa: „Amerikanisches Kollegium für Geburtshelfer und Gynäkologen"), das die Ergebnisse der eben zitierten, unwissenschaftlichen Studie der FDA begrüßte.[13]

Bereits ein Jahr früher erschienen auf der Webseite der ACOG einige „Neue Empfehlungen", die sich auf ihren „Bericht der Arbeitsgruppe Hormontherapie" stützten. Ein Originalzitat aus einem kleinen Abschnitt mit dem Titel *Topical Progesterone, Testosterone and Other „Natural" Hormones* (zu Deutsch: „Topisches Progesteron, Testosteron und andere ‚natürliche' Hormone") präsentieren wir im folgenden Kasten. Diese Informationen sind so fehlerhaft, dass man sich wirklich überlegt, ob die Autoren überhaupt irgendwelche Forschungen betrieben oder sich das alles nur ausgedacht haben, um ihre Vorurteile zu bedienen. (Wir haben die einzelnen Aussagen in dem Auszug nummeriert, damit wir uns besser darauf beziehen können, wenn wir sie im Folgenden „demontieren".)

Topisches Progesteron, Testosteron und andere ‚natürliche' Hormone

1) Bis zu diesem Zeitpunkt wurden keine offiziellen Studien durchgeführt, die die Sicherheit und/oder Wirksamkeit dieser Produkte untersuchen. 2) Viele sogenannte „natürliche" Progesteroncremes enthalten keine Substanzen, die der menschliche Körper als Progesteron nutzen kann. 3) Diese Produkte stammen oft aus Extrakten der wilden Yamswurzel und beinhalten eine Substanz, Diosgenin, die nur Pflanzen zu aktivem Progesteron verstoffwechseln können. 4) Andere Produkte ähnlicher Art enthalten diese Pflanzenextrakte sowie zusätzlich chemisch synthetisiertes Progesteron, das dem Pflanzenextrakt in der Creme zugesetzt wird. 5) Eine Frau kann nicht immer genau sagen, wie viel Progesteron ihrem Körper zur Verfügung steht, wenn sie diese Cremes anwendet. 6) Es gibt bislang keine Belege, dass Progesteroncremes die Überstimulation der Gebärmutterschleimhaut durch Östrogen verhindern oder das Risiko von Gebärmutterkrebs mindern können. 7) Noch weniger Informationen gibt es über die Sicherheit und Wirksamkeit von Testosteroncremes, die nur bei Männern untersucht wurden. (Quelle: www.acog.org/from_home/publications/press_release/nr10-01-04.cfm)

---

1. Die erste Behauptung ist blanker Unsinn. Schon eine beiläufige Durchsicht der Literaturangaben in diesem Buch fördert Hunderte „offizieller" Studien zutage, die über mehrere Jahrzehnte hinweg durchgeführt wurden und die Sicherheit und Wirksamkeit bioidentischer Hormone validieren.

2. Natürliche Progesteroncremes (und andere Zubereitungen), die von speziell ausgebildeten, professionellen Arzneimittel herstellenden Apothekern zubereitet werden, enthalten sorgfältig dosierte Mengen des Hormons. Niemand hat bisher einen stichhaltigen Nachweis erbracht, dass es anders wäre.

3. Praktisch alle steroidalen Geschlechtshormone, ob bioidentisch oder nicht, sowie patentrechtlich geschützte „Östrogene" und „Progestine" stammen aus Extrakten der wilden mexikanischen Yams-(oder Soja-)Pflanze, die Diosgenin enthält. (Pferdeöstrogene sind die wichtigste Ausnahme.) Die ACOG irrt hier auch völlig, wenn sie behauptet, dass „… nur Pflanzen [Diosgenin] zu aktivem Progesteron verstoffwechseln können." Diosgenin kann chemisch tatsächlich nur im Labor durch den Prozess der sogenannten „Marker Degradation" in Progesteron umgewandelt – nicht verstoffwechselt – werden (siehe Kapitel 4). Weder Pflanzen, noch der menschliche Körper können es verstoffwechseln. Diese Aussage veranschaulicht die schockierende Unwissenheit darüber, wie diese Hormone hergestellt werden.

4. Bei dieser Aussage ist guter Rat teuer. Sie scheint nahezulegen, dass einige Progesteroncremes unverarbeitetes Diosgenin enthalten, dem „chemisch synthetisiertes Progesteron" hinzugefügt wurde." Wenn jedoch Progesteron „chemisch synthetisiert" wurde, dann muss es von Diosgenin stammen; es gibt keinen anderen realistischen Weg, es herzustellen. Warum ein Hersteller Diosgenin/Yamscreme „roh" verwenden und dann Progesteron aus einer anderen Diosgenin-Charge hinzufügen würde, ist rätselhaft. Dennoch, wenn wir diese Aussage für bare Münze nehmen, ist immer noch nicht klar, warum diese Art der Zubereitung so schlecht sein sollte, solange die Dosierung verträglich ist. Auch hier zeigt sich wieder die vollkommene Unwissenheit bezüglich des Herstellungsprozesses.

5. Es stimmt, dass nicht für jedes individuell hergestellte Präparat Studien zu Resorption und Verteilung der bioidentischen Hormone im Körper (man kennt sie unter dem Namen pharmakokinetische Studien) gemacht werden. In Anbetracht der Tatsache, dass jedes Hormonrezept entsprechend den individuellen Bedürfnissen jeder Patientin und jedes Patienten zubereitet wird, wären solche Studien immens zeitaufwendig, teuer und untauglich. Werden die Hormonzubereitungen jedoch von einem Arzneimittel herstellenden Apotheker gewissenhaft angefertigt, und sind sowohl der Arzt als auch die jeweiligen Patienten mit den klinischen Ergebnissen zufrieden – was genau und sorgfältig mithilfe von Analysen des 24-Stunden-Sammelurins, praktisch einer Grundform der pharmakokinetischen Analyse, überwacht werden kann –, dann sind solche Studien nicht wirklich notwendig. Hätte die ACOG recht, würde zudem jede Art von individueller Herstellung aufgehoben, egal ob es sich um Hormone oder von der FDA zugelassene Medikamente handelt.

An einem solchen Ergebnis wird die FDA durch das Gesetz gehindert und gleichzeitig leugnet sie, dass sie genau das zu tun versucht.

6. Wiederum kompletter Unsinn. Durch einen beiläufigen Blick auf die Literatur finden sich mindestens 14 Studien, einschließlich der wohl bekannten, von der amerikanische Gesundheitsbehörde NIH geförderten PEPI-Studie, deren Ergebnisse in namhaften schulmedizinischen Zeitschriften veröffentlicht wurden und eindeutig zeigen, dass bioidentische „Progesteroncremes die Überstimulation der Gebärmutterschleimhaut durch Östrogen verhindern oder das Risiko von Gebärmutterkrebs vermindern kann."[14–27] In einer besonders aufschlussreichen Studie eines Teams aus namhaften amerikanischen und französischen Forschern nahmen Frauen nach den Wechseljahren 5 Jahre lang täglich Östradiol und Progesteron ein. In dieser Zeit wurden sie über endometriale Biopsien und Hysteroskopien sorgfältig überwacht. Die Forscher fanden heraus, dass keine der Frauen, welche Dosis auch immer sie einnahm, irgendwelche Hinweise auf eine endometriale Hyperplasie zeigte (anormale Wucherung der Gebärmutterschleimhaut, die zu Krebs führen kann). Die Wissenschaftler schrieben dieses Ergebnis der Anwendung einer „relativ niedrigen Dosis" von Progesteron in jedem Zyklus zu.[20] Offensichtlich machten sich die Autoren des ACOG-Berichts niemals die Mühe einer fünfminütigen Online-Literatursuche, um dieses Faktum zu verifizieren!

7. Eine weitere Aussage, die schlicht und einfach falsch ist. In unserem Buch *Maximize Your Vitality and Potency*[28] (zu Deutsch etwa: „Maximieren Sie Ihre Vitalität und Potenz", nur in englischer Sprache erhältlich), werden Hunderte von veröffentlichten Studien über die Sicherheit und Wirksamkeit von bioidentischem Testosteron bei Männern rezensiert. In den 10 Jahren seit Erscheinen dieses Buchs wurden die Hauptaussagen durch Hunderte neuer Studien bekräftigt. Sie müssen wohl auf der Leseliste der ACOG gefehlt haben. Des Weiteren wurden individuell hergestellte Testosteroncremes, Gels und Pflaster in Dutzenden von Studien an Frauen erfolgreich getestet, doch bisher wurde kein bioidentisches Testosteron-Präparat für Frauen von der FDA zugelassen.[29–47]

Amerikanischer Bundesgerichtshof verbietet FDA-Schikanen gegenüber Arzneimittel herstellenden Apotheken

Die FDA feierte 1938 „Wiederauferstehung", als der Kongress den *Food, Drug and Cosmetic Ac*t (FDC, zu Deutsch etwa: „Gesetz über Ernährung, Arzneimittel und Kosmetikprodukte") verabschiedete.* Damals, bevor die Pharmakonzerne die Herrschaft über die ärztliche Tätigkeit an sich gerissen hatten, war das Herstellen von Arzneimitteln eine wichtige Speiche im Rad des amerikanischen Gesundheitswesens, und das FDC-Gesetz erhob keine Einwände dagegen. In den meisten der folgenden Jahre wurden die Arzneimittel herstellenden Apotheken von der FDA in ihrer Arbeit nicht behelligt und füllten eine Lücke, die die patentrechtlich geschützten, gebrauchsfertigen, einheitlich dosierten, massenproduzierten Medikamente hinterließen.

Im Jahr 1997 erneuerte der *Food and Drug Administration Modernization Act*, ein Modernisierungsgesetz für die Verwaltung, die entscheidenden Bestimmungen des FDC-Gesetzes, damit die von den Apotheken individuell zubereiteten Arzneimittel von der Kontrolle durch die FDA ausgenommen werden.

Und doch begann die FDA in den letzten Jahren „festzustellen" – zweifelsohne unter heftigem Druck der Pharmaindustrie –, dass die Arzneimittel herstellenden Apotheken gegen das Gesetz verstießen. Sie macht geltend, dass diese Apotheken „ungerechtfertigte Behauptungen" bezüglich der Wirksamkeit und Sicherheit der BHT aufstellten und es versäumten, die Frauen vor den bestehenden Risiken zu warnen. Es überrascht nicht, dass die Behörde sich weigert, zuverlässige wissenschaftliche Nachweise zugunsten der BHT anzuerkennen.

---

* Die heute unter dem Namen FDA bekannte Behörde wurde 1906 als „Amt für Chemie" ins Leben gerufen. Der erste Direktor war Dr. med. Harvey W. Wiley. Wie alle anderen Regulierungsbehörden wurde auch die FDA schnell von den Industriezweigen „vereinnahmt", die sie kontrollierte, der pharmazeutischen und der Nahrungsmittelindustrie, und Dr. Wiley, der sein Amt mit den besten Absichten angetreten hatte, wurde zum Rücktritt gezwungen. Der Titel seines Enthüllungsbuches spricht für sich: *The History of a Crime Against the Food Law. The amazing story of the national food and drugs law intended to protect the health of the people, perverted to protect the adulteration of foods and drugs.* (Zu Deutsch etwa: „Die Geschichte eines Verbrechens gegen das Lebensmittelgesetz. Der erstaunliche Bericht über ein Gesetz für Nahrungs- und Arzneimittel zum Schutz des Volkes, das pervertiert wurde, um die Verfälschung von Nahrungs- und Arzneimitteln zu schützen") Hrsg.: Harvey W. Wiley, 506 Mills Building, Washington, DC, 1929. Der vollständige Text dieses Buches steht im Internet zum Download bereit:
www.soilandhealth.org/03sov/0303critic/030305wylie/030305toc.html

Mit zunehmender Aggressivität hat die FDA beispiellose Vorgaben für die Arzneimittel herstellenden Apotheken geltend gemacht, die, würden sie in Kraft treten, letztlich das Aus für die individuelle Arzneimittelzubereitung bedeuten würden. Die Behörde versucht immer wieder, diese Standards durch Razzien – bewaffnete Einsätze, bei denen Türen eingetreten und Waffen gezogen werden! – in Arzneimittel herstellenden Apotheken zu erzwingen. Da Apotheken aller Art seit Langem der Aufsicht der Apothekerkammern in den einzelnen Staaten unterstehen, ist das Recht der Bundesbehörde FDA, ihre Vorgaben durch Razzien oder andere Maßnahmen durchzusetzen, im besten Fall fragwürdig.

Trotzdem behauptet die FDA nun nach all den Jahren, jedes individuell zubereitete Arzneimittel sei ein neues „nicht zugelassenes" Medikament (und ist es offenbar schon immer gewesen). Damit versucht sie, diese Sparte unter ihre Aufsicht zu stellen, mit allen Regelungen, die dies mit sich bringt, einschließlich FDA-Zulassungskennzeichnung sowie Nachweis der Wirksamkeit und Sicherheit in prospektiven klinischen Doppelblindstudien, was Kosten von vielen Hundert Millionen Dollar – für jede individuelle Verschreibung! – verursachen würde.[48]

Absurd? Natürlich, doch das hat die FDA nicht davon abgehalten, zu behaupten, dass die individuelle Zubereitung als eine Form der Arzneimittelproduktion ausgelegt werden muss. Angesichts der Tatsache, dass individuell hergestellte Medikamente niemals den regulatorischen Anforderungen gerecht werden könnten, die die FDA an pharmazeutische, massenproduzierte Arzneimittel stellt, muss das durchschaubare Ziel der Behörde sein, die Arzneimittel herstellenden Apotheken aus dem Geschäft zu drängen und damit die BHT als Option auszuschalten.

Im Jahr 2004 hatten die Arzneimittel herstellenden Apotheker von den illegalen Schikanen der FDA genug, zehn von ihnen schlossen sich zusammen und verklagten die Behörde. Der Fall wurde unter „Medical Center Pharmacy et al. gegen Gonzalez et al." vor einem Bundesbezirksgericht in Texas verhandelt.

Im August 2006 entschied das Gericht eindeutig gegen die FDA und stellte fest, dass individuell hergestellte Arzneimittel von den neuen Zulassungsbestimmungen des FDC-Gesetzes „vorbehaltlos ausgenommen" sind. Die Begründung des Richters: „Müssten individuell hergestellte Arzneimittel den neuen Zulassungsbestimmungen [dem FDA-Standard] unterzogen werden, würden Patienten, die individuell zugeschnittene Verordnungen benötigen, diese wegen des mit dem Erhalt der Zulassung verbundenen Zeitaufwands und der hohen Kosten nicht bekommen können … Es ist im besten Interesse der öffentlichen Gesundheit, eine Freistellung der individuell hergestellten Arzneimittel anzuerkennen, die aufgrund eines von einem approbierten Behandler für einen individuellen Patienten ausgestellten Rezeptes zubereitet werden." Mit anderen Worten, die FDA kann nicht behaupten, die von Apotheken hergestellten Medikamente seien „neue Arzneimittel", und daher liegt deren Verschreibung außerhalb ihres Zuständigkeitsbereichs.

Außerdem entschied der Richter, dass Unterlagen der Arzneimittel herstellenden Apotheken nicht unter die Routineinspektionen der FDA fallen, es sei denn, die Behörde könne zuerst glaubhaft machen, dass die Apotheke ein Gesetz verletzt und/oder die Grenze zu einer tatsächlichen Produktion in größerem Stil überschritten habe.

Die FDA hatte auch versucht, den Arzneimittel herstellenden Apothekern die Verwendung großer Mengen von Zutaten zu verbieten, die für die Herstellung von kundenspezifischen Veterinärarzneimitteln gebraucht werden (die Ausführung individuell angepasster Verordnungen – oft unter Verwendung von speziellen Aromen – mit großen Mengen von Zutaten ist das A und O bei individuellen Herstellungen für Tiere und Menschen), und machte es ihnen praktisch unmöglich, diese wichtige Aufgabe für Tierärzte, Bauern, Zoos und Tierfreunde, ganz abgesehen von den Menschen, zu erfüllen. Da nur relativ wenige industriell hergestellte Arzneimittel speziell für die Anwendung bei Tieren indiziert oder formuliert sind, wurden Arzneimittel herstellende Apotheker für die Einlösung von tierärztlichen Verordnungen unentbehrlich.

Das Gericht entschied auch in diesem Punkt gegen die FDA und stellte fest, dass die Verwendung großer Mengen von Inhaltsstoffen für den Einsatz bei Tierarzneimitteln legal sei. Während diejenigen, die um die Gesundheit von Tieren besorgt sind, von dieser Entscheidung verständlicherweise begeistert waren, waren die Befürworter individueller Rezepturen für Menschen ebenfalls erfreut, denn, wäre die FDA mit ihren Aktionen gegen die Herstellung von individuellen Arzneimitteln für Tiere durchgekommen, wäre ihr nächster Schritt selbstverständlich gewesen, der Herstellung individueller Arzneimittel für Menschen dieselben Beschränkungen aufzuerlegen.

Aufgrund der Entscheidung des texanischen Gerichts sind die Befürworter der individuellen Herstellung optimistisch und glauben, dass die Schikanen, denen die Arzneimittel herstellenden Apotheken vonseiten der FDA im ganzen Land ausgesetzt waren, nun ein Ende haben. L.D. King, Geschäftsführer der *International Academy of Compounding Pharmacists* (zu Deutsch etwa: „Internationale

Akademie der Arzneimittel herstellenden Apotheker") äußerte sich wie folgt dazu: „Das Gerichtsurteil ist ein richtungweisender Sieg für Millionen von Patientinnen und Patienten und für ihre Ärztinnen und Ärzte, die ihnen individuell hergestellte Medikamente verschreiben, sowie für die Arzneimittel herstellenden Apotheker. Es bestätigt, was andere Regierungsmitglieder und die Medizinerschaft schon längst für Recht erkennen: Die individuelle Herstellung von Medikamenten ist unverzichtbar und legal."[49]

In dieser Sache ist jedoch längst noch nicht das letzte Wort gesprochen. Eigentlich gilt die Entscheidung des Richters nur im Bundesdistrikt Texas (der Texas, Louisiana und Mississippi umfasst), in dem die Klage eingereicht wurde; die FDA bekundet nun aber ihre Absicht, das Hirngespinst ihrer Kontrollen in allen anderen Zuständigkeitsbereichen zu verstärken und legte gegen das Urteil Berufung ein, sodass der Fall durchaus bis vor den Obersten Gerichtshof kommen könnte. Inzwischen scheint eine Entscheidung über die Berufung in diesem Fall die Sache noch verworrener gemacht zu haben, da einige Bestimmungen im FDA-Fall zurückgewiesen und andere bestätigt wurden. So, wie die Dinge im Moment stehen, scheint es weiterer Revisionen, vielleicht bis hinauf zum Obersten Gerichtshof, und gesetzgeberischer Maßnahmen im Kongress zu bedürfen, bevor die Angelegenheit erledigt ist.

Die „Bürger-Petition" von Wyeth

Im Oktober 2005 brachte ein Team von Anwälten des Pharmakonzerns Wyeth eine „Bürger-Petition" auf den Weg und forderte, die FDA möge dem entgegentreten, was Wyeth als „eklatanten Verstoß" gegen das Gesetz ansehe.[50] Darin wurde um Maßnahmen gebeten, einschließlich „Beschlagnahmungen, einstweilige Verfügungen und/oder Abmahnungen" gegenüber Arzneimittel herstellenden Apotheken, die bioidentische Hormone verkauften.

Wyeth behauptet beharrlich, es gehe ihnen hier wirklich nur um die Gesundheit der Frauen: „Wyeth fühlt sich verpflichtet, der FDA über die folgenden Aktivitäten und potenziellen Risiken, denen amerikanische Frauen ausgesetzt werden können, Mitteilung zu machen, da die Arzneimittel herstellenden Apotheken über die BHT und die Risiken, von denen ihre Produkte begleitet sind, nur unzureichend informieren", heißt es in der „Bürger-Petition".

Seltsam, wie besorgt der Pharmakonzern plötzlich über die Gesundheit und Sicherheit von Frauen ist, wo doch seit Jahrzehnten in den Massenblättern über ihre HET-Produkte berichtet wird, dass sie Herzkrankheiten, Schlaganfälle, Krebs, Demenz und Gallenblasenerkrankungen verursachen. Erst jetzt, da die BHT zu einer ernsthaften Bedrohung ihrer Nettoprofite wurde, haben sie sich „rechtschaffen entrüstet", dass ihre nachweislich gefährlichen Hormonersatzprodukte mit einem Warnhinweis versehen werden müssen*, die bioidentischen Hormone, die nicht unter der Kontrolle der FDA stehen (und nebenbei bemerkt noch nie mit irgendwelchen wesentlichen Risiken in veröffentlichten Studien oder anderswo in Verbindung gebracht wurden), hingegen nicht.

Zur Unterstützung in eigener Sache tischt die Petition die unwissenschaftliche, irreführende und längst widerlegte, weiter oben beschriebene Inspektion von zwölf Arzneimittel herstellenden Apotheken auf, neben einigen anderen FDA-Beschwerden, die kurz zuvor vom Bundesbezirksgericht in Texas abgewiesen worden waren. Es wird dort auch vorgebracht, dass Östriol, eines der drei wichtigsten körpereigenen Östrogene, in seiner bioidentischen Form verboten werden solle, da es ein „nicht zugelassenes Arzneimittel" sei, auch wenn Östriol vom *United States Pharmacopoeia* (USP, zu Deutsch etwa: „Arzneibuch der Vereinigten Staaten")** seit 40 Jahren anerkannt ist, und der Pharmakonzern selbst es bis vor Kurzem in Europa zur Behandlung von Wechseljahressymptomen verkaufte und als „ideale Behandlung" bewarb!

Ein Fragezeichen, das nicht neu ist, haftet dem Wesen der individuellen Herstellung an: Ist nicht jede individuell hergestellte Verordnung in der Tat ein nicht zugelassenes, ungetestetes, unkontrolliertes neues Medikament? – Das fragte Wyeth. Dem Gesetz nach kontrolliert die FDA die Arzneimittelproduktion, nicht die individuelle Herstellung eines einzelnen Medikaments. Doch genau so, wie die FDA vor Gericht argumentierte – und verlor –, verficht die Petition des Pharmakonzerns die Position, dass Arzneimittel herstellende Apotheker tatsächlich jedes Mal ein neues Arzneimittel produzieren, wenn sie ein Rezept ausführen, ein neues Arzneimittel, das – ohne sorgfältige Untersuchungen, die alle produzierten Arzneimittel durchlaufen müssen – von fraglicher Qualität, Wirkungskraft und Sicherheit sei und daher die Benutzerin oder den Benutzer

---

* Der offizielle Hinweis bei Premarin®/Presomen® und jedem anderen von der FDA zugelassenen „Östrogen"-Produkt muss vor den unguten Tendenzen der Pferdehormone warnen, Gebärmutter- und Brustkrebs zu verursachen. Außerdem gehört eine Zusammenfassung der WHI-Ergebnisse dazu, aus der hervorgeht, dass die konventionelle HET weniger nützt und gefährlicher ist, als man angenommen hatte.

** USP ist das amtliche Vorschriftenbuch über Arzneimittel und ist Standard für die Vereinigten Staaten. (Das Pendant in Deutschland ist das *Deutsche Arzneibuch*, DAB – Anm. d. Übers.)

einem Risiko aussetze. Ihre Schlussfolgerung: Wie alle Pharmapräparate sollten bioidentische Hormone von der FDA kontrolliert werden, was die individuelle Herstellung durch Apotheken faktisch endgültig zu Fall bringen würde.

Für den Pharmakonzern ist es von großer Bedeutung, diesen Punkt für sich zu entscheiden, denn damit hätte er bei allen künftigen Kontrollen der BHT durch die FDA einen Fuß in der Tür. Klappt das nicht, endet die Zuständigkeit der FDA im Grunde, so wie immer, vor der Apothekentür (außer in besonderen Fällen).

Die Befürworter der BHT haben sich energisch verteidigt und diejenigen aktiviert, die ein wirtschaftliches Interesse an der BHT haben – in erster Linie Ärzte, Patientinnen und Apotheker –, um ihrer Stimme Gehör zu verschaffen. Kurz nachdem die „Bürger-Petition" bei der FDA eingereicht wurde, setzte eine Flut von E-Mails und Briefen bei der Behörde ein. Die Reaktion war so stark, dass der übliche Zeitraum von 6 Monaten für eine Stellungnahme verlängert werden musste, um der riesigen Menge von Antworten gerecht zu werden. Ab April 2007, eineinhalb Jahre nach Einreichung der Petition, hatte die FDA mehr als 70 000 Einzelkommentare erhalten, von denen die überwiegende Mehrheit über Erfolge mit den individuell hergestellten BHT-Hormonen berichtete und die Behörde ersuchte, die Petition von Wyeth abzulehnen und diese unverzichtbare Alternative nicht zu verbieten.[51] (Noch im Jahre 2007 erschwerte die FDA die Zusendung solcher Kommentare, indem sie keine E-Mails mehr zu diesem oder anderen Themen annahm, sondern nur noch Briefe oder Faxe.)

Die ansonsten zugunsten von Wyeth eingestellte *BusinessWeek Online* beobachtete: „Zwar hatte Wyeth ganz klar damit gerechnet, seine Position auf dem mehrere Milliarden Dollar schweren Markt der Hormonprodukte für Frauen zu stärken, doch zeigt diese Geschichte bisher Anzeichen einer gegenteiligen Wirkung. (...) Der große Konzern hat in ein oppositionelles Wespennest aus Frauen und Ärzten im ganzen Land gestochen, die das als klassischen Fall dafür sehen, dass Pharmagiganten ihr Gewicht gegen die kleinen Betriebe in die Waagschale werfen und versuchen, eine wichtige Wahlmöglichkeit für leidende Patienten rückgängig zu machen."[52]

Unter den entscheidenden Kommentaren zur Petition befand sich eine vernichtende, Punkt für Punkt begründete Ablehnung von der *International Academy of Compounding Pharmacists* (IACP, zu Deutsch etwa: „Internationale Akademie der Arzneimittel herstellenden Apotheker"), die jede einzelne falsche und irreführende Aussage entlarvte.[53] Zum Beispiel argumentiert die IACP folgendermaßen: „Die Bürger-Petition stellt die Arzneimittel herstellenden Apotheken so dar, als würden sie die BHT an unglückliche Patientinnen verkaufen. Wyeth behauptet tatsächlich, dass die Arzneimittel herstellenden Apotheken „einfach nur versuchen, arglose Patientinnen zu betrügen (…) Die 36-seitige Petition nimmt aber kein einziges Mal zur Kenntnis, dass Arzneimittel herstellende Apotheken im Rahmen der Triade Arzt-Patient-Apotheke tätig sind, und dass keine Verordnung ausgeführt und an Patienten abgegeben wird, ohne dass sie ein Rezept von ihrem Arzt vorlegen können."

Kurz nach Einreichen der Petition unterstützen mehrere „unabhängige" gemeinnützige ärztliche Berufsverbände und Lobby-Organisationen Wyeth mit einem gemeinsam unterschriebenen Brief an die FDA – eine Bemühung, die vom Konzern eindeutig koordiniert zu sein scheint. Zu den Unterzeichnern gehörten die *North American Menopause Society* (NAMS, zu Deutsch etwa: „Nordamerikanische Menopause-Gesellschaft"), die *National Association of Nurse Practitioners in Women's Health* (zu Deutsch etwa: „Nationale Vereinigung von Krankenschwestern für die Gesundheit der Frau"), der *American Medical Women's Association* (zu Deutsch etwa: „Amerikanischer Ärztinnenbund"), die *Society of Women's Health Research* (SWHR, zu Deutsch etwa: „Gesellschaft für die Erforschung der Gesundheit der Frau"), die *American Society of Reproductive Medicine* (zu Deutsch etwa: „Amerikanische Gesellschaft für Reproduktionsmedizin"), das *National Black Women's Health Project* (zu Deutsch etwa: „Nationales Gesundheitsprojekt schwarzer Frauen"), die *Association of Reproductive Health Professionals* (zu Deutsch etwa: „Vereinigung der Reproduktionsmediziner"), die *Endocrine Society* (zu Deutsch etwa: „Gesellschaft für Endokrinologie") und andere.[54]

So eindrucksvoll diese offensichtlich inszenierte Demonstration der Unterstützung von außen auch scheinen mag, man muss sich klarmachen, dass hinter jeder dieser Befürwortungen – wie der in diesem Kapitel bereits beschriebenen Verbindung zur SWHR – ein großer Interessenkonflikt liegt. Wyeth hat jahrelang in diese Organisationen „investiert", also stellt die Welle der Unterstützung in Wirklichkeit eine Art der „Rückzahlung" dar und ist gleichzeitig ein Zeichen dafür, dass die Organisationen es gerne sähen, wenn das Geld weiter fließen würde. Wie die IACP in ihrem Kommentar hervorhob: „Jede dieser Organisationen ist in unterschiedlichen Graden finanziell mit Wyeth verbunden und insofern sollten ihre Kommentare nicht als unabhängig betrachtet werden."[53] Ein erstklassiges Beispiel ist die NAMS, eine der prominentesten Fürsprecher von Wyeth, die mehrere Hunderttausend Dollar erhalten hat, um Forschungen,

Prämien, Jahrestreffen, Lehraufträge, Bildungsprogramme und andere Aktivitäten sowie Werbeanzeigen in ihren Zeitschriften und bei ihren Tagungen zu bezahlen.[55] (Im Anhang finden Sie eine Zusammenfassung des Sponsorings für diese angeblich „unabhängigen" Lobby- und Frauengruppen.)

Bei einer im November 2006 von der „American Medical Association" (AMA, zu Deutsch: „Amerikanischen Medizinischen Gesellschaft") übergebenen Resolution, die eine erhöhte bundesbehördliche Kontrolle von individuell verarbeiteten Hormonen fordert, hatte auch Wyeth seine Finger im Spiel. Dabei wurde übersehen, welche Rolle die staatlichen Apothekerkammern, das *Pharmacy Compounding Accreditation Board* (PCAB, zu Deutsch etwa: „Ausschuss für die Zulassung von Apotheken zur Herstellung individueller Medikamente") und das USP bei der Kontrolle und Vorgabe der Standards für Arzneimittel herstellende Apotheken spielen. Obwohl die Resolution die Wyeth-Petition nicht ausdrücklich erwähnt, musste ihre Veröffentlichung zwangsläufig die Erwägungen der FDA beeinflussen.

In der Vergangenheit hat die AMA eine gemäßigtere Haltung zur individuellen Arzneimittelherstellung bewiesen und ihre Konsultationen mit der Apothekerschaft überdacht. Das Geld von Wyeth mag die AMA dieses Mal nicht beeinflusst haben, aber die Resolution wurde von drei Organisationen – der *Endocrine Society*, der *American Association of Clinical Endocrinologists* und der *American Society of Reproductive Medicine* – eingebracht, die alle erhebliche Zuwendungen von Wyeth erhalten (siehe Seite 387 ff.). Diese finanziellen Verknüpfungen wurden dem Delegiertenhaus der AMA bei der Zustimmung zur Resolution verschwiegen.[56]

Überraschung! Die FDA schlägt sich auf die Seite von Wyeth und verbietet Östriol

Nach mehr als zwei Jahren „Bedenkzeit" und der angeblichen Abwägung der gesundheitlichen Notwendigkeiten und Wünsche von 70 000 Patientinnen, Ärzten und Apothekern (und vieler Millionen anderer, die sie repräsentierten) gegenüber den finanziellen Bedürfnissen ihres „Klienten" Wyeth, trat die FDA schließlich am 9. Januar 2008 in Aktion. Es überraschte kaum jemanden, dass sie sich auf die Seite des Pharmakonzerns schlug und im Grunde genommen ein Verbot für Östriol aussprach, das rein zufällig mit den patentrechtlich geschützten und gefährlichen „Hormonprodukten" der Pharmafirma konkurriert.

Die erste Aktion der FDA bestand darin, dass sie Abmahnungen an sieben Arzneimittel herstellende Apotheken wegen falscher Behauptungen über die bioidentische Hormonersatz-Therapie verschickte. Außerdem stellte sie fest, dass Östriol nicht „zugelassen" sei und die Apotheken deshalb keine östriolhaltigen Präparate verkaufen dürfen, es sei denn, sie seien im Besitz einer gültigen „Prüfpräparate-Anmeldung" (IND, *Investigational New Drug*) für jede Verordnung des verschreibenden Arztes – eine praktisch nicht zu erfüllende Auflage.

Um Ihnen einen Eindruck davon zu vermitteln, was IND bedeutet, denken Sie bitte über Folgendes nach: Das IND-Anmeldeformular allein hat etwa 40 Seiten. Jedes Prüfpräparat muss von einem „institutionellen Untersuchungsausschuss" (IRB, *Institutional Review Board*) überwacht werden. Der bürokratische Aufwand ist wahrscheinlich für meist toxische Pharmapräparate erforderlich, doch für ein Hormon, über das es laut eigener Aussage der FDA trotz jahrzehntelanger Anwendung niemals Berichte zu Nebenwirkungen gab, vollkommen unnötig. Die verlorene Zeit, bevor ein IND zugelassen wird, beträgt mindestens 30 Tage.

Das Vorgehen der FDA gegen Östriol ist beispiellos. Zum allerersten Mal hatte sie einen therapeutisch wirksamen Bestandteil, dessen Beschreibung im US-Arzneibuch die Sicherheit bescheinigt, aus dem Verkehr gezogen! Obwohl es niemals Berichte von einem Arzt oder Krankenhaus (die zur Meldung solcher Vorkommnisse verpflichtet sind), über Nebenwirkungen in Verbindung mit Östriol gegeben hat.

Das ist der bisher schwerste Angriff der FDA auf die bioidentische Hormontherapie, und er würde im Falle, dass sie damit Erfolg hat, das Ende der BHT bedeuten. Dann wäre die konventionelle Hormonersatztherapie der Pharmaindustrie die einzige verfügbare legale Option. Die Schlacht ist unmissverständlich im Gange. Wenn das mit Östriol möglich ist, wird die BHT illegal und kein anderes Hormon, Heilkraut oder Nahrungsergänzungsmittel, dass mit einem Pharmapräparat konkurriert, kann mehr sicher sein.

Der Kongress mischt sich ein

Als Reaktion auf die Maßnahmen der FDA gegen die bioidentische Hormontherapie wurden beim US-Repräsentantenhaus (Gemeinsamer Beschluss 342 des Hauses) und beim Senat (Gemeinsamer Beschluss 88 des Senats) gleichlautende Beschlüsse eingereicht, mit der Forderung, die FDA solle ihre Maßnahmen gegen Östriol und die BHT einstellen. Auszug aus dem Wortlaut:

Gleichlautender Beschluss ...

Es ist die Ansicht des Kongresses, dass die neue Politik der amerikanischen Zulassungsbehörde (FDA), die den Zugang zu östriolhaltigen Medikamenten für Frauen beschränkt, dem öffentlichen Interesse nicht dient ...

Beschluss des Repräsentantenhauses (in Übereinstimmung mit dem Senat):

1. Ärzte können am besten entscheiden, welche Medikamente am zweckmäßigsten für ihre Patienten sind;
2. die Zulassungsbehörde (FDA) ist gehalten, die Beziehung zwischen Arzt und Patient zu respektieren; und
3. die FDA ist gehalten, ihre Politik zu revidieren, die darauf abzielt, Patienten den Zugang zu östriolhaltigen, von ihren Ärzten verordneten individuell hergestellten Medikamenten zu verwehren.

Anfänglich gab es 52 Unterstützer für den Kongressbeschluss 342, und er war an den Gesundheitsunterausschuss verwiesen worden; für den Kongressbeschluss 88 gab es zwei, und er war an den Ausschuss für Gesundheit, Bildung, Arbeit und Altersbezüge gegangen. Da nichts weiter unternommen wurde, werden diese Resolutionen wohl dem neuen Kongress wieder vorgelegt werden müssen, der im Januar 2009 seine Arbeit aufnahm.

Das „Gesetz über die sichere Herstellung von Arzneimitteln" (*Safe Drug Compounding Act*, SDCA)

Bereits bevor die FDA in der Wyeth-Petition aktiv wurde und mit ihren Argumenten vor Bundesgerichten scheiterte, begannen BHT-Gegner Druck auf den Kongress auszuüben, um eine Gesetzesänderung zugunsten der FDA-Kontrolle über die Arzneimittelherstellung in Apotheken zu erreichen. Gewisse Kongressmitglieder kamen dem natürlich nur allzu gerne nach, selbstverständlich im Interesse einer „verbesserten Sicherheit für die Patienten". Im Frühjahr 2007 wurde ein Gesetzentwurf – das Gesetz über die sichere Herstellung von Arzneimitteln (SDCA) – von den Senatoren Edward Kennedy, Richard Burr und Pat Roberts in Umlauf gebracht.

Zur Erweiterung des Zuständigkeitsbereichs der FDA auf die Apothekenherstellung von Medikamenten konzipiert, hätte ihr das SDCA die uneingeschränkte Macht verliehen, alle entsprechenden Apotheken, die individuell angefertigte Medikamente herstellen oder abgeben, zu kontrollieren und darüber zu befinden, ob diese Medikamente medizinisch notwendig oder „im Wesentlichen Kopien" von auf dem Markt befindlichen zugelassenen Präparaten sind. Darüber hinaus hätte das Gesetz dem Vertrieb von individuell hergestellten Medikamenten in anderen Bundesstaaten Steine in den Weg gelegt, weil es von den Apotheken detaillierte Dokumentationen über alle Bestellungen aus anderen Bundesstaaten und von den staatlichen Apothekerkammern verlangt hätte, „dem Vertrieb übermäßig großer Mengen von individuell hergestellten Medizinprodukten im zwischenstaatlichen Handel entgegenzutreten."

Gegner des Entwurfs argumentierten, das Gesetz werde nicht nur die bereits von den bundesstaatlichen Apothekerkammern, dem neuen PCAB und dem USP wahrgenommenen Aufgaben doppelt vergeben, sondern auch die FDA-Bürokraten zwischen die Ärzte und ihre Patienten stellen, da diese die verschreibenden Ärzte zwingen werden, die medizinische Notwendigkeit jeder individuell herzustellenden Verordnung nachzuweisen. Das Gesetz hätte der FDA auch die Entscheidungsbefugnis darüber eingeräumt, wann solche Medikamente notwendig sind und wann nicht. Kritiker wiesen darauf hin, dass die Übertragung dieser gefährlichen und unangenehmen Kontrollmacht an die FDA der Behörde zugleich auch Tür und Tor in Richtung der Kontrolle oder gar des völligen Verbots von sogenannten „Off-Label"-Verschreibungen geöffnet hätte, das heißt für andere, als den für das Medikament angegebenen Indikationen, eine Praxis, über die von Ärzten und Pharmakonzernen gleichermaßen sorgfältig gewacht, die aber von der FDA nicht gerne gesehen wird.

Die vorgeschlagenen Gesetzesbeschränkungen zum zwischenstaatlichen Vertrieb von individuell zubereiteten Arzneimitteln hätten es denjenigen Patientinnen erschwert, ihre Rezepte bei Apotheken einzulösen, die zwar in der Nähe sind, sich aber zufällig gleich hinter der Staatsgrenze befinden, und solchen Patientinnen, die den Winter im Süden oder den Sommer im Norden verbringen, der Apotheke an ihrem Heimatort aber treu bleiben wollen, sowie den Patientinnen in ländlichen Gemeinden, von denen die nächste Arzneimittel herstellende Apotheke Hunderte von Kilometern weit entfernt sein kann.

„Die staatlichen Apothekerkammern haben bei der Aufstellung von Standards für die individuelle Herstellung von Medikamenten großartige Arbeit geleistet", sagte L. D. King von der IACP und fügte hinzu: „Der PCAB hat seine Arbeit gerade erst aufgenommen. Wir sollten uns auf diese Institutionen konzentrieren und keine Macht an die FDA abgeben. Sie ist keinesfalls dafür ausgestattet."[57] In einem Brief an die Senatoren Kennedy, Burr und Roberts, in dem sie dringend gebeten werden, ihren Entwurf zu überdenken, argumentierten Abgeordnete von neun verschiedenen Organisationen der Apothekenlobby, dass das Gesetz „… die Patientenversorgung durch unzumutbare und kontraproduktive Beschränkungen der approbierten Behandler, die die Rezepte ausstellen, und der Apotheken negativ beeinflussen würde, während gegen die bestehenden skrupellosen Herstellungspraktiken nichts unternommen wird."

Das SDCA-Gesetz war ursprünglich als Zusatz zu einem größeren FDA-Gesetz zur Medikamentensicherheit konzipiert. Zum Glück kam es jedoch weitgehend aufgrund von überwältigenden Protesten der Opposition an der Basis nicht zu einer Verabschiedung. Nach Auskunft einer Quelle wurden die Kongressmitglieder mit mehr als 100000 Briefen und Anrufen überschwemmt, die sich besorgt über den Gesetzesvorschlag äußerten und sich dagegen aussprachen.[58] Als 400 Arzneimittel herstellende Apotheker und andere Interessengruppen im Juli 2007 über das Capitol (Sitz des US-Kongresses) hereinbrachen, sagte die überwältigende Mehrzahl der Kongressmitglieder, mit denen sie sprachen, dass sie von Mitgliedern der Organisation *Patients and Professionals for Customized Care* (P2C2, zu Deutsch etwa: „Patienten und Fachleute für eine individuell abgestimmte Behandlung", es handelt sich um einen Zweig der „Internationalen Akademie der Arzneimittel herstellenden Apotheker") gehört hätten – einige von ihnen erhielten Tausende von Briefen –, die zugunsten der individuellen Arzneimittelherstellung argumentierten. Diese Briefe trugen sehr dazu bei, der ausgiebigen Lobbyarbeit seitens der Pharmaindustrie gegen diese Arzneimittel entgegenzuwirken.

Was können wir tun?

Die Bemühungen der Gerichte gehen weiter; die FDA hat Östriol unsinnigerweise „zu einem neuen und nicht zugelassenen Medikament" erklärt, dessen Sicherheit und Wirksamkeit „unbekannt" ist. (Wir Autoren glauben, dass die Bemühungen der FDA, Östriol aus der BHT auszuschließen, mit der Hilfe mehrerer Hunderttausend besorgter amerikanischer Frauen scheitern wird. Für alle Fälle sollten Sie jedoch im Anhang nachlesen, wie Sie und die meisten Frauen den eigenen Östriolspiegel von innen her anheben können.)

Die vereinten Kräfte gegen die bioidentischen Hormone sind beeindruckend. Wyeth ist ein riesiger, mächtiger Konzern mit Jahreserträgen von annähernd 19 Milliarden Dollar, der mit einem Dutzend oder mehr einflussreichen medizinischen Fach- und Lobbygruppen und mit einer unbekannten Anzahl von medizinischen Fakultäten, Ärzten und Forschern finanziell verflochten ist. Dem wäre natürlich noch eine starke und gut vernetzte Lobbyarbeit in Washington, einschließlich zahlreicher „Freunde" im Kongress und im Gesundheitswesen sowie in der FDA hinzuzufügen; von den vielen Millionen Dollar für Werbung und Öffentlichkeitsarbeit einmal ganz abgesehen. Und Wyeth ist nur *ein* Pharmakonzern, wenn auch ein Schwergewicht im Geschäft mit dem konventionellen „Hormonersatz".

Was den BHT-Verfechtern an Reichtum, Macht und Vernetzung fehlt, machen sie zahlenmäßig und mit einer am eigenen Leib erfahrenen Begeisterung für die bioidentische Hormontherapie wieder wett und nehmen es so möglicherweise auch mit der konventionellen HET auf. Frauen, die Erfahrung mit der BHT haben, wissen, wie gut die bioidentischen Hormone wirken und wie gut sie sich fühlen, wenn sie sie einnehmen. Sie wissen, dass es dafür viele wissenschaftliche Nachweise gibt – vom gesunden Menschenverstand ganz zu schweigen –, die die Sicherheit und Wirksamkeit der BHT belegen.

Sie verstehen auch, dass die „öffentlichen" Erklärungen und „Neuigkeiten" im Fernsehen und von anderen in den Medien präsenten Ärzten bezüglich der angeblichen Risiken der BHT und der „erwiesenen" Vorteile der HET einfach nur Aufbereitungen der Presseverlautbarungen von Wyeth sein könnten. Sie durchschauen den Betrug des heimlichen Doppelspiels und die unverhohlenen Interessenkonflikte zwischen den Pharmafirmen, der FDA, dem Kongress, den „Experten" der Schulmedizin und den Medien.

Die Möglichkeit, dass bioidentische Hormone von irregeleiteten oder korrupten Bürokraten und Politikern aus dem Verkehr gezogen werden könnten, hat genügt, um ein „Protestgeheul" gegen das SDCA auszulösen und es den über 70000 schriftlichen Kommentaren auf die „Bürger-Petition" sowie den mehr als 100000 Anrufen, E-Mails und Briefen an die Büros der Kongressabgeordneten hinzuzufügen.

Diese Reaktionen waren mehr als nur Beschwerden; die meisten enthielten persönliche Aussagen über die Vorteile der bioidentischen Hormone, um die Fehlinformationen, Verdrehungen und Lügen richtigzustellen, die die Schulmedizin verbreitet hatte. Die FDA und der Kongress sind es nicht gewöhnt, solche Informationen zu erhalten. Politiker folgen oft dem Pfad des Geldes, doch wenn es noch etwas gibt, wovor sie Respekt haben, dann sind es Wahlen; 100000 oder mehr unglückliche Frauen, Ärzte und Apotheker lassen sich bei den nächsten Wahlen in Millionen von motivierten Wählerstimmen umsetzen.

Der Pharmakonzern Wyeth ist ein Altmeister der politischen Manipulation und hat deutlich gemacht, dass er alles daransetzen wird, um sein Lizenzgeschäft mit der konventionellen Hormonersatztherapie am Leben zu halten. Zum Glück haben alle oben genannten Organisationen und noch einige mehr sehr gute Widerstandsarbeit gegen dessen mächtige Vertreter geleistet, die versuchen, den Zugang zu individuell hergestellten Hormonpräparaten zu erschweren oder ganz zu verbieten oder sie gar für illegal zu erklären. Sie verdienen unsere Unterstützung.

Sie haben Alarm geschlagen, vor Gericht argumentiert und Lobbyarbeit im Kongress geleistet, doch ihre Bemühungen wären null und nichtig, gäbe es nicht die ungeheuren Reaktionen an der Basis und aus den Netzwerken ganz normaler Menschen, die den Wert der bioidentischen Hormone am eigenen Leib erfahren haben und ihre Freiheit, die beste medizinische Versorgung für sich zu wählen, nicht aufgeben wollen. Wenn wir die bioidentische Hormontherapie retten wollen, müssen wir den Druck hoch halten. „Unsere Stärke liegt darin, dass wir viele sind. Je mehr Patienten, Ärzte, Apotheker, Haustierbesitzer und Tierärzte sich für individuell angefertigte Medikamente einsetzen, desto größer wird der Erfolg sein."

Anhänge

Anhang 1   Sieht so die „unabhängige" Unterstützung
durch die Firma Wyeth aus? 387

Verkappte bioidentische Hormone 391
- Die missbräuchliche Verwendung bioidentischer Hormone

Stellungnahme zu bioidentischen Hormonen der International
Hormone Society vom 5. Dezember 2006 394

Anhang 2   Die BHT aus nächster Nähe 399
- Hormonersatztherapie – nichts als ein Urintest
- Die sichere Seite kennen
- Nicht alle Östrogene sind gleich: Welche sind es *wirklich* wert, dass Sie sich Gedanken darüber machen?
- Testosteron – sicher und natürlich
- Sichere Anwendung der BHT in der Praxis

Das „unwichtige" Molekül, das Krebs heilt 412
- Ein „inaktives" Hormon zeigt sein wahres Potenzial zur Krebsbekämpfung
- Erweisen wir der Natur die ihr gebührende Ehre, Krebs zu heilen
- Sicherheit in Zahlen – und übermäßig hohe Dosierungen
- Die gute und die schlechte Nachricht über die revolutionäre Krebstherapie
- Kümmern Sie sich um Ihre körpereigenen Reserven

Das Geheimnis der Lungengesundheit,
das jede Frau kennen muss 420
- Schützen Sie sich vor Emphysemen und COPD – und machen Sie bereits entstandenen Schaden sogar rückgängig
- Warum Frauen einen „längeren Atem" haben als Männer
- Die Beseitigung von Lungenschäden durch Östrogen
- Durchatmen dank BHT
- Ein buchstäbliches Loblied auf die BHT

Erfolgreich gegen fibrozystische Mastopathie – jederzeit! .. 425
- Die Kontroverse zwischen Koffein und fibrozystischer Mastopathie
- Spürbare Ergebnisse in 30 Minuten
- Die Methode hinter dem Wunder
- Meine Zufallsentdeckung: Die Wirkung von Jod auf den EQ (Östrogenquotienten)

Jod tötet Brustkrebszellen! 431
- Solide Forschungsergebnisse wurden einfach ignoriert
- Natürliche Krebsbehandlungen in anderen Ländern
- Eine sichere Zusatzbehandlung zur konventionellen Krebstherapie
- Brustkrebs einfach „wegreiben"?

Vergessen Sie die Spritzen: Glätten Sie Ihre Falten mit einer Getränkepulver-Mischung 435
- … und mit zwei anderen natürlichen Anti-Aging-Mitteln, für die Ihre Haut Ihnen dankbar sein wird
- Warum diese Anti-Aging-„Wundermittel" nicht immer alle Erwartungen erfüllen
- Verabschieden Sie sich von schlaffer, verquollener und faltiger Haut um die Augen
- Man denkt an Zauberei!
- Die BHT tut gut – innen und außen

ANHANG 1
Sieht so die „unabhängige" Unterstützung durch die Firma Wyeth aus?

Als der Konzern im Mai 2005 erstmals und im Mai 2008 erneut seine „Bürger-Petition" einreichte, während im Kongress über den Angriff seitens FDA/Wyeth auf Östriol debattiert wurde, unterschrieben die im Folgenden aufgeführten „unabhängigen" Lobby- und Frauengruppen gemeinsam einen Brief und baten dringend um „Unterstützung" der Position von FDA und Wyeth. Die Tabelle dokumentiert die „Großzügigkeit" des Konzerns gegenüber diesen Organisationen im Laufe der letzten Jahre, wie sie von der *American Association for Health Freedom* (AAHF, zu Deutsch etwa: „Amerikanische Gesellschaft Freiheit für die Gesundheit") zusammengestellt wurde. Wie unabhängig sind diese Organisationen? Urteilen Sie selbst.

American College of Obstetricians and Gynaecologists, ACOG (zu Deutsch etwa: „Amerikanische Akademie für Geburtshilfe und Gynäkologie")	Wyeth sponsert jedes Jahr mehrere durch diese Organisation verliehene Auszeichnungen mit insgesamt etwa 29 000 Dollar. Der Konzern ist außerdem Teilnehmer bei „Freunde des ACOG", die jährlich 3000 Dollar spenden, sowie häufiger Aussteller bei den jährlichen Klinikreffen der ACOG und Sponsor des jährlichen *Resident Reporter*-Programms.
American Medical Women's Association (AMWA, zu Deutsch etwa: „Amerikanischer Ärztinnenbund")	Auf ihrer Website führt diese Organisation Wyeth als eines von zwölf Mitgliedern seines Werbepartnerprogramms, denen sie für ihre „großzügige Unterstützung" dankt. Wyeth steht auch auf der Mitgliederliste des *Elizabeth Blackwell Diamond Circle of Honor* des Ärztinnenbundes, der Spenden ab 10 000 Dollar annimmt.
American Society for Reproductive Medicine (zu Deutsch etwa: „Amerikanische Gesellschaft für Reproduktionsmedizin")	Wyeth war 2007 Mitglied des Beirats der Organisation. Im Jahr vor Erscheinen der amerikanischen Ausgabe dieses Buches zahlte der

	Konzern mindestens 75 000 Dollar an sie und sicherte sich damit einen Platz in den obersten Sponsorenrängen beim Jahrestreffen.
Association of Reproductive Health Professionals (zu Deutsch etwa: „Vereinigung der Reproduktionsmediziner")	Wyeth ist Gründungsmitglied des Organisationsbeirats und seine Beiträge kommen einem Fond für die Zukunft der Reproduktionsmedizin zugute. Im Jahre 2005 stiftete der Konzern den Preis *Wyeth Pharmaceutical New Leader Award* (zu Deutsch etwa: „Wyeth Pharmapreis für neue Führungsspitzen"). Auf der Konferenz im Jahr 2007 war Wyeth mit mindestens 15 000 Dollar einer der Hauptsponsoren.
Black Women's Health Imperative (zu Deutsch etwa: „Gesundheitsinitiative schwarzer Frauen")	Wyeth war 2004 ein Sponsor der *Celebration of Activism for Black Women's Health and Lives*" (zu Deutsch etwa: „Feier der Bewegung für Gesundheit und Leben schwarzer Frauen")
Center für Women Policy Studies (zu Deutsch etwa: „Frauenzentrum für politische Studien")	Wyeth wird von 1972 bis 1997 als einer der Zentrumsgründer geführt.
The Endocrine Society (zu Deutsch etwa: „Gesellschaft für Endokrinologie")	Wyeth ist Mitglied des Kontaktbeirats sowie häufiger Aussteller bei den Jahrestreffen. Die Gesellschaft würdigte Wyeth 2002 als Hauptsponsor, womit diejenigen Unterstützer ausgezeichnet werden, die im vorausgegangenen Jahr mindestens 100 000 Dollar an die Gesellschaft gespendet haben.
National Association of Nurse Practitioners in Women's Health (zu Deutsch etwa: „Nationale Vereinigung von Krankenschwestern für die Gesundheit der Frau")	Wyeth ist ein Gold-Sponsor dieser Organisation. Ihre Präsidentin und Chefin, Susan Wysocki, betreut sowohl den Beirat als auch das Büro des Konzernsprechers von Wyeth.

National Black Nurses Association (NBNA, zu Deutsch etwa: „Nationale Vereinigung schwarzer Krankenschwestern")	Im Jahr 2000 stellte Wyeth Gelder zur Unterstützung der *NBNA Women's Health Research Agenda* (Forschungsprogramms für die Gesundheit der Frau) zur Verfügung. Im Jahr 2002 beteiligte sich der Konzern finanziell am *NBNA Women's Health Grant Program* (Unterstützungsprogramm für die Gesundheit der Frau).
National Consumers League (NCL, zu Deutsch etwa: „Nationale Verbraucherliga")	Nach Aussage des *Center for Science in the Public Interest* (Zentrum für Wissenschaft im Öffentlichen Interesse), war Wyeth in den Jahren 2001 und 2002 mit insgesamt 337 500 Dollar der größte Einzelspender dieser Organisation. Im Jahr 2003 begann Wyeth mit der Förderung einer Kampagne der NCL namens „MenoPAUSE: Nimm dir Zeit, über deine Symptome zu sprechen". Laut einer Presseverlautbarung der NCL wurde [MenoPAUSE] … „erst ermöglicht durch einen auflagenfreien Zuschuss von Wyeth." Der Konzern hat auch verschiedene Erhebungen und Berichte der NCL gesponsert, die bis ins Jahr 1999 zurückgehen.
National Partnership for Women and Families (zu Deutsch etwa: „Nationale Partnerschaft für Frauen und Familien")	2007 war Wyeth Sponsor der „Jährlichen Mittagsrunde" – im Führungszirkel" (zweithöchste Stufe), mit einer Spende von mindestens 10 000 Dollar.
National Women's Law Center (zu Deutsch etwa: „Nationales Zentrum für Frauenrecht")	Laut Jahresbericht 2005–2006 wurde Wyeth als Sponsor geführt (Größenordnung 25 000–49 999 Dollar).

North American Menopause Society (zu Deutsch etwa: „Nordamerikanische Menopause-Gesellschaft")	Wyeth stiftete einen Lehrauftrag mit einem 200 000-Dollar-Fonds, benannt nach dem NAMS-Präsidenten Dr. Wulf Utian, und wurde „Partner im Umgang mit den Wechseljahren" (Mindestspende 8 000 Dollar) für das Jahrestreffen 2007. Zusätzlich erhielt die Hälfte des NAMS-Kuratoriums, einschließlich Dr. Utian, in den Jahren 2007 und 2008 „Beratungshonorare" oder „Forschungsunterstützungen" von Wyeth.
Society for Women's Health Research (SWHR, zu Deutsch etwa: „Gesellschaft zur Erforschung von Frauengesundheit")	Wyeth gehört zum Beirat und konnte sich auch 2007 beim jährlichen Gala-Diner einen Platz am Tisch der Organisation sichern. Außerdem erhielt die SWHR 2002 anlässlich des 60. Geburtstags von Premarin®/ Presomen®, einem der HET-Medikamente von Wyeth, eine Spende in Höhe von 250 000 Dollar.

Der folgende Artikel ist ein Ausschnitt aus dem monatlich in Englisch erscheinenden Newsletter „Nutrition & Healing" des Autors Dr. Jonathan V. Wright. Anmeldungen sind im Internet möglich unter: www.wrightnewsletter.com

Verkappte bioidentische Hormone

Östriol ist ein Östrogen, das auch von nicht schwangeren Frauen im Rahmen ihres monatlichen Zyklus bereits reichlich produziert wird, doch besonders hoch sind die Werte bei Schwangeren. Die Forscher der *University of California* in Los Angeles (UCLA) berichteten 2002, dass die Symptome bei Frauen, die an Multipler Sklerose erkrankt waren, durch Östriolmengen, wie sie bei Schwangeren vorkommen, erheblich gebessert wurden, was im Kernspintomographen und in vielen Tests zur Immunfunktion zu sehen war.

Diejenigen unter Ihnen, die sich für die fachlichen Details interessieren, finden hier die Studienergebnisse (wer sich dafür nicht interessiert, kann den Absatz natürlich überspringen): „Verglichen mit dem Zustand vor Behandlungsbeginn zeigten schubförmig remittierende, oral mit Östriol (8 mg/Tag) behandelte [MS-]Patientinnen eine deutliche Abnahme der Überempfindlichkeitsreaktionen vom verzögerten Typ auf Tetanus, Interferon-gamma-Spiegel im peripheren Blut mononuklearer Zellen und die Anzahl und das Ausmaß von mit Gandolinium angereicherten Läsionen in monatlichen Kernspinaufnahmen des Gehirns. Wurde die Östriolbehandlung abgesetzt, vergrößerten sich die angereicherten Läsionen wieder auf das Niveau vor der Behandlung. Wurde die Östriolbehandlung erneut angesetzt, nahmen sie wieder deutlich ab."

Seit der Veröffentlichung der Studie in den *Annals of Neurology* im Jahre 2002 verschreibe ich einigen wenigen Frauen mit MS und anderen Autoimmunkrankheiten, einschließlich Lupus erythematodes, rheumatoider Arthritis und Typ-1-Diabetes, Östriol (sowie andere individuell spezifische Arzneimittel). Und in nahezu jedem einzelnen Fall konnten die betroffenen Frauen sagen, dass ihr Zustand sich mit Östriol signifikant verbessert hatte.

Doch obwohl das in der Welt der alternativen Medizin „Schnee von gestern" ist, wird vonseiten der Pharmakonzerne immer wieder versucht, das Rad neu zu erfinden. Einer davon (*Pipex Therapeutics*) hat augenscheinlich noch nichts davon gehört, dass Östriol in den Vereinigten Staaten bereits umfänglich als bioidentisches Hormon eingesetzt wird. Das wird aus dieser Presseerklärung ersichtlich: „Pipex entwickelt auch Trimesta® (orales Östriol) zur Behandlung von schubförmig remittierender Multipler Sklerose (MS). Östriol, ein Östrogen, das in Europa und Asien seit mehr als 40 Jahren zur Behandlung von Hitzewallungen nach den Wechseljahren auf dem Markt ist, aber den Weg in die USA nie gefunden hat, ist ein Schwangerschaftshormon, von dem man annimmt, dass es für die hohe Zahl von Spontanremissionen bei MS-Patientinnen während der Schwangerschaft verantwortlich ist."

Den Weg in die USA nie gefunden? Die Forscher von Pipex scheinen sich in seliger (oder vielleicht aus unternehmerischen Gründen absichtlicher) Unwissenheit über den bioidentischen Hormonersatz in den USA zu befinden. Ich verordnete in den 1980er-Jahren das erste Rezept für Tri-Est (mit 80 Prozent Östriol, das von dem Arzneimittel herstellenden Apotheker Ed Thorpe in Vancouver, BC, Kanada zubereitet wurde) nur einer einzigen Frau, die unter Symptomen der Wechseljahre litt. Und heute werden Tri-Est und das eng damit verwandte Bi-Est (Östriolanteil ebenfalls 80 Prozent) von Tausenden Ärzten verschrieben und von Tausenden Arzneimittel herstellenden Apotheken an Millionen von Frauen in den USA ausgegeben. Die alleinige Östriolgabe wird einigen Frauen, zum Beispiel solchen, die bereits an Krebs erkrankt waren, sogar ziemlich häufig verschrieben. Denken Sie daran: Trimesta® ist Östriol, nur in anderer Verpackung!

Dasselbe gilt auch für DHEA und 2-Methoxyöstradiol, zwei vom Körper selbst produzierte Hormone. Ich bin sicher, dass Sie DHEA kennen; wussten Sie aber auch, dass es in Prestara® umbenannt wurde? Unter diesem Namen wurde es bereits von der FDA zugelassen, um bei Patienten mit systematischem Lupus erythematodes dem Verlust an Knochenmineraldichte vorzubeugen.

Das Hormon 2-Methoxyöstradiol ist ein weiterer Östrogenmetabolit, der vom weiblichen Körper selbst produziert wird. Dieses Hormon ist zwar noch nicht erhältlich, dennoch hat man herausgefunden, dass es gegen eine ganze Reihe von Krebsarten wirkt, darunter (aber nicht darauf beschränkt) bei Brust-, Gebärmutterhals-, Prostata-, Bauchspeicheldrüsen- und Gebärmutterkrebs sowie bei Myelomen, Leukämie und Osteosarkomen. Nahezu unbemerkt wurde dieses ganz natürliche Hormon 2-Methoxyöstradiol von der Firma EntreMed als Panzem® auf den Markt gebracht.

Die missbräuchliche Verwendung bioidentischer Hormone

Bioidentische Hormone des schnellen Profits wegen umzubenennen, ist schon schlimm genug. Doch, wie bereits erwähnt, ist das erst der Anfang des Desasters, das ganz sicher noch kommen wird.

Jeder im Umgang mit bioidentischen Hormonen bewanderte Arzt weiß, dass natürliche Steroide, wie Östriol, DHEA und 2-Methoxyöstradiol, nicht oral eingenommen werden sollten. Studienergebnissen zufolge erhöhte die orale Einnahme von nur 1–2 mg niedrigpotenter Östrogenmedikamente das relative Risiko, an Gebärmutterkrebs zu erkranken.

Und welche Darreichungsform wurde von dem Unternehmen gewählt, das auf die Zulassung von Östriol (Trimesta®) drängte? Die orale. Wenn schließlich übermäßig gehäufte Fälle von Gebärmutterkrebs aufgedeckt werden, können Sie jede Wette eingehen, dass dafür das bioidentische Hormon selbst verantwortlich gemacht wird – und nicht der orale Verabreichungsweg, der als der riskantere bekannt ist.

Bei dem kürzlich zugelassenen DHEA-Präparat (Prestara®) ist es nicht anders. Abgesehen von der oralen Anwendungsform (anstelle der physiologischeren transdermalen), sind die vorgesehenen Mengen – 200 mg täglich für Frauen – viel zu hoch dosiert, was im Umgang mit bioidentischen Hormonen bewanderte Ärzte natürlich wissen. Doch wenn die unvermeidlichen Nebenwirkungen auf die Patientinnen zurollen, dann können wir auch hier sicher sein, dass DHEA selbst und nicht die Anwendungsfehler dafür verantwortlich gemacht wird.

Es ist nun 50 Jahre her, seit bioidentisches Kortison auf genau diesen Weg der Zerstörung geriet. Über Monate und Jahre wurden viel höher als die physiologischen Kortisondosierungen verschrieben, und nun macht die Öffentlichkeit Kortison für Bluthochdruck, Diabetes, Osteoporose, Magengeschwüre und die gelegentlich auftretende Kortison-Psychose verantwortlich, anstatt die Schuld für den Missbrauch und die Anwendungsfehler bei sich selbst zu suchen!

Wenn Trimesta®, Prestara® und Panzem® alle zugelassen und missbräuchlich und falsch angewendet werden, wie das bei patentrechtlich geschütztem Kortison der Fall war, wird der gesamte Bereich des physiologisch dosierten Hormonersatzes von der etablierten Medizin und der FDA zum Abschuss freigegeben werden, und es könnte sehr gut sein, dass wir unsere individuell zubereiteten bioidentischen Hormone wegen des von der Pharmaindustrie geförderten und von der Schulmedizin unterstützten „Missbrauchs" verlieren!

Stellungnahme zu bioidentischen Hormonen der *International Hormone Society* vom 5. Dezember 2006

Nach Durchsicht der Literatur und Diskussionen mit Ärzten aus der ganzen Welt, die in der Behandlung von Patienten mit endokrinen Störungen sehr erfahren sind, halten wir, die Mitglieder der *International Hormone Society* (zu Deutsch etwa: „Internationale Hormongesellschaft"), die Zeit für reif, eine Stellungnahme über Gebrauch und Aushändigung bioidentischer Hormone abzugeben.

Ein „bioidentisches Hormon" ist von seiner chemischen Struktur mit einem vom menschlichen Körper selbst produzierten Hormon absolut identisch. Der Begriff „bioidentisch" wird im Allgemeinen für Zubereitungen verwendet, die Geschlechtshormone wie Östradiol, Östron, Östriol, Progesteron und Testosteron enthalten. Die Alternativen sind nicht bioidentische Hormonzubereitungen, wie sie in den meisten Empfängnisverhütungsmitteln und in Hormonbehandlungen nach den Wechseljahren weithin vermarktet werden. Die derzeitige Auffassung ist, dass bioidentische Hormone sicherer in der Anwendung sein können, als nicht bioidentische, da sie körpergerecht sind, insbesondere dann, wenn eine sichere Darreichungsform gewählt wird, wie die transdermale Anwendung.

Die Mitglieder der *International Hormone Society* waren lange vor der Veröffentlichung von Untersuchungsergebnissen, wie die der WHI-Studie im Jahre 2002 und der britischen One-Million-Women-Studie im Jahre 2003, besorgt über die Produktsicherheit. Diese Studien ergaben eine Erhöhung der Inzidenz von Brustkrebs bei postmenopausalen Frauen, die im Vergleich zur Placebogruppe oder Nichtanwenderinnen nicht bioidentische weibliche Hormone einnahmen. In der WHI-Studie ging der Gebrauch von nicht bioidentischen Hormonen auch mit einem erhöhten Risiko von kardiovaskulären und zerebrovaskulären (die Gehirngefäße betreffend) Krankheiten einher.

In Übereinstimmung mit den Empfehlungen einer wachsenden Anzahl medizinischer Gesellschaften befürwortet die *International Hormone Society* in einem am 11. Dezember 2005 einvernehmlich veröffentlichten Papier über „Die Behandlung von Frauen vor und nach den Wechseljahren mit Östrogen und Progesteron" die Anwendung nicht bioidentischer Östrogene und Progestogene zur Behandlung ovarieller Defiziten nicht und wird dies auch in Zukunft nicht tun.

Die Einnahme synthetisch veränderter weiblicher Hormone zur Empfängnisverhütung kann jedoch für einen begrenzten Zeitraum in Betracht gezogen werden, wenn es dazu keine Alternative gibt. Die Einvernehmlichkeit beruht auf einem umfangreichen Studium der Literatur über bioidentische und nicht bioidentische Östrogene und Progestogene. Größere potenzielle Toxizität und größere Risiken wurden in den nicht bioidentischen Verbindungen gefunden.

Dagegen befürwortet die *International Hormone Society* noch immer einvernehmlich die Anwendung bioidentischer Östrogene, insbesondere von Östradiol und Östriol, sowie auch bioidentisches Progesteron für die Korrektur ovarieller Defizite. Im Gegensatz zur neueren Haltung der *Endocrine Society* (zu Deutsch etwa: „Gesellschaft für Endokrinologie") vom Oktober 2006 und der Resolution der *American Medical Association* (zu Deutsch etwa: „Amerikanische Medizinische Gesellschaft") vom November 2006, die besagen, dass es wissenschaftliche und medizinische Belege für die Behauptung, bioidentische Hormone seien sicherer, kaum oder gar nicht gebe, widerspricht ein Studium der einschlägigen Literatur dieser Behauptung. Es gibt zurzeit genügend Nachweise, die die größere Sicherheit von bioidentischen Geschlechtshormonen im Vergleich zu nicht bioidentischen bestätigen, insbesondere bei transdermaler, nasaler oder transmuköser anstatt oraler Anwendung.

Kritiker lehnen bioidentische Hormone ab, die von Arzneimittel herstellenden Apotheken verkauft werden, da diese nicht von der amerikanischen Zulassungsbehörde (FDA) überwacht werden und unterstellen, es gebe keine Garantie in Hinblick auf Dosierung, Reinheit, Wirksamkeit und Sicherheit. Wir teilen das Anliegen der *American Medical Association*, der *Endocrine Society*, des *American College for Obstetricians and Gynecologists* und der *American Academy of Family Practitioners*, dass allen Patientinnen und Patienten zu jeder Zeit die besten Produkte verordnet werden, und dass alle Produkte in der Dosierung so konstant sowie so rein, wirksam und sicher wie möglich sein sollten.

Die Ärzte der *International Hormone Society* sind der Ansicht, dass sie aus zwei Gründen einen wertvollen Beitrag zu dieser Debatte leisten können: Erstens sind viele von ihnen in der Anwendung bioidentischer Hormone, die von Arzneimittel herstellenden Apotheken zubereitet wurden, sehr erfahren – eine Erfahrung, die nicht alle Verfasser der unterschiedlichen Positionen und Resolutionen der vorgenannten Gesellschaften zu teilen scheinen. Zweitens ist die Meinung der Mitglieder der *International Hormone Society* unabhängig von jedwedem Druck durch Anzeigenkunden, Sponsoren aus der pharmazeutischen Industrie oder Arzneimittel herstellende Apotheken.

Die Ärzte der *International Hormone Society* möchten die folgenden Punkte hervorheben:

- *Kontrolle der Arzneimittel herstellenden Apotheken:* Die Herstellung bioidentischer Hormonzubereitungen durch Arzneimittel herstellende Apotheken unterliegt der Kontrolle der staatlichen Apothekerkammer in jedem Bundesstaat. Diese Kontrolle hat sich zur Zufriedenheit der Ärzte als ausreichender Garant für Produkte von hoher Qualität sowie in Bezug auf die Dosierung, Reinheit, Wirksamkeit und Sicherheit erwiesen. Bessere Kontrollen können akzeptiert werden, solange sie die Ärzte nicht in der Ausübung ihrer therapeutischen Freiheit einschränken, individuelle Zubereitungen zum vollen Nutzen ihrer Patientinnen und Patienten zu verschreiben.

- *Wesentlicher Vorteil individuell hergestellter Präparate:* Individuell hergestellte Präparate von bioidentischen Hormonen bieten einen wesentlichen, unverzichtbaren Vorteil gegenüber standardisierten Präparaten, da die Dosierung und Zusammenstellung jeweils auf den einzelnen Patienten abgestimmt werden kann. Konzentrationen und Zusammensetzung, einschließlich Lösungsmitteln und Füllstoffen, können nach den individuellen Bedürfnissen und Verträglichkeiten ausgewählt werden. Wir glauben, dass individualisierte Behandlungen, wie sie von Arzneimittel herstellenden Apotheken angeboten werden, die beste Aussicht auf optimale medizinische Versorgung bieten.

- *Die Herstellung und Verbreitung bioidentischer Hormonen ist nicht auf Arzneimittel herstellende Apotheken beschränkt:* „Bioidentische" Hormone sind bereits als Pflaster und massenproduzierte Östrogencremes und -gels von der FDA zugelassen. Die Arzneimittel herstellenden Apotheken stellen lediglich ein Produkt her, das besser auf den einzelnen Patienten abgestimmt ist.

- *Konjugierte Östrogene, ein Beispiel weithin verkaufter nicht bioidentischer Hormone:* Die Östrogenform, das konjugierte Östrogen, das diese Debatte ausgelöst hat, ist genau genommen ein Abfallprodukt, das im Urin trächtiger Stuten vorkommt. Viele der Östrogene im Pferdeurin können nicht als für den menschlichen Körper „bioidentisch" betrachtet werden, da sie eine andere chemische Struktur als die Humanöstrogene aufweisen. Obwohl einige Pferdeöstrogene äquivalent zu Humanöstrogenen sind, wurden sie durch Konjugation biochemisch verändert. Konjugation findet beim Menschen und bei Pferden in der Leber statt, sie dient dazu, unerwünschtes Östrogen auszuscheiden. Konjugierte Östrogenpräparate sind daher nicht bioidentisch, denn sie sind Formen von Östrogen-Abfallprodukten, die von der Leber einer Stute zur Ausscheidung vorgesehen wurden.

- *Der Gebrauch des Begriffs „bioidentische" Hormone:* Der Antrag der *American Medical Association* (AMA) an die FDA, die Verwendung des allgemein üblichen Begriffs „bioidentische Hormone" zu verbieten, solange die Zubereitung nicht von ihr zugelassen wurde, ist unrechtmäßig (erste Änderung der US Verfassung) durch Ablehnung der Redefreiheit, die durch den Zusatz zugesichert wird, und sie greift in unzulässiger Weise in das Recht der Ärzte ein, die aktuell individuell zubereitete bioidentische Hormone verschreiben. Im Abschnitt 503 A des *Modernization Act* der FDA von 1997 wurde versucht, die Rechte der ersten Verfassungsänderung bezüglich der Arzneimittel herstellenden Apotheken einzuschränken, indem verlangt wurde, „auf Bewerbung und Förderung bestimmter individuell hergestellter Medikamente zu verzichten". Das Oberste Gericht erklärte jedoch diese Entscheidung im Jahre 2002 für verfassungswidrig.

- *Kontrollen:* Die meisten Ärzte, die bioidentische Hormone von Arzneimittel herstellenden Apotheken verordnen, kontrollieren die Hormonwerte traditionell über das Blut, nicht über den Speichel, wie das von der AMA (in der Resolution vom November 2006) und der *Endocrine Society* (Positionspapier vom Oktober 2006) fälschlicherweise behauptet wurde.

- *Sicherheit:* Wie bereits dargelegt, gibt es gegenwärtig genügend Nachweise, die die größere Sicherheit bioidentischer Geschlechtshormone im Vergleich zu nicht bioidentischen bestätigen, insbesondere, wenn sie transdermal, nasal oder transmukös anstatt oral angewendet werden.

- *Forschung:* Wir empfehlen, künftig auf diesem Gebiet zu forschen und unterstützen insbesondere die unabhängige Forschung über potenzielle Risiken und Nutzen bioidentischer und nicht bioidentischer Hormone.

Abschließend empfehlen wir der *American Medical Association* dringend, ihre Position zu revidieren, und der Zulassungsbehörde FDA, die Stellungnahme der *International Hormone Society* in allen Punkten zu berücksichtigen sowie das Recht des Arztes zu schützen in Hinblick auf die Verschreibung der bestmöglichen Präparate für seine Patienten, einschließlich der individuellen Zubereitungen bioidentischer Hormone.

ANHANG 2
Die BHT aus nächster Nähe

Die folgenden Texte stammen aus dem monatlich in Englisch erscheinenden Newsletter „Nutrition & Healing" des Autors Dr. Jonathan V. Wright. Anmeldungen sind im Internet möglich unter: www.wrightnewsletter.com

Keine Angst vor der bioidentischen Hormonersatztherapie – nichts als ein Urintest

Wenn Sie eine Frau sind, beträgt Ihre durchschnittliche Lebenserwartung ungefähr 80 Jahre. Das heißt, Sie verbringen mehr als ein Drittel ihres Lebens nach den Wechseljahren und haben mit all den gesundheitlichen Beeinträchtigungen zu tun, die mit den verminderten Hormonspiegeln zusammenhängen, für deren korrekte Höhe Ihr Körper vor den Wechseljahren gesorgt hat (Östrogene, Progesteron, DHEA, Testosteron, Schilddrüsenhormone, Melatonin und viele andere). Die Auswirkungen können leichter sein und sich „nur" in vermehrter Müdigkeit und verminderter Libido zeigen, oder sie können so weit reichen, dass sie Ihre normale Lebensfähigkeit bedrohen – durch Osteoporose, Muskelschwäche, Arteriosklerose, Verlust der geistigen Leistungsfähigkeit und viele andere Krankheiten.

Und den Männern, die dies lesen, sei gesagt: Auch sie bleiben davon nicht verschont. Ihre Hormone nehmen zwar langsamer ab, doch Sie werden mit ganz ähnlichen Herausforderungen konfrontiert.

Doch es gibt einen Weg, viele dieser Probleme, die unter dem Namen „Alterskrankheiten" firmieren, wirksam zu verhindern und ein langes Leben bei Männern und Frauen in höherem Alter zu fördern. Das einzige Problem besteht darin, dass viele Angst davor haben, sich darauf einzulassen.

Wie wir in diesem Buch immer wieder besprochen haben, waren die Bedenken bezüglich der mit einer „Hormonersatztherapie" verbundenen Risiken ein heißes Diskussionsthema, insbesondere in den letzten Jahren, seit die Ergebnisse der WHI-Studie publik wurden. Obwohl dieses Buch nur sieben Jahre nach Veröffentlichung der Resultate erschien, ergab eine neuere, von Forschern an der Universität von Stanford erhobene Untersuchung, dass sich weniger als 30 Prozent der Frauen an diese wichtige Studie erinnern. Einen bleibenden Eindruck scheinen dagegen die dadurch aufgedeckten Gefahren hinterlassen zu haben, nämlich das Herzinfarkt-, Schlaganfall- und Krebsrisiko.

Doch die HET in der WHI-Studie arbeitete mit Pferdeöstrogenen und einem „außerirdischen" Progestin (nicht mit natürlichem Progesteron), und beide „Hormone" sollten im menschlichen Körper eigentlich gar nicht zirkulieren. Daher ist es von größter Wichtigkeit zu unterscheiden zwischen der HET, die völlig körperfremde „Hormone" einsetzt, und der BHT, die Hormone beinhaltet, die genau nachahmen, was der Körper selbst herstellt oder vor der Meno- oder Andropause hergestellt hat. Leider wird dieser Unterschied von den Massenmedien – ja, selbst in den Artikeln „führender wissenschaftlicher Autoren" – nur sehr selten gemacht. Infolgedessen werden täglich jede Menge Fragen zur Sicherheit der BHT an mich herangetragen.

Ich werde mich nach besten Vermögen bemühen, sie alle zu beantworten. Beginnen wir mit der Frage, die für die meisten am wichtigsten ist: *Woher wissen Sie, dass die BHT sicher ist?*

Die sichere Seite kennen

Obwohl ich das erste Rezept für die bioidentische Hormontherapie bereits Anfang der 1980er-Jahre ausstellte, und in dieser Zeit (soweit ich unterrichtet wurde) nur einer von mehreren Tausend Patienten möglicherweise an hormonell bedingtem Krebs erkrankte, will ich freimütig zugeben, dass meine Erfahrungen nichts mit „kontrollierter Forschung" zu tun haben.

Wie wir in diesem Buch dokumentieren, wurden erfreulicherweise viele Sicherheitsaspekte der BHT gründlich erforscht. Zahlreiche Studien ergaben, dass die BHT gegenüber der konventionellen HET mit ihren „Pferde- und Fremdmolekülen" viele Vorteile hat, doch zwei der bemerkenswertesten sind, dass die BHT im Gegensatz zur „anderen" Form das Risiko von kardiovaskulären Erkrankungen sowie östrogenbedingtem Krebs reduziert.

Dennoch hat die BHT-Forschung immer noch Lücken. Für kontrollierte Langzeitstudien fehlte die Zeit. Auch werden sehr wenige Studien auf zellulärer Ebene gemacht, denn die bei der BHT eingesetzten Hormone – Östradiol, Östriol, manchmal Östron, Progesteron, Testosteron, DHEA und andere – werden von den Zellen des Körpers nicht immer in genau diesen molekularen Formen verwertet. Sie werden stattdessen im Körper zu anderen Molekülen „verstoffwechselt" (worauf ich gleich eingehen werde). Die Forschung hat bislang lediglich herausgefunden, dass einige dieser verstoffwechselten Hormone prokanzerogen, andere antikanzerogen sind, und der Status wieder anderer noch unklar ist. Auch die „Mengenverhältnisse" zwischen einigen dieser Hormone sind wichtig.

Doch obwohl wir diese Metaboliten aktuell noch nicht auf Zellebene überwachen können, ist das auf einer „Ganzkörperebene" möglich, und so wird die Sicherheit der BHT maximiert.

> **Wie Frauen vor den Wechseljahren ihr Brustkrebsrisiko vorhersehen – und vermindern – können**
>
> Ein niedriger Östriolspiegel ist meist etwas, worüber sich die meisten BHT-Patientinnen keine Sorgen machen müssen, da es ihnen ohnehin verschrieben wird. Doch Frauen, die noch nicht in den Wechseljahren sind und in deren Familie sich Brustkrebserkrankungen häufen, sollten sich auch überlegen, alle ihre Östrogenmetaboliten über einen 24-Stunden-Sammelurin-Test überprüfen zu lassen, da man anhand niedriger Östriolspiegel das Brustkrebsrisiko prognostizieren kann. Die gute Nachricht ist, das Problem eines niedrigen Östriolspiegels kann durch Jod oder Jodid leicht korrigiert werden.
>
> Als ich in den 1970er-Jahren fibrozystische Mastopathien (Erkrankungen der Brust) mit Jod nach John Myers behandelte, beobachtete ich, dass die Gabe von Jod und Jodid bei Frauen zu einer Erhöhung der Östriolsekretion führte, während die Östron- und Östradiolspiegel sanken. Unter Epidemiologen ist weithin bekannt, dass eine stark jodhaltige Ernährung (wie die japanische, zu der große Mengen stark jodhaltiger Meeresfrüchte und Algen gehören) mit dem geringsten Krebsrisiko in Verbindung gebracht wird. Die östriolsteigernde Wirkung von Jod kann zumindest zum Teil ein Grund dafür sein.
>
> Es gibt außerdem eine 15-jährige prospektive Studie mit mehr als 15 000 Frauen, aus der hervorgeht, dass diejenigen, deren Östriolsekretion während ihrer Schwangerschaften im oberen Viertel angesiedelt war (woraus man die relative Östriolsekretion in den fruchtbaren Jahren der Frau ermitteln kann), in den folgenden 15 Jahren ein um 58 Prozent geringeres Brustkrebsrisiko hatten als Frauen, deren Sekretion lediglich im untersten Viertel lag.
>
> Da die Einnahme von Jod und Jodid in größeren Mengen über lange Zeiträume die Funktion der Schilddrüse unter Umständen auch unterdrücken kann, sollten Frauen mit relativ niedrigen Östriolwerten einen erfahrenen Facharzt aufsuchen, um dieses Mengenverhältnis zu „normalisieren".

Am umfassendsten und genauesten überwacht man die Hormonmetaboliten mithilfe einer Analyse des 24-Stunden-Sammelurins. Die meisten meiner Patientinnen sind überrascht, dass ich zur Bestimmung der Hormonspiegel keinen Bluttest empfehle, doch es gibt einige Faktoren, die erklären, warum Bluttests hierfür nicht unbedingt die erste Wahl sind.

Wenn Ihr Körper Hormone selbst produziert, werden sie „gepulst" ausgeschüttet, also mit Pausen, und wenn sie bioidentische Hormone anwenden, nehmen Sie die Hormone nur ein- oder zweimal täglich ein. Daher zirkulieren sie nicht ständig in gleich bleibenden Mengen durch Ihren Körper, was eine korrekte Bestimmung aus dem Blut extrem schwierig macht. Der Blutspiegel jeden Hormons kann in Abhängigkeit von der Entnahmezeit ziemlich schwanken. Mit dem Urintest wird dagegen die Gesamtmenge bestimmt, die innerhalb von 24 Stunden produziert oder ergänzt wurde.

Hinzu kommt, dass außer bei Testosteron der Bluttest nicht zwischen „freien" und „gebundenen" Hormonen unterscheidet; Forschungsergebnisse legen jedoch nahe, dass die gebundenen Formen inaktiv sind. Daher kann ein Bluttest Östrogene und Progesteron immer nur in ihrer inaktiven, gebundenen Form nachweisen; die „freien" aktiven Hormone werden genau genommen überhaupt nicht bestimmt. Im Gegensatz dazu bestimmt der Urintest die Summe der freien und der „konjugierten" steroidalen Geschlechtshormone (konjugierte Steroide binden sich an andere einfache Moleküle). Die „freie" Form jeden Hormons ist die aktivste, doch auch die „konjugierte" Form kann aktiv sein, also ist es sinnvoll zu wissen, wie viel von welcher Form sich in Ihrem Körper befinden – im Gegensatz zu einer Blutanalyse, deren Ergebnis nur als inaktiv erkannte Formen umfasst.

Eine weitere Eigenheit des Bluttests ist, dass die meisten Labore Östriol – eines der wichtigsten schützenden Östrogene – aus Blutproben praktisch nicht bestimmen können. Dagegen liegt es im Urin in größeren Mengen als fast jedes einzelne andere Östrogen vor. Die Fachwelt ist sich zwar nicht ganz sicher, warum das so ist, glaubt jedoch, das könnte daran liegen, dass Östriol, auch wenn es täglich in erheblichen Mengen ausgeschüttet wird, sehr schnell aus dem Blut „geklärt" wird.

Zu diesen Nachteilen kommt noch, dass es für viele der wichtigen Steroidmetaboliten, die die Sicherheit der BHT gewährleisten, gegenwärtig gar keine Bluttests gibt. Mit Ausnahme von Östriol stehen im Augenblick für 2-Methoxyöstradiol („gutes" Östrogen), 4-Hydroxyöstron („schlimmstes" Östrogen), Androstandiol („gutes" Tesotsteron) und andere keine solchen Tests zur Verfügung.

> **Warum Ihre Knochen kein Interesse an einem erhöhten 2/16-Verhältnis haben**
>
> Sie können es glauben oder nicht, es gibt eine Warnung vor einem zu hohen „2/16"-Verhältnis. Im Jahre 1997 fand eine Forschungsgruppe heraus, dass ein sehr hohes Verhältnis (möglicherweise höher als 4:1 bis 6:1) für ein erhöhtes Osteoporoserisiko sprechen könnte.

Und was ist mit Speicheltests? Na ja, es stimmt schon, dass sie bequem, nichtinvasiv und bei jüngeren Menschen, die keine bioidentischen Hormone einnehmen, auch einigermaßen korrekt sind. Der Hauptnachteil für die Ärzte besteht jedoch darin, dass die Steroidhormone im Speichel von Patienten, die sich einer BHT unterziehen, „himmelhoch" sind und meist nicht einmal in der Nähe normaler physiologischer Bandbreiten liegen. Und obwohl der Speicheltest angeblich die „freien" Steroidhormone bestimmt, haben Studien ergeben, dass steroidbindende Proteine im Speichel auftauchen; also besteht die Möglichkeit, dass diese Bestimmungen auch „gebundene", das heißt, inaktive Hormone enthalten. Außerdem gibt es, wie bei den Bluttests, für viele der Metaboliten, die für die Überwachung der Sicherheit notwendig sind, keine Speicheltests.

Damit ist der Urintest tatsächlich der „Goldstandard", wenn man die Sicherheit der BHT überwacht. Die Bandbreite dieser Analyse umfasst buchstäblich Dutzende von Steroidhormonen und ihre Metaboliten. Jede Urinprobe wird mittels Gaschromotographie getestet (GC, chemische Analysemethode zur Auftrennung von Gemischen – Anm. d. Übers.). Fast alle Experten halten die GC in ihrer Fähigkeit, eine Vielzahl von Steroidmetaboliten mit einer einzigen Probe gleichzeitig zu bestimmen, für unübertroffen. Die GC wird auch mit der Massenspektrometrie gekoppelt (MS, Verfahren zum Messen der Masse von Teilchen – Anm. d. Übers.), die buchstäblich den „molekularen Fingerabdruck" jedes einzelnen Steroidmoleküls identifiziert.

Nicht alle Östrogene sind gleich: Welche sind es *wirklich* wert, dass Sie sich Gedanken darüber machen?

Nun, da wir uns bereits mit den Bestimmungsmethoden befasst haben, die notwendig sind, damit die BHT sicher bleibt, kommen wir zu den beteiligten Hormonen, den Anfang macht Östrogen, und wir legen dar, welche Hormone Anlass zur Sorge geben können und warum.

> **Was können Sie noch aus Ihrem Urin erfahren?**
>
> Die Steroidanalysen aus dem 24-Stunden-Sammelurin dienen nicht nur der Überprüfung und Anpassung der Hormonmengen, um die Sicherheit der BHT zu gewährleisten. Mit der GC/MS-Technik können auch viele andere natürliche Steroide und Metaboliten überwacht werden, einschließlich Kortisol, Kortison und deren Metaboliten sowie Aldosteron.
>
> Die Bestimmungen können Sie und Ihren Arzt dabei unterstützen, außergewöhnlichen Stress zu identifizieren (erhöhte Kortisol- und Kortisonwerte), eine schwache Nebennierenfunktion (niedrige Werte von Kortisol, Kortison und mehrerer ihrer Metaboliten) oder sogar ein zusätzliches Risiko für einen altersbedingten Hörverlust (veränderte Aldosteronwerte).
>
> Haben Sie bereits einen Hörverlust aufgrund Ihres Alters erlitten und liegt ein niedriger Aldosteronwert vor, kann die Supplementierung mit bioidentischem Aldosteron ihre Hörfähigkeit deutlich verbessern (Vgl. *Nutrition & Healing* Mai 2006 oder im Online-Archiv; nur in englischer Sprache.)

Mehr als 20 Östrogene zirkulieren im Körper. Östron, Östradiol und Östriol werden oft für die Hauptakteure gehalten, doch Forscher haben herausgefunden, dass 2-Hydroxyöstron ebenfalls in großen Mengen vorliegt. Östron und Östradiol sind potente Östrogene, die im Allgemeinen für Krebs fördernd gehalten werden, wenn sie alleine „am Werk" sind. Gibt man zu der Mischung jedoch die richtige Menge Östriol (wie Mutter Natur das beabsichtigt hat), dann werden diese Wirkungen neutralisiert und es ist nun Krebs hemmend. Vor den Wechseljahren sezernieren die meisten Frauen mehr Östriol als Östron und Östradiol, also enthält die BHT im Allgemeinen ebenfalls mehr Östriol.

Weiter geht es mit den Hydroxyöstrogenen. Wie Östriol wird 2-Hydroxyöstron (und andere 2-Hydroxyöstrogene) für „schwach" wirksam, aber Krebs hemmend gehalten. 16α-Hydroxyöstron dagegen (und andere 16α-Hydroxyöstrogene) ist Krebs erregend. Hier kommt das „2/16-Verhältnis" ins Spiel (siehe Kapitel 7); es ermöglicht den Anwenderinnen der BHT, sich die Vorteile dieser Östrogenmetaboliten zunutze zu machen, ohne ein Risiko eingehen zu müssen.

Die umfangreiche Forschung zeigt, dass sich durch das Verhältnis von 2-Hydroxyöstrogenen zu 16α-Hydroxyöstrogenen das Brustkrebsrisiko bei Frauen vor den Wechseljahren vorhersagen lässt. Ein höheres Verhältnis deutet auf ein geringeres Brustkrebsrisiko hin, ein niedriges Verhältnis (meinst unter 1,0) auf ein höheres. Während es so scheint, als sei das Verhältnis bei postmenopausalen Frauen, die sich keiner BHT unterziehen, in Bezug auf das Brustkrebsrisiko nicht aussagekräftig, habe ich – auch wenn es keine Forschungsdaten dazu gibt –, die Erfahrung gemacht, dass es bei postmenopausalen Frauen, die bioidentische Hormone einnehmen, sehr wohl prognostizierend ist.

Und bevor die Männer jetzt „abschalten" – die Bestimmung von 2-Hydroxyöstrogen und 16α-Hydroxyöstrogen ist auch für Männer wichtig: Forschungsergebnisse weisen darauf hin, dass Männer, deren Werte für 16α-Hydroxyöstrogen im obersten Drittel lagen, das höchste Prostatakrebsrisiko hatten, während bei denjenigen, deren Werte für 2-Hydroxyöstrogen im obersten Drittel angesiedelt waren, das Risiko am geringsten war.

Wenn die Analyse Ihres 24-Stunden-Sammelurins ein niedriges 2/16-Verhältnis zeigt, können Sie es auf zwei einfache Arten wieder in den „grünen" Bereich bringen. Essen Sie mehr Gemüse aus der Familie der Kreuzblütler (Brokkoli, Blumenkohl, Senfkohl, Weißkohl, Rosenkohl), Leinsamen und Soja (wobei Männer nicht allzu viel Soja essen sollten). Hierdurch kann der Anstieg von 2-Hydroxyöstrogen und in der Folge die Verschiebung des 2/16-Verhältnisses in die richtige Richtung gefördert werden.

Sie können aber auch Nahrungsergänzungen mit Diindolylmethan (DIM) einnehmen, diese aktive Verbindung kommt in Gemüsen aus der Familie der Kreuzblütler vor; zwei- bis dreimal täglich 100 mg sollten ausreichen. (Wichtig: Manchmal wird die Einnahme von Ergänzungen des Vorläufermoleküls empfohlen, Indol-3-Carbinol bzw. I3C. Doch dieses wird nur aktiv, wenn es durch die Magensäure in DIM umgewandelt wurde. Da viele Menschen zu wenig Magensäure haben, ist es meiner Erfahrung nach wirksamer, DIM einzunehmen.)

16-Hydroxyöstrogene werden zwar als Krebs erregend angesehen, doch diejenigen Östrogenmetaboliten, die die größte Bedrohung für unsere Gesundheit zu sein scheinen, haben eine vorangestellte Vier, nämlich 4-Hydroxyöstron und andere 4-Hydroxyöstrogene. Von allen Östrogenen werden sie werden als am stärksten kanzerogen angesehen, und sie stimulieren sowohl das Wachstum von Brust- als auch von Prostatakrebs. Gegenwärtig lassen sich die Spiegel dieser Metaboliten nur mit GC/MS-Analysen von 24-Stunden-Sammelurin bestimmen (ein weiterer Vorteil des Urintests).

Wenn der Wert eines der 4-Hydroxyöstrogene über dem Normalbereich liegt, sollten Sie auch mehr Gemüse aus der Familie der Kreuzblütler zu sich nehmen und/oder mit der Einnahme von DIM beginnen. Aus einem Forschungsbericht geht hervor, dass Ergänzungen mit I3C die 4-Hydroxyöstrogene absenken können, also sollte das durch das entsprechende Gemüse und DIM wohl auch möglich sein.

In Bezug auf die Hormone ist der menschliche Körper – anders als das, was die herkömmlichen Pharmavarianten der HET bieten –, ganz auf Gleichgewicht eingestellt. Da wir auf ganz natürliche Weise einige Krebs erregende Östrogene produzieren, hat Mutter Natur sichergestellt, dass wir auch die Krebs hemmenden Formen herstellen. Eines dieser Krebs hemmenden Östrogene ist 2-Methoxyöstradiol. Eigentlich liegt es nur in sehr geringen Mengen im Körper vor, doch in diesem Fall kommt man auch mit sehr wenig sehr weit voran. Geringfügig oder nicht – 2-Methoxyöstradiol ist ein sehr potenter Krebs hemmender Stoff. In der Tat ist es so potent, dass eine Pharmafirma es erst kürzlich in „Panzem®" umbenannt hat und nun versucht, bei der FDA seine „Zulassung" als patentrechtlich geschütztes „Medikament" durchzusetzen. (Leider werden in den klinischen Versuchen mit Panzem® dem Körper riesige und völlig unnatürliche Mengen von 2-Methoxyöstradiol auf völlig unnatürliche Weise – durch Schlucken – verabreicht. Östrogene und andere Steroidhormone gelangen auf natürlichem Wege nicht durch den Magen-Darm-Trakt in den Körper – und sie sollten es auch nicht!)

Eine Forschergruppe hat außerdem herausgefunden, dass bereits winzige Mengen von 2-Methoxyöstradiol (< 1 Mikromol) gegen Faserzellen in der Gebärmutter (Leiomyom, ein gutartiger Tumor der glatten Muskulatur – Anm. d. Übers.) wirksam sind. Andere Ergebnisse legen nahe, dass 2-Methoxyöstradiol ein wichtiger Schutzfaktor gegen Schäden in den Arterien sein kann, die zu Arteriosklerose führen.

Da 2-Methoxyöstradiol eine so wichtige Rolle im Körper spielt, sollte es im Normalbereich liegen, um einen größtmöglichen Schutz zu bieten. Dieses Hormon ist auch als „methyliertes" Östrogen bekannt; Nährstoffe, die eine Methylierung fördern, können also zu höheren Spiegeln führen. Folsäure und Vitamin B12 unterstützen die Methylierung; wenn die Analyse des 24-Stunden-Urins einen niedrigen 2-Methoxyöstradiol-Wert aufweist, sollten Sie zusammen mit einem in Ernährungs- und Naturmedizin qualifizierten Arzt erarbeiten, welche Dosen dieser und anderer Nährstoffe am besten geeignet sind, um Ihre Werte zu erhöhen.

Testosteron – sicher und natürlich

Wenn man über Östrogen spricht, ist Testosteron garantiert nicht weit. Die gute Nachricht ist, dass es etwas einfacher ist, die Ersatztherapie dieses Hormon zu überwachen (was, so nehme ich an, zeigt, dass Männer, die behaupten, Frauen seien „kompliziert", zumindest teilweise recht haben). Es gibt zwar Testosteronmetaboliten, die man im Blick behalten muss, doch es sind nicht annähernd so viele wie bei Östrogen.

Von diesem Metabolit haben Sie sicher schon gehört, da es schulmedizinische Präparate gibt, die ihn senken sollen: DHT (Dihydrotestosteron). Doch wenn man eines dieser Präparate oder aber zu viel Alphalinolensäure (ALA), Zink oder Sabalfrüchte (Früchte der Sägepalme) einnimmt, kann DHT auch zu weit absinken. Dadurch wird das allgemeine Risiko, an Prostatakrebs zu erkranken, insgesamt zwar gesenkt, doch – so seltsam es klingen mag –, das Risiko, eine aggressivere Form der Krankheit zu bekommen, steigt sogar. Obwohl die Forschung in diesem Punkt nicht eindeutig ist, scheint das wohl dadurch möglich zu sein, dass geringe DHT-Werte die Entstehung von Androstandiol, eines aus DHT gebildeten, Krebs hemmenden Testosteronmetaboliten, herabsetzen kann. Es ist in der Tat wahrscheinlich so, dass das Verhältnis zwischen DHT und Androstandiol wichtiger ist als der Wert jedes einzelnen Hormons für sich genommen.

Ein weiterer Sicherheitsaspekt der BHT, den Männer im Auge behalten müssen, ist die „übermäßige Aromatisierung", ein Terminus technicus, der für den ganz natürlichen, doch – für Männer – recht ungesunden Prozess der Verstoffwechselung von Testosteron in zu viel Östrogen verwendet wird. Die Aromatisierung selbst ist normal: Selbst die „männlichsten Männer" brauchen ein wenig Östrogen, damit ihr Körper Spitzenleistungen erbringen kann. Wird durch diesen Prozess jedoch zu viel Testosteron in Östrogen übergeführt, kann es zu Problemen kommen, wie der Vergrößerung der Prostata und sogar Prostatakrebs.

Übermäßige Aromatisierung kommt mit zunehmendem Alter häufiger vor, noch häufiger ist sie aber bei Männern mit einer Insulinresistenz. Dem Typ-2-Diabetes liegt immer eine Insulinresistenz zugrunde, doch wenn bei Ihnen kein Diabetes festgestellt wurde, heißt das nicht unbedingt, dass Sie sich über eine übermäßige Aromatisierung keine Sorgen machen müssen: Die Insulinresistenz tritt meist Jahre, manchmal Jahrzehnte vor der Diagnose eines Typ-2-Diabetes auf.

Wenn Sie Typ-2-Diabetes oder ein erhöhtes Risiko für eine Insulinresistenz haben (was der Fall ist, wenn es in Ihrer Familie Typ-2-Diabetiker gibt), sollten

Sie einen in der BHT erfahrenen Arzt aufsuchen, um feststellen zu lassen, ob sich im 24-Stunden-Urin eine übermäßige Aromatisierung zeigt. (Fragen zur Insulinresistenz besprechen Sie bitte mit Ihrem Arzt; Sie finden hierzu jedoch auch Informationen – in englischer Sprache – in *Nutrition & Healing* vom Juli und August 2001; kostenloser Download aus dem Online-Archiv möglich.)

Zum Glück gibt es zwei sehr wirksame Möglichkeiten, um die Aromatisierung auf ein normales Niveau zu verlangsamen. Die eine ist eine Rezeptur aus kombinierten chinesischen Pflanzenextrakten und heißt „Myo-min" (von *Chi Enterprises*). Nach meiner Beobachtung sorgen zweimal täglich zwei bis drei Tabletten fast immer dafür, dass sich der Östrogenwert normalisiert. Das andere Mittel, das überschüssiges Östrogen bei Männern auf Normalwerte zurückführt, ist das Flavonoid Chrysin aus der Passionsblume. Es gibt jedoch einen wichtigen Vorbehalt: Typischerweise ist es in Kapsel- oder Tablettenform nicht besonders wirksam. Am besten wendet man Chrysin als liposomalen Spray (von *LipoLab*) an (liposomal bezieht sich auf eine besondere Art der Anordnung von Molekülen, die ein besseres Eindringen in die Haut ermöglicht – Anm. d. Übers.); meiner Erfahrung nach wirkt er bei fast allen Männern. Zwei Sprühstöße täglich reichen meist aus. Beides ist in den USA in Naturkostkostläden und Arzneimittel herstellenden Apotheken sowie in der Apotheke der Tahoma-Klinik erhältlich. (In Deutschland gibt es Chrysin als Potenzmittel und Alternative zu Viagra; Myo-min jedoch nach meinen Recherchen nicht – Anm. d. Übers.)

Forscher haben herausgefunden, dass Melatonin (das Hormon, das den Schlaf-Wach-Rhythmus steuert) die Aromatisierung hemmen kann. Manchmal sind dazu jedoch ziemlich hohe Dosen nötig, bis zu 20 mg pro Tag. Diese Menge hat zwar keine ernsthaften Nebenwirkungen, doch sie kann dazu führen, dass Sie morgens schläfriger und schlaftrunkener sind, als Sie es normalerweise wären.

Sichere Anwendung der BHT in der Praxis

So technisch die vorangegangenen Informationen auch gewesen sein mögen, der Einfluss auf Ihre tägliche Funktionsfähigkeit ist doch nicht zu übersehen. Die nachfolgenden Beispiele sind vielleicht besser geeignet, um die Hormonwerte und die mit einem Ungleichgewicht verbundenen Symptome durch die Analyse des 24-Stunden-Sammelurins zu verstehen.

Frank war 72, als er meine Praxis aufsuchte und über Muskelschwäche, mangelnde Kondition und erektile Dysfunktion klagte. Neben verschiedenen Nahrungsergänzungen nahm er täglich 100 mg Pregnenolon ein. Es wird manchmal als „Mutter aller Steroide" bezeichnet, da es im Hormonstoffwechsel „ganz oben" steht und in jeden anderen Steroidmetaboliten umgewandelt werden kann: Cortisol, Östrogen, Testosteron, DHEA, Aldosteron usw. Die Analyse des 24-Stunden-Urins ergab einen Testosteronwert, der ganz am unteren Ende des Normbereichs lag. Sein Östronwert war dreimal höher als der Testosteronspiegel, genau genommen lag er auf demselben Niveau wie bei den meisten prämenopausalen Frauen!

Frank setzte das Pregnenolon ab und nahm stattdessen Testosteron ein. Drei Monate später kam er wieder und all seine Beschwerden hatten sich gebessert. Der Kontrolltest bestätigte einen Rückgang des Östrons auf einen bei Männern normalen Wert, der Testosteronspiegel war angestiegen.

*

Barbara war Ende 30 und die jüngste von neun Schwestern. Alle acht älteren Schwestern waren an Brustkrebs erkrankt, und Barbara wollte alles tun, um diesem Schicksal zu entgehen. Sie war damals in der Tahoma-Klinik beschäftigt und hatte von Angestellten der nahe gelegenen Meridian-Valley-Labore von dem Test auf das 2/16-Verhältnis gehört. Obwohl diese Östrogenmetaboliten jahrelang erforscht worden waren, war dies das erste Labor, das den Test für Ärzte einführte – und Barbara war die erste Frau, die ihn machen ließ.

Ihr Test ergab sehr niedrige Werte für 2-Hydroxyöstrogen und sehr hohe Werte für 16-Hydroxyöstrogen – ihr 2/16-Verhältnis betrug nur 0,5 –, was definitiv ein höheres Brustkrebsrisiko bedeutete. Als Erstes setzte Barbara das um, was ich an anderer Stelle bereits empfohlen habe: Sie erweiterte ihre Ernährung um mehr Brokkoli, Blumenkohl, Kohlarten, gemahlenen Leinsamen und Soja. Doch das Ergebnis der Kontrolluntersuchung zeigte keine deutliche Besserung – das 2/16-Verhältnis war lediglich auf 0,6 gestiegen. Also nahm sie ergänzend Diindolylmethan (DIM) ein (dreimal täglich 60 mg), ergänzend zum Gemüse der Kreuzblütler. Einige Wochen später lag der Wert etwas höher – aber nur bei 0,8. Barbara aß weiterhin so viel von diesen Gemüsearten, wie sie konnte und erhöhte die DIM-Dosis auf dreimal täglich 120 mg – und schließlich stieg das 2/16-Verhältnis auf über 1,0.

*

Michael war 51 Jahre alt, als er die Tahoma-Klinik aufsuchte. Mit etwa Mitte 40 stellten sich erste Symptome einer Prostatavergrößerung ein: Er musste nachts mehrmals zur Toilette, der Urinstrahl war schwächer und er hatte Schwierigkeiten, ihn in Gang zu setzen. Er machte sich kundig und begann mit der Einnahme von dreimal täglich 160 mg einer Standardzubereitung der Sägepalme. Im Laufe von drei bis vier Monaten ließen seine Symptome so weit nach, dass sie im Alltag kaum noch ein Problem darstellten, und diese Situation hielt über mehrere Jahre an.

Doch als er in meine Sprechstunde kam, war ich beunruhigt darüber, in welch hoher Dosierung er das Mittel einnahm und dass er es nicht mit Zink oder essenziellen Fettsäuren ergänzte, wie ALA (Alphalinolensäure) oder der sogar überlegeneren GLA (Gammalinolensäure). So empfahl ich eine Analyse des 24-Stunden-Urins.

Michaels Testergebnis ergab eine ernstzunehmende übermäßige Hemmung der 5α-Reduktase. Ich erklärte, dass eine Senkung dieses Enzyms zusammen mit DHT das allgemeine Gesamtrisiko von Prostatakrebs zwar vermindern, doch das Risiko, an einer aggressiveren Form dieses Krebses zu erkranken, erhöhen kann. Ich erklärte auch, dass Zink und essenzielle Fettsäuren, wie GLA und ALA, zu den essenziellen Nährstoffen gehören, die Sägepalme jedoch nicht, sodass die essenziellen Nährstoffe bei der Senkung einer überaktiven 5α-Reduktase an erster Stelle eingesetzt werden sollten. Er setzte das Sägepalmpräparat ab und im Laufe der nächsten Monate konnten wir die für ihn geeigneten Mengen von Zink und GLA ermitteln, die seine Symptome unter Kontrolle hielten und die Enzymaktivität normalisierten, was durch die Analyse des 24-Stunden-Urins zu sehen war.

∗

Das sind nur einige wenige Beispiele von Menschen, die durch die bioidentische Hormonersatztherapie und einer begleitenden Überwachung nicht nur von den Hormonen selbst, sondern auch von ihren gleichermaßen wichtigen Metaboliten profitiert haben. Natürlich entwickelt sich die BHT weiter; sie ist zwar zweifellos sicherer als Pferdehormone und patentrechtlich geschützte „außerirdische" Progestine, doch auch sie kann niemals *die* perfekte Sicherheit bieten. Der Grund: Selbst die von Ihrem eigenen Körper produzierten Hormone sind es nicht. Forschungsergebnisse zeigten, dass selbst jüngere Menschen, die höhere Spiegel von Geschlechtshormonen bilden, ein etwas erhöhtes Risiko haben, an hormonell bedingtem Krebs zu erkranken.

Um bei einer Ersatztherapie mit bioidentischen Hormonen auf Nummer sicher zu gehen, braucht es jedoch nicht viel: Die regelmäßige Wertekontrolle mithilfe des Urintests sowie die Zusammenarbeit mit Ihrem Arzt reichen aus, um eventuell entstehende Ungleichgewichte auf natürliche Weise zu beheben. Und darin interscheidet sich die BHT erheblich von der HET.

Mein Dank geht an die Naturheilkundlerinnen Christa Hinchcliffe und Wendy Ellis für ihre Beiträge zu diesem Artikel.

Das „unwichtige" Molekül, das Krebs heilt

Wir haben uns im vorliegenden Buch bereits zu Panzem® geäußert (in Dtl. nach meinen Recherchen nicht erhältlich – Anm. d. Übers.), einem der aggressivsten Angriffe seitens der Pharmakonzerne auf die bioidentischen Hormone. Doch Jahrzehnte bevor die Pharmaindustrie sich diesen neuen Namen ausdachte und Hunderte von Millionen Dollar für eine Zulassung durch die FDA ausgab, war Panzem® bereits unter seinem wirklichen Namen bekannt: 2-Methoxyöstradiol.

Lange Zeit kannte niemand die Funktion von 2-Methoxyöstradiol genau, und da es in so winzigen Mengen im Körper vorkam, stufte man es als „unwichtig" ein (eine beliebte Vorgehensweise, wenn man noch nicht so genau weiß, wofür eines der „kleineren" Moleküle in der Natur gut ist).

Heutzutage aber befindet sich die Forschung zu 2-Methoxyöstradiol im Goldrausch, denn es scheint, dass es viele Arten von Krebs möglicherweise heilen, zumindest aber den Krankheitsausbruch deutlich verzögern könnte; hierzu gehören auch die meistgefürchteten Krebsarten wie Prostata-, Brust- und Ovarialkrebs.

Ein „inaktives" Hormon zeigt sein wahres Potenzial zur Krebsbekämpfung

Wie bei der Pharmaindustrie üblich, liegt die Betonung (und die Hektik) auf dem „Gold", das durch den Verkauf einer „zugelassenen" Form dieses ganz natürlichen Hormons (zu einem unnatürlich hohen Preis) „gemacht" werden kann – und nicht darauf, herauszufinden, wie sich mit der Natur so eng wie möglich zusammenarbeiten lässt, was für alle Patienten den größten Nutzen und die geringsten Kosten mit sich brächte. Doch das ist nur einer von vielen „fatalen Fehlern" des gegenwärtigen Gesundheitssystems in den Vereinigten Staaten. Und obwohl sich das auch sehr wahrscheinlich nicht so bald ändern wird, lässt sich an der Situation vielleicht doch noch etwas ausrichten.

Bevor wir unseren Fokus auf 2-Methoxyöstradiol selbst richten, wollen wir ein wenig allgemeines Hintergrundwissen über die genaue Funktionsweise im Körper vermitteln. Östrogene und Androgene sind Steroidhormone (die Originalsteroide der Natur, nicht die „außerirdischen", bis zur Patentfähigkeit aufgeplusterten Pseudosteroide, die in Sportlerkreisen regelmäßig für Aufregung sorgen). Diese natürlichen Steroide werden von den Eierstöcken oder den Hoden, den Nebennierenrinden und anderen Körpergeweben von Männern und Frauen produziert.

Zu viel Östrogen, vor allem zu viel von der „falschen Sorte", erhöht das Risiko neuer Krebserkrankungen und fördert die Entwicklung bereits bestehender Tumoren. Das ist hauptsächlich dann der Fall, wenn zwei der wichtigsten Formen von Östrogen, Östradiol und Östron, auf einem entsprechenden Weg zu Tumor fördernden Östrogenverbindungen verstoffwechselt werden. Andere Stoffwechselwege führen zu Krebs hemmenden Östrogenmetaboliten, die vor Tumoren schützen.

Wie sich herausstellt, ist 2-Methoxyöstradiol nicht inaktiv, wie „Experten" seinerzeit annahmen. Es ist vielmehr einer der potentesten Krebs hemmenden Östrogenmetaboliten und wird durch Hydroxylierung von 17β-Östradiol mit anschließender O-Methylierung in der Leber gebildet. (Ich weiß, dass dies sehr fachspezifisch ist, doch der Begriff „Methylierung" wird uns im Folgenden noch häufiger begegnen.)

Einige neuere Studien konnten zeigen, dass 2-Methoxyöstradiol das Wachstum von Prostatakrebszellen hemmt, indem es den „Selbstmord" der Zellen (Apoptose) herbeiführt und das Tumorwachstum in rasch waschenden Zellen verhindert. Es zeigte ähnliche Vorteile bei Brust- und Prostatakrebs, wenn es in Kombination mit anderen chemotherapeutischen Therapien eingesetzt wurde. Und weil wir gerade von seiner Rolle unter den Chemotherapeutika sprechen, 2-Methoxyöstradiol zeigt nicht nur potente Wirkungen gegen Bauchspeicheldrüsen- und Magenkrebs, die anderen chemotherapeutischen Medikamenten gegenüber resistent geworden sind, durch seinen Einsatz konnte auch die Dosierung anderer Chemotherapeutika bei Eierstockkrebs reduziert werden, da es deren Anti-Tumorwirkung verstärkte.

Forscher konnten mit 2-Methoxyöstradiol ähnliche Ergebnisse bei anderen Krebsarten beobachten, zum Beispiel bei Osteosarkomen, Leukämie und Chondrosarkomen, einem Krebs, der den Knorpel angreift.

Zusätzlich zur Förderung des Zelltodes von Krebszellen und der Zusammenarbeit mit Chemotherapeutika zur Steigerung der Wirksamkeit bei niedrigerer Dosierung (wodurch die heftigen Nebenwirkungen dieser Medikamente hoffentlich minimiert werden), arbeitet 2-Methoxyöstradiol auch insofern gegen den Krebs, als es die Bildung neuer Blutgefäße blockiert und dadurch vielen

Krebsarten die „Nahrung" entzieht. Ganz oben auf der Liste dieser Vorteile steht auch, dass 2-Methoxyöstradiol die Bildung von Metastasen verhindern kann.

All diese verschiedenen Ansätze zur Krebsbekämpfung (und wahrscheinlich weitere, bislang nicht entdeckte), machen 2-Methoxyöstradiol zu einem äußerst viel versprechenden Instrument bei der Behandlung von vielen unterschiedlichen Stadien der Krankheit.

Erweisen wir der Natur die ihr gebührende Ehre, Krebs zu heilen

Die erwähnten Ergebnisse sind in Bezug auf die klinischen Studien, die mit 2-Methoxyöstradiol durchgeführt wurden, wirklich nur die Spitze des sprichwörtlichen Eisbergs. Tatsache ist, dass gerade zum Entstehungszeitpunkt dieses Artikels, eine weitere „2-Methoxyöstradiol-könnte-Krebs-heilen"-Studie erschien und für Furore in den Medien sorgte (wahrscheinlich, weil sie in einer der etabliertesten aller etablierten Institutionen durchgeführt wurde – der Mayo Klinik). Der Pressebericht begann folgendermaßen:

> *„Eine neue Studie über ein Medikament auf Östrogenbasis erweist sich als vielversprechend für die Behandlung von Brustkrebs und dessen Knochenmetastasen. Ein Medikament, das sich bereits für die Behandlung von Sarkomen sowie Lungen- und Gehirntumoren als vielversprechend erwies, zeigte, dass es auch bei Brustkrebs, insbesondere der Metastasierung, wirksam sein kann."*

Ich bin sicher, Ihnen ist der typische Sprachgebrauch der Pharmaindustrie sofort aufgefallen. 2-Methoxyöstradiol ist ein natürliches Östrogen, kein „Medikament", doch dieser Begriff wird bereits in den ersten beiden Sätzen zweimal verwendet. Und dabei sollte es nicht bleiben:

> *„[Die Forscher der Mayo Klinik] untersuchten die Auswirkung von 2-Methoxyöstradiol auf den Knochen ... Bei Brustkrebs nistet sich der Krebs häufig im Knochen ein und zerstört ihn in einem Kräfte zehrenden, schmerzhaften Prozess, der Osteolyse genannt wird. Die Osteolyse kann zu Knochenbrüchen führen, die Patienten fühlen sich müde oder verlieren sogar das Bewusstsein.*
>
> *Wie einer der Forscher verlauten ließ, ist 2-Methoxyöstradiol in der Behandlung von Knochenmetastasen des Brustkrebses potenziell sehr wichtig, da es nur wenige der unangenehmen*

> *Nebenwirkungen der meisten Chemotherapeutika zeigt und sich gezielt sowohl gegen den Knochenabbau als auch gegen die Krebszellen richtet. Ein anderer Forscher sagte, „wir erwarteten, dass das ‚Medikament' (Anführungszeichen hinzugefügt) Wirkung zeigt, doch wir erwarteten keine so umfassenden Effekte."*

Ich nehme an, man verlangt zu viel und hofft vergebens, dass der Natur und nicht den „Medikamenten" die Ehre vonseiten des medizinischen Establishments zuteilwird. Doch zumindest wurde hier nicht versucht, das völlig natürlich vorkommende 2-Methoxyöstradiol zu einer patentfähigen, „außerirdischen" Version zu verdrehen – noch nicht.

Und diese Forscher erzielten noch einen weiteren kleinen Fortschritt: Sie gehören offenbar zu den Ersten, denen auffällt, dass die orale Einnahme von Steroiden nicht die bevorzugte Darreichungsform der Natur ist. Das hätte natürlich von Anfang an jedem klar sein müssen, der sich von Berufs wegen mit dem menschlichen Körper befasst. Doch klar oder nicht, fast alle anderen Forscher ließen ihre Freiwilligen 2-Methoxyöstradiol schlucken, was einer der Gründe dafür sein kann, warum in der bisherigen Forschung solche hohen Dosierungen erforderlich waren. Und weiter geht es mit dem Bericht über die Studie der Mayo-Klinik:

> *„Klinische Studien mit 2-Methoxyöstradiol (2ME2) bei Brustkrebspatientinnen sind im Gange. Sie basieren auf einer oralen 2ME2-Version zur Behandlung von Primärtumoren, doch dieser Methode sind Grenzen gesetzt, denn das für den oralen Gebrauch unzureichend geeignete 2ME2 gelangt nur schlecht in den Blutstrom und zum Tumor. Die Forscher lösten dieses Problem durch Injizieren von 2ME2 und erzielten damit eine höhere Wirksamkeit."*

Mit einfachen Worten, die Mayo-Klinik fand heraus, dass 2-Methoxyöstradiol in der Lage ist,

- Brustkrebszellen wirksam ins Visier zu nehmen,
- die Metastasierung von Brustkrebszellen in den Knochen zu verhindern,
- die Knochen vor Osteolyse zu schützen (bei dieser Art der Metastasierung werden die Knochen von Krebszellen aufgelöst),
- in geringeren Mengen viel besser zu wirken, wenn es nicht geschluckt, sondern (in diesem Fall) injiziert wird.

Sicherheit in Zahlen – und übermäßig hohe Dosierungen

Die Studie der Mayo-Klinik ist die bisher aktuellste – und am sorgfältigsten durchgeführte – Forschungsarbeit zu 2-Methoxyöstradiol, doch es gibt noch andere, ebenso viel versprechende Studien über diesen Östrogenmetaboliten, selbst wenn sie manche methodischen Unebenheiten haben.

In der ersten Phase einer klinischen Erprobung von 2-Methoxyöstradiol an 15 Frauen blieb die Krankheitsprogression bei zehn Patientinnen konstant, zwei berichteten, dass sie weniger Knochenschmerzen hatten und die Schmerzmittel reduzieren konnten. Und bei oral eingenommenen Dosierungen von 200, 400, 600 oder 800 mg täglich kam es zu keinen Nebenwirkungen; bei 1000 mg täglich berichteten alle 15 Studienteilnehmerinnen von Hitzewallungen.

In einer weiteren Phase-I-Studie wurden die Wirkungen von 2-Methoxyöstradiol in Kombination mit dem Krebsmedikament Docetaxel (Handelsname Taxotere®) an 15 Patientinnen mit metastasierendem Brustkrebs untersucht. Diesmal wurden bei der Anwendung in Konzentrationen zwischen 200 und 1000 mg täglich über 28 Tage nach vier bis sechs Wochen Docetaxel-Therapie keine Nebenwirkungen beobachtet.

In einer anderen klinischen Studie zu 2-Methoxyöstradiol erhielten elf Männer und neun Frauen oral einzunehmende Dosen des Östrogenmetaboliten zur Ermittlung der maximalen Dosierung und Bestimmung eines beliebigen Toxizitätsgrades. Voraussetzung für die Studienteilnahme war das Vorliegen eines malignen, metastasierenden, inoperablen soliden Tumors, sowie die Ausschöpfung aller Standardbehandlungen. In der Studiengruppe waren Prostata- und Eierstockkrebs am häufigsten vertreten. Zu Beginn wurde den Probandinnen und Probanden 28 Tage lang eine festgelegte Dosis 2-Methoxyöstradiol oral verabreicht. Wurde ein Behandlungszyklus ohne Nebenwirkungen oder Fortschreiten der Krankheit abgeschlossen, wurde die Dosierung auf die nächsthöhere Stufe angehoben. Die Studienergebnisse zeigten, dass 2-Methoxyöstradiol in den oralen Dosierungsbereichen von 400 mg bis 3000 mg gut vertragen wurde, obwohl bei manchen Probanden Nebenwirkungen wie Hitzewallungen und Thrombose auftraten.

Wie diese Studie ergab, ist 2-Methoxyöstradiol sowohl für Männer als auch für Frauen geeignet. In einer randomisierten, placebokontrollierten Studie zum Zusammenhang zwischen PSA-Werten und Prostatakrebs erhielten 33 Patienten entweder 400 oder 1200 mg 2-Methoxyöstradiol täglich oral über einen

Zeitraum von 16 Wochen. Die PSA-Werte stabilisierten sich oder sanken bei 40 Prozent der Probanden, von denen viele 1200 mg erhielten. Bei manchen Patienten zeigten sich Auffälligkeiten in der Leberfunktion, die aber nach Absetzen verschwanden; abgesehen davon wurde 2-Methoxyöstradiol jedoch insgesamt von allen gut vertragen.

Noch einmal, ganz egal wie die Medien oder die Pharmaindustrie es drehen, *2-Methoxyöstradiol ist ein natürlich vorkommender Östrogenmetabolit und kein „Medikament".* Und in dieser Substanz steckt ein enormes Potenzial gegen eine Vielfalt von Krebsarten, insbesondere dann, wenn es richtig angewandt wird. Das heißt, dass es zuerst in den Blutstrom gelangen muss, bevor die Leber ihre ursprüngliche Aufgabe bei Steroidhormonen wahrnehmen und es verändern und zerstören kann. Doch selbst in den Studien, in denen die ungünstige orale Darreichungsform gewählt wurde, erwies sich 2-Methoxyöstradiol als nebenwirkungsarm und nur gering toxisch.

Die gute und die schlechte Nachricht über die revolutionäre Krebstherapie

Die gute Nachricht, die wir der bisherigen Forschung zu 2-Methoxyöstradiol entnehmen können, ist die Aussicht auf eine viel sicherere und wirksamere Form der Krebsbehandlung. Und nun die schlechte: Was den Prozess der „Zulassung" betrifft, so sind wir noch Jahre davon entfernt. Und leider wird es wie alle anderen neu eingeführten „zugelassenen Medikamente" enorm teuer sein (obwohl die Kosten dafür wahrscheinlich noch eher von den Kassen übernommen werden, als für nicht „zugelassene" natürliche Behandlungen).

Nun werden Sie sich vielleicht fragen, warum Sie überhaupt auf eine Zulassung warten müssen. Da 2-Methoxyöstradiol ein natürlich vorkommendes Östrogen ist, sollten Ärzte – besonders die in der sicheren und wirksamen Anwendung von bioidentischen Hormonen qualifizierten und erfahrenen unter ihnen – doch in der Lage sein, es über ihre Arzneimittel herstellenden Apotheken zu bestellen und es Ihnen, wie die anderen in der BHT gebräuchlichen Östrogene, zu verschreiben. Ganz abgesehen davon, dass Sie trotz der erwiesenen Sicherheit gar keine solch hohen Dosierungen brauchen würden, wie sie in den Forschungsstudien eingesetzt wurden. Denn es gibt allen Grund zu der Überzeugung, dass wesentlich geringere Dosen von 2-Methoxyöstradiol als Teil eines natürlichen vorbeugenden Anti-Krebs-Gesamtprogramms zusammen mit einer ausgezeichneten

Ernährung, Unterstützung und Stimulation des Immunsystems sowie vielen anderen sicheren und natürlichen Krebs bekämpfenden Maßnahmen ebenso wirksam sind. Warum also sollten Sie nicht einfach mit ihrem Arzt über die sofortige zusätzliche Aufnahme dieses sicheren und ganz natürlichen Hormons in Ihre laufende BHT-Therapie sprechen?

Nun, das ist leider nicht ganz so einfach; ich habe es versucht, das dürfen Sie mir glauben. Ein Apotheker sagte mir, dass Grossisten, die mit dem Internet-Verkauf von 2-Methoxyöstradiol werben, sich unter allerlei Vorwänden weigerten, Arzneimittel herstellende Apotheken zu beliefern. Ein anderer Apotheker konnte zwar eine sehr geringe Menge erwerben, die aber in einer mit dem Totenkopfsymbol „verzierten" Verpackung und einem Blatt mit Warnhinweisen über die potenzielle Toxizität von 2-Methoxyölstradiol ankam! Entweder haben diese Leute keine Ahnung davon, was sie verkaufen, oder sie werden manipuliert (wahrscheinlich ist es eine Mischung aus beidem).

Da es sich hier um einen wirklich relativ harmlosen natürlichen Metaboliten mit dauerhaft großem Potenzial handelt, hoffe ich, dass er bald zu einem vernünftigen Preis über die üblichen Quellen für bioidentische Hormone zu haben sein wird. In der Zwischenzeit können Sie aber selbst einiges tun, um Ihren eigenen 2-Methoxyöstradiolspiegel zu erhöhen.

Kümmern Sie sich um Ihre körpereigenen Reserven

2-Methoxyöstradiol gehört zu den Metaboliten, die bei der Auswertung des 24-Stunden-Urins überprüft werden (siehe Kapitel 9). Obwohl es nur in winzigen Mengen vorliegt, sollten Sie sich von den Studien, in denen hohe Dosierungen auf unnatürliche Weise oral angewandt werden, nicht verunsichern lassen. Wie ich schon erwähnte, können selbst ganz geringe Mengen als „Signalmoleküle" von Bedeutung sein, wenn sie natürlicherweise in Ihrem Körper vorkommen.

In einer Studie wurde zum Beispiel festgestellt, dass die außerordentlich geringe Menge von einem „Mikromol" auf Faserzellen der Gebärmutter „antiproliferativ, antiangiogen (gegen die Bildung von Blutgefäßen) und apoptotisch (programmiert zelltötend) wirkt". Obwohl es keinen konkreten Beleg dafür gibt, ist die Wahrscheinlichkeit sehr groß, dass diese winzige Menge von 2-Methoxyöstradiol in Ihrem Körper unter anderem die Aufgabe hat, der Bildung von hormonell bedingten gutartigen Tumoren wie Fibroiden sowie bösartigen Tumoren vorzubeugen.

Wie können Sie also Ihren eigenen 2-Methoxyöstradiolspiegel steigern? Erinnern Sie sich an den anfangs erwähnten Begriff „Methylierung"? Das ist der Prozess, in dem 2-Methoxyöstradiol aus anderen Formen von Östrogen gebildet wird. Die Methylierung ist auf bestimmte Enzyme und sogenannte „Methyldonatoren" angewiesen, damit sie richtig funktionieren kann. Sie sollten sich also vergewissern, dass Sie Ihren Körper mit genügend Methyldonatoren versorgen, denn diese sind der Schlüssel zur Anhebung Ihres Methylöstradiolspiegels.

Die Liste der entsprechenden Nahrungsmittel kommt Ihnen wahrscheinlich bekannt vor: grünes Blattgemüse, Hülsenfrüchte, Zitrusfrüchte, Beeren und Nüsse. In diesem besonderen Fall ist es jedoch sehr wichtig, dass die Nahrungsmittel so wenig wie möglich verarbeitet wurden – und dazu gehören auch Erhitzen und Einfrieren –, bevor Sie sie zu sich nehmen. Je frischer und „roher" diese Nahrungsmittel sind, desto besser bewahren sie die enthaltenen Methyldonatoren.

Es gibt auch einige Nahrungsergänzungen, die Methylgruppen liefern, insbesondere S-Adenosylmethionin (SAMe), Methylsulfonylmethan (MSM), Betain (einschließlich des Betains aus Betain-Hydrochlorid), 5-Methyltetrahydrofolat (eine „neu im Handel befindliche" und natürlichere Form der Folsäure) und Methylcobalamin (eine Form von Vitamin B12).

Wenn der Test aus dem 24-Stunden-Urin einen niedrigen 2-Methylöstradiolspiegel anzeigt, nehmen Sie mehr der oben angegebenen Nahrungsmittel zu sich und überprüfen Sie mit einem entsprechend qualifizierten Arzt die Art und Menge der Nahrungsergänzungen, die Sie einnehmen sollten.

Und noch ein Hinweis, der nichts mit Nahrungsergänzungen zu tun hat: Stress, insbesondere lang anhaltender Stress, vermindert die Methylierung von Östrogenen, da der Körper die erforderlichen „Methylgruppen" stattdessen zur Bildung von Adrenalin verwendet. Durch Meditation, Biofeedback und andere Techniken, die Stress und Adrenalin abbauen, stehen Ihnen gleichzeitig mehr Methylgruppen zur Bildung von 2-Methoxyöstradiol und zur Reduzierung des Krebsrisikos zur Verfügung.

Mein Dank geht an die Naturheilkundlerin Lauren Russel für die Beschaffung und Zusammenfassung der für diesen Artikel zusammengetragenen Daten.

Das Geheimnis der Lungengesundheit, das jede Frau kennen muss

Schützen Sie sich vor Emphysemen und COPD – und machen Sie bereits entstandenen Schaden sogar rückgängig

Abgesehen davon, dass wir als freie Bürger das Recht haben sollten, die von uns als am besten empfundene Behandlung zur Erhaltung unserer Gesundheit zu wählen, werden insbesondere Frauen durch die Gefahr, dass die bioidentische Hormontherapie von den Regierungsbehörden (in den USA) abgeschafft wird, auch noch auf andere Weise deutlich benachteiligt. Östrogen als Bestandteil der BHT kann, wie Sie bereits wissen, das Risiko einer Frau senken, an Alzheimer, Demenz und kognitiven Störungen zu erkranken, und sie vor kardiovaskulären Erkrankungen schützen, ihre Knochen stärken sowie die Hautalterung verzögern. Doch von einem anderen wichtigen Vorteil der BHT haben Sie wahrscheinlich noch nie gehört.

In einer Reihe wissenschaftlicher Berichte des angesehenen *Lung Biology Laboratory* (Forschungseinrichtung für die Biologie der Lunge) der medizinischen Fakultät der Universität von Georgetown (unter der Leitung von Dr. Donald Massora und Dr. Gloria DeCarlo Massaro) wurde 1994 nachgewiesen, dass Östrogen auch für die Gesundheit der Lunge, insbesondere bei Frauen, äußerst wichtig ist. Leider haben die meisten Menschen davon keine Ahnung, da diese Studien in den Zeitungen, im Fernsehen, im Radio und auf den wichtigsten Webseiten im Internet kaum oder gar nicht berücksichtigt wurden. Die Medien scheinen bevorzugt die finanziell orientierten Veröffentlichungen der Pharmaunternehmen nachzudrucken, anstatt selbst investigativ und berichtend tätig zu werden.

Doch selbst im Schatten der medialen Berichterstattung sind diesen Studien einige bahnbrechende Entdeckungen gelungen. Man weiß zwar sehr wohl, dass COPD (*Chronic Obstructive Pulmonary Disease*, Chronisch obstruktive Lungenerkrankung) und das Emphysem Folgen des Rauchens sind, doch manchmal erkranken auch Nichtraucher daran – nicht rauchende Frauen viel häufiger als nicht rauchende Männer. Diese Studien klären über die Gründe auf und zeigen, wie einfach nicht nur der Schutz der Lunge, sondern auch die Heilung eines bereits angerichteten Schadens sein kann.

Warum Frauen einen „längeren Atem" haben als Männer

Das erste Ergebnis aus dieser Serie von Forschungsberichten wurde 1995 veröffentlicht. Bei der Arbeit mit weiblichen Ratten entdeckten die Forscher, dass sich die Sauerstoffaufnahme während der Trächtigkeit und Brutpflege nahezu verdoppelte, obwohl sich Struktur und Oberfläche der Lunge nicht veränderten (die gesamte Lungenoberfläche korreliert direkt mit dem Austausch von Sauerstoff und Kohlendioxid). Sie vermuteten, dass der Anstieg der Schwangerschaftshormone für die erhöhte Sauerstoffaufnahme verantwortlich war.

Gleichzeitig stellte das Forscherteam fest, dass erwachsene Rattenweibchen generell eine größere Lungengesamtoberfläche für den Gasaustausch aufweisen als gleichaltrige Rattenmännchen. Die Weibchen hatten auch deutlich kleinere Alveolen (Milliarden von winzigen „Säckchen", aus denen das schwammartige Lungengewebe besteht und an denen der Gasaustausch stattfindet). Und je kleiner die Alveolen sind, desto zahlreicher sind sie, und desto größer ist die Oberfläche für den Gasaustausch.

Ein Jahr nach diesen ersten Entdeckungen belegte dasselbe Forscherteam auf zweierlei Weise, dass Östrogen für den Unterschied zwischen der Lunge männlicher und weiblicher Ratten direkt verantwortlich ist. Zuerst entfernten sie die Eierstöcke bei noch nicht ausgereiften Weibchen und stellten fest, dass diese nach der Reife größere Alveolen und eine geringere Oberfläche für den Gasaustausch aufwiesen als gleichaltrige Weibchen, denen man die Eierstöcke nicht entfernt hatte. In der zweiten Phase der Studie erhielt eine Gruppe von noch nicht ausgereiften Weibchen zusätzlich Östrogen, worauf diese kleinere, zahlreichere Alveolen (und folglich eine größere Oberfläche für den Gasaustausch) entwickelten als noch nicht ausgereifte Ratten, die kein Östrogen erhalten hatten.

Um die Möglichkeit auszuschließen, dass Hormone generell für die Entwicklung der Lunge verantwortlich sind, verabreichten die Forscher einer Gruppe neugeborener weiblicher Ratten Androgene (Testosteron und verwandte Hormone). Doch die zusätzlichen Androgene änderten nichts an der endgültigen Größe der Lungengesamtoberfläche für den Gasaustausch. Ein weiteres Ergebnis der Studie war, dass die Entwicklung der Lunge von neugeborenen männlichen Ratten, die aufgrund einer gentechnischen Manipulation weniger Androgenrezeptoren aufwiesen (sodass ihr eigenes Testosteron weniger wirksam ist), sich von der Lungenentwicklung neugeborener männlicher Ratten mit normalen Androgenrezeptoren nicht unterschied.

Aufgrund der gesammelten Informationen kamen die Forscher zu dem Schluss, dass Östrogen in erster Linie für die Lungenfunktion bei weiblichen Tieren verantwortlich ist. Davon ausgehend begannen sie, die Wirkungen von Östrogenverlust – und Ersatz – auf die Gesundheit der Lunge zu testen.

Die Beseitigung von Lungenschäden durch Östrogen

Zuerst stellten die Forscher fest, dass die Entfernung der Eierstöcke (Ovarektomie) bei Mäuseweibchen zu einer Einbuße von Alveolen und Lungenoberfläche führte, wobei die geringere Lungenoberfläche den Gasaustausch herabsetzte. Mit anderen Worten, die ungehinderte Atemtätigkeit wurde negativ beeinflusst.

Als die ovarektomierten Mäuseweibchen jedoch Östrogenersatz erhielten, bildeten sich nicht nur einige der verloren gegangenen Alveolen wieder neu, sondern der Zustand der beschädigten Alveolen besserte sich auch.

Teil der Schlussfolgerung, die die Forscher daraus zogen, war, dass „Östrogen für die Erhaltung bereits gebildeter Alveolen erforderlich ist und die alveoläre Regeneration nach einem Verlust bei erwachsenen ovarektomierten Mäusen anstößt, sowie [diese Forschung] die Möglichkeit bietet, dass bei Frauen mit COPD der Verlust von Alveolen durch Östrogen verlangsamt und ihre Regeneration eingeleitet werden kann."

Im Jahr 2006 schloss das Forscherteam seine Studien mit einem Überblick über die eigene Arbeit und die Forschung anderer ab. Darin wurde darauf hingewiesen, dass der normale Alterungsprozess bereits zu einem Verlust von Lungenalveolen führt, und dass die Menopause den Verlust von Lungenoberfläche weiter beschleunigt, wodurch der Gasaustausch reduziert und die Atmung erschwert wird. Mit anderen Worten, da Östrogen bei Frauen für den Langzeitschutz der Lunge wichtig ist, fehlt es manchen Frauen nach den Wechseljahren und die Lunge leidet darunter.

Die Forscher wiesen auch darauf hin, dass ihre Arbeit und die Arbeit anderer Labore „die Behauptung widerlegt hat, dass sich Lungenalveolen nicht regenerieren können". Außerdem zeige die Forschung, dass die Alveolen bei Ratten, Mäusen und Menschen auf dieselbe Art und Weise verloren gehen und sich wieder regenerieren.

Durchatmen dank BHT

Was bedeuten also all diese Studienergebnisse für Sie, oder zumindest für die Frauen unter Ihnen? Nun, sie haben mehrere Folgen. Auch wenn Sie gesund sind, sollten Sie zur Maximierung Ihrer Lungenkapazität im Alter eine BHT ernsthaft in Erwägung ziehen. Ganz besonders wichtig ist das, wenn Sie Sportlerin sind und es so lange wie möglich bleiben wollen – doch eine gesunde Lunge erleichtert Ihnen auch die Bewältigung einfacher täglicher Aufgaben, beispielsweise Treppensteigen.

Die BHT kann insbesondere für Nichtraucherinnen mit Emphysem und/oder COPD wichtig sein. Wenn Ihre niedrigen Östrogenwerte diese Probleme verursacht oder zumindest dazu beigetragen haben, besteht ein deutlich höheres Risiko, auch von den anderen dadurch bedingten Problemen betroffen zu sein, zum Beispiel – wie Sie ja bereits wissen – Alzheimer, Herzinfarkt und andere kardiovaskuläre Erkrankungen sowie Osteoporose. Doch die BHT kann Sie vor all diesen Erkrankungen schützen und gleichzeitig die Schäden wiedergutmachen, die Ihre Lunge bereits erlitten hat.

Selbst wenn das Emphysem und/oder COPD bei Ihnen mit dem Rauchen zusammenhängt, ist die BHT einen Versuch wert. Sie ist dann vielleicht nicht so wirksam, wie wenn Sie nie geraucht hätten, doch wenn Sie die Wechseljahre schon hinter sich haben, ist es sicher nicht verkehrt, Ihrem Körper das fehlende Östrogen zurückzugeben.

Und wie ist es bei den Männern? Wie die Forscher betonen, reagieren Lunge und Alveolen bei Männern nicht annähernd so empfindlich auf hormonelle Schwankungen wie bei Frauen. Es gibt jedoch zumindest eine potenzielle Ausnahme, nämlich Männer, deren Testosteronwerte so weit absinken, dass ihr Körper nicht mehr viel Östrogen produzieren kann. (Sie erinnern sich, dass der Körper bei beiden Geschlechtern Östrogen durch Umwandlung von Testosteron bildet – durch den Prozess der „Aromatisierung".) Wenn bei Ihnen als Mann also die Diagnose Emphysem oder COPD gestellt wurde, sollten Sie nicht nur Ihre Testosteron-, sondern auch Ihre Östrogenspiegel überprüfen lassen. Erweisen sich die Werte als zu niedrig, kann Ihnen die BHT – natürlich in anderen Mengen als bei Frauen – ebenfalls helfen.

Ob Frau oder Mann, ob mit oder ohne Emphysem oder COPD – wenn Sie daran denken, Ihre Hormone überprüfen zu lassen und sich eventuell für eine BHT entscheiden, sollten Sie das immer zusammen mit einem entsprechend qualifizierten Arzt machen, die auch in Ernährungsfragen und anderen natürlichen Therapien kundig sind.

Ein buchstäbliches Loblied auf die BHT

Es ist mir zwar nicht bewusst, dass es über dieses Thema „kontrollierte Forschungen" gibt, aber man benötigt auch nicht wirklich welche. Wir haben alle erlebt, was in der Pubertät mit unserer Stimme passiert – bei uns selbst, bei unseren Kindern und bei unseren Enkelkindern. Die Veränderung der Stimme in dieser Zeit ist eines der Anzeichen dafür, dass der Hormonspiegel steigt. Es ist also nur folgerichtig, dass sich Ihre Stimme wieder verändert, wenn dieselben Hormone (insbesondere Östrogen und Testosteron) in Alter absinken, nur diesmal nicht zum Besseren.

Doch wie all die anderen negativen Begleiterscheinungen des Hormonrückgangs kann die BHT auch das „Altern" Ihrer Sprech- und Singstimme bekämpfen. Ich habe tatsächlich von sehr vielen Frauen gehört, dass ihre zunehmend nachlassende Stimme nach wenigen Wochen BHT zu ihrer alten Klangfülle zurückkehrte.

Da Östrogen laut Forschung insbesondere für die Lungenfunktion der Frau von Bedeutung ist, mag das zum Teil der Grund dafür sein, dass die BHT oft auch ihren Gesang unterstützt. Dennoch scheint es damit nicht getan zu sein. Ich habe auch von älteren Männern manch positives Feedback bezüglich der „Erholung der Stimme" gehört.

Erfolgreich gegen fibrozystische Mastopathie – jederzeit!

Der Herbst ist „Kongress-Saison" in der Medizinerschaft. Im Herbst 2004 sprach ich auf zwei verschiedenen Kongressen zu mindestens 400 Kolleginnen und Kollegen. Unter anderem fragte ich, wie vielen die Behandlung der fibrozystischen Mastopathie von Dr. John Myers bekannt sei. Interessanterweise meldeten sich jeweils nur weniger als zehn Prozent. Nachdem ich also diese Ärzte darüber informiert hatte, dachte ich mir, ich erzähle Ihnen am besten auch davon, damit diese ungewöhnlich effektive Behandlung nicht, wie so viele natürliche, nicht patentfähige Behandlungen, „verloren geht". Doch vorher möchte ich noch auf die Rolle des Koffeins bei diesem Problem eingehen.

Die Kontroverse zwischen Koffein und fibrozystischer Mastopathie

Die fibrozystische Mastopathie ist von harten Knoten und Beulen – Zysten – unterschiedlicher Größe in der Brust gekennzeichnet; sie sind oft unangenehm und sogar schmerzhaft. Sie gehört zu den weitverbreiteten Gesundheitsproblemen bei mehr als 60 Prozent der Frauen, meist zwischen 30 und 50 Jahren.

Vor etwa 20 Jahren berichteten Forscher, dass Koffein die Erkrankung deutlich zu verschlechtern schien. Also wurde eine „kontrollierte Studie" zur weiteren Erforschung organisiert, an der Frauen mit und ohne Mastopathie teilnahmen. Manche Frauen sollten weiterhin koffeinhaltige Getränke zu sich nehmen, andere sollten sie vollständig meiden. Nach einer gewissen Zeit wurde verglichen, und die Forscher kamen zu dem Schluss, dass Koffein keinen deutlichen Einfluss auf die Verursachung oder Verschlechterung der fibrozystischen Mastopathie habe.

Doch eine sorgfältige Analyse dieser Studie deckte grundlegende Probleme auf, sodass die Ergebnisse im Wesentlichen nicht zu gebrauchen waren. Bei manchen Frauen der „koffeinfreien" Gruppe fanden sich dennoch Spuren von Koffein in der Flüssigkeit der Zysten. Da der menschliche Körper kein Koffein produziert, mussten die Frauen dieser Gruppe Koffein zu sich genommen haben, vielleicht sogar, ohne es zu merken. Das geht ziemlich leicht, denn Koffein befindet sich sogar dort, wo man es nicht erwarten würde, zum Beispiel in Schokolade und einigen frei verkäuflichen Schmerzmitteln, insbesondere in Kopfschmerztabletten. Selbst entkoffeinierter Kaffee enthält noch Spuren davon.

Doch abgesehen davon ist es auch sehr gut möglich, dass manche Frauen eine genetische Disposition für diese Krankheit haben und manche nicht, Koffein hin oder her. Für eine aussagekräftigere Studie hätten nur Frauen mit einer fibrozystischen Mastopathie (oder einer entsprechenden familiären Belastung) teilnehmen dürfen, die dann in „Koffein"- und „koffeinfreie" Gruppen aufzuteilen gewesen wären, wobei man die Koffeinaufnahme der Letzteren sicherlich hätte überwachen müssen.

Trotz der fehlerhaften Studie deuten jahrelange Beobachtungen auf einen Zusammenhang zwischen Koffein und fibrozystischer Mastopathie hin. Sie wird zwar nicht durch Koffein verursacht (sonst gäbe es viel mehr Fälle), doch sie kann dadurch tatsächlich verschlechtert werden.

Naturheilkundlich qualifizierte Ärzte beobachteten wiederholt, dass sich das Krankheitsbild bis zu einem gewissem Grad bessert, wenn die betroffenen Frauen Koffein meiden. Auch ich empfehle das weiterhin.

Spürbare Ergebnisse in 30 Minuten

Kommen wir nun zurück zu Dr. Myers' noch wirksamerer Therapie, die ich Ihnen als „Augenzeuge" vorstelle.

Im Jahr 1976 kam Dr. Myers für ein Seminar in die Gegend von Seattle. Er hatte mit den Ärzten vor Ort vereinbart, dass zwei Frauen mit starker Ausprägung einer fibrozystischen Mastopathie die Möglichkeit haben sollten, freiwillig daran teilzunehmen, sodass er die Wirksamkeit seiner Behandlung demonstrieren konnte.

Den Frauen wurde kurz Gelegenheit gegeben, von ihren sehr ähnlichen Symptomen zu berichten; beide waren schon länger als fünf Jahre erkrankt. Beide berichteten über Schmerzen, die während fast dem gesamten Zyklus anhielten und sich nur für die Zeit der Menstruation besserten, und beiden war das Tragen eines Büstenhalters oder schwerer Kleidung höchst unangenehm. Keine von ihnen konnte ohne starke Schmerzen auf dem Bauch liegen oder jemanden umarmen.

Die Frauen waren damit einverstanden, dass die am Seminar teilnehmenden Ärzte sie vor und nach der Behandlung durch Dr. Myers untersuchten. Sie wechselten sich auf der Untersuchungsliege ab, und ein Arzt nach dem anderen untersuchte sie so vorsichtig wie möglich. Dennoch waren die Untersuchungen offensichtlich schmerzhaft; beide Frauen bissen die Zähne zusammen und versuchten, sich nicht zu beklagen.

Als ich an die Reihe kam, entschuldigte ich mich (wie alle anderen vor mir) und untersuchte sie so vorsichtig wie möglich. Die Brust der Frauen fühlte sich an, als enthielte sie jede Menge steinharter Murmeln in unterschiedlicher Größe mit manchmal unregelmäßigen Formen.

Nach der Untersuchung bedankte sich Dr. Myers bei den Frauen; danach brachte eine Schwester sie einzeln in einen kleinen Behandlungsraum. Dr. Myers folgte, und nach weniger als zehn Minuten kamen sie wieder heraus. Als die zweite Frau behandelt worden war, nahmen alle ihre Plätze wieder ein, um Dr. Myers weiter zuzuhören.

Dreißig Minuten später fragte er die beiden Frauen, wie sie sich fühlten. Beide waren offenkundig erstaunt, dass sie sagen konnten, es gehe ihnen besser. Gefragt, ob sie sich ein weiteres Mal untersuchen lassen würden, stimmten beide zu.

Ich war wie meine Kollegen verblüfft; beide Frauen hatten bei dieser zweiten Untersuchung, offensichtlich viel weniger Schmerzen als zuvor. Die „steinharten Murmeln" waren nicht verschwunden, aber sie gaben stärker nach, waren viel weicher und weniger druckempfindlich. Selbst das Gewebe zwischen den Zysten fühlte sie weicher an. Und es war weniger als eine Stunde seit der Behandlung vergangen.

Zu unserem noch größeren Erstaunen sagte uns Dr. Myers, dass die beiden Frauen bei wiederholten Behandlungen nach zwei bis drei Monaten keine fibrozystische Mastopathie mehr haben würden, ebenso wenig wie jede andere, mit seiner Methode behandelte Frau. In manchen Fällen, so betonte er, würden kleine Zystenreste übrig bleiben, doch in allen Fällen wären die Schmerzen weg, in den meisten Fällen dauerhaft, eine Nachbehandlung sei kaum erforderlich.

Die Methode hinter dem Wunder

Dr. Myers erklärte, er habe eine Jodlösung* in den ganzen Vaginalbereich der Frauen getupft und innerhalb von zwei Minuten danach eine intravenöse Magnesiumsulfat-Injektion verabreicht. Das war alles, und nach weniger als einer Stunde hatte es eine wesentliche Besserung gegeben.

---

* Im Laufe der Jahre hat sich die Behandlung ein wenig geändert. Eine Zeit lang war d⸗ bevorzugte Jod („zweiatomiges") nicht erhältlich, also ging ich auf die „Lugol'sch⸗ fünf Prozent zweiatomigem Jod und zehn Prozent gesättigter Kaliumjodid-Lösung b ebenso gut.

Sofort fragte einer der Seminarteilnehmer, warum das Jod in die Vagina getupft werden müsse, anstatt es einfach schlucken zu lassen. Dr. Myers erklärte, wie er zu dieser besonderen Vorgehensweise kam, und bezog sich dabei auf frühe Forschungen, die er an Hunden im Labor der medizinischen Fakultät der Johns-Hopkins-Universität mit Jod bei fibrozystischer Mastopathie durchgeführt hatte.

Es gibt eine weibliche Beagleart, die „normalerweise" an fibrozystischer Mastopathie erkrankt. Dr. Myers hatte bei einer Gruppe dieser Hunde beide Eierstöcke entfernt und bei der anderen nur eine „Schein"-Operation durchgeführt, die Eierstöcke also nicht entfernt; diese diente als Kontrollgruppe. Er hatte bei beiden Gruppen eine Reihe von Behandlungen durchgeführt und festgestellt, dass diejenigen Hunde, denen man die Eierstöcke nicht entnommen hatte, ihre Brustzysten vollständig verloren, bei denjenigen ohne Eierstöcke gab es jedoch überhaupt keine Verbesserung.

Dr. Myers schloss daraus, dass in den Eierstöcken eine Zusammenlagerung des Jods mit einem oder mehreren anderen Molekülen stattfinden muss, damit eine (bisher) unbekannte jodhaltige Verbindung entstehen kann, die die fibrozystische Mastopathie auflöst. Er wies daraus hin, dass das das Jod, das wir schlucken, zum größten Teil von der Schilddrüse „abgefangen" wird und somit viel weniger davon für die Eierstöcke zur Verfügung steht. Somit ist es nur logisch ist, es so nah wie möglich an den Eierstöcken einzubringen.

Während seiner Arbeit mit den Beagle-Hündinnen hatte er auch herausgefunden, dass intravenös verabreichtes Magnesiumsulfat die Wirksamkeit der Jodbehandlung verbesserte, und ich wiederhole, man weiß noch nicht warum.

Nach Dr. Myers' Seminar begann ich in der Tahoma-Klinik mit dieser Behandlung. Sie war genauso erfolgreich, wie er es versprochen hatte. Als sich das herumgesprochen hatte, behandelten wir im ersten oder zweiten Jahr mehr als 100 Frauen. Bei einigen blieben viel kleinere, doch schmerzfreie Zysten zurück; bei anderen verschwanden sie vollständig. Aber bei jeder einzelnen behandelten Frau vergingen die Schmerzen innerhalb von wenigen Wochen bis drei Monaten vollständig.

Meine Zufallsentdeckung: Die Wirkung von Jod auf den EQ (Östrogenquotienten)

In den 1970er-Jahren war es noch immer strittig, ob Frauen mit fibrozystischer Mastopathie ein größeres Brustkrebsrisiko haben oder nicht. Einige meiner Patientinnen machten sich Sorgen, daher erzählte ich ihnen von Dr. Henry Lemons Arbeit an der Universität von Nebraska, die darauf hindeutete, dass Östriol Schutz vor Brustkrebs bieten könnte. (In Kapitel 7 können Sie noch einmal über den EQ und die Arbeit von Dr. Lemon nachlesen.) Ich bat jede Frau mit fibrozystischer Mastopathie, den Test durchführen zu lassen, den Dr. Lemon gemacht hatte, nämlich eine Probe aus dem 24-Stunden-Sammelurin im Labor auf die relativen Spiegel von Östron, Östradiol und Östriol untersuchen zu lassen, da ich dachte, dadurch etwas über das Krebsrisiko bei Frauen mit dieser Krankheit erfahren zu können.

Nicht wenige dieser Analysen ergaben einen niedrigen EQ – niedrige Östriolspiegel im Vergleich zu den anderen beiden Östrogenen. Nach Auffassung von Dr. Lemon war das ein Hinweis auf ein erhöhtes Brustkrebsrisiko. Doch damals wusste ich nicht recht, was ich dagegen empfehlen sollte, also begann ich, selbst nach möglichen Lösungen zu suchen. In der Zwischenzeit empfahl ich den Frauen jedoch, mit den Jodbehandlungen fortzufahren.

Noch bevor ich etwas Brauchbares in der Bibliothek gefunden hatte, schlossen mehrere Frauen ihre Behandlungen erfolgreich ab. Da sich ihre Brusterkrankungen dramatisch zum Besseren verändert hatten, dachte ich, dass sich auch ihr EQ verändert haben könnte, und empfahl eine Wiederholung des Tests. Bei allen Frauen hatte sich der Östriolanteil zwischen dem ersten und dem zweiten Test massiv erhöht.

Und so lernte ich, dass Jod eine bemerkenswerte Wirkung auf den Östrogenstoffwechsel hat und den EQ nahezu jedes Mal in den mehr als 30 Jahren, in denen ich es einer Frau empfahl, normalisierte. Später beobachtete ich, dass das mit Jodid ebenfalls möglich war, und zwar bei Frauen mit und ohne Mastopathie. Dagegen waren die Ergebnisse bei Männern mit einem niedrigen EQ nicht annähernd so gut; nur bei sehr wenigen steigen Östriolspiegel und EQ durch Anwendung von Jod oder Jodid.

Neuere Forschungen (siehe nächster Abschnitt) haben gezeigt, dass Jod (aber nicht Jodid) sogar eine sinnvolle Behandlung bei Brustkrebs sein könnte. So scheint es, dass Jod nicht nur zur Verhinderung, sondern auch zu wirksamen Behandlung der Krankheit von Nutzen sein kann.

Eines der theoretischen „Risiken" von hoch dosiertem Jod in den für die Behandlung der fibrozystischen Mastopathie benötigten Mengen ist jedoch der Hypothyreoidismus (Unterfunktion der Schilddrüse). Ich habe jedoch in den nahezu 30 Jahren Therapieerfahrung keinen einzigen solchen Fall gesehen. Es ist offenbar so, dass das fibrozystische Brustgewebe so große Mengen Jod „aufsaugt", dass die Schilddrüse unbeeinflusst bleibt.

Jod tötet Brustkrebszellen!

Ich bezweifle, dass es viele Menschen geglaubt hätten, wenn vor 30 Jahren jemand vorhergesagt hätte, dass Jod zu einer der wichtigsten Behandlungsmethoden bei Brustkrebs werden würde. Und sie hätten recht gehabt – Jod wird kaum je eingesetzt. Doch das sollte es aber.

Jod tötet Brustkrebszellen, ohne die normalen Zellen anzugreifen. Mit anderen Worten, es ist sowohl für die Behandlung als auch für die Verhinderung von Brustkrebs ideal geeignet.

Aller Wahrscheinlichkeit hat Ihr Arzt davon noch nichts gehört – warum, werden wir gleich noch sehen. Wenn Sie also diese Behandlung wollen – und glauben Sie mir, das sollten Sie –, dann sollten Sie Ihrem Arzt davon erzählen.

Solide Forschungsergebnisse wurden einfach ignoriert

In den 1960er- und 70er-Jahren berichtete der Pionier auf dem Gebiet der Jodforschung, Dr. Bernard Eskin, immer wieder, dass Jod ein Schlüsselelement für die Gesundheit der Brust ist. (Ich zählte einmal mehr als 80 Veröffentlichungen von ihm zu diesem Thema.)

In einer seiner Studien zeigte Dr. Eskin, dass es zu präkanzerösen Veränderungen kam, als der Brust das Jod künstlich vorenthalten wurde, und diese Veränderungen verschlimmerten sich, wenn dieselben Zellen entweder Östrogenen oder Schilddrüsenhormonen ausgesetzt wurden. Überraschenderweise gingen die Veränderungen in den Brustzellen bei bestehendem Jodmangel offenbar mit größerer Wahrscheinlichkeit von dem Schilddrüsenhormon als dem Östrogen aus.

In einem anderen Bericht merkte er an, dass die Zellen des Brustgewebes bei fehlendem Jod (bei Menschen wie bei Nagetieren) mit größerer Wahrscheinlichkeit anormal, präkanzerös und kanzerös werden. Er sagte: „Jodmangel im Brustgewebe führt zu einer größeren Anfälligkeit für ein Krebsgeschehen und eine frühere und umfangreichere Förderung von Herden. Vom Stoffwechsel her zeigen Brüste mit Jodmangel Veränderungen im Verhältnis von RNA und DNA und Östrogenrezeptor-Proteinen." Er schlussfolgerte, dass: „[Jod] ein großes Nutzungspotenzial in der Erforschung der Prävention, Diagnose und Behandlung von Brustkrebs besitzt."

Trotz des offensichtlichen Potenzials hat sich in den letzten 30 bis 40 Jahren hinsichtlich dieser Behandlung nicht viel getan – zumindest nicht in den USA. Da Jod nicht patentfähig ist (und daher wahrscheinlich zur Prävention von Brustkrebs nicht „zugelassen" wird), wurde Dr. Eskins Arbeit ignoriert. Die Pharmaindustrie sah sich einfach anderswo nach Profiten um. Das ist sehr bedauerlich, denn die meisten Schulmediziner sind in Bezug auf einen Großteil neuester Informationen von Pharmareferenten abhängig – und so wurden sie über dieses Nutzungspotenzial von Jod nie informiert.

In den vergangenen Jahren jedoch haben Forscher in Mexiko und Indien (wo billige, nicht patentrechtlich geschützte Medikamente eine Notwendigkeit sind) damit begonnen, Jod zur Behandlung von Brustkrebs weiter zu erforschen. Bisher bestätigen alle ihre Ergebnisse Dr. Eskins ursprüngliche Forschung: Jod tötet viele Arten menschlicher Brustkrebszellen direkt ab und verschont dabei die gesunden Zellen.

Natürliche Krebsbehandlungen in anderen Ländern

Im Jahr 2005 überprüften Forscher der Autonomen Nationalen Universität in Juriquilla in Mexiko Belege, dass Jod die Gesundheit der Brust unterstützt, indem es die Proliferation von Krebszellen verlangsamt oder verhindert. „In Studien mit Tieren und Menschen", so äußerten sie sich, „üben molekulare Ergänzungen mir Jod [I(2)] eine suppressive Wirkung auf die Entwicklung und Größe von gutartigen und kanzerösen Neoplasien aus (…) Jod wird nicht nur in die Schilddrüsenhormone eingebaut, es wird auch an antiproliferative Jodolipide (jodierte Lipide, das heißt Fette mit Antikrebs-Wirkung) in der Schilddrüse, die sogenannten Jodlaktone, gebunden, die für die Brustdrüse eine Rolle bei der Kontrolle der Zellproliferation spielen können." Sie schlussfolgerten, dass Brustkrebspatientinnen zusätzlich zu ihrer üblichen Krebstherapie eine Supplementierung mit Jod in Erwägung ziehen sollten.

Im Juni 2006 stellte eine Forschergruppe des Sanjay-Ghandi-Instituts für Medizinwissenschaft im indischen Lucknow fest, dass Jod für mehrere menschliche Brustkrebs-Zelllinien zytotoxisch ist, das heißt, Krebszellen abtötet (dazu gehören MCF-7, MDA-MB-231, MDA-MB-453, ZR-75-1 und T-47D). Auf menschliche Monozyten (Blutzellen) aufgebrachtes Jod hemmte deren Wachstum und Verbreitung, tötete sie jedoch nicht ab.

Im Dezember 2007 testete die mexikanische Gruppe die Wirkung von Jod nur auf die MCF-7-Form von menschlichen Brustkrebszellen (nicht auch auf die anderen oben angegebenen Zelllinien). Sie fanden heraus, dass Jod, nicht aber Jodid, zusammen mit einer jodierten Fettsäure die MCF-7-Zellen hemmte. Gleichzeitig wurden Fibroblasten, ein normaler Zelltyp des menschlichen Bindegewebes im Brustgewebe und anderen Geweben im ganzen Körper, weder geschädigt noch gehemmt. Andere technische Einzelheiten ließen die Forscher vermuten, dass Jod gegen Krebszellen aktiv werden kann, wenn es an bestimmte, normalerweise im Brustgewebe vorkommende Fette oder Proteine gebunden ist.

Eine sichere Zusatzbehandlung zur konventionellen Krebstherapie

Diese aktuellen Forschungsberichte machen neue Hoffnung und bedeuten eine zusätzliche Behandlungsmethode für Brustkrebspatientinnen. Es stimmt, dass die Forschung an diesem Punkt noch nicht abgeschlossen ist, aber Sie müssen nicht auf akademische und wissenschaftliche Gewissheit warten – die wahrscheinlich noch viele weitere Jahre in Anspruch nehmen wird –, um die Vorteile selbst auszuprobieren.

Wenn Sie an Brustkrebs erkrankt und in regelmäßiger Behandlung sind, werden Ihre Chancen auf ein günstiges Ergebnis steigen, wenn Sie Ihre Behandlung durch Jod ergänzen – und es ist völlig ungefährlich. Zahlreiche Studien konnten belegen, dass Jod und seine Jodid-Form zu den sichersten aller Elemente gehören.

In einem Fall trank ein 54 Jahre alter Mann versehentlich 600 ml einer gesättigten Kaliumjod-Lösung, was dem Hunderttausendfachen der empfohlenen Tagesdosis entsprach. Die Erstreaktion war etwas unheimlich – Hals, Mund und Gesicht schwollen an, und er hatte vorübergehend Herzrhythmusstörungen –, doch er erholte sich ohne weitere Zwischenfälle.

In einem anderen Fall ließ ein Forscher 2300 Asthmapatienten vier Tage lang täglich 5000 mg Kaliumjodid einnehmen und dann drei Tage lang aussetzen. Nur bei 12 Probanden (0,5 Prozent) stellte sich in der Folge eine Hypothyreose (Schilddrüsenunterfunktion) ein und bei vier Patienten schwoll die Schilddrüse an. Bei allen anderen wurde nichts über Nebenwirkungen berichtet.

Obwohl es im Allgemeinen sicher ist, sind manche Menschen gegen Jod und/oder Jodid empfindlich. Es gibt Fälle über eine Autoimmunthyreoiditis sowie eine Über- und Unterfunktion der Schilddrüse durch Jodid. In Einzelfällen kann zu viel Jod zu Jodismus führen, einem akneartigen Ausschlag, der von einer laufenden Nase und einem unangenehmen Geschmack im Mund begleitet wird – Symptome, die verschwinden, wenn die Dosis reduziert oder das Jod abgesetzt wird.

Doch die möglichen Folgen eines ungehemmten Brustkrebses gehen sehr wahrscheinlich weit über eine negative Jodreaktion hinaus und sind natürlich viel schlimmer. Ein Versuch kann nicht schaden, finde ich.

Brustkrebs einfach „wegreiben"?

Ein Vorschlag, den Sie und Ihr Arzt sich überlegen sollten: Behandeln Sie direkt am Ort des Geschehens! Mischen Sie eine Lösung aus 50 Prozent Jod und 50 Prozent DMSO (Dimethylsulfoxid) und reiben Sie sie direkt auf die Brust, so nahe wie möglich an der Stelle, wo der Krebs ist oder war. Durch das DMSO ist ein tiefes Eindringen in das Gewebe gewährleistet. Eine 70-prozentige DMSO-Lösung ist (in den USA) weithin erhältlich und Jod gibt es auf Rezept als Lugol'sche Lösung. Wenn Sie sich Sorgen über eine Metastasierung machen, können Sie die Mischung in den Bereich unter den Armen einreiben, wo es besonders viele Lymphknoten gibt und wohin der Brustkrebs zuerst streut.

Doch bitte unternehmen Sie nichts, ohne einen im Umgang mit hoch dosiertem Jod qualifizierten und erfahrenen Arzt aufzusuchen!

Die Überwachung Ihrer Schilddrüsenfunktion sollte ebenso gewährleistet sein wie Ernährungsvorschläge während der Jodanwendung, zusätzlich zu Ihrer normalen Brustkrebsbehandlung.

Zur weiteren Information über Jod und Jodid empfehle ich zwei ausgezeichnete Bücher (nur in englischer Sprache erhältlich); zum einen von Dr. David Derry: *Breast Cancer and Iodine: How to prevent and How to Survive Breast Cancer* (zu Deutsch etwa: „Brustkrebs und Jod: Brustkrebs verhüten und überleben") sowie von Dr. David Brownstein: *Iodine: Why You Need It, Why You Can't Live Without It* (zu Deutsch etwa: „Jod: Warum Sie es brauchen, warum Sie nicht ohne es leben können").

Vergessen Sie die Spritzen: Glätten Sie Ihre Falten mit einer Getränkepulver-Mischung

... und mit zwei anderen natürlichen Anti-Aging-Mitteln, für die Ihre Haut Ihnen dankbar sein wird

Als unsere Tochter, damals 31, wieder einmal zu Besuch kam, hatte sie ihre Mutter mehrere Wochen nicht gesehen. Und schon bald nach ihrer Ankunft fragte sie, was Holly „dieses Mal" getan habe, damit ihre Haut so gut aussah. Hollys Haut sehe – wie sie es ausdrückte –, „gesünder denn je" aus. Der Farbton sei intensiver und leuchtender und einige der Fältchen um Hollys Augen seien sogar verschwunden.

Meine Frau hat schon immer sehr auf sich geachtet. Sie hat nie geraucht, sie trinkt keinen Alkohol, nimmt so viel Nahrung aus biologischem Anbau und ökologischer Haltung zu sich wie möglich, verzichtet auf Zucker, verarbeitete Nahrungsmittel oder Nahrungsmittelzusätze und nimmt Vitamine, Mineralien und Pflanzenextrakte zu sich. Sie hat mehr als 15 Jahre bioidentische Hormone angewandt, und während der meisten Zeit auch eine Hautcreme mit einer winzigen Menge Östriol benutzt (mehr dazu im Folgenden). Für mich war sie natürlich schon immer schön, doch sie sieht tatsächlich viel jünger aus, als sie ist: Sie muss sogar immer wieder einmal ihren Führerschein zeigen, um zu beweisen, dass sie den an bestimmten Stellen gewährten Rabatt für die Altesgruppe „55+" zurecht in Anspruch nimmt.

Doch „dieses Mal" hatte sie noch zusätzlich etwas getan. Ich gebe zu, ich hatte keinen großen Unterschied festgestellt, doch zu meiner Verteidigung muss ich auch sagen, dass es schwieriger ist, Veränderungen an jemandem festzustellen, den man täglich um sich hat (vielleicht ist es aber auch so, dass Männer auf solche Einzelheiten einfach nicht so „geeicht" sind wie Frauen), doch ob ich es nun bemerkt habe oder nicht, unserer Tochter ist es jedenfalls aufgefallen.

Hollys verbessertes Hautbild war das Ergebnis einer Kombination aus Kollagen, Hyaluronsäure und anderer natürlicher Bestandteile, die sie schon einmal angewendet hatte.

Warum diese Anti-Aging-„Wundermittel" nicht immer alle Erwartungen erfüllen

Sie haben wahrscheinlich schon von Produkten gehört, die Kollagen und Hyaluronsäure enthalten. Eine Zeit lang wurden beide Substanzen wegen ihrer „Anti-Aging"-Wirkung auf die Haut beworben, insbesondere auf die Gesichtshaut. Das ist logisch, denn Kollagen ist das wichtigste extrazelluläre Protein, das für die Stärke und Elastizität des Bindegewebes, einschließlich der Haut, verantwortlich ist. Tatsächlich besteht Körpereiweiß zu 25 bis 30 Prozent aus Kollagen. Und Hyaluronsäure ist eines der biologischen Kennzeichen von Jugend: Die Babyhaut enthält am meisten davon, mit zunehmendem Alter nimmt der Gehalt ab.

Doch wenn es so einfach wäre, wie es in der Werbung klingt, würde jedermann kollagen- und hyaluronsäurehaltige Produkte verwenden und eine jünger aussehende Haut mit weniger Falten haben. Da dem nicht so ist, ist Ihnen wahrscheinlich schon klar, dass es mit der Anwendung vieler dieser Produkte einige Probleme gibt.

Als „allgemein anerkannt" gilt, dass das Schlucken von Kollagen und Hyaluronsäure nicht viel bringt, weil sie fast vollständig verdaut werden. Also konzentrierte man sich auf ihre Injektion direkt in die Haut, besonders die Gesichtshaut, um das Kollagen und die Hyaluronsäure zu ersetzen, die unsere Haut mit zunehmendem Alter in nur noch geringen Mengen selbst produziert.

Da alle „zugelassenen" Formen von Kollagen und Hyaluronsäure injizierbar sind, muss man dafür immer wieder eine Arztpraxis aufsuchen – und das ist nicht gerade günstig. Doch noch schlimmer als diese finanziellen Nachteile ist die Tatsache, dass die in den meisten Fällen verwendeten injizierbaren Formen nicht genau dieselben sind, wie die, die der Mensch selbst produziert. Die Spritzen enthalten typischerweise ein Kollagen von Kühen und nicht vom Menschen, und die Hyaluronsäure stammt vom Hahn und aus bakteriellen Quellen, also sind die Risiken unerwünschter „Nebenwirkungen" höher. Fairerweise muss ich sagen, dass es zumindest eine Injektionslösung mit bioidentischer Hyaluronsäure gibt.

Doch nicht Injektionen mit bioidentischer Hyaluronsäure haben so viel Lob über Hollys Aussehen bei unserer Tochter hervorgerufen. Sie hatte nämlich überhaupt keine Injektionen bekommen. Und obwohl die meisten Quellen darin übereinstimmen, dass die orale Einnahme von Kollagen und Hyaluronsäure der

Haut nicht hilft, hat zumindest eine Studie – abgesehen von Hollys Erfahrung aus erster Hand –, gezeigt, dass dem nicht so ist.

Verabschieden Sie sich von schlaffer, verquollener und faltiger Haut um die Augen

In dieser randomisierten Blindstudie über einen Zeitraum von acht Wochen nahmen 40 Frauen im Alter zwischen 35 und 60 Jahren täglich 7,5 oder 8,5 Gramm eines Produkts namens Toki® ein. (In Dtl. nicht erhältlich; doch wenn man im Internet recherchiert, findet man natürlich „Getränkepulver mit Kollagen und Hyaluronsäure". Ob diese Produkte genauso zusammengesetzt sind, ist natürlich zu klären. – Anm. d. Übers.). Toki® ist eine Getränkepulver-Mischung, die Kollagen, Hyaluronsäure und andere Inhaltsstoffe enthält und mit Stevia gesüßt wird. Nach Meinung der Forscher führte die Rezeptur „zu einer statistisch signifikanten Verbesserung der periorbitalen (um die Augen) Falten, der periorbitalen Alterung und der periorbitalen Gesamtalterung des Gesichts. Im Vergleich zu den Fotografien der Studienteilnehmer vor Beginn der Behandlung war die durchschnittliche Verbesserung der gesamten Gesichtshaut ebenfalls höchst signifikant."

Die an der Studie teilnehmenden Frauen gaben auch Eigenbewertungen ab. Und jede von ihnen berichtete von deutlichen Verbesserungen: Die Augen waren weniger schlaff und verquollen, die Fältchen um die Augen nahmen ab. Außerdem gab es eine deutliche Verjüngung des gesamten Gesichts, das, was unserer Tochter bei Holly aufgefallen war, nachdem sie mit der Einnahme von Toki® begonnen hatte.

Dieses Forschungsergebnis scheint allerdings zu widerlegen, dass die Injektion von Kollagen die einzige Möglichkeit ist, es vor dem Abbau durch die Verdauung zu bewahren: Der Kollagenspiegel im Blut der Teilnehmerinnen lag nach Ablauf der acht Wochen um 114 Prozent höher als zu Beginn der Studie. Also „schaffte" es offenbar zumindest ein Teil des geschluckten Kollagens in der Toki®-Rezeptur bis zur Haut, ohne im Darm abgebaut zu werden.

Das belegt natürlich nicht hundertprozentig, dass genau dieses Kollagen die deutliche Verbesserung im Gesicht der Frauen verursachte, doch fraglos war es irgendetwas, das in Toki® enthalten ist.

Hollys begann ihre Toki®-Kur mit dreimal täglich sechs Gramm über zwei Wochen. Dann verringerte sie die Dosis für weitere zwei Wochen auf zweimal täglich. Nun nimmt sie einmal täglich eine „Erhaltungsdosis" ein.

Man denkt an Zauberei!

Wie ich bereits erwähnte, und was aus dem Kommentar unserer Tochter hervorging, hat Holly es nicht zum ersten Mal mit Anti-Aging-Behandlungen ohne Injektion versucht. Vor drei oder vier Jahren erhielt sie bei einer Tagung ein kleines Musterfläschchen eines Hyaluronsäureprodukts mit dem Namen Synovoderma® (nur über das Internet erhältlich – Anm. d. Übers.). Sie wusste, dass der Hyaluronsäuregehalt der Haut mit zunehmendem Alter abnimmt und dass Dermatologen und plastische Chirurgen das Aussehen ihrer Patientinnen und Patienten über Injektionen mit nicht bioidentischer Hyaluronsäure verbessern, beschloss sie, dass eine natürliche Form wenigstens einen Versuch wert sein könnte. Zumindest wusste sie, dass es nicht schaden könnte, es zu schlucken, da die Kapseln nichts anderes als Reiskleie und Bienenwachs (offenbar als Füllstoffe) enthielten. Also nahm sie zweimal täglich zwei Kapseln ein.

Gegen Ende der ersten Woche rief sie nach mir, als sie ihr Gesicht wusch. „Die ganze abgestorbene Haut löst sich ab", sagte sie. „Noch niemals vorher hat sich so viel Haut auf einmal abgelöst!" Ihr Waschlappen war voller Hautpartikel; das einzige Mal, dass ich bei jemandem so etwa gesehen hatte, war, als sich nach einem Sonnenbrand die Haut „schälte", was ja manchmal vorkommt, doch Holly hatte definitiv keinen Sonnenbrand gehabt.

Das ging noch ein paar Tage so weiter, doch es wurde immer weniger, bis die Abschilferung auf ein normales Maß zurückging. Sie machte drei Wochen lang mit dreimal täglich zwei Kapseln weiter, wie es auf der Packung stand, dann nahm sie über mehrere Wochen nur noch die Hälfte ein. In dieser Zeit war unserer Tochter bei einem Besuch auch schon aufgefallen, dass die Gesichtshaut ihrer Mutter besser geworden war.

Es stimmt zwar, dass Synovoderma® vielleicht etwas teurer ist als viele andere Ergänzungen, und Toki® definitiv teurer ist, doch mag das, was diese beiden bei ihrer Gesichtshaut bewirken, den Preis wohl wert sein. Im Gegensatz zu den meisten Injektionen sind diese beiden Ergänzungen ganz natürlich, und deutliche „Nebenwirkungen" sind ziemlich unwahrscheinlich. Und wenn die Kosten ein Thema sind – die Injektionen sind weitaus teurer als Synovoderma® oder Toki®, erfordern wesentlich mehr Zeit und bereiten häufig Probleme.

Es gibt außerdem noch ein weiteres Anti-Aging-Mittel für Ihre Gesichtshaut, das Sie in Betracht ziehen sollten.

Die BHT tut gut – innen und außen

Die andere Hautbehandlung, die Holly jahrelang anwandte, ist eine topische Creme mit bioidentischem Östriol. Wenn ich dieses Hormon erwähne, beziehe ich mich meist auf seine Rolle in der bioidentischen Hormonersatztherapie, die Frauen in der Regel gegen die verschiedenen Symptome der Wechseljahre verschrieben wird. Doch vor mehr als zehn Jahren las ich über die Ergebnisse einer Studie von 1987, in der 14 Frauen nach den Wechseljahren drei Wochen lang mit einer östriolhaltigen Anwendung auf der Haut behandelt wurden. (Eine Vergleichsgruppe von sechs Frauen erhielten dieselbe topische Behandlung ohne Östriol.)

Die Forscher fanden heraus, dass nach drei Wochen „bei der Hälfte dieser Patientinnen die elastischen Fasern in der [Haut] dicker, besser ausgerichtet und zahlreicher waren, jedoch bei niemandem in der Kontrollgruppe. Die Hautdicke hatte bei vier der mit Östriol behandelten Patientinnen leicht zugenommen." Und das nach nur drei Wochen!

Ich vermute, dass eine längere Anwendungszeit größeren Erfolg und noch bessere Ergebnisse gebracht hätte. Daher bat ich einen befreundeten Arzneimittel herstellenden Apotheker, Östriol zusammen mit anderen Inhaltsstoffen zu einer Hautcreme zu verarbeiten.

Da die Östriolmenge in der Hautcreme gering und keine systemische Wirkung zu erwarten war, begann Holly sie zu verwenden. Sie stellte fest, dass sie seither wesentlich weniger und nicht so tiefe Falten hatte, wie viele ihrer Freundinnen.

Doch dieser Vorstoß zur Anti-Aging-Behandlung der Haut stützt sich nicht nur auf Hollys Erfahrung. Eine weitere Forschergruppe untersuchte 1996 die Wirkungen winziger Konzentrationen von bioidentischem Östrogen auf der Haut. In dieser Studie trugen 59 prämenopausale Frauen mit Anzeichen von Hautalterung Cremes mit entweder 0,01 Prozent Östradiol oder 0,3 Prozent Östriol auf. Bei diesen Frauen bestimmten die Forscher auch die Werte von Östradiol und FSH (follikelstimulierendes Hormon, das die Östrogensekretion aus den Eierstöcken anregt) und Prolaktin (das u.a. den Milchfluss bei stillenden Müttern stimuliert). Außerdem wurden bei zehn Frauen Hautbiopsien zur Bestimmung des Kollagengehaltes genommen.

Die Forscher stellten fest: „Nach sechsmonatiger Behandlung hatten sich Elastizität und Festigkeit der Haut deutlich verbessert, und die Faltentiefe und

Porengröße waren in beiden Gruppen um 61 bis 100 Prozent zurückgegangen. Des Weiteren hatte die Hautfeuchtigkeit zugenommen, und die Faltenmessung (…) ergab eine deutliche oder sogar sehr deutliche Abnahme der Faltentiefe bei der Östradiol- und der Östriol-Gruppe (…) deutliche Zunahmen der Markierung von Kollagen Typ III waren mit einer deutlichen Vermehrung der Kollagenfasern am Ende der Behandlungszeit verbunden."

Die Forscher stellten außerdem fest, dass sich nur der Prolaktinspiegel im Blut deutlich erhöhte, nicht aber derjenige von Östradiol und FSH. Sie hoben hervor, dass dies auf keinerlei systemische Wirkung durch die Anwendung dieser Hormone hinwies und dass sich nur die lokalen und erwünschten Hautveränderungen einstellten.

Im Jahr 2005 berichtete eine andere Forschungsgruppe über die Anwendung einer Hautcreme mit Progesteron bei 40 Frauen während und nach den Wechseljahren. In der Studie wurden die Hautelastizität, die Hautfeuchtigkeit und der Fettgehalt der Hautoberfläche sowie die Blutspiegel von Östrogen, Progesteron, FSH und LH (luteinisierendes Hormon) bestimmt, Letzteres stimuliert die Progesteronsekretion.

Die Forscher stellten fest: „Die zweiprozentige Progesteroncreme erwies sich gegenüber (einem Placebo) in der Bekämpfung verschiedener Zeichen der Hautalterung bei den peri- und postmenopausalen Frauen als durchgehend überlegen. Die klinische Überwachung zeigte eine vermehrte Reduzierung der Faltenanzahl (29,10 % vs. 16,50 %) und der Faltentiefe (9,72 % vs. 7,35 %) (…) sowie eine deutliche höhere (…) Zunahme der Hautfestigkeit (23,61 % vs. 13,24 %) in der Behandlungsgruppe (…) Es wurde keine ernsten Nebenwirkungen bei der Behandlung beobachtet."

Liebe Leserinnen, es ist nie zu spät, die topische BHT in Erwägung zu ziehen. Sie ist sicher und kann auf systemische Wirkungen hin überwacht und natürlich entsprechend angepasst werden, sollte der unwahrscheinliche Fall einer unerwünschten Nebenwirkung doch eintreten. Wenn Sie dieses „Anti-Aging-Mittel" ausprobieren möchten, sollten Sie sich mit einem in der BHT qualifizierten und erfahrenen Arzt in Verbindung setzen!

Doch bevor Sie das tun, kommt hier noch eine kleine Warnung: Zwei Prozent eines Hormons (Progesteron im Fall der zuletzt erwähnten Studie) in einer Hautcreme hört sich nicht nach viel an. Dennoch kam es bei den Frauen, die sie verwendeten, zu einem kleinen, aber deutlichen Anstieg von Progesteron im

Blut. Dagegen führten die 0,01-prozentigen Östradiol- und 0,3-prozentigen Östriolcremes in den anderen Studien nicht zu einem deutlichen Anstieg dieser Hormone im Blut.

Ihr Körper absorbiert zwar wahrscheinlich nicht jedes dieser Hormone mit derselben, jedoch wohl mit ähnlicher Geschwindigkeit; selbst wenn also Hormone über die Haut angewendet werden und sie die Blutspiegel nicht deutlich beeinflussen, sollten Sie dennoch in regelmäßigen Abständen alle topischen Hormone, die Sie einnehmen, und ihre Metaboliten in Bezug auf eine systemische Absorption überprüfen lassen, so wie Sie es auch bei der „regulären" BHT tun würden. Es ist außerdem anzuraten, die in den Forschungsberichten genannten Konzentrationen der topischen Hormone beizubehalten oder sie eher zu unterschreiten, als zu überschreiten.

Quellenverzeichnis

Kapitel 1

1. Ravdin PM, Cronin KA, Howlader N, et al. The decrease in breast-cancer Incidence in 2003, in the United States. N. Engl J Med. 2007; 356: 1670–1674.
2. Glass AG, Lacey JV, Jr., Carreon JD, Hoover RN. Breast cancer incidence, 1980–2006: Combined roles of menopausal hormone therapy, screening mammography, and estrogen receptor status. J. Natl. Cancer Inst. 2007; 99:1152–1161.
3. Decline in breast cancer cases likely linked to reduced use of hormone replacement. M.D. Anderson News Release. December 14, 2006. http://www.mdanderson.org/departments/newsroom/display,cfm?id=A9125328-2686-4886-BA050503B5A3CD6EF&method=displayFull&pn=00c8a30f-c468-11d4-80fb00508b603a14: Freigeschaltet am 14. August 2007.
4. Kolata G. Reversing trend, big drop is seen in breast cancer. The New York Times. December 14, 2006; http://query.nytimes.com/gst/fullpage.html?sec=health&res=9F04E5DA1231F936A25751C1A9609C8B63: Freigeschaltet am 8. August 2007.
5. Kolata G. Sharp drop in rates of breast cancer holds. The New York Times. April 19, 2007; http://query.nytimes.com/gst/fullpage.html?sec=health&res.=9A03E6D91E3FF93AA25757C0A9619C8B63: Freigeschaltet am 8. August 2007.
6. Chlebowski RT, Kuller LH, Prentice RL, et al. Breast cancer after use of estrogen plus progestin in postmenopausal women. N Engl J Med. 2009; 360: 573–587.
7. Xu X, Duncan AM, Merz-Demlow BE, Phipps WR, Kurzer MS, Menstrual cycle effects on urinary estrogen metabolites. J Clin Endocrinol Metab. 1999; 84: 3914–3918.
8. Xu X, Roman JM, Issaq HJ, Keefer LK, Veenstra TD, Ziegler RG. Quantitative measurement of endogenous estrogens and estrogen metabolites in human serum by liquid chromatography-tandem mass spectrometry. Anal Chem. 2007; 79: 7813–7821.
9. Premarin® (conjugated estrogen tablets.) Wyeth Pharmaceuticals, Inc. 2004; Philadelphia, PA 19101: Full Prescribung Information.
10. Evans J. Horse Breeding and Management: Elsevier; 1992.
11. Woodcock J. „Bridging what is known and what is not known": FDA perspective and response. FDA. http://www.fda.gov/cder/present/NIHWHI102302/sld018.hzm: Slide 18.
12. Asthana S. Alzheimer's Disease: Efficacy of Transdermal 17β Estradiol. http://www.nia.nih.gov/NR/rdonlyres/7DB43991-C46B-40F8-9199-6C282424000F/1982/Asthana.pdf. University of Wisconsin Medical School.
13. Barnes R, Lobo R. Pharmacology of Estrogens. In: Mishell D, Jr, Hrsg. Menopause: Physiology and Pharmacology, Chicago: Year Book Medical Publishers, Inc.; 1987.
14. Heiss G, Wallace R, Anderson GL, et al. Health risks and benefits 3 years after stopping randomized treatment with estrogen and progestin. JAMA. 2008; 299: 1036–1045.
15. Wright J, Morgenthaler J. Natural Hormone Replacement for Women over 45. Petaluma, CA: Smart Publications; 1997.

Kapitel 2

1. Regan MM, Emond SK, Attardo MJ, Parker RA, Greenspan SL. Why do older women discontinue hormone replacement therapy? J Womens Health GEnd Based Med. 2001; 10: 343–350.
2. Vihtamaki T, Savilahti R, Tuimala R. Why do postmenopausal women discontinue hormone replacement therapy? Maturitas, 1999; 33: 99–105.
3. Heiss G, Wallace R, Anderson GL, et al. Health risks and benefits 3 years after stopping randomized treatment with estrogen and progestin. JAMA. 2008; 299: 1036–1045.
4. Anderson GL, Limacher M, Assaf AR, et al. Effects of conjugated equine estrogen in postmenopausal women with hysterectomy: the Women's Health Initiative randomized controlled trial. JAMA 2004; 291: 1701–1712.
5. Rapp SR, Espeland MA, Shumaker SA, et al. Effect of estrogen plus progestin on global cognitive function in postmenopausal women: the Women's Health Initiative randomized controlled trial. JAMA. 2003; 289: 2663–2672.
6. Hays J, Ockene JK, Brunner RL, et al. Effects of estrogen plus progestin on health-related quality of life. N Engl J Med 2003; 348: 1839–1854.
7. Xu X, Duncan AM, Merz-Demlow BE, Phipps WR, Kurzer MS. Menstrual cycle effects on urinary estrogen metabolites. J Clin Encocrinol Metab. 1999; 84: 3914–3918.
8. Xu X, Roman JM, Issaq HJ, Keefer LK, Veenstra TD, Ziegler RG. Quantitative measurement of endogenous estrogens and estrogen metabolites in human serum by liquid chromatography-tandem mass spectometry. Anal Chem 2007; 79: 7813–7821.
9. Ferenczy A, Gelfand M. The biologic significance of cytologic atypia in progestogen-treated endometrial hyperplasia. Am J Obstet Gynecol. 1989; 160: 126–131.
10. Amato P, Marcus DM. Review of alternative therapies for treatment of menopausal symptoms. Climacteric. 2003; 6: 278–284.
11. Grady D, Rubin SM, Petitti DB, et al. Hormone therapy to prevent disease and prolong life in postmenopausal women. Ann Intern Med. 1992; 117: 1016–1037.
12. Bush TL, Barrett-Connor E. Cowan LD, et al. Cardiovascular mortality and noncontraceptive use of estrogen in women: results from the Lipid Research Clinics Program Follow-up Study. Circulation. 1987; 75: 1102–1109.
13. Stampfer MJ, Colditz GA. Estrogen replacement therapy and coronary heart disease: a quantitative assessment of the epidemiologic evidence. Prev Med. 1991; 20: 47–63.
14. Berger L. Hormone Therapy: The Dust Is Still Settling. The New York Times. 6. Juni 2004; Zu bekommen bei: query.nytimes.com/gst/health/article-page.html?res= 9E05EFD91E3EF935A35755C0A9629C8B63. Accessed June 21, 2008.
15. FDA, FDA Approves Lower Dose of Prempro, a Combination Estrogen and Progestin Drug for Postmenopausal Woman. 13. März 2003; Zu bekommen bei: www.fda.gov/bbs/topics/NEWS/2003/NEW00878.html. Accessed October 14, 2006.
16. Crandall C. Low-dose estrogen therapy for menopausal women: a review of efficacy and safety. J Womens Health (Larchmt). 2003; 12: 723–747.
17. Premarin® (conjugated estrogen tablets). Wyeth Pharmaceuticals, Inc. 2004; Philadelphia, PA 19101: Full Prescribing Information.

18. Task Force Report on Hormone Therapy. Frequently asked questions about hormone therapy. American College of Obstetricians and Gynecologists, 2004: Zu bekommen bei: www.acog.org/from_home/publications/press_releaases/nr10-01-04.cfm. Freigeschaltet am 5. Juli 2005.
19. North American Menopause Society. Recommendations for estrogen and progeston use in peri- and postmenopausal women: Oktober 2004 position statement of The North American Menopause Society. Menopause: The Journal of the North American Menopause Society. 2004; 11: 589–600.
20. Naftolin F, Schneider HP, Sturdee DW, et al. Guidelines for hormone treatment of women in the menopausal transition and beyond. Climacterric. 2004; 7: 333–337.
21. U.S. Preventive Services Task Force. Recommendation statement: Hormone therapy for the precvention of chronic conditions in postmenopausal women. Agency for Healthcare Research and Quality: AHRQ Publication No. 05-0576. Mai 2005. Zu bekommen bei: www.ahrq.gov/clinic/uspstf05/ht/htpostmenrs.hzm. Freigeschaltet am 14. Oktober 2006.
22. National Institutes of Health. Facts About Postmenopausal Hormone Therapy. Bethseda, MD. Zu bekommen bei: www.nhlbi.nih.gov/health/women/pht_facts.pdf. Freigeschaltet am 7. März 2006.
23. European Agency for the Evaluation of Medicinal Products. Guideline on Clinical Investigation of Medicinal Products for the Treatment of Hormone Replacement Therapy. Erhältlich bei: www.iss.it/binary/farm/cont/guideline%20treatment%20hormone%20replacement%20therapy.1109246299.pdf. Freigeschaltet am 21. Juni 2008.
24. Wright J, Morgenthaler J. Natural Hormone Replacement for Women Over 45. Petaluma, CA: Smart Publications; 1997.
25. Head KA. Estriol: safety and efficacy. Altern Med Rec. 1998; 3: 101–113.

Kapitel 3

1. Hatcher R., Guest F, Stewart F, et al. Contraceptive Technology 1988–1989. New York: Irvington Publishers, 1988.
2. Lee JR. What Your Soctor May Not Tell You About Menopause. New York: Warner Books; 1996.
3. Cowan LD, Gordis L, Tonascia JA, Jones GS. Breat cancer incidence in women with a history of progesterone deficiency. Am J Epidemiol. 1981; 114: 209–217.
4. Somboonporn W. Testeosterone therapy for postmenopausal women: efficacy and safety. Semin Reprod Med. 2006; 24: 115–124.
5. Schumacher M, Guennoun R, Ghoumari A, et al. Novel perspectives for progesterone in HRT, with special reference to the nervous system. Endocr Rev. 2007; 28: 387–439.

Kapitel 4

1. Needham J. Science and CIvilization in China, Vol. 5, Part 5, Cambridge, UK: Cambridge University Press; 1983.
2. Wright, J, Lenard L. Maximize Your Vitality & Potency. Petaluma, CA: Smart Publications; 1999.

3. Seaman BG. The Greatest Experiment Ever Performed on Women. New York: Hyperion; 2003.
4. Jaffe R. Evolution of Estrogen. http://www.hormone.org/publications/estrogen_timeline/index.html. 2005; The Hormone Foundation: Chevy Chase, MD 20815.
5. Davis SR, Dinatale I, Rivera-Woll L, Davison S. Postmenopausal hormone therapy: from monkey glands to transdermal patches. J Endocrinol. 2005; 185: 207–222.
6. Redig M. Yams of Fortune: The (Uncontrolled) Birth of Oral Contraceptives. J Young Investigators. February 2003: http://www.jyi-org/volumes/volume6/issue7/features/redig.html.
7. Dieckmann WJ, Davis ME, Rynkiewicz LM, Pottinger RE. Does the administration of diethylstilberol during pregnancy have therapeutic value? Am J Obstet Gynecol. 1953; 66: 1062–1081.
8. Faludi AA, Aldrighi JM, Bertolami MC, et al. Progersterone abolishes estrogen and/or atorvastatin endothelium dependent vasodilatory effects. Atheroscerosis. 2004; 177: 89–96.
9. Recker RR, Davies KM, Dowd RM, Heaney RP. The effect of low-dose continuous estrogen and progesterone therapy with calcium and vitamin D on bone in elderly women. A randomized, controlled trial. Ann Intern Med. 1999; 130: 897–904.
10. Bese T, Vural A, Ozturk M, et al. The effect of long-term use of progesterone therapy on proliferation and apoptosis in simple endometrial hyperplasia without atypia. Int J Gynecol Cancer: 2006; 16: 809–813.
11. Task Force Report on Hormone Therapy. Frequently asked questions about hormone therapy. http://www.acog.org/from_home/publications/press_releases/nr10-01-04.cfm.2004; American College of Obstetricians and Gynecologists: Freigeschaltet 5. Juli 2005.
12. The Writing Group for the PEPI Trial. Effects of estrogen or estrogen/progestin regimens on heart disease risk factors in postmenopausal women. The Postmenopausal Estrogen/Progestin Interventions (PEPI) Trial. JAMA. 1995; 199–208.
13. Schumacher M, Guennoun R, Ghoumari A, et al. Novel perspectives for progesterone in HRT, with special reference to the nervous system. Endocr Rec. 2007; 28: 387–439.
14. Taylor M. Unconventional estrogens: estriol, biest and triest. Clin Obstet Gynecol. 2001; 44:864–879.
15. Dorgan JF, Baer DJ, Albert PS, et al. Serum hormones and the alcohol-breast cancer association in postmenopausal women. J Natl Cancer Inst. 2001: 93: 710–715.
16. Zumoff B. Does postmenopausal estrogen administration increase the risk of breast cancer? Contributions of animal, biochemical, and clinical investigative studies to a resolution of the controversy. Proc Soc Exp Biol Med. 1998; 217: 30–37.
17. Li CI, Anderson BO, Daling JR, Moe RE. Trends in incidence rates of invasive lobular and ductal breast carcinoma. JAMA. 2003; 289: 1421–1424.
18. Crook D, Cust MP, Gangar KF, et al. Comparison of transdermal and oral estrogen-progestin replacement therapy: effects on serum lipids and lipoproteins. Am J Obstet Gynecol. 1992; 166: 950–955.

19. Crook D. Stevenson JC. Transdermal hormone replacement therapy, serum lipids and lipoproteins. Br. J Clin Pract Suppl. 1996; 86: 17–21.
20. Abbas A, Fadel PJ, Wang Z, Arbique D, Jialal I, Vongpatanasin W. Constrasting effects of oral versus transdermal estrogen on serum amyloid A (SAA) and high-density lipoprotein-SAA in postmenopausal women. Arterioscler Throm Vasc Biol. 2004; 24: e164–167.
21. Erenus M, Karakoc B, Gurler A. Comparison of effects of continuous combined transdermal with oral estrogen and oral progestestogen replacement therapies on serum lipoproteins and compliance. Climacteric. 2001; 4: 228–234.
22. Koh KK, Mincemoyer R, Bui MN, et al. Effects of hormone-replacement therapy on fibrinolysis in postmenopausal women. N Engl J Med. 1997; 336: 683–690.
23. Scarabin PY, Alhene-Gelas M, Plu-Bureau G, Taisne P, Agher R, Aiach M. Effects of oral and transdermal estrogen/progesterone regimens on blood coagulation and fibrinolysis in postmenopausal women. A randomized controlled trial. Arteroscler Thromb Vasc Biol. 1997; 17: 3071–3078.
24. Vehkavaara S, Silveira A, Hakala-Ala-Pietila T, et al. Effects of oral and transdermal estrogen replacement therapy on markers of coagulation, fibrinolysis, inflammation and serum lipids and lipoproteins in postmenopausal women. Thromb Haemst. 2001; 85: 619–625.
25. Vongpatanasin W, Tuncel M, Wang Z, Arbique D, Mehrad B, Jialal I. Differential effects of oral versus transdermal estrogen replacement therapy on C-reactive protein in postmenopausal women. J Am Coll Cardiol. 2003; 41: 1358–1363.
26. Stevenson JC, Crook D, Godsland IF, Lees B, Whitehead MI. Oral versus transdermal hormone replacement therapy. Int J Fertil Menopausal Stud. 1993; 38 Suppl 1: 30–35.

Kapitel 5

1. Grundsell H, Ekman G, Gullberg B, et al. Some aspects of prophylactic oophorectomy and ovarian carcinoma. Ann Chir Gynecol. 1981; 70: 36–42.
2. Shuster LT, Gostout BS, Grossardt BR, Rocca WA. Prophylactic oophorectomy in premenopausal women and log-term health. Menopause Int. 2008; 14: 111–116.
3. Vigesaa K, Downhour N, Chui M, Cappelini L, Musil J, McCallian D. Efficacy and tolerability of compounded bioidentical hormone replacement therapy. Int. J Pharmaceutical Compounding. 2004; 8: 313–319.
4. Tzingounis VA, Aksu MF, Greenblatt RB. Estriol in the management of the menopause. Jama. 1978; 239: 1638–1641
5. Lauritzen C. Results of a 5-year prospective study of estriol succinate treatment in patients with climacteric complaints. Horm Metabol Res. 1987; 19: 579–584.
6. Perovic D, Kopajtic B, Stankovic T. Treatment of climacteric complaints with oestriol. Arzneimittelforschung. 1975; 25: 962–964.
7. Yang TS, Tsan SH, Chan DP, Ng HT. Efficacy and safety of estriol replacement therapy for climacteric women. Zhonghua Yi Xue Za Zhi (Taipei). 1995; 55: 386–391.

8. Takahashi K, Manabe A, Okada M, Kurioka H, Kanasaki H, Miyazaki K. Efficacy and safety of oral estriol for managing postmenopausal symptoms. Maturitas. 2000; 34: 169–177.
9. Takahashi K, Okada M, Ozaki T, et al. Safety and efficacy of oestriol for symptoms of natural or surgically induced menopause. Hum Reprod. 2000; 15: 1038–1036.
10. Mattsson LA, Cullberg G. Vaginal absorption of two estriol preparations. A comparative study in postmenopausal women. Acta Obstet Gynecol Scand. 1983; 62: 393–396.
11. Mattsson LA, Cullberg G. A clinical evaluation of treatment with estriol vaginal cream versus suppository in postmenopausal women. Acta Obstet Gynecol Scand. 1983; 62: 397–401.
12. Mattsson LA, Cullberg G, Eriksson O, Knutsson F. Vaginal administration of low-dose oestradiol-effects on the endometrium and vaginal cytology. Maturitas. 1989; 11: 217–222.
13. Luisi M, Franchi F, Kicovic PM. A group-comparative study of effects of Ovestin cream versus Premarin cream in post-menopausal women with vaginal atrophy. Maturitas. 1980; 2: 311–319.
14. Kicivic PM, Cortes-Prieto J, Milojevic S, Haspels AA, Aljinovic A. The treatment of postmenopausal vaginal atrophy eith Ovestin vaginal cream or suppositories: clinical, endocrinological and safety aspects. Maruritas. 1980; 2: 275–282.
15. Heimer GM, Englund DE. Effects of vaginally-administered oestriol on post-menopausal urogenital disorders: a cytohormonal study. Maturitas. 1992; 14: 171–179.
16. Molander U, Milson I, Ekelund P, Mellstrom D, Eriksson O. Effect of oral oestriol on vaginal flora and cytology and urogenital symptoms in the postmenopause. Maturitas. 1990; 12: 113–120.
17. Hustin J, Van den Eynde JP. Cytologic evaluation of the effect of various estrogens given in postmenopause. Acta Cytol. 1977; 21: 225–228.
18. Willhite LA, O'Connell MB. Urogenital atrophy: prevention and treatment. Pharmacotherapy. 2001; 21: 464–480.
19. Yoshimura T. Okamura H. Short term oral estriol treatment restores normal premenopausal vaginal flora to elderly women. Maturitas. 2001; 39: 253–257.
20. Romano JM, Kaye D. UTI in the elderly: common yet atypical. Geriatrica. 1981; 36: 113–115, 120.
21. Kirkengen AL, Andersen P, Gjersoe E, Johannessen GR, Johnsen N, Bodd E. Oestriol in the prophylactic treatment of recurrent urinary tract infexitions in postmenopausal women. Scand J prim Health Care. 1992; 10: 139–142.
22. Parsons CL, Schmidt JD. Control of recurrent lower urinary tract infection in the postmenopausal woman. J Urol. 1982; 12: 1224–1226.
23. Raz R, Stamm WE. A controlled trial of intravaginal estriol in postmenopausal women with recurrent urinary tract infections. N Engl J Med. 1993; 329: 753–756.
24. Raz R, Colodner R, Rohana Y, et al. Effectiveness of estriol-containing vaginal pessaries and nitrofurantoin macrocrystal therapy in the prevention of recurrent urinary tract infextion in postmenopausal women. Clin Infect Dis. 2003; 36: 1362–1368.

25. Brandberg A, Mellstrom D, Samsioe G. Low dose oral estriol treatment in elderly women with urogenital infections. Acta obstet Gynecol Scand Suppl. 1987; 140: 33–38.
26. Kanne B, Jenny J Lokale Anwendung von schwachdosiertem Östriol und lebensfähigen Köderlein-Keimen in der Postmenopause. Gynäkol Rundsch. 1991; 31: 7–13.
27. Eriksen B. A randomized, open parallel-group study on the preventive effect of an estradiol-releasing vaginal ring (Estring) on recurrent urinary tract infections in postmenopausal women. Am J Obstet Gynecol. 1999; 180: 1072–1079.
28. 28.Oliveria SA, Klein RA, Reed JI, Cirillo PA, Christos PJ, Walker AM. Estrogen repacement therapy and urinary tract infections in postmenopausal women aged 45–89. Menopause. 1998: 5: 4–8.
29. Ouslander JG, Greendale GA, Uman G. Lee C, Paul W, Schnelle J. Effects of oral estrogen and progestin on the lower urinary tract among female nursing home residents. J Am Geriatr Soc. 2001; 49: 803–807.
30. Brown JS, Vittinghoff E, Kanaya Am, Agarwal SK, Hulley S, Foxman B. Urinary tract infections in postmenopausal women: effect of hormone therapy and risk factors. Obstet Gynecol. 2001; 98: 1045–1052.
31. Orlander JD, Jick SS, Dean AD, Jick H. Urinary tract infections and estrogen use in older women. J Am Geriatr Soc. 1992; 40: 817–820.
32. Hunskaar S, Burgio K, Diokno A, Herzog AR, Hjalmas K, Lapitan MC. Epidemiology and natural history of urinary invontinence in women. Urology. 2003; 62: 16–23.
33. Klutke, JJ, Bergman A. Hormonal influence on the urinary tract. Urol Clin North Am. 1995; 22: 629–639.
34. Tsai E, Yang C, Chen H, Wu C, Lee J. Bladder neck circulation by Doppler ultrasonography in postmenopausal women with urinary stress incontinence. Obstet Gynecol. 2001; 98: 52–56.
35. Melville JL, Katon W, Delany K, Newton K. Urinary incontinence in US women: a population-based study. Arch Inter Med. 2005; 165: 537–542.
36. Brown JS, Grady D, Ouslander JG, Herzog AR, Varner RE, Posner SF. Prevalence of urinary incontinence and associated risk factors in postmenopausal women. Heart & Estrogen/Progestin Replacement Study (HERS) Research Group. Obstet Gynecol. 1999; 94: 66–70.
37. Melville JL, Delany K, Newton K, Katon W. Incontinence severity and major depression in incontinent women. Obstet Gynecol. 2005; 106: 585–592.
38. Urinary incontinence in women. Obstet Gynecol. 2005; 105: 1533–1545.
39. Hendrix SL, Cochrane BB, Nygaard IE, et al. Effects of estrogen with and without progestin on urinary incontinence. JAMA. 2005; 293: 935–948.
40. Steinauer JE, Waetjen LE, Vittinghoff E, et al. Postmenopausal hormone therapy: does it cause incontinence? Obstet Gynecol. 2005; 106: 940–945.
41. Grady D, Brown JS, Vittinghoff E, Applegate W, Varner E, Snyder T. Postmenopausal hormones and incontinence: The heart and Estrogen/Progestin Replacement Study. Obstet Gynecol. 2001; 97: 116–120.

42. Iosif CS. Effects of potracted administration of estriol on the lower genito urinary tract in postmenopausal women. Arch Gynecol Obstet. 1992; 251: 115–120.
43. Schar G, Kochli OR, Fritz M, Haller U. Effect of vaginal estrogen therapy on urinary incontinence in postmenopause. Zentralbl Gynäkol. 1995; 117: 77–80.
44. Ballagh SA. Vaginal rings for menopausal symptom relief. Drugs, Aging. 2004; 21: 757–766.
45. Ballagh SA. Vaginal hormone therapy for urogenital and menopausal symptoms. Semin Reprod Med. 2005; 23: 126–140.
46. Schmidt J. Perspectives of estrogen treatment in skin aging. Exp Dermatol. 2005; 14: 156.
47. Sator PG, Schmidt JB, Rabe T, Zouboulis CC. Skin aging and sex hormones in women – clinical perspectives for intervention by hormone replacement therapy. Exp Dermatol. 2004; 13 Erg. 4: 36–40.
48. Hudson T. Women's health update: women and skin conditions. Townsend Letter of Doctors & Patients. Mai 2003.
49. Wildt L, Sir-Petermann T. Oestrogen and age estimations of perimenopausal women. Lancet. 1999; 354: 224.
50. Punnonen R, Soderstrom KO. The effect of oral estrogen siccinate therapy on the endometrial morphology in postmenopausal women: the significance of fractionation of the dose. Eur J Obstet Gynecol Reprod Biol. 1983; 14: 217–224.
51. Punnonen R, Vaajalahti P, Teisala K. Local oestriol treatment improves the structure of elastic fibers in the skin of postmenopausal women. Ann Chir Gynecol Suppl. 1987; 202: 39–41.
52. Schmidt JB, Lindmaier A, Spona J. Hormone receptors in pubic skin of premenopausal and postmenopausal females. Gynecol Obstet Invest. 1990; 30: 97–100.
53. Grosman N. Study on the hyaluronic acid-protein complex, the molecular size of hyaloronic acid and the exchangeability of chloride in skin of mice before and after oestrogen treatment. Acta Pharmacol Toxicol (Copenh). 1973; 33: 201–208.
54. Grosman N Hvidberg E, Schou J. The effect of oestrogenic treatment on the acid mucopolysaccharide pattern in the skin of mice. Acta Pharmacol Toxicol (Copenh). 1971; 30: 458–464.
55. Schmidt JB, Binder M, Demschik G, Bieglmayer C, Reiner A. Treatment of skin aging wirh topical estrogens. Int J Dermatol. 1996; 35: 669–674.
56. Utian WH. Effect of hysterectomy, oophorectomy and estrogen therapy on libido. Int J Gynaecol Obstet. 1975; 13: 97–100.
57. Simon JA, Abdallah RT. Testosteron therapy in women: its role in the management of hypoactive sexual desire disorder. Int J Impot Res. 2007; 19: 458–463.
58. Nair KS, Rizza RA, O'Brian P, et al. DHEA in elderly women and DHEA or testosterone in elderly men. N Engl J Med. 2006; 355: 1647–1659.
59. Basaria S, Dobs AS. Clinical review: Controversies regarding transdermal androgen therapy in postmenopausal women. J Clin Endocrinol Metab, 2006; 91: 4743–4752.
60. Serin IS, Ozcelik B, Basbug M, Aygen E, Kula M, Erez R. Long-term effects of continuous oral and transdermal estrogen replacement therapy on sex hormone binding glo-

bulin and free testosterone levels. Eur J Obstet Gynaecol Reprod Biol. 2001; 99: 222–225.

61. Davison SL, Bell R, Donath S, Montalto JG, Davis SR. Androgen levels in adult females: changes with age, menopause, and oophorecotmy. J Clin Endocrinol Metab. 2005; 90: 3847–3853.

62. Laughlin GA, Barrett-Connor E, Kritz-Silverstein D, von Muhlen D. Hysterectomy, oophorectomy, and endogenous sex hormone levels in older women: the Rancho Bernardo Study. J Clin Endocrinol Metab. 2000; 85: 645–651.

63. Kingsberg S. Testosterone treatment for hypoactive sexual desire disorder in postmenopausal women. J Sex Med. 2007; 4 Suppl 3: 227–234.

64. Simon J, Braunstein G, Nachtigall L, et al. Testosterone patch increases sexual activity and desire disorder in surgically menopausal women with hypoactive sexual disire disorder. J Clin Endocrinol Metab. 2005; 90: 5226–5233.

65. The role of testosterone therapy in postmenopausal women: position statement of The North American Menopause Society. Menopause. 2005; 12: 497–511.

66. The International Hormone Society. Physician Consensus: Testosterone Therapy of Testosterone Deficiency in Women. 5. Dezember 2005; http://intlhormonesociety.org/index.php?option=com_content&task=view&id=37&Itemid=71&tomHack_idp=8: Freigeschaltet am 20. September 2007.

67. Somboonporn W. Testosterone therapy for postmenopausal women: efficacy and safety. Semin Reprod Med. 2006; 24: 115–124.

68. Yaffe K. Estrogens, selective estrogen receptor modulators, and dementia: what is the evidence? Ann N Y Acad Sci. 2001; 949: 215–222.

69. Yaffe K, Sawaya G, Lieberburg I, Grady D. Estrogen therapy in postmenopausal women: effects on cognitive function and dementia. JAMA. 1998; 279: 688–695.

70. Schumacher M, Guennoun R., Ghoumari A, et al. Novel perspectives for progesterone in HRT, with special reference to the nervous system. Endocr Rev. 2007; 28: 387–439.

71. Geerlings MI, Ruitenberg A, Witteman JCM, et al. Reproductive period and risk of dementia in postmenopausal women. JAMA. 2001; 285: 1475–1481.

72. LeBlanc ES, Janowsky J, Chan BKS, Nelson HD. Hormone replacement therapy and cognition: Systematic review and meta-analysis. JAMA. 2001; 285:1489–1499.

73. Espeland MA, Rapp SR, Shumaker SA, et al. Conjugated equine estrogens and global cognitive function in postmenopausal women: Women's Health Initiative Memory Study. JAMA. 2004; 291: 2959–2969.

74. Shumaker SA, Legault C, Kuller L, et al. Conjugated equine estrogens and incidence of probable dementia and mild cognitive impairment in postmenopausal women: Women's Health Initiative Memory Study. JAMA. 2004; 291: 2947–2958.

75. Shumaker SA, Legault C, Rapp SR, et al. Estrogen plus progestin and the incidence of dementia and mild cognitive impairment in postmenopausal women: Women's Health Initiative Memory Study: a randomized controlled trial. JAMA. 2003; 289: 2651–2662.

76. Resnick SM, Espeland MA, Jaramillo SA, et al. Postmenopausal hormone therapy and regional brain volumens: the WHIMS-MRI Study. Neurology. 2009; 72: 135–142.

77. Yaffe K, Haan M, Byers A, Tangen C, Kuller L. Estrogen use, APOE, and cognitive decline: evidence of gene-environment interaction. Neurology. 2000; 54: 1949–1954.
78. Yaffe K, Lui LY, Grady D, Cauley J, Kramer J, Cummings SR. Cognitive decline in women in relation to non-protein-bound oestradiol concentrations. Lancet. 2000: 356: 708–712.
79. Rocca WA, Bower HJ, Maraganore DM, et al. Increased risk of cognitive impairment or dementia in women who underwent oophorectomy before menopause. Neurology. 2007 69: 1074–1083.
80. Rocca WA, Bower HJ, Maraganore DM, et al. Increased risk of parkinsonism in women who underwent oophorectomy before menopause. Neurology. 2007.
81. Rocca WA, Grossardt BR, de Andrade M, Malkasian GD, Melton LJ, 3rd. Survival patterns after oophorectomy in premenopausal women: a population-based cohort study. Lancet Oncol. 2006; 7: 821–828.
82. Genazzani AR, Pluchino N, Luisi S, Luisi M. Estrogen, cognition and female ageing. Hum Reprod Update. 2007; 13: 175–187.
83. Zandi PP, Carlson MC, Plassman BL, et al. Hormone replacement therapy and incidence of Alzheimer disease in older women: the Cache County Study. JAMA. 2002; 288: 2123–2129.
84. Bagger YZ, Tanko LB, Alexandersen P, Qin G, Christiansen C. Early postmenopausal hormone therapy may prevent cognitive impairment later in life. Menopause. 2005; 12: 12–17.
85. Hogervorst E, Williams J, Budge M, Riedel W, Jolles J. The nature of the effect of female gonadal hormone replacement therapy on cognitive function in postmenopausal women: a meta-analysis. Neuroscience. 2000; 101: 485–512.
86. Gleason CE,Schmitz TW, Hess T, et al. Hormone effects on fMRI and cognitive measures of encoding: importance of hormone preparation. Neurology. 2006; 67: 2039–2041.
87. Rasgon NL, Magnusson C, Johansson AL, Pedersen NL, Elman S, Gatz M. Endogenous and exogenous hormone exposure and risk of cognitive impairment in Swedish twins: a preliminary study. Psychoneuroendocrinology. 2005; 30: 558–567.
88. Kuh DL, Hardy R, Wadsworth M. Women's health in midlife: the influence of the menopause, social factors and health in earlier life. Br J Obstet Gynaecol.1997; 104: 1419.
89. von Muhlen DG, Kritz-Silverstein D, Barrett-Connor E. A community-based study of menopause symptoms and estrogen replacement in older women. Maruitas. 1995; 22: 71–78.
90. Owens JF, Matthews KA. Sleep disturbance in healthy middle-aged women. Maturitas. 1998; 30: 41–50.
91. Montplaisir J, Lorrain J, Denesle R, Petit D. Sleep in menopause: differential effects of two forms of hormone replacement therapy. Menopause. 2001: 8: 10–16.
92. Gruber CJ, Huber JC. Differential effects od progestins on the brain. Maturitas. 2003; 46 Suppl 1: S 71–75.

93. Callegari C, Buttarelli M, Cromi A, Diurni M, Salvaggio F, Bolis PF. Female psycholpathologic profile during menopausal transition: a preliminary study. Maturitas. 2007. 56: 447–451.
94. Schmidt PJ. Depression, the perimenopause, and estrogen therapy. Ann N Y Acad Sci. 2005; 1052: 27–40.
95. Soares CN, Cohen LS. The perimenopause, depressive disorders, and hormone variability. Sao Psulo Med J. 2001; 119: 78–83.
96. Schmidt PJ, Nieman L, Danaceau MA, et al. Estrogen replacement in perimenopause-related depression: a preliminary report. Am J Obstet Gynecol. 2000; 183: 414–420.
97. Arlt W, Callies F, Allolio B. DHEA replacement in women with adrenal insufficiency-pharmacokinetics, bioconversion and clinical effects on well-being, sexuality and cognition. Endocr Res. 2000; 26: 505–511.
98. Davis SR, Goldstat R, Papalia MA, et al. Effects of aromatase inhibition on sexual function in postmenopausal women treated with testosterone: a randomized, placebo-controlled trial. Menopause. 2006; 13: 37–45.
99. Goldstat R, Briganti E, Tran J. Wolfe R.Davis SR. Transdermal testosterone therapy improves well-being, mood and sexual function in premenopausal women. Menopause. 2003; 10: 390–398.
100. Schmidt PJ, Daly RC, Bloch M, et al. Dehydroepiandrosterone monotherapy in midlife-onset major and minor depression. Arch Gen Psychiatry. 2005; 62: 154–162.
101. Shifren JL, Braunstein GD, Simon JA, et al. Transdermal testosterone treatment in women with impaired sexual function after oophorectomy. N Egl J Med. 2000; 343: 682–688.
102. Miller J, Chan BK, Nelson HD. Postmenopausal estrogen replacement and risk for venous thromboembolism: a systematic review and meta-analysis for the U.S. Preventive Services Task Force. Ann Intern Med. 2002; 136: 680–690.
103. Castellsague J, Perez Gutthann S, Garcia Rodriguez LA. Recent epidemiological studies of the association between hormone replacement therapy and venous thromboembolism. A review. Drug. Saf. 1998; 18: 117–123.
104. Daly E, Vessey MP, Hawkins MM, Carson JL, Gough P, Marsh S. Risk of venous thromoembolism in users of hormone replacement therapy. Lancet. 1996; 348: 977–980.
105. Perez Gutthann S, Garcia Rodriguez LA, Catellsague J, Duque Oliart A. Hormone replacement therapy and risk of venous thromboembolism: population-based case-control study. BMJ 1997; 314: 796–800.
106. Scarabin PY, Alhenc-Gelas M, Plu-Bureau G, Taisne P, Agher R, Aiach M. Effects of oral and transdermal estrogen/progesterone regimens on blood coagulation and fibrinolysis in postmenopausal women. A randomized controlled trial. Arterioscler Thromb Vasc Biol. 1997; 17: 3071–3078.
107. Scarabin PY, Oger E, Plu-Bureau G. Differential association of oral and transdermal oestrogen-replacement-therapy with venous thromboembolism risk. Lancet. 2003; 362: 428–432.

Kapitel 6

1. Tenenhouse A, Joseph L, Kreiger N, et al. Estimation of the prevalence of low bone density in Canadian women and men using a population-specific DXA reference standard: the Canadian Multicentre Osteoporosis Study (CaMos). Osteoporos Int. 2000; 11: 897–904.
2. Gaby A. Strontium for osteoporosis: To dose or to megadose? Townsend letter for Doctors & Patients. Mai 2906: 106–107.
3. Grynpas MD, Marie PJ. Effects of low doses of strontium on bone quality and quantity in rats. Bone. 1990; 11: 313–319.
4. Shorr E, Carter A. The usefulness of strontium as an adjuvant to calcium in the remineralization of the skeleton in man. Bull Hosp Joint Dis. 1952; 13: 59–66.
5. Felson DT, Zhang Y, Hannan MT, Kiel DP, Wilson PW, Anderson JJ. The effect of postmenopausal estrogen therapy on bone density in elderly women. N Engl J Med. 1993; 329: 1141–1146.
6. NHLBI Women's Health Initiative. http://www.nhlbi.nih.gov/whi/whywhi.htm. Freigeschaltet 5. März 2006.
7. National Osteoporosis Foundation. Fast Facts. 2006; http://www.nof.org/osteoporosis/diseasefacts.htm. Freigeschaltet 7. März 2006.
8. Comptston JE. Sex steroids and bone. Phiosol Rev. 2001; 81: 419–447.
9. Commings SR, Browner WS, Bauer D, et al. Endogenous hormones and the risk of hip and vertebral fractures among older women. Study of Osteoporotic Fractures Research Group. N Engl J Med. 1998; 339: 733–738.
10. Anderson GL, Limacher M, Asaaf AR, et al. Effects of conjugated equine estrogen in postmenopausal women with hysterectomy: the Women's Health Initiative randomized controlled trial. JAMA. 2004; 291: 1701–1712.
11. Cauley JA, Robbins J, Chen Z, et al. Effects of estrogen plus progestin on risk of fracture and bone mineral density: the Women's Health Initiative randomized trial. JAMA. 2003; 290: 1729–1738.
12. Orwoll ES, Nelson HD. Does estrogen adequately protect postmenopausal women against osteoporosis: an iconoclastic perspective. J Clin Endocrinol Metab. 1999; 84: 1872–1874.
13. Prior JC. Progesterone as a bone-trophic hormone. Endocr REv. 1990; 11: 386–398.
14. Michaëlsson K, Baron JA, Farahmand BY, et al. Hormone replacement therapy and risk of hip fracture: population based case-control study. The Swedish Hip Fracture Study Group. BMJ. 1998; 316: 1858–1863.
15. National Institutes of Health. Women's Health Initiative: New Information. http://www.nhlbi.nih.gov/whi/ . Freigeschaltet am 8. März 2006.
16. Barbagallo M, Carbognani A, Palummeri E, et al.The comparative effect of ovarian hormone administration on bone mineral status in oophorectomized rats. Bone. 1989; 10: 113–116.
17. Wepfer S. A review of bioidentical hormone replacement therapy: Part 2. Progesterone. Int J Pharmaceutical Compounding. 2002; 6: 50–54.

18. Prior J. Trabecular bone loss is associated with abnormal luteal phase length: endogenous progesterone deficiency may be a risk factor for osteoporosis. Int Proc J. 1989; 1: 70–73.
19. Prior JC, Vigna YM, Schechter MT, Burgess AE. Spinal bone loss and ovulatoroy disturbances. N Engl J Med. 1990; 323: 1221–1227.
20. Prior JC, Vifna YM, Barr SI, Kennedy S, Schulzer M, Li DK. Ovulatory premenopausal women lose cancellous spinal bone: a five year prospective study. Bone. 1996; 18: 261–267.
21. Prior JC, Vigna YM, Barr SI, Rexworthy C, Lentle BC. Cyclic medroxyprogesterone treatment increases bone densitiy: a controlled trial in actvie women with menstrual cycle disturbances. Am J Med. 1994; 96: 521–530.
22. Effects of hormone therapy on bone mineral density: results from the postmenopausal estrogen/progestin interventions (PEPI) trial. The Writing Group for the PEPI. JAMA. 1996; 276: 1389–1396.
23. Effects of hormone replacement therapy on endometrial histology in postmenopausal women. The Postmenopausal Estrogen/Progestin Interventions (PEPI) Trial. The Writing Group for the PEPI Trial. JAMA. 1996; 275: 370–375.
24. Lee J. What Your Doctor May Not Tell You About Menopause. New York; Warner Books; 1996.
25. The writing group for the PEPI Trial. Effects of estrogen or estrogen/progestin regimens on heart disease risk factors in postmenopausal women. The Postmenopausal Estrogen/Progestin Interventions (PEPI) Trial. JAMA. 1995; 273: 199–208.
26. Schairer C, Lubin J, Troisi R, Sturgeon S, Brinton L, Hoover R. Estrogen-progestin replacement and risk of breast cancer. JAMA. 2000; 284: 691–694.
27. Casanas-Roux F, Nisolle M, Marbaix E, Smets M, Bassil S, Donnez J.Morphometric, immunohistological and three-dimensional evaluation of the endometrium of menopausal women treated by estrogen and Crinone, a new slow-release vaginal progesterone. Hum Reprod. 1996; 11: 357–363.
28. Dai D, Wolf DM, Litman ES, White MJ, Leslie KK. Progesterone inhibits human endometrial cancer cell growth and invasiveness: down-regulation of cellular adhesion molecules through progesterone B receptors. Cancer Res. 2002; 62: 881–886.
29. Leonetti HB, Anasti JN, Litman ES. Topical progesterone cream: an alternative progestin in hormone replacement therapy. Obstet & Gynecol. 2003; 101 (4 Suppl): 85.
30. Leonetti HB, Landes J, Steinberg D, Anasti JN. Transdermal progesterone cream as an alternative progestin in hormone therapy. Altern Ther Health Med. 2005; 11: 36–38.
31. Leonetti HB, Wilson KJ, Anasti JN. Ptopical progesterone cream has an antiproliferative effect on estrogen-stimulated endometrium. Fertil Steril. 2003; 79: 221–222.
32. Montz FJ, Bristow RE, Bovicelli A, Tomacruz R, Kurman RJ. Intrauterine progestone treatment of early endometrial cancer. Am J Obstet Gynecol. 2002; 186: 651–657.
33. Moyer DL, de Lignieres B, Driguez P, Pez JP. Prevention of endometrial hyperplasia by progesterone during long-term estradiol-replacement: influence of bleeding pattern and secretory changes. Fertil Steril. 1993; 59: 992–997.

34. Moyer DL, Felix JC. The effects of progesterone and progestins on endometrial proliferation. Contraception. 1998; 57: 399.403.
35. Moyer DL, Felix JC, Kurman RJ, Cuffie CA. Micronized progesterone regulation of the endometrial glandular cycling pool. Int J Gynecol Pathol. 2001; 20: 374–379.
36. Nisolle M, Donnez J. Progesterone receptors (PR) in ectopic endometrium? Fertil Steril. 1997; 68: 943–944.
37. Nisolle M, Gillerot S, Casanas-Roux F, Squifflet J, Berliere M, Donnez J. Immunohistochemical study of the proliferation index, estrogen receptors and progesterone receptors A and B in leiomyomata and normal myometrium during the menstrual cycle and under gonadotropin-releasing hormone agonist therapy. Hum Reprod. 1999; 2844–2850.
38. Sager G, Orbo A, Jaeger R, Engstrom C. Non-genomic effects of progestins-inhibition of cell growth and increased intercellular levels of cyclic nucleotides. J Steroid Biochem Mol Biol. 2003; 84: 1–8.
39. Whitehead MI, Fraser D, Schenkel L, Crook D, Stevenson JC. Transdermal administration of oestrogen/progestagen hormone replacement therapy. Lancet. 1990; 335: 310–312.
40. Miller BE, De Souza MJ, Slade K, Luciano AA. Sublingual administration od micronized estradiol and progesterone, with and without micronized testosterone: effect on biochemical markers of bone metabolism and bone mineral density. Menopause. 2000; 7: 318–326.
41. Villareal DT. Effects of dehydroepiandrosterone on bone mineral density: what implications for therapy? Treat Endocrinol. 2002; 1: 349–357.
42. Jankowski CM, Gozansky WS, Kittelson JM, Van Pelt RE, Schwartz RS, Kohrt WM. Increases in bone mineral density in response to dehydroepiandrosterone replacement in older adults appear to be mediated by serum estrogens. J Clin Endocrinol Metab. 2008; 93: 4767–4773.
43. Raven PW, Hinson JP. Dehydroepiandrosterone (DHEA) and the menopause: an update. Menopause Int. 2007: 13: 75–78.
44. Baulieu EE, Thomas G, Legrain S, et al. Dehydroepiandrosterone (DHEA), DHEA-Sulfat, and aging: contribution of the DHEA age study to a sociobiochemical issue. Proc Natl Acad Sci U S A. 2000; 97: 4279–4284.
45. Osmanagaoglu MA, Okumus B, Osmanagaoglu T, Bozkaya H. The relationship between serum dehydroepiandrosterone sulfate concentration and bone mineral density, lipids, and hormone replacement therapy in premenopausal ans postmenopausal women. J Womens Health (Larchmt). 2004; 13: 993–999.
46. Tok EC, Ertunc D, Oz U, Camdeviren H, Ozdemir G, Dilek S. The effect of circulating androgens on bone mineral density in postmenopausal women. Maturitas. 2004; 48: 235–242.
47. Garnero P, Sornay-Rendu E, Claustrat B, Delmas PD. Biochemical markers of bone turnover, endogenous hormones and the risk of fractures in postmenopausal women: the OFELY study. J Bone Miner Res. 2000; 15: 1526–1536.
48. Kocis P. Prasterone. Am J Health Syst Pharm. 2006; 63: 2201–2210.

49. Petri MA, Mease PJ, Merrill JT, et al. Effects of prasterone on disease activity and symptoms in women with active systemic lupus eryhematosus. Arthritis Rheum. 2004; 50: 2858–2868.

50. Chapuy MC, Arlot ME, Dubœuf F, et al. Vitamin D3 and calcium to prevent hip fractures in the elderly women. N Engl J Med. 1992; 327; 1637–1642.

51. Marie PJ, Ammann P, Boivin G, Rey C. Mechanisms of action and therapeutic potential of strontium in bone. Calcif Tissue Int. 2001; 69: 121–129.

52. McCaslin F, James J. The effect of strontium lactate in the treatment of osteoporosis. Proc Staf Meetings Mayo Clin. 1959; 34: 329–334.

53. Marie P, Skoryna S, Pivon R, Chabot G, Glorieux F, Stara J. Histomorphometry of bone changes in stable strontium therapy. In Hemphill D, Hsgb. Trace Substances in Environmental Health, XIX. Columbia, MO: University of Missouri; 1985: 193–208.

54. El-Hajj Fuleihan G. Strontium ranelate – an novel therapy for osteoporosis or a permutation of the same? N Engl J Med. 2004; 350: 504–506.

55. Ozgur S, Sumer H, Kocoglu G. Rickets and soil strontium. Arch Dis Child. 1996; 75: 524–526.

56. Protelos: Prescribing Information. http://www.servier.com/pro/osteoporose/protelos/protelos.asp. Servier: Freigeschaltet am 12. April 2006.

57. Reginster JY, Deroisy R, Dougados M, Jupsin I, Colette J, Roux C. Prevention of early postmenopausal bone loss by strontium ranelate: the randomized, two-year, double-masked, dose-ranging, placebo-controlled PREVOS trial. Osteoporos Int 2002; 13: 925–931.

58. Meunier PJ, Roux C, Seeman E, et al. The effects of strontium ranelate on the risk of vertebral fracture in women with postmenopausal osteoporosis. N Engl J Med. 2004; 350: 459–468.

59. Reginster JY, Felsenberg D, Boonen S, et al. Effects of long-term strontium ranelate treatment on the risk of nonvertebral and vertebral fracutures in postmenopausal osteoporosis: Results of a five-year, randomized, placebo-controlled trial. Arthritis Rheum. 2008; 58: 1687–1695.

60. Roux C, Fechtenbaum J, Kolta S, Isaia G, Andia JB, Devogelaer JP. Strontium ranelate reduces the risk of vertebral fracture in young postmenopausal women with severe osteoporosis. Ann Rheum Dis. 2008; 67: 1736–1738.

61. US Food and Drug Administration. FORTEO™ teriparatide (rDNA origin) injection. 2004; http://www.fda.gov/MEDwatch/SAFETY/2004/sep_PI/Forteo_PI.pdf.

62. Hosking D, Chilvers CE, Christiansen C, et al. Prevention of bone loss with alendronate in postmenopausal women under 60 years of age. Early Postmenopausal Intervention Cohort Study Group. N Engl J Med. 1998; 338: 485–492.

63. Rosen CJ. Clinical practice. Postmenopausal osteoporosis. N Engl J Med. 2005; 353: 595–603.

64. Smith A. Merck sales dip; Vioxx blamed. http//www.money.cnn.com/2005/04/21/news/fortune500/merck/index.htm. CNNMoney.com. Freigeschaltet am 24. April 2006.

65. Bone HG, Hosking D, Devogelaer JP, et al. Ten years experience with alendronate for osteoporosis in postmenopausal women. N Engl J Med. 2004; 350: 1189–1199.
66. Odvina CV, Zerwekh JE, Rao DS, Maalouf N, Gottschalk FA, Pak CY. Severely suppressed bone turnover: a potential complication of alendronate therapy. J Clin Endocrinol Metab. 2005; 90: 1294–1301.
67. Schneider J. Should bisphosphonates be continued indefinitely? An unusual fracture in a healthy woman on long-term alendronate. Geriatrics. 2006; 61: 31–33.
68. Schneider J. Bisphosphonates and low-impact femoral fracures: Current evidence on alendronate-fracture risk. Geriatrics. 2009; 64: 18–23.
69. Goh SK, Yang KY, Koh JS, et al. Subtronchanteric insuffuciency fractures in patients on alendronate therapy: a caution. J Bone Joint Surg Br. 2007; 89: 349–353.
70. Stepan JJ, Burr DB, Pavo I, et al. Low bone mineral density is asscociated with bone microdamage accumulation in postmenopausal women with osteoporosis. Bone. 2007; 41: 378–385.
71. Ott SM. Long-term safety of bisphosphonates. J Clin Endocrinol Metab. 2005; 90: 1897–1899.
72. Brody J. Plotting to Save the Structure of Those Aging Bones. The New York Times. Vol New York. 5. Juli 2005.
73. Ott S. New treatments for brittle bones. Ann Intern Med. 2004; 141: 406–407.
74. Fosamax® (alendronate sodium) Prescribing Information. http://www.fosamax.com/alendronate_sodium/fosamax/consumer/product_information/pi/index.jsp?WT.svl=1. Merck & Co., KG; Freigeschaltet am 26. April 2006.
75. Wysowski DK. Reports of Esophageal Cancer with Oral Bisphosphonate Use. N Engl J Med. 2009; 360: 89–90.
76. Chustecka Z. Esophageal cancer in patients taking oral bisphosphonares. Medscape Medical News. 2008; http://www.medscape.com/viewarticle/586127.
77. Basu N, Reid DM. Bisphosphonate-associated osteonecrosis of the jaw. Menopause Int. 2007; 13: 56–59.
78. Ruggiero SL, Mehrotra B, Rosenberg TJ, Engroff SL. Osteoporosis of the jaw associated with the use of bisphosphonates: a review of 63 cases. J Oral Maxillofac Surg. 2004; 62: 527–534.
79. Edwards BJ, Hellstein JW, Jacobsen PL, Kaltman S, Mariotti A, Migliorati CA. Updated recommendations for managing the care of patients receiving oral bisphosphonare therapy: an advisory statement from the American Dental Association Council on Scientific Affairs. J Am Dent Assoc. 2008; 139: 1674–1677.
80. Sedghizadeh PP, Stanley K, Caligiuri M, Hofkes S, Lowry B, Shuler CF. Oral bisphosphonate use and the prevalence of osteonecrosis of the jaw: an institutional inquiry. J Am Dent Assoc. 2009; 140: 61–66.
81. Paddock C. Osteoporosis drug linked to bone death in jaw. Medical News Today. 5. Januar 2009; http://www.medicalnewstoday.com/articles/134381.php.

82. Marsa L. Bone drugs' reverse danger. Los Angeles Times. 3. April 2006; http://www.latimes.com/features/health/la-he-fosamax3apr03,0,3944007,full.story?coll=la-headlines-business: Freigeschaltet am 27. April 2006.
83. Heckbert SR, Li G, Cummings SR, Smith NL, Psaty BM. Use of alendronate and risk of incident atrial fibrillation in women. Arch Inrern Med. 2008; 168: 826–831.
84. Miranda J. Osteoporosis drugs increase risk of heart problems. CHEST 2008. Vol Philadelphia, PA: American College of Chest Physicians; 2008.
85. Evista® (raloxifene hydrochloride) Prescribing Information. http://pi.lilly.com/us/evista-pi.pdf.Eli Lilly and Co., Indianapolis, IN. Freigeschaltet am 22. April 2006.

Kapitel 7

1. Holtorf K. The bioidentical hormone debate: are bioidentical hormones (estradiol, estriol, and progesterone) safer or more efficacious than commonly used synthetic versions in hormone replacement therapy? Postgrad Med. 2009; 121: 73–85.
2. Seeger H, Mueck AO, Lippert TH. Effect of norethisterone acetate on estrogen metabolism in postmenopausal women. Horm Metab Res. 2000; 32: 436–439.
3. Wright J, Morgenthaler J. Natural Hormone Replacement for Women Over 45. Petaluma, CA: Smart Publications; 1997.
4. Pradhan AD, Manson JE, Rossouw JE, et al. Inflammatory biomarkers, hormone replacement therapy, and incident coronary heart disease: prospective analysis from the Women's Health Initiative observational study. JAMA. 2002; 288: 980–987.
5. International Agenca for Research on Cancer. IARC monographs programme finds combined estrogen-progestogen contraceptive and menopausal therapy are carcinogenic to humans. http://www.iarc.fr/ENG/Press_Releases/pr167a.html. 29. Juli 2005; Presse Verlautbarung Nr. 167: Freigeschaltet am 13. Juni 2006.
6. Glass AG, Lacey JV, Jr., Carreon JD, Hoover RN. Breast cancer incidence, 1980–2006: Combined roles of menopausal hormone therapy, screening mammography, and estrogen receptor status. J Natl. Cancer Inst. 2007; 99: 1152–1161.
7. Ravdin PM, Cronin KA, Howlader N, et al. The decrease in breast-cancer incidence in 2003 in the United States. N Engl J Med. 2007; 356: 1670–1674.
8. Chlebowski RT, Kuller LH, Prentice RL, et al. Breast cancer after use of estrogen plus progestin in postmenopausal women. N Engl J Med. 2009; 360: 573–587.
9. Espie M, Daures JP, Chevallier T, Mares P, Micheletti MC, de Reilhac P. Breast cancer incidence and hormone replacement therapy: Results form the MISSION study, prospective phase. Gynecol Endocrinol. 2007; 23: 391–397.
10. Beatson G. On the treatment of inoperable cases of carcinoma of the mamma. Suggestions for a new method of treatment, with illustrative cases. Lancet. 1896; 2: 104–107.
11. Marshall F, Jolley W. The ovary as an organ of internal secretion. Phil Trans R Soc. 1906; 198: 99–141.
12. Yager JD, Davidson NE. Estrogen carcinogenesis in breast cancer. N Engl J Med. 2006; 354: 370–282.

13. Henderson BE, Bernstein L. Endogenous and exogenous hormonal factors. In: Harris J, Lippman M, Morrow M, Hellman S, Hrsg. Diseases of the Breast, 1. Auflage. Philadelphia: Lippincott-Raven; 1996: 185–200.
14. Key T, Appleby P, Barnes I, Reeves G- Endogenous sex hormones and breast cancer in postmenopausal women: reanalysis of nine prospective studies. J Natl Cancer Inst. 2002; 94: 606–616.
15. Breast cancer and hormone replacement therapy: collaborative reanalysis of data from 51 epidemiological studies of 52,705 women with breasr cancet and 108,411 women without breast cancer. Collaborative Group on Hormonal Factors in Breast Cancer. Lancet. 1997; 350: 1047–1059.
16. Fournier A, Berrino F, Riboli E, Avenel V, Clavel-Chapelon F. Breast cancer risk in relation to different types of hormone replacement therapy in the E3N-EPIC cohort. Int J Cancer. 2004.
17. Wiseman RA. Breast cancer: critical data analysis concludes that estrogens are not the cause, however lifestyle changes can alter risk rapidly. J Clin Epidemiol. 2004; 57: 766–772.
18. Lambe M, Hsieh CC, Chan HW, Ekbom A, Trichopoulos D, Adami HO. Parity, age at first and last birth, and risk of breast cancer: a population-based study in Sweden. Breast Cancer Res Treat. 1996; 38: 305–311.
19. Peck JD, Hulka BS, Poole C, Savitz DA, Baird D, Richardson BE. Steroid hormone levels during pregnancy and incidence of maternal breast cancer. Cancer Epidemiol Biomarkers Prev. 2002; 11: 361–368.
20. Clemons M, Goss P. Estrogen and the risk of breast cancer. N Engl J Med. 2001; 344: 276–285.
21. Eik-Nes KB, Hall PF. Secretion of steroid hormones in vivo. Vitam Horm. 1965; 23: 153–208.
22. Siiteri PK, Sholtz RI, Cirillo PM, et al. Prospective study of estrogens during pregnancy and risk of breast cancer. Department of Defense Breast Cancer Research Meeting. 2009; http://cdmrp.army.mil/bcrp/era/abstracts2002/p13%5Fchemoprevention/9919358%5Fabs.pdf.
23. Utian W. The place of oestriol therapy after menopause. Acta Endocrinol. 1980; 233 (supppl): 51–56.
24. Esposito G. Estriol: a weak estrogen or a different hormone? Gynecol Endocrinol. 1991; 5: 131–153.
25. Lemon HM. Endocrine influences on human mammary cancer formation. A critique. Cancer. 1969; 23: 781–790.
26. Lemon HM. Pathophysiologic considerations in the treatment of menopausal patients with oestrogens; the role of oestriol in the prevention of mammary carcinoma. Acta Endocrinol Suppl (Copenh). 1980; 233: 17–27.
27. Lemon H, Wotiz H, Parsons L, Mozden P. Reduced estriol secretion in patients with breast cancer prior to endocrine therapy. JAMA. 1966; 196: 112–120.
28. Lemon HM, Wotiz HH, Parsons L, Mozden PJ. Reduced estriol excretion in patients with breast cancer prior to endocrine therapy. JAMA. 1966; 196: 1128–1136.

29. Lemon H. Oestriol and prevention of breast cancer. Lancet. 1973;1: 546–547.
30. Lemon HM, Heidel JW, Rodriguez-Sierra JF. Principles of breast cancer prevention. Annual Meeting of the AACR. Vol. 1991.
31. Noble RL. Hochachka BC, King D. Spontaneous and estrogen-produced tumors in Nb rats and their behavior after transplantation. Cancer Res. 1975; 35: 766–780.
32. Rudali G, Apiou F, Muel B. Mammary cancer produced in mice with estriol. Eur J Cancer. 1975; 11: 39–41.
33. Hisaw FL, Velardo JT, Goolsby CM. Interaction of estrogens on uterine growth. J Clin Endocrinol Metab, 1954; 14: 1134–1143.
34. Jacobs AA, Selvardj RJ, Strauss RR, Paul BB, Mitchell GW, Jr, Sbarra AJ. The role of the phagocyte in host-parasite interactions. XXXIX. Stimulation of bactericidal activity of myeloperoxidase-containing leukocytic fractions by estrogens. Am J Obstet Gynecol. 1973; 117: 671–678.
35. Zuckerman SH, Ahmari SE, Bryan-Poole N, Evans GF, Short L, Glasebrook AL. Estriol: a potent regulator of TNF and IL-6 expression in a murine model of endotoxemia. Inflammation. 1996; 20: 581–597.
36. Nicol T, Vernon-Roberts B, Quantock DC. Oestrogenic and anti-oestrogenic effects of oestriol, 16-epi-oestriol, 2-methoxyoestrone and 2-hydroxyoestradiol-17β on the reticulo-endothelial system and reproductive tract. J Endocrinol. 1966; 35: 119–120.
37. Bacigalupo G, Schubert K. Untersuchungen über die Oestrogenausscheidung im Urin bei Mastopathie. Klin Worsch. 1960; 38: 804–805.
38. Follingstad A. Estriol, the forgotten estrogen? JAMA. 1978; 239: 29–30.
39. Trichopoulos D, Brown J, MacMahon B. Urine estrogens and breast cancer risk factors among post-menopausal women. Int J Cancer. 1987; 40: 721–725.
40. Fishman J, Fukushima DK, O'Connor J, Lynch HT. Low urinary estrogen glucuronides in women at risk for familial breast cancer. Science. 1979; 204: 1089–1091.
41. Morgan RW, Vakil DV, Brown JB, Elinson L. Estrogen profiles in young women: effect of maternal history of breast cancer. J Natl Cancer Inst. 1978; 60: 965–967.
42. Pike MC, Casagrande JT, Brown JB, Gerkins V, Henderson BE. Comparison of urinary and plasma hormone levels in daughters of breast cancer patients and controls. J Natl Cancer Inst. 1977; 59: 1351–1355.
43. Lemon HM. Genetic predisposition to carcinoma of the breast: multiple human genotypes for estrogen 16α-hydroxylase activity in Caucasians. J Surg Oncol. 1972; 4: 255–273.
44. MacMahon B, Cole P, Brown JB, et al. Oestrogen profiles of Asian and North American women. Lancet. 1971; 2: 900–902.
45. Dickinson LE, MacMahon B, Cole P, Brown JB. Estrogen profiles of Oriental and Caucasian women in Hawaii. N Engl J Med. 1974; 291: 1211–1213.
46. Ziegler RG, Hoover RN, Pike MC, et al. Migration patterns and breast cancer risk in Asian-American women. J Natl Cancer Inst. 1993; 85: 1819–1827.

47. Fournier A, Berrino F, Clavel-Chapelon F. Unequal risk for breast cancer associated with different hormone replacement therapies: results from E3N cohort study. Breast Cancer Res Treat. 2008; 107: 103–111.
48. Fournier A, Fabre A, Mesrine S, Boutron-Ruault MC, Berrino F, Clavel-Chapelon F. Use of different postmenopausal hormone therapies and risk of histology- and hormone receptor-defined invasive breast cancer. J Clin Oncol. 2008; 26: 1260–1268.
49. Wood CE, Register TC, Lees CJ, Chen H, Kimrey S, Cline JM. Effects of estradiol with micronized progesterone or medroxyprogesterone acetate on risk markers for breast cancer in postmenopausal monkeys. Breast Cancer Res Treat. 2007; 101; 125–134.
50. Chang KJ, Lee TT, Linares-Cruz G, Fournier S, de Lignieres B. Influences of percutaneous administration of estradiol and progesterone on human breast epithelial cell cycle in vivo. Fertil Steril. 1995; 63: 785–791.
51. Evista® (ralopxifene hydrochloride) Prescribing Information. http://pi.lilly.com/us/evista-pi.pdf. Eli Lilly &Co., Indianapolis, IN. Freigeschaltet 22. April 2006.
52. Nolvadex® (tamoxifen citrate). Prerscribing Information- http://www.astrazeneca-us.com/pi/Nolvadex.pdf. AstraZeneca Pharmaceuticals: Freigeschaltet 7. Juli 2006.
53. Barrett-Connor E, Mosca L, Collins P, et al. Efeects of raloxifene on cardiovascular events and breast cancer in postmenopausal women. N Engl J Med. 2006; 355: 125–137.
54. Vogel VG, Costantino JP, Wickerham DL, et al. Effects of Tamoxifen vs Raloxifene on the Risk of Developing Invasive Breast Cancer and Other Disease Outcomes; The NSABP Study of Tamoxifen and Raloxifene (STAR) P-2 Trial. JAMA. 2006; 295: 2727–2741.
55. Melamed M, Castano E, Notides AC, Sasson S. Molecular and kinetic basis for the mixed agonist/antagonist activity of estriol. Mol Endocrinol. 1997; 11: 1868–1878.
56. Bradlow HL, Telang NT, Sepkovitc DW, Osborne MP. 2-hyroxyestrone: the 'good' estrogen. J Endocrinol. 1996; 150 Suppl: S 259–265.
57. Telang NT, Suto A, Wong GY, Osborne MP, Bradlow HL. Induction by estrogen metabolite 16α-hydroxyestrone of genotoxic damage and aberrant proliferation in mouse mammary epthelial cells. J Natl Cancer Inst. 1992; 84: 634–638.
58. Grodon S, Cantrall E, Cekleniak W, et al. Steroid and lipid metabolism. The hypocholesterolemic effect of estrogen metabolism. Steroids. 1964; 4: 267–271.
59. Persson I. The risk of endometrial and breast cancer after estrogen treatment. A review of epidemiological studies. Acta Obstet Gynecol Scand Suppl. 1985; 130: 59–66.
60. Brignall MS. Prevention and treatment of cancer with indole-3-carbinol. Altern Med. Rev. 2001; 6: 580–589.
61. Lord RS, Bongiovanni B, Bralley JA. Estrogen metabolism and the diet-cancer connection: rationale for assessing the ration of urinary hydroxylated estrogen metabolites. Altern Med Rev. 2002; 7: 112–129.
62. Ho GH. Luo XW, Ji CY, Foo SC, Ng EH. Urinary 2/16α-hydroxyestrone ratio: correlation with serum insulin-like growth factor bindung protein-3 and a potential biomarker of breast cancer risk. Ann Acad Med Singapore. 1998; 27: 294–299.

63. Zumoff B. Hormonal profiles in women with breast cancer. Obstet Gynecol Clin North Am. 1994; 21: 751–772.
64. Schneider J, Kinne D. Fracchia A, et al. Abnormal oxidative metabolism of estradiol in women with breast cancer. Proc Natl Acad Sci USA. 1982; 79: 3049–3051.
65. Kabat GC, Chang CJ, Sparano JA, et al. Urinary estrogen metabolites and breast cancer: a case-control study. Cancer Epidemiol Biomarkers Prev. 1997; 6: 505–509.
66. Kabat GC, O'Leary ES, Gammon MD, et al. Estrogen metabolism and breast cancer. Epidemiology. 2006; 17: 80–88.
67. Ursin G, London S, Stanczyk FZ, et al. Urinary 2-hydroxyestrone/16α-hydroxyestrone ratio and risk of breast cancer in postmenopausal women. J Natl Cancer Inst. 1999; 91: 1067–1072.
68. Fowke JH, Longcope C, Herbert JR. Brassica vegetable consumption shifts estrogen metabolism in healthy postmenopausal women. Cancer Epidemiol Biomarkers Prev. 2000; 9: 773–779.
69. Terry P, Wolk A, Persson I, Magnusson C. Brassica vegetables and breast cancer risk. JAMA. 2001; 285: 2975–2977.
70. Jellinck PH, Forkert PG, Riddick DS, Okey AB, Michnovicz JJ, Bradlow HL. Ah receptor binding properties of indole carbinols and induction of hepatic estradiol hydroxylation. Biochem Pharmacol. 1993; 45: 1129–1136.
71. Auborn KJ, Fan S, Rosen EM, et al. Indole-3carbinol is a negative regulator of estrogen. J Nutr. 2003; 133: 2470S–2475S.
72. Wong GY, Bradlow L, Sepkovic D, Mehl S, Mailman J, Osborne MP. Dose-ranging study of indole-3-carbinol for breast cancer prevention. J Cell Biochem Suppl. 1997; 28–29: 111–116.
73. Bradlow HL, Michnovicz JJ, Halper M, Miller DG, Wong GY, Osborne MP. Long-term responses of women to indole-3-carbinol or a high fiber diet. Cancer Epidemiol Biomarkers Prev. 1994; 3: 591–595.
74. Bradlow HL, Sepkovic DW, Telang NT, Osborne MP. Indole-3-carbinol. A novel approach to breast cancer prevention. Ann N Y Acad Sci. 1995; 768: 180–200.
75. Kall MA, Vang O, Clausen J. Effects of dietary broccoli on human drug metabolising activity. Cancer Lett. 1997; 114: 169–170.
76. Bell MC, Crowley-Nowick P, Bradlow HL, et al. Placebo-controlled trial of indole-3-carbinol in the treatment of CIN. Gynecol Oncol. 2000; 78: 123–129.
77. Linus Pauling Institute. Indole-3-Carbinol. http://lpi.oregonstate.edu/indocenter/phytochemicals/i3c/.Oregon State University: Freigeschaltet 22. Juli 2006.
78. Amant F, Lottering ML, Joubert A, Thaver V, Vergote I, Lindeque BG. 2-metoxyestradiol strongly inhibits human uterine sarcomatous cell growth. Gynecol Oncol. 2003; 91: 299–308.
79. Arbiser JL, Panigrathy D, Klauber N, et al. The antiangiogenic agents TNP-470 and 2-methoxyestradiol inhibit the growth of angiosarcoma in mice. J An Acad Dermatol. 1999; 40: 925–929.

80. Banerjeei SK, Zoubine MN, Sarkar DK, Weston AP, Shah JH, Campbell DR. 2-Methoxyestradiol blocks estrogen-induced rat pituitary tumor growth and tumor angiogenesis: possible role of vascular endothelial growth factor. Anticancer Res. 2000; 20: 2641–2645.
81. Bu S, Blaukat A, Fu X, Heldin NE, Landstrom M. Mechanisms for 2-methoxyestradiol-induced apoptosis of prostate cancer cells. FEBS Lett. 2002; 531: 141–151.
82. Garcia GE, Wisniewski HG, Lucia MS, et al. 2-Methoxyestradiol inhibits prostate tumor development in transgenic adenocarcinoma of mouse prostate: role of tumor necrosis factor-alpha-stimulated gene 6. Clin Cancer Res. 2006; 12: 980–988.
83. Roswall P, Bu S, Rubin K, Landstrom M, Heldin NE. 2-methoxyestradiol induces apoptosis in cultured human anaplastic thyroid carcinoma cells. Thyroid. 2006; 16: 143–150.
84. National Cancer Institute. 2-Methoxyestradiol in Treating Patients with Advanced Solid Tumors. www.clinicaltrials.gov/ct/show/NCT00024609. 2006; NCI – Center for Cancer Research, Bethseda, Maryland, 20892: Freigeschaltet 21. Juli 2006.
85. Brueggemeier RW, Bhat AS, Lovely CJ, et al. 2-Methoxaestradiol: a new 2-methoxy estrogen analog that exhibits antiproliferative activity and alters tubulin dynymics. J Steroid Biochem Mol Biol. 2001; 78: 145–156.
86. Purohit A, Hejaz HA, Walden L, et al. The effect of 2-methoxyoestrone-3-O-sulphamate on the growth of breast cancer cells and induced mammary tumors. Int J Cancer. 2000; 85: 584–589.
87. 87.Dorgan JF, Baer DJ, Albert PS, et al. Serum hormones and the alcohol-breast cancer association in postmenopausal women. J Natl Cancer Inst. 2001; 93: 710–715.
88. Zumoff B. Does postmenopausal estrogen administration increase the risk of breast cancer? Contributions of animal, biochhemical, and clinical investtigative studies to a resolution of the controversy. Proc Soc Exp Biol Med. 1998; 217: 30–37.
89. Li CL, Anderson BO, Daling JR, Moe RE. Trends in incidence rates of invasice lobular and ductal breast carcinoma. JAMA. 2003; 289: 1421–1424.
90. Ries L, Kosary C, Hankey B, Miller B, Edwards B. SEER Cancer Statistics Review, 1973–1996 Bethesda MD: National Cancer Institute; 1999.
91. Riman T, Nilsson S, Persson IR. Review of epidemiological evidence for reproductive and hormonal factors in relation to the risk of epithelial ovarian malignancies. Acta Obstet Gynecol Scand. 2004; 83: 783–795.
92. Rodriguez C, Patel AV, Calle EE, Jacob EJ, Thun MJ. Estrogen Replacement therapy and ovarian cancer mortality in a large prospective study of US women. JAMA. 2001; 285: 1460–1465.
93. Lacey JV, Jr. Mink PJ, Lubin IH, et al. Menopausal hormone replacement therapy and risk of ovarian cancer. JAMA. 2002; 288: 334–341.
94. Sit AS, Modugno F, Weissfeld JL, Berga SL, Ness RB. Hormone replacement therapy formulations and risk of epithelial ovarian carcinoma. Gynecol Oncol. 2002; 86: 118–123.

Kapitel 8

1. Healy B. PEPI in perspective. Good answers spawn pressing questions. JAMA. 1995; 273: 240–241.
2. Rossouw JE, Anderson GL, Prentice RL, et al. Risks and benefits of estrogen plus progestin in healthy postmenopausal women: principal results From the Women's Health Initiative randomised controlled trial. JAMA. 2002; 288: 321–333.
3. Manson JE, Allison MA, Rossouw JE, et al. Estrogen therapy and coronary-artery calcification. N Engl J Med. 2007; 356: 2591–2602.
4. National Center for Health Statistics. Health, United States, 2005. http://www.cdc.gov/nchs/data/hus/hus05.pdf#036. 2005; Hyattsville, Maryland.
5. Wassertheil-Smoller S, Hendrix SL. Limacher M, et al. Effect of estrogen plus progestin on stroke in postmenopausal women: the Women's Health Initiative: a randomised trial. JAMA. 2003; 289: 2673–2684.
6. Manson JE, Hsia J, Johnson KC, et al. Estrogen plus progestin and the risk of coronary heart disease. N Engl J Med. 2003; 349: 523–534.
7. Bath PM, Gray LJ. Association between hormon replacement therapy and subsequent stroke: a meta-analysis. BMJ. 2005; 330: 342.
8. Barrett-Connor E, Grady D. Hormone replacement therapy, heart disease, and other considerations. Annu Rev Public Health. 1998;19: 55–72.
9. Herrington DM, Howard TD. From presumed benefit to potential harm – hormone therapy and heart disease. N Engl J Med. 2003; 349: 519–521.
10. Hemminki E, McPherson K. Impact of postmenopausal hormone therapy on cardiovascular events and cancer: pooled data from clinical trials. BMJ. 1997; 315: 149–153.
11. Hulley S, Grady D, Bush T, et al. Randomised trial of estrogen plus progestin for secondary prevention of coronary heart disease in postmenopausal women. Heart and Estrogen/progestin Replacement Study (HERS) Research Group. JAMA. 1998; 280: 605–613.
12. Grady D, Herrington D, Bittner V, et al. Cardiovascular disease outcomes during 6.8 years of hormone therapy: Heart and Estrogen/progestin Replacement Study foolowup (HERS II). JAMA. 2002; 288: 49–57.
13. Herrington DM, Reboussin DM, Brosnihan KB, et al. Effects of estrogen replacement on the progression of coronary-artery atherosclerosis. N Engl J Med. 2000; 343: 522–529.
14. Barrett-Connor E. Hormone replacement therapy. BMJ. 1998; 317: 457–461.
15. Mendelsohn ME, Karas RH. The protective effects of estrogen on the cardiovascular system. N Engl J Med. 1999; 340: 1801–1811.
16. Holtorf K. The bioidentical hormone debate: Are bioidentical hormones (estradiol, estriol and progesterone) safer and more efficacious than commonly used synthetic versions in hormone replacement therapy? Postgrad Med. 2009; 121: 73–85.
17. Ottosson UB, Johansson BG, von Schoultz B. Subfractions of high-density lipoprotein cholesterol during estrogen replacement therapy: a comparison between progestogens and natural progesterone. Am J Obstet Gynecol. 1985; 151: 746–750.

18. The Writing Group for the PEPI Trial. Effects of estrogen or estrogen/progestin regimens on heart disease risk factors in postmenopausal women. The Postmenopausal Estrogen/Progestin Interventions (PEPI) Trial. JAMA. 1995; 273: 199–208.
19. Archives Journal Club/Women's Health Roundtable. Estrogen Replacement Therapy and Heart Disease: A Discussion of the PEPI Trial. www.ama-assn.org/sci-pubs/journals/archive /womh/vol_1/no_1/jcr.htm. Freigeschaltet am 19. Mai 1996 (nicht mehr verfügbar).
20. Rosano GM, Caixeta AM, Chierchia S, et al. Short-term anti-ischemic effect of 17ß-estradiol in postmenopausal women with coronary artery disease. Circulation. 1997; 96: 2837–2841.
21. Rosamo GM, Sarrel PM, Poole-Wilson PA, Collins P. Beneficial effect of oestrogen on exercise-induced myocardial ischemia in women with coronary artery disease. Lacet. 1993; 342: 133–136.
22. Kawano H, Motoyama T, Hirai N, et al. Effect of medroxyprogesterone acetate plus estradiol on endothelium-dependent vasodilation in postmenopausal women. Am J Cardiol. 2001; 87: 238–240, A239.
23. Miyagawa K, Rösch J, Stanczyk F, Hermsmeyer K. Medroxyprogesterone interferes with ovarian steroid protection against coronary vasospasm. Nature Med. 1997; 3: 324–327.
24. Rosano GM, Webb CM, Chierchia S, et al. Natural progesterone, but not medroxyprogesterone acetate, enhances the beneficial effect of estrogen on exercise-induced myocardial ischemia in postmenopausal women. J Am Coll Cardiol. 2000; 36: 2154–2159.
25. Karim R, Mack WJ, Lobo RA, et al. Determinants of the effect of estrogen on the progression of subclinical atherosclerosis: Estrogen in the Prevention of Atherosclerosis Trial. Menopause. 2005; 12: 366–373.
26. Hodis HN, Mack JW, Azen SP, et al. Hormone therapy and the progression of coronary-artery atherosclerosis in postmenopausal women. N Engl J Med. 2003; 349: 535–545.
27. Basurto L, Saucedo R, Zarate A, et al. Effect of pulsed estrogen therapy on hemostatic markers in comparison with oral estrogen regimen in postmenopausal women. Gynecol Obstet Invest. 2006; 61: 61–64.
28. Sowers MR, Matthews KA, Jannausch M, et al. Hemostatic factors and estrogen during the menopausal transition. J Clin Endocrinol Metab. 2005; 90: 5942–5948.
29. Minshall RD, Stanczyk FZ, Miyagawa K, et al. Ovarian steroid protection against coronary artery hyperreactivity in rhesus monkeys. J Clin Endocrinol Metab. 1998; 83: 649–659.
30. Cushman M, Kuller LH, Prentice R, et al. Estrogen plus progestin and risk of venous thrombosis. JAMA. 2004; 292: 1573–1580.
31. Smith NL. Heckbert SR, Lemaitre RN, et al. Esterified estrogens and conjugated equine estrogens and the risk of venous thrombosis. JAMA. 2004; 292: 1581–1587.
32. Hayashi T, Ito I, Kano H, Endo H, Iguchi A. Estriol (E3) replacement improves endothelial function and bone mineral density in very elderly women. J Gerontol A Biol Sci Med Sci. 2000; 55: B183-190; Diskussion B191-183.

Kapitel 9

1. Kuhl H. Pharmacology of estrogens and progesterons: influence of different routes of administration. Climacteric. 2005; 8 Ergänz 1: 3–63.
2. Friel P. Laborastory evalutation of estrogen metabolism. Townsend Letter for Doctors & Patients. 2003; 245: 62–66.
3. Tepper R, Goldberger S, Cohen I et al. Estrogen replacement in postmenopausal women: are we currently overdosing our patients? Gynecol Obstet Invest. 1994; 38: 113–116.
4. Friel P, Hinchcliffe C, Wright J. Hormone replacement with estradiol: conventional oral doses result in excessive exposure to estrone. Altern Med Rev. 2005; 10: 36–41.
5. Onland-Moret NC, Kaaks R, van Noord PA, et al. Urinary endogenous sex hormone levels and the risk of postmenopausal breast cancer. Br. J Cancer. 2003; 88: 1394–1399.
6. Activella® (estradiol/norehtindrone acetate) Tablets. Beipackzettel mit Informationen zur Verschreibung. 2006; Novo Nordisk, Princeton, NJ.
7. Prestwood KM, Kenny AM, Kleppinger A, Kulldorff M. Ultralow-dose micronized 17ß-estradiol and bone density and bone metabolism in older women: a randomized controlled trial. JAMA. 2003; 290: 1042–1048.
8. Melamed M, Castano E, Notides AC, Sasson S. Molecular and kinetic basis for the mixed agonist/antagonist activity of estriol. Mol Endocrinol. 1997; 11: 1868–1878.
9. Siiteri PK, Sholz RI, Cirillo PM, et al. Prostpective study of estrogens during pregnancy and risk of breast cancer. Department of Defence Breast Cancer Research Meeting. 2002; http://cdmrp.army.mil/bcrp/era/abstracts2002/p13%5Fchemoprevention/ 9919358%Fabs.pdf:DAMD17-99-9358.
10. Barnes R, Lobo R. Pharmacology of Estrogens. In: Mishell D, Jr. Hrsg. Menopause: Physiology and Pharmacology. Chicago: Year Book Medical Publishers. Inc.; 1987.
11. Archer D. Estradiol gel: a new option in hormone replacement therapy. OBG Management. http://www. obgmanagement.com/article_pages.asp?AID=3384&UID=38469; September 2004. Freigeschaltet 31. Oktober 2006.
12. Setnikar I, Rovati LC, Vens-Cappell B, Hilgenstock C. Pharmacokinetics of estradiol and of estrone during repeated transdermal or oral administration of estradiol. Arzneimittelforschung. 1996; 46: 766–773.
13. Hirvonen E, Lamberg-Allardt C, Lankinen KS, Geurts P, Wilen-Rosenqvist G. Transdermal oestradiol gel in the treatment of the climacterium: a comparison with oral therapy. Br J Obstet Gynaecol. 1997; 104 Ergänz 16: 19–25.
14. Crook D, Cust MP, Gangar KF, et al. Comparison of transdermal and oral estrogen-progestin replacement therapy: effects on serum lipids and lipoproteins. Am J Obstet Gynecol. 1992; 166: 950–955.
15. Stevenson JC, Crook D, Godsland IF, Lees B, Whitehead MI. Oral versus transdermal hormone replacement therapy. Int J Fertil Menopausal Stud. 1993; 38 Ergänz. 1: 30–35.
16. Samsioe G. Transdermal hormone therapy: gels and patches. Climacteric. 2004; 7: 347–356.

17. Modena MG, Sismondi P, Mueck AO, et al.: New evidence regarding hormone replacement therapies is urgently required. Transdermal postmenopausal hormone therapy differs from oral hormone therapy in risks and benefits. Maturitas. 2005; 52: 1–10.
18. Vehkavaara S, Hakala-Ala-Pietila T, Virkamaki A, et al. Differential effects of oral and transdermal estrogen replacement therapy on endothelial function in postmenopausal women. Circulation. 2000; 102: 2687–2693.
19. Koh KK, Bui MN, Mincemoyer R, Cannon RO, 3rd. Effects of hormone therapy on inflammatory cell adhesion molecules in postmenopausal healthy women. Am J Cardiol. 1997; 80: 1505–1507.
20. Kroon UB, Silfverstolpe G, Tengborn L. The effects of transdermal estradiol and oral conjugated estrogens on haemostasis variables. Thromb Haemost. 1994; 71: 420–423.
21. Oger E, Alhenc-Gelas M, Plu-Bureau G, et al. Association of circulating cellular adhesion molecules with menopausal status and hormone replacement therapy. Time-dependent change in transdermal, but not oral estrogen users. Thromb Res. 2001; 101: 35–43.
22. Scarabin PY, Alhenc-Gelas M, Plu-Bureau, Taisne P, Agher R, Aiach M. Effects of oral and transdermal estrogen/progesterone regimens on blood coagulation and fibrinolysis in postmenopausal women. A randomized controlled trial. Arterioscler Thromb Vasc Biol. 1997; 17: 3071–3078.
23. Sumino H, Ichikawa S, Ohyama Y, et al. Effect of transdermal hormone replacement therapy on the monocyte chemoattractant protein-1 concentrationsnd other vascular inflammatory markers and on endothelial function in postmenopausal women. Am J Cardiol. 2005; 96: 148–153.
24. Vehkavaara S, Silveira A, Hakala-Ala-PietilaT, et al. Effects of oral and transdermal estrogen replacement therapy on markers of coagulation, fibrinolysis, inflammation and serum lipids and lipoproteins in postmenopausal women. Thromb Haemost. 2001; 85: 619–625.
25. Vongpatanasin W, Tuncel M, Wang Z, Arbique D, Mehrad B, Jialal I. Differential effects of oral versus transdermal estrogen replacement therapy on C-reactive protein in postmenopausal women. J Am Coll Cardiol. 2003; 41: 1358–1363.
26. Verma S. C-reactive protein incites atherosclerosis. Can J Cardiol. 2004; 20 Ergänz. B: 29B–31B.
27. Ridker PM, Hennekens CH, Buring JE, Rifai N. C-reactive protein and other markers of inflammation in the prediction of cardiovascular disease in women. N Engl J Med. 2000; 342: 836–843.
28. Pradhan AD, Manson JE, Rossouw JE, et al. Inflammatory biomarkers, hormone replacement therapy, and incident coronary heart disease: prospective analysis from the Women's Health Initiative observational study. JAMA. 2002; 288: 980–987.
29. Abbas A, Fadel PJ, Wang Z, Arbique D, Jialal I, Vongpatanasin W. Contrasting effects of oral versus transdermal estrogen on serum amyloid A (SAA) and high-density lipoprotein-SAA in postmenopausal women. Arterioscler Thromb Vasc Biol. 2004; 24: e164–167.

30. Cushman M, Kuller LH, Prentice R, et al. Estrogen plus progestin and risk of venous thrombosis. JAMA. 2004; 292: 1573–1580.
31. Beral V, Bank E, Reeves G. Evidence from randomized trials on the long-term effects of hormone replacement therapy. Lancet. 2002; 360: 942–944.
32. Scarabin PY, Oger E, Plu-Bureau G. Differential association of oral and transdermal oestrogen-replacement therapy with venous thromboembolism risk. Lancet. 2003; 362: 428–432.
33. Chu MC, Cosper P, Nakhuda GS, Lobo RA. A comparison of oral and transdermal short-term estrogen therapy in postmenopausal women with metabolic syndrome. Fertil Steril. 2006; 86: 1669–1675.
34. Mueck AO, Seeger H, Lippert TH. Wirkung von transdermaler oder oraler Östradiolgabe auf die Ausscheidung vasoaktiver Mediatoren bei postmenopausalen Frauen. Gynäkol Geburtshilfliche Rundsch., 2000; 40: 61–67.
35. Os I, Os A, Abdelnoor M, Larsen A, Birkeland K, Westheim A. Insulin sensitivity in women with coronary heart disease during hormone replacement therapy. J Women's Health (Larchmt). 2005; 14: 137–145.
36. O'Sullivan AJ, Ho KK. A comparison of the effects of oral and transdermal estrogen replacement on insulin sensitivity in postmenopausal women. J Clin Endocrinol Metab. 1995; 80: 1783–1788.
37. Sztefko K, Rogatko I, Milewicz T, Jozef K, Tomasik PJ, Szafran Z. Effect of hormone therapy on the enteroinsular axis. Menopause. 2005; 12: 630–638.
38. Vehkavaara S, Westerbacka J, Hakala-Ala-Pietila T, Virkamaki A, Hovatta O, Yki-Jarvinen H. Effect of estrogen replacement therapy on insulin sensitivity of glucose metabolism and preresistance and resistance vessel function in healthy postmenopausal women. J Clin Endocrinol Metab. 2000; 85: 4663–4670.
39. Weissberger AJ, Ho KK, Lazarus L. Constrasting effects of oral and transdermal routes of estrogen replacement therapy on 24-hour growth hormone (GH) secretion, insulin-like growth factor I, and GH-binding protein in postmenopausal women. J Clin Endocrinol Metab. 1991; 72: 374–381.
40. Basurto L, Saucedo R, Ochoa R, Hernandez M, Zarate A. [Hormon replacement therapy with transdermal estradiol lowers insulin-cortisol and lipoproteins levels in postmenopausal women. Ginecol Obstet Mex. 2002; 70: 491–495.
41. Saucedo R, Basurto L, Zarate A, Martinez C, Hernandez M, Galvan R. Effect of Estrogen Therapy on Insulin Resistance and Plasminogen Activator Inhibitor Type I Concentrations in Postmenopausal Women. Gynecol Ostet Invest. 2007; 64: 61–64.
42. Hirvonen E, Cacciatore B, Wahlstrom T, Rita H, Wilen-Rosenqvist G. Effects of transdermal oestrogen therapy in postmenopausal women: a comparative study of an oestradiol gel and an oestradiol delivering patch. Br J Obstet Gynaecol. 1997; 104 Ergänz. 16: 26–31.
43. Cano A. Compliance to hormone replacement therapy in menopausal women controlled in a third level academic centre. Maturitas. 1994; 20: 91–99.

44. Gelas B, Thebault J, Roux I, Herbrecht F, Zartarian M. [Comparative study of acceptability of a new estradiol Tx 11323 (A) gel and a transdermal matrix system. Contracept Fertil Sex. 1997; 25: 470–474.
45. Maines MD, Kappas A. Metals asa regulators of heme metabolism. Science. 1977; 198: 1215–1221.
46. Moyer DL, de Lignieres B, Driguez P, Pez JP. Prevention of endometrial hyperplasia by progesterone during long-term estradiol replacement: influence of bleeding pattern and secretory changes. Fertil Steril. 1993; 59: 992–997.
47. Hagen J, Gott N, Miller DR. Reliability of saliva hormone tests. J Am Pharm Assoc (Wash DC). 2003; 43: 724–726.
48. Longcope C. Estriol production and metabolism in normal women. J Steroid Biochem. 1984; 20: 959–962.
49. Burtis C, Ashwood E, Hrsg. Tietz Textbook of Clinical Chemistry, 3. Auflage. Philadelphia, PA: WB Saunders; 1998.

Kapitel 10

1. Liverman C, Blazer D, Hrsg. Testosteron and Aging: Clinical Research Directions. Washington, DC: The National Academies Press; 2004.
2. Miner JN, Chang W, Chapman MS, et al. An orally active selective androgen receptor modulator is efficacious on bone, muscle and sex function with reduced impact on prostate. Endocrinology. 2007; 148: 363–373.
3. Arver S, Dobs AS, Meikle AW, Allen RP, Sanders SW, Mazer NA. Improvement of sexual function in testosterone deficient men treated for 1 year with a permeation enhanced testosterone transdermal system. J Urol. 1996; 155: 1604–1608.
4. Rosano GM, Sheiban I, Massaro R, et al. Low testosterone levels are associated with coronary artery disease in male patients with angina. Int J Impot Res. 2007; 19: 176–182.
5. Pugh PJ, English KM, Jones TH, Channer KS. Testosterone: a natural tonic for the failing heart? QJM. 2000; 93: 689–694.
6. Jaffe MD. Effect of testosterone cypionate on postexercise ST segment depression. Br Heart J. 1977; 39: 1217–1222.
7. Malkin CJ, Morris PD, Pugh PJ, English KM, Channer KS. Effect of testosterone therapy on QT dispersion in men with heart failure. Am J Cardiol. 2003; 92: 1241–1243.
8. Pugh PJ, Jones TH, Channer KS. Acute haemodynamic effects of testosterone in men with chronic heart failure. Eur Heart J. 2003; 24: 909–915.
9. Malkin CJ, Pugh PJ, West JN, van Beek EJ, Jones TH, Channer KS. Testosterone therapy in men with moderate severity heart failure: a double-blind randomized placebo controlled trial. Eur Heart J. 2006; 27: 57–64.
10. Bennet A, Sie P, Caron P, et al. Plasma fibrinolytic activity in a group of hypogonadic men. Scand J Clin Lab Invest. 1987; 47: 23–27.
11. Winkler U. Effects of androgens on haemostasis. Maturitas. 1996; 24: 147–155.

12. Malkin CJ, Pugh PJ, Jones RD, Jones TH, Channer KS. Testosterone as a protective factor against atherosclerosis–immunomodulation and influence upon plaque development and stability. J Endocrinol. 2003; 178: 373–380.
13. Dai WS, Gutai JP, Kuller LH, Laporte RE, Falvo-Gerard L, Caggiula A. Relation between plasma high-density lipoprotein cholesterol and sex hormone concentrations in men. Am J Cardiol. 1984; 53: 1259–1263.
14. Dai WS, Kuller LH, La Porte RE, Gutai JP, Falvo-Gerard L, Caggiula A. The epidemiology of plasma testosterone levels in middle-aged men. Am J Epidemiol. 1981; 114: 804–816.
15. Gutai J, LaPorte R, Kuller L, Dai W, Falvo-Gerard L, Caggiula A. Plasma testosterone, high density lipoprotein cholesterol and other lipoprotein fractions. Am J Cardiol. 1981; 48: 897–902.
16. Hamalainen E, Adlercreutz H, Ehnholm C, Puska P. Relationships of serum lipoproteins an apoproteins to sex hormones and to the binding capacityof sex hormone binding globulin in healthy Finnish men. Metabolism. 1986; 35: 535–541.
17. Heller RF, Wheeler MJ, Micallef J, Miller NE, Lewis B. Relationship of high densitiy lipoprotein cholesterol with total and free testosterone and sex hormone binding globulin. Acta Endocrinol (Copenh.). 1983; 104: 253–256.
18. Khaw KT, Barrett-Connor E. Endogenous sex hormones, high density lipoprotein cholesterol, and other lipoprotein fractions in men. Arterioscler Thromb. 1991; 11: 489–494.
19. Lichtenstein MJ, Yarnell JW, Elwood PC, et al. Sex hormones, insulin, lipids, and prevalent ischemic heart disease. Am J Epidemiol. 1987; 126: 647–657.
20. Barrett-Connor EL. Testosterone and risk factors for cardiovascular disease in men. Diabete Metab. 1995; 21: 156–161.
21. Marin P, Holmang S, Jonsson L, et al. The effects of testosterone treatment on body composition and metabolism in middle-aged obese men. Int J Obes Relat Metab Disord. 1992; 16: 991–997.
22. Morley JE, Perry HMD, Kaiser FE, et al. Effects of testosterone replacement therapy in old hypogonadal males: a preliminary study. J Am Geriatr Soc. 1993; 41: 149–152.
23. Tenover JL. Testosterone and the aging male. J Androl. 1997; 18: 103–106.
24. Urban RJ, Bodenburg YH, Gilkison C, et al. Testosterone administration to elderly men increases skeletal muscle strength and protein synthesis. Am J Physiol. 1995; 269: E820-E826.
25. Zgliczynski S, Ossowski M, Slowinska-Srzednicka J, et al. Effect of testosterone replacement therapy on lipids and lipoproteins in hypogonadal and elderly men. Atherosclerosis. 1996; 121: 35–43.
26. Poor G, Atkinson EJ, Lewallen DG, O'Fallon WM, Melton LJ ,3rd. Age-related hip fractures in men: clinical spectrum and short-term outcomes. Osteoporose Int. 1995, 5: 419–426.
27. Poor G, Atkinson EJ, O'Fallon WM, Melton LJ 3rd. Predictors of hip fractures in erderly men. J Bone Miner Res. 1995; 10; 1900–1907.

28. Poor G, Atkinson EJ, O'Fallon WM, Melton LJ 3rd. Determinants of reduced survival following hip fractures in men. Clin Orthop. 1995: 260–265.
29. Cooper C, Atkinson EJ, O'Fallon WM, Melton LJD. Incidence of clinically diagnosed vertebral fractures: a population-based study in Rochester, Minnesota 1985–1989. J Bone Miner Res. 1992; 7: 221–227.
30. Seeman E. The dilemma of osteoporosis in men. Am J Med. 1995; 98: 76S–78S.
31. 21. Seeman E. Osteoporosis in men. Baillieres Clin Rheumatol. 1997; 11: 613–629.
32. Anderson FH, Francis RM, Peaston RT, Wastell HJ. Androgen supplementation in eugonadal men with osteoporosis: effects of 6 months' treatment on markers of bone formation and resorption. J Bone Miner Res. 1997; 12: 472–478.
33. Griggs RC, Kingston W, Jozefowicz RF, Herr BE, Forbes G, Halliday D. Effect of testosterone on muscle mass and muscle protein synthesis. J Appl Physiol. 1989; 66: 498–503.
34. Katznelson L, Finkelstein JS, Schoenfeld DA, Rosenthal DI, Anderson EJ, Klibanski A. Increase in bone density and lean body mass during testosterone administration in men with acquired hypogonadism. J Clin Endocrinol Metab. 1996; 81: 4358–4365.
35. Seidell JC, Bjorntorp P, Sjostrom L, Kvist H, Sannerstedt R. Visceral fat accumulation in men is positively associated with insulin, glucose, and C-peptide levels, but negatively with testosterone levels. Metabolism. 1990; 39: 897–901.
36. Wang C, Eyre DR, Clark R, et al. Sublingual testosterone replacement improves muscle mass and strength, decreases bone resorption, and increases bone formation markers in hypogonadal men–a clinical research center study. J ClinEndocrinol Metab. 1996; 81: 3654–3662.
37. Dean JD, Carnegie C, Rodzvilla J, Smith T. Long-term effects of Testim® (auch in Deutschland unter diesem Namen im Handel) 1% testosterone gel in hypogonadal men. Rev Urol. 2005; 6 Ergänz 6: S22–29
38. Needham J. Science and Civilization in China., Bd. 5, Teil 5. Cambridge, UK: Cambridge University Press; 1983.
39. Heller C, Myers G. The male climacteric and its symptomatology, diagnosis and treatment. JAMA. 1944; 126: 472–477.
40. Pope HG, Jr., Cohane GH, Kanayama G, Siegel AJ, Hudson JI. Testosterone gel supplementation for men with refractory depression: a randomized, placebo-controlled trial. Am J Psychiatry. 2003; 160: 105–111.
41. Cherrier MM, Asthana S, Plymate S, et al. Testosterone supplementation improves spatial and verbal memory in healthy older men. Neurology. 2001; 57: 80–88.
42. Cherrier MM, Craft S, Matsumoto AH. Cognitive changes associated with supplementation of testosterone or dihydrotestosterone in mildly hypogonadal men: a preliminary report. J Androl. 2003; 24: 568–576.
43. Cherrier MM, Anawalt BD, Herbst KL, et al. Cognitive effects of short-term manipulation of serum sex steroids in healthy young men. J Clin Endocrinol MeTabelle 2002; 87: 3090–3096.

44. Bussiere JR, Beer TM, Neiss MH, Janowsky JS. Androgen deprivation impairs memory in older men. Behav Neurosci. 2005; 119: 1429–1437.
45. Daniell HW. Osteoporosis after orchiectomy for prostate cancer [see comments]. J Urol. 1997; 157: 439–444.
46. Janowsky JS, Chavez B, Orwoll E. Sex steroids modify working memory. J Cogn Neurosci. 2000; 12: 439–414.
47. Moffat SD. Effects of testosterone on cognitive and brain aging in elderly men. Ann N Y Acad Sci. 2005; 1055: 80–92.
48. Rosario ER, Carroll JC, Oddo S, LaFerla FM, Pike CJ. Androgens regulate the development of neuropathology in a triple transgenic mouse model of Alzheimer's disease. J Neurosci. 2006; 26: 13384–13389.
49. Cherrier MM, Matsumoto AM, Amory JK, et al. Testosterone improves spatial memory in men with Alzheimer disease and mild cognitive impairment. Neurology. 2005; 64: 2063–2068.
50. Tan RS, Pu SJ. A pilot study on the effects of testosterone in hypogonadal aging male patients with Alzheimer's disease. Aging Male. 2003; 6: 13–17.
51. Penson D, Chan J. Prostate Cancer. http://kidney.niddk.nih.gov/statistics/uda/Prostate_Cancer-Chapter03.pdf. National Institute of Diabetes and Digestive and Kidney Diseases: Freigeschaltet am 11. März 2007.
52. Wei J, Calhoun E, Jacobsen S. Benign Prostatic Hyperplasia. In: Litwin M, Saigal C, Hrsg. Urologic Diseases in America: Interim Compendium. Washington, DC: US Department of Health and Human Services, Public Health Service, National Institutes of Health, National Institute of Diabetes and Digestive and Kidney Diseases; 2004: 43–67.
53. Heikkila R, Aho K, Heliovaara M, et al. Serum testosterone and sex hormone-binding globulin concentrations and the risk of prostate carcinoma: a longitudinal study. Cancer: 1999; 86: 312–315.
54. Schatzl G, Madersbacher S, Thurridl T, et al. High-grade prostate cancer is associated with low serum testosterone levels. Prostate. 2001; 47: 52–58.
55. Shores MM, Matsumoto AM, Sloan KL, Kivlahan DR. Low serum testosterone and mortality in male veterans. Arch Intern Med. 2006; 166: 1660–1665.
56. Pechersky AV, Mazurov VI, Semiglazov VF, Karpischenko AI, Mikhailichenko VV, Udintsev AV. Androgen administration in middle-aged and ageing men: effects of oral testosterone undecanoate on dihydrotestosterone, oestradiol and prostate volume. Int J Androl. 2002; 25: 119–125.
57. Wiren S, Stocks T, Rinaldi S, et al. Androgens and prostate cancer risk: a prospective study. Prostate. 2007; 67: 1230–1237.
58. Marks LS, Mazer NA, Mostaghel E, et al. Effect of testosterone replacement therapy on prostate tissue in men with late-onset hypogonadism: A randomized controlled trial. JAMA. 2006; 296: 2351–2361.

Kapitel 11

1. Rowland C. Drug vending units worry pharmacists. Boston Globe. 3. Juli 2004; http://www.boston.com/newa/nation/articles/2004/07/03/drug_vending_units_worry_pharmacists/?page=2:Freigeschaltet 13. April 2007
2. Russakoff D. The corner drugstore, barely clinging to health. The Washington Post. 1. Juli 2007; http://www.washingtonpost.com/wp-dyn/content/article/2007/06/30 AR2007063000309.html: Freigeschaltet 31. Oktober 2007.

Kapitel 12

1. Weintraub A. Homegrown hormone therapy: How safe? BusinessWeek Online. June 19, 2006: http://www.businessweek.com/magazine/content/06_26/b3990070.htm?campaign_id=search: Freigeschaltet 22. Juni 2006.
2. Moskowitz, D. A comprehensive review of the safety and efficacy of bioidentical hormones for the management of menopause and related health risks. Altern Med. Rev. 2006; 11: 208–223.
3. Head KA. Estriol: safety and efficacy. Altern Med Rev. 1998; 3: 101–113.
4. Holtorf K. The bioidentical hormone debate: are bioidentical hormones (estradiol, estriol, and progesterone) safer or more efficacious than commonly used synthetic versions in hormone replacement therapy? Postgrad Med.2009; 121: 73–85.
5. Ismail M. Spending on lobbying thrives. Center for Public Integrity. 2007; http://www.publicintegrity.org/rx/report.aspx?aid=823: Freigeschaltet 10. Juni 2007.
6. Center for Public Integrity. Lobby Watch: Wyeth. 2007; http://www.publicintegrity.org/lobby/profile.aspx?act=clients&year=2003&cl=L0032 42: Freigeschaltet 10. Juni 2007.
7. Mundy A. Hot flash, cold flash. Washinton Monthly. January/February 2003; http://www.washingtonmonthly.com/features/2001/0301.mundy.html: Freigeschaltet 23. Juni 2007.
8. Pipex Pharmaceuticals. TRIMESTA® (oral estriol). http://pipexpharma.com/pipeline trimesta.html. 2007; Freigeschaltet 22. November 2007.
9. Barrett S. Quackwatch. http://www.quackwatch.org/index.html. 2007; Freigeschaltet 4. Juli 2007.
10. Barrett S. Steer clear of „bioidentical" hormone therapy. Pharmwatch. 2005; http://pharmwatch.org/strategy/bioidentical.shtml: Freigeschaltet 11. Juli 2007.
11. Center for Drug Evaluation and Research. Report: Limited FDA Survey of Compounded Drug Products. FDA. January 28, 2003; http:/www.fda.gov/cder/pharmcomp/survey.htm: Freigeschaltet 26. Juni 2007.
12. US Senate Health E, Labor and Pensions Committee, Hearing on Pharmacy Compounding. October 23, 2003
13. The American College of Obstetricians and Gynecologists (ACOG). No Scientific Evidence Supporting Effectiveness or Safety of Compounded Bioidentical Hormone Therapy. October 31, 2005; http://www.acog.org/from_home/publications/press_releases/nr10-31-05-1.cfm: Freigeschaltet 30. Juni 2007.

14. Casanas-Roux F, Nisolle M, Marbaix E, Smets M, Bassil S, Donnez J. Morphometric, immunohistological and three-dimensional evaluation of the endometrium of menopausal women treated by oestrogen and Crinon, a new slow-release vaginal progesterone. Hum Reprod. 1996; 11: 357–363.
15. Dai D, Wolf DM, Litman ES, White MJ, Leslie KK. Progesterone inhibits human endometrial cancer cell growth and invasiveness: down-regulation of cellular adhesion molecules through progesterone B receptors. Cancer Res. 2002; 62: 881–886.
16. Leonetti HB, Anasti JN, Litman ES. Topical progesterone cream: an alternative progestin in hormone replacement therapy. Obestet & Gynecol. 2003; 101 (4 Erg.): 85.
17. Leonetti HB, Landes J, Steinberg D, Anasti JN. Transdermal progesterone cream as an alternative progestin in hormone therapy. Altern Ther Health Med. 2005; 11: 36–38.
18. Leonetti HB, Wilson KJ, Anasti JN. Topical progesterone cream has an antiproliferative effect on estrogen-stimulated endometrium. Fertil Steril. 2003; 79: 221–222.
19. Montz FJ, Bristow RE, Bovicelli A, Tomacruz R, Kurman RJ. Intrauterine progesterone treatment of early endometrial cancer. Am J Obstet Gynecol. 2002; 186: 651–657.
20. Moyer DL, de Lignieres B, Driguez P, Pez JP. Prevention of endometrial hyperplasia by progesterone during long-term estradiol replacement: influence f bleeding pattern and secretory changes. Fertil Steril. 1993; 59: 992–997.
21. Moyer DL, Felix JC. The effects of progesterone and progestins on endometrial proliferation. Contraception. 1998; 57: 399–403.
22. Moyer DL, Felix JC, Kurman RJ, Cuffie CA. Micronized progesterone regulation of the endometrial glandular cycling pool. Int J Gynecol Pathol. 2001; 20: 374–379.
23. Nisolle M, Donnez J. Progesterone receptors (PR) in ectopic endometrium? Fertil Steril. 1997; 68: 943–944.
24. Nisolle M, Gillerot S, Casanas-Roux F, Squifflet J, Berliere M, Donnez J. Immunohistochemical study of the proliferation index, oestrogen receptors and progesterone receptors A und B in leiomyomata and normal myometrium during the menstrual cycle and under gonadotropin-releasing hormone agonist therapy. Hum Reprod. 1999; 14: 2844–2850.
25. 25. Sager G, Orbo A, Jaeger R, Engstrom C. Non-genomic effects of progestins – inhibition of cell growth and increased intracellular levels of cyclic nucleotides. J. Steroid Biochem Mol Biol. 2003; 84: 1–8.
26. Whitehead MI, Fraser D, Schenkel L, Crook D, Stvenson JC. Transdermal administration of estrogen/progestagen hormone replacement therapy. Lancet. 1990; 335: 310–312.
27. Effects of hormone replacement therapy on endometrial histology in postmenopausal women. The Postmenopausal Estrogen/Progestin Interventions (PEPI) Trial. The Writing Group for the PEPI Trial. JAMA. 1996; 275: 370–375.
28. Wright J, Lenard L. Maximize Your Vitality & Potency. Petaluma, CA: Smart Publications; 1999.
29. Floter A, Nathorst-Boos J, Carlstrom K, von Schoultz B. Addition of testosterone to estrogen replacement therapy in oophorectomized women: effects on sexuality and well- being. Climacteric. 2002; 5: 357–365.

30. Braunstein GD, Sundwall DA, Katz M et al. Safety and efficacy of a testosterone patch for the treatment of hypoactive sexual desire disorder in surgically menopausal women: a randomized, placebo-controlled trial. Arch Intern Med. 2005; 165: 1582–1589.
31. Shifren JL, Braunstein GD, Simon JA, et al. Transdermal testosterone treatment in women with impaired sexual function after oophorectomy. N Engl J Med. 2000; 343: 682–688.
32. Bolour S, Braunstein G. Testosterone therapy in women: a review. Int J Impot Res. 2005.
33. The role of testosterone therapy in postmenopausal women: position statement of The North American Menopause Society. Menopause. 2005; 12: 497–511.
34. Singh AB, Lee ML, Sinha-Hikim I, et al. Pharmacokinetics of a testosterone gel in healthy postmenopausal women. J Clin Endocrinol Metab. 2005.
35. Somboonporn W, Davis SR. Testosterone effects on the breast: implications for testosterone therapy for women. Endocr Rev. 2004; 25: 374–388.
36. Nathorst-Boos J, Floter A, Jarkander-Rolff M, Carlstrom K, Schoultz B. Treatment with percutanous testosterone gel in postmenopausal women with decreased libido – effects on sexuality and psychological general well-being. Maturitas. 2006; 53; 11–18.
37. Nathorst-Boos J, Jarkander-Rolff M, Carlstrom K, Floter A, von Schoultz B. Percutaneous adminstration of testosterone gel in postmenopausal women – a pharmacological study. Gynecol Endocrinol. 2005; 20: 243–248.
38. Floter A, Nathorst-Boos J, Carlstrom K, Ohlsson C, Ringertz H, Schoultz B. Effects of combined estrogen/testosterone therapy on bone and body composition in oophorectomized women. Gynecol Endocrinol. 2005; 20: 155–160.
39. Simon J, Braunstein G, Nachtigall L, et al. Testosterone patch increases sexual activity and desire in surgically menopausal women with hypoacative sexual desire disorder. J Clin Endocrinol Metab. 2005; 90: 5226–5233.
40. Buster JE, Kingsberg SA, Aguirre O, et al. Testosterone patch for low sexual desire in surgically menopausal women: a randomized trial. Obstet Gynecol. 2005; 105: 944–952.
41. Shifren JL, Mazer NA. Safety profile of transdermal testosterone therapy in women. Am J Obstet Gynecol. 2003; 189: 898–899; Antwort des Autors 899.
42. Mazer NA, Shifren JL. Transdermal testosterone for women: a new physiological approach for androgen therapy. Obstet Gynecol Surv. 2003; 58: 489–500.
43. Somboonporn W. Testosterone therapy for postmenopausal women: efficacy and safety. Semin Reprod Med. 2006; 24: 115–124.
44. Somboonporn W, Davis S, Seif MW, Bell R. Testosterone for peri- and postmenopausal women. Cochrane Database Syst Rev. 2005; CD004509.
45. Shifren JL. Is testosterone or estradiol the hormone of desire? A novel study of the effects of testosterone treatment and aromatase inhibition in postmenopausal women. Menopause. 2006; 13: 8–9.
46. Davis SR. The use of testosterone after menopause. J Br Menopause Soc. 2004; 10; 65–69.

47. Davis A, Gilbert K, Misiowiec P, Riegel B. Perceived effects of testosterone replacement therapy in perimenopausal and postmenopausal women: an internet pilot study. Health Care Women Int. 2003; 24: 831–848.

48. Compundingfacts.org. Pharmacy compounding subject to FDA approval? The facts just don't fit. http://www.compoundingfacts.org/info.cfm?News_ID=84. 2007: Freigeschaltet am 7. Julie 2007.

49. Henderson D. Ruling hurts FDA push on compounds. Judge: Practice doesn't create new drugs so isn't under agency's purview. Boston Globe, 1. September 2006; http:/www.boston.com/business/globe/aricles/2006/09/01/ruling_hurts_fda_push_on_compounds/: Freigeschaltet am 7. Juli 2007.

50. Wyeth Pharmaceuticals. Citizen Petition Seeking FDA Actions to Counter Flagrant Violations of the Law by Pharmacies Compounding Bio-Identical Hormone Replacement Therapy Drugs that Endanger Public Health. 6. Oktober 2005; http://www.fda.gov/ohrms/dockets/ 05p0411/05p-0411-cp00001-01-voll .pdf: Freigeschaltet am 12. Juli 2007.

51. Galson S. Bio-Identical Hormones: Sound Science or Bad Medicine. Statement before the US Senate Special Committee on Aging. 19. April 2007; http://www.fda.gov/ola/2007/ hormone041907.html: Freigeschaltet am 7. Juli 2007.

52. Gumpert D. Hormone Battle: Big Pharma vs. Small Biz. BusinessWeek Online: 13. April 2006; http://www..businessweek.com/smallbiz/content/apr2006/sb20060413_667219.htm?campaign_id=search: Freigeschaltet am 14. Juli 2007

53. International Academy of Compounding Pharmacists. Comments to Citizen Petition Filed on Behalf of Wyeth. 15. Dezember 2005; http://www.fda.gov/ohrms/dockets/dockets/05p0411/05p-0411-c-000009-voll.pdf: Freigeschaltet am 12. Juli 2007.

54. Food and Drug Administration Management. 2007; http://www.fda.gov/ohrms/dockets/dockets/05p0411/05p0411.htm: Freigeschaltet am 12. Juli 2007

55. Compoundingfacts.org. North American Menopause Society's Ties to Wyeth Pharmaceuticals 2007; http://www.compoundingfacts.org/info.cfm?News_ID=90: Freigeschaltet am 14. Juli 2007.

56. International Academy of Compounding Pharmacists. Physicians, Patients, Pharmacists Express Disappointment with AMA Resolution. 18. Dezember 2006; http://www.iacprx.org/site/ PageServer?pagename=Press_Releases#111506: Freigeschaltet am 14. Juli 2007.

57. Paul R. New bill on pharmacy compounding stirs concern. Drug Topics. 2. April 2007; http://www.drugtopics.com/drugtopics/article/articleDetail.jsp?id=414436: Freigeschaltet am 15. Juli 2007.

58. Women's International Pharmacy. An update on the proposed legislation regarding BHRT/compounded medications. 2007;http://www.womensinternational.com/legislation.html: Freigeschaltet am 15. Juli, 2007.

Widmung und Danksagungen von Dr. Jonathan Wright

*Dieses Buch widme ich
meiner Frau Holly.*

Mein Dank gilt:

Dr. phil. Lane Lenard, Wissenschaftsautor und Forscher, wie es kaum einen Zweiten gibt;

John Morgenthaler, Ed Kinon und der Belegschaft von *Smart Publications*: dafür, dass sie so lange auf diese Überarbeitung und Aktualisierung gewartet haben.

Suzanne Somers: für alle ihre Bemühungen, Frauen (und Männer) weltweit über die Therapie mit bioidentischen Hormonen zu informieren und ihnen so zu einem besseren Gesundheitszustand zu verhelfen.

Oprah Winfrey: dafür, dass sie die Botschaft unter vielen weiteren Millionen von Menschen verbreitet hat.

„Anna" (Name geändert), die darauf bestand, kein Pferd zu sein und die nur ihre eigenen, menschlichen Hormone einnehmen wollte; und den vielen Tausend Frauen, die ich behandelt habe, die sich ihre eigenen Gedanken zur Hormonersatztherapie machten und von denen ich so viel lernen durfte.

Dr. Ed Thorpe (*Doctor of Pharmacy*, Pharmakologe) von Kripps Pharma, Vancouver, British Columbia, der die Substanzen entdeckte, die zu den allerersten Verschreibungen der BHT führten;

Jim Seymor und Bill Corriston, den Apothekern, und der ganzen Belegschaft von *Key Pharmacy*, Kent, Washington: dafür, dass sie so viele BHT-Rezepte eingelöst und sich vorbildlich um so viele Patienten der Tahoma-Klinik gekümmert haben; den Apothekern (R. Ph.) Joe Grasela und John Grasela von der Abteilung für individuell angepasste medikamentöse Dosierung der Universität San Diego (University Compounding Pharmacy); dafür, dass sie die besten BHT-Seminare in den USA organisiert und gehalten haben.*

Ich danke nicht zuletzt meinen Kollegen an der Tahoma-Klinik, die unaufhörlich an besseren Anwendungs- und Überprüfungsmöglichkeiten der BHT und der Naturmedizin für ihre Patienten forschen.

---

* In Amerika gibt es die Möglichkeit, in der Apotheke eine individuell vom Arzt verschriebene Medikamentenmenge zu bekommen; statt einer normierten Packungsgröße – von deren Inhalt oft ein großer Teil im Müll landet – füllt der Apotheker also zum Beispiel fünfzehn oder mehr oder weniger Tabletten ab. – Anm. d. Übers.

Danksagungen von Dr. phil. Lane Lenard

Ich danke Phyllis, die – lange bevor ich ein Wort darüber schrieb – mit der Einnahme bioidentischer Hormone begann (und man sieht es). Danke für deine Ermutigung, deine kreativen (und kritischen) Beiträge und deine wertvolle redaktionelle Hilfe. Aber vor allem: danke für deine Geduld und dein Verständnis.

Ebenso danke ich Katy. Für dich lohnt sich jede Mühe.

Ich möchte mich auch bei Dr. Jennifer Schneider bedanken, die den kritischen Beitrag für das Kapitel über Osteoporose schrieb, sowie für die redaktionellen Ratschläge von Kathryn Pucci und Stan Shaffer.

Stichwortverzeichnis

Symbole

16-Epiöstriol (16-epiE$_3$) 37
16-Hydroxyöstron (16-OHE$_1$) 37
16-Ketoöstradiol (16-ketoE$_2$) 37
16α-Hydroxyöstron (16α-OHE$_1$) 37
17-Epiöstriol (17-epiE$_3$) 37
17α-Dihydroequilenin (17α-Eqn) 37
17α-Dihydroequilin (17α-Eq) 37
17α-Östradiol (17α-E$_2$) 37
17β-Dihydroequilenin (17β-Eqn) 37
17β-Dihydroequilin (17β-Eq) 37
17β-Hydroxyequilenin 37
17β-Östradiol (17β-E$_2$) 37
2/16-Verhältnis 222–227, 299, 403, 409
24-Stunden-Urin 305 f.
2-Hydroxyöstradiol (2-OHE$_2$) 37
2-Hydroxyöstron (2-OEH$_1$) 37
2-Methoxyöstradiol (2-MeOE$_2$) 37
2-Methoxyöstron (2-MeOE$_1$) 37
3,3,-Diindolylmethan (DIM) 224–228, 405
3-Methoxyöstron (3-MeOH$_1$) 37
4-Hydroxyequilenin 37, 201
4-Hydroxyöstron (4-OHE$_1$) 37
4-Methoxyöstradiol (4-MeOHE$_2$) 37
4-Methoxyöstron (4-MeOHE$_1$) 37
Δ8,17β-Östradiol (Δ8,17β-E$_2$) 37
Δ8,9-Dehydroöstron (Δ8,9-DHE$_1$) 37
Δ8-Östron (Δ8-E$_1$) 37

A

Adenose, sklerosierende 211
Aggression 295
Akne 60, 295
Alendronat 182, 183, 187, 191
Alzheimer 41, 63 f., 138, 236, 328
anabolisch 324
androgene Aktivität 60, 126
Androgene 78 ff., 96, 124–128, 143, 155, 168–170, 412, 421
Andropause 128, 307 ff.
Androstendiol 90 f.
Androstendion 76, 78, 90 f., 125, 126, 135
Angina pectoris 250, 317–320
Angst 58, 78, 313
Antibiotika 114–117, 190
antidepressiv 57, 143, 327
antikanzerogen 218, 221, 224, 345, 353
Antioxidans 140, 244, 281
Anwendung 29, 97, 104, 111 f.
Anwendung, topische → Haut
Apotheke 50, 103–105, 273, 288, 335 ff., 356 ff. 374
Arrhythmie 250
Arteriosklerose 244 f., 252 f., 319, 406
Arzneibuch der Vereinigten Staaten 374
Arzneimittel herstellende Apotheken → Apotheke
Asthma 364, 433
Atrophie 109, 113, 119, 136, 172

B

Barrett, Dr. 360 f.
Barrett-Connor, Dr. Elizabeth 243 f.
Beckenvenengeflecht 275, 284
Beeinträchtigung, kognitive 133–141, 326–329
Befruchtung 72, 75, 125
Beine 39, 60, 63, 144, 217, 299

Bell, Dr. 225 f.

benigne → gutartig

Benommenheit 182, 192

Berry, Dr. 23–26

BHT → Hormonersatztherapie, bioidentische

Bi-Est 104, 111, 208, 249, 261, 273, 293, 297

Bisphosphonate 182–184, 187–193

Blase, spastische 119

Blaseninfektionen 32, 109

Blumenkohl → Kreuzblütler

Blutdruck 112, 182, 243 f., 309

Blutgefäße 55, 89, 109, 123, 243, 281, 309, 413, 418

Blutgerinnsel 39, 60, 64, 78, 129, 144, 180, 194, 235, 249, 252, 281 f., 320

Blutgerinnsel, intraarterielle 320

Blutgerinnungsfaktoren 144, 244, 277, 317

Bluthochdruck 39, 244, 312, 317

Blutungen 31, 39, 77, 167, 280, 295, 297 f.

Blutzucker 57, 283, 309, 317, 322

BMD → Knochenmineraldichte

Body-Mass-Index (BMI) 317

Bor 181, 194

Bradlow, Dr. 221

Brokkoli → Kreuzblütler

Brust- und Gebärmutterkrebs 36, 266, 299

Brüste, fibrozystische 57, 425 ff.

Brustkrebs 23–26, 41, 60–65, 78, 94, 129, 133, 167, 193–236, 269–273, 280, 312 f., 341, 354, 431 f., 414–416, 429–434

Brustkrebs, in den Milchgängen 217, 229

Brustkrebs, lobulärer 229

Brustkrebsrisiko 60, 63, 78, 94, 133, 195–215, 222–236, 249, 269, 272, 401, 404 f., 429

Brustspannen 39, 60, 167, 295

C

Cache-County-Studie 138

Candida albicans 114

Candidiasis 114 f.

CEE → Pferdeöstrogene, konjugierte

Cholesterin 41, 85, 90 f., 173, 243–247, 280, 309, 317, 321–323

Corticosteroide 366

Cremes 12, 86 f., 104 f., 116 f., 129, 131, 142, 164, 273, 284–289, 368 ff., 439 f.

D

Darmspiegelung 301

Dauerblutung 60, 146, 167, 280

DCIS, ductales Carcinoma in situ 217

DDT, Dichlordiphenyltrichlorethan 94

Dehydroepiandrosteron → DHEA

Demenz 61 ff., 70, 109, 133–143, 236, 328

Denkvermögen 41

Depression 41, 60, 63, 76, 133, 141–143, 262, 312 f., 327, 354

DES 46, 92–94, 129, 210, 307

DHEA 77, 86, 91, 125 f., 142, 155, 168 f., 272 f., 289 ff., 320, 340, 392

DHEA-S 125 f., 169

Diabetes 39, 283, 317, 393

Diabetes, Typ 2 283, 407

Dickdarm 114, 236, 275

Diethylstilbestrol → DES

Dihydroequilenin 34

Dihydroequilin 35

DIM 224–228, 405, 409

Diosgenin 86, 359, 368 ff.

Dioscorea composita → Yamswurzel, mexikanische

D-Mannose 115

Dosierung, orale 85, 276–279, 416

Dranginkontinenz 119 f.
Dünnerwerden 40, 124, 313
DXA 301
Dyspareunie → Vaginismus

E

Eierstöcke, Ovarien 31, 53, 71–79, 96–99, 104, 109, 112 f., 125, 127, 135, 158 f., 199, 208, 229 f., 255, 275, 278, 291, 303, 311, 428
Eileiter 72, 75, 89, 275
Eileiterschwangerschaft 94
Einnahme, orale 255, 274, 278–280, 283, 341, 393, 415
Eisenmangelanämie 364
Emboli 39, 60 ff., 78, 129, 144, 192, 194, 233, 235, 244, 252, 281 f., 320
Empfängnisverhütungsmittel 50, 85, 92, 102, 144, 202
Endometrium 40, 72, 157, 199
Energieniveau 132
Entfernung der Gebärmutter 65, 68, 135
Enzyme, überaktive 296, 410
EQ → Östrogenquotient
Equilenin 34–38
equine Hormone → Pferdehormone
erektile Dysfunktion (ED) 309, 315, 364, 409
Escherichia coli (E. coli) 114 f.
Ethinylöstradiol 87, 92 f., 100–103, 113, 140, 195, 202, 207, 210, 238 f.

F

FDA 16, 47 f., 59, 65, 167, 177, 181, 245, 263, 344 ff., 353, 362 ff.
Fehlgeburt 84, 93 f.
Femur → Oberschenkelknochen
Fibroadenom 211
Fibroblasten 123, 433

Fischölkapseln 47
Follikel 71–76, 84 f.
Frauen mit Gebärmutter 65, 237
Frauen ohne Gebärmutter 135, 231, 349
Frauen, asiatische 211
Frühgeburt 94
FSH, follikelstimulierendes Hormon 73–79, 99, 439 f.

G

Gallenblase 240, 375
Gastrointestinaltrakt → Magen-Darm-Trakt
Gebärmutter 39, 71–78, 89, 135, 216, 219, 275, 289
Gebärmutterhals → Zervix
Gebärmutterkrebs 54–57, 87, 129, 143, 163, 195, 200, 208, 219, 266, 297, 313, 368, 370, 392 f.
Gebärmutterschleimhaut 38, 54–56, 72–77, 87, 96, 112, 143, 157, 199, 207
Gedächtnisverlust 109, 133 f., 138
Gefäßkrankheit 237 f., 245, 297
Gefäßspasmus 250 f.
Gehirn 54, 60, 77, 79, 89, 134, 140, 326 f.
Gehirnatrophie 136
Gelbkörper 74 f., 84, 98, 292
Gesamtcholesterin 309, 322
Gesamthormonspiegel 303 f.
Geschlechtsverkehr 31. 113, 124 f.
Gesunde-Frau-Effekt 241 f.
Gesundheit 63 f., 81, 106, 132, 163, 189, 240, 263, 278, 316, 318, 332, 343
Gewebe, epitheliales 114, 215, 225
Glaukom 364
Glukokortikoide 91
Glykolyse, anaerobe 289
Gonadotropine, hypophysäre 73, 75
Gutartig 312, 329

gynäkologische Untersuchung 301

H

Haarwuchs, am Körper und im Gesicht 60
Hämokkult-Test 301
Handgelenk 32, 149–153, 178, 272, 284
Harnleiter 331
Harnröhre 119–121
Harntrakt 109–121, 313
Harntröpfeln 32, 120, 330
Harnwegsinfekt 115–118
Häufigkeit des Wasserlassens 330
Haut 12, 51, 89, 104, 109, 121–124, 272 f., 274, 278, 284, 313, 435 ff.
Hautirritation 105, 167, 287
Hautpflaster 105, 129–131, 279, 286 ff., 303
HCG, humanes Choriongonadotropin 74 f.
HDL-Cholesterin 243–249, 309, 317, 321 f.
Healy, Dr. 97
HERS-Studie 120, 240, 243
Herzinfarkt 39, 41, 65, 196, 233–235, 246, 250 f., 281, 423
Herzinsuffizienz 318–320
Herzkrankheiten 70, 90, 110, 135, 140, 233 ff., 280, 299, 307 f., 317, 321
Herzschutz 234, 243, 246
Hitzewallungen 26, 31, 38, 40, 55, 58, 64, 67, 109, 111 f., 128, 141, 156, 216 f., 254, 294, 313
Hoden 73, 81, 83, 136, 278, 309–311, 413
Holly Han 66 Jahre
Holtorf, Dr. 214 ff., 245, 345
Holzklasse-Syndrom 282
Hormon, gebundenes 303, 402
Hormone pflanzlichen Ursprungs 385
Hormone, natürliche → bioidentische Hormonersatztherapie

Hormonersatztherapie, bioidentische (BHT) 9, 12, 29, 40, 112, 146, 197, 245, 252, 254, 259 ff., 307 ff., 333 ff., 343 ff.
Hormonersatztherapie, konventionelle (HET) 12, 15 f., 24, 39, 60–63, 68, 139, 146, 245 ff., 252 ff., 262 ff.,
Hormonrezeptoren → Rezeptoren
Hormonsekretion, ovarielle 21, 264, 278, 291, 303
Hormonspiegel 39, 46, 51 f., 57, 109 f., 264, 267, 274–278, 298 ff., 305
HPV, humanes Papillomavirus 222, 225
Hüfte 32, 150, 162, 169, 178, 272, 317
Hüftfraktur 62–65, 149–151, 153, 173, 178, 183, 187, 193, 236, 325
Humanöstrogen 34 f., 50, 59, 68, 86, 92, 104, 195, 200, 205, 217, 243 f., 396
Hyaluronsäure 122 f., 435 ff.
Hyperplasie, endometriale 54, 56 f., 95, 113, 200, 211, 298, 370, 484
Hyperproliferation, endometriale 246
Hypertonie → Bluthochdruck
Hypertrophie 329 f.
Hypogonadismus 314, 328, 330
Hypophyse 71–76, 88
Hysterektomie → Entfernung der Gebärmutter

I

IHS, Internationale Gesellschaft für Hormonforschung 132, 342, 394 ff.
Immunsystem 70, 211, 298, 418
Impotenz 314
individuell hergestellte Medikamente 19 f., 50, 103, 273, 333 ff., 353 ff.
Indol-3-Carbinol (I3C) → DIM
Inkontinenz → Harntröpfeln
instabil 119, 174

Insulinempfindlichkeit, verminderte
→ Insulinresistenz
Insulinresistenz 283 f., 317, 407
Ischämie, myokardiale 250–253
isomolekular 100

J

Jungbrunnen 26, 61, 81, 260

K

Kalzium 149, 194
Kalziumkarbonat 172 f.
kanzerogen → Krebs erregend
kardiovaskuläre Erkrankung 131, 257, 324, 423
kardiovaskuläre Gesundheit 132, 170, 242
kardiovaskuläres Risiko 137, 233–237, 243, 255
Kastration, chemische 328
Keratinozyten 123
Knochen 54, 70, 89, 132, 149–194, 309, 323 ff., 403, 415
Knochenabbau 152 f., 170, 182–184, 193
Knochendichtemessung 175
Knochenfrakturen, osteoporotische 150, 176, 173, 178, 182, 184, 189
Knochenmineraldichte 78, 160–165, 169, 178, 183, 188, 193, 272, 323, 325, 392
Knochenstärke 153, 155, 160–173, 188, 310
Kobalt 295 f.
Kobaltchlorid 296
Kohl → Kreuzblütler
Kohlrabi → Kreuzblütler
Kollagen 122, 171, 435 ff.
Kolorektalkrebs 301
Koloskopie → Darmspiegelung
konventionelle HET
→ Hormonersatztherapie

Konzentration 41, 202, 313
Kopfschmerzen 39, 60, 120, 146, 280, 295
Koronararterien, Verkalkungen der 250–257
Koronare Herzkrankheit (KHK) 237–240, 243, 246, 251, 254, 280
Kortikalis 151
Kortison 57, 86, 90, 170, 294, 393, 404
Kreatinphosphokinase 179
Krebs erregend 107, 195 f., 203, 205, 208, 210, 214, 261, 264, 274, 289, 405
Krebs 17–21, 39, 60, 66, 195–232, 261, 276, 412–419,
Kreuzblütler 219 f., 224–228, 405
Kupfer 57, 181, 194

L

Lactobacillus acidophilus 114
L-Carnitin 47
LDL-Cholesterin 243–246, 280 f., 317, 322
Lebensqualität 63 f.
Leber 12, 51, 85, 128, 273–278, 282, 296
Leberpassage, erste 51, 276 f., 282, 303
Leberpassage, zweite 51
Lebertran 145
Lee, Dr. John R. 53, 78, 169
Lemon, Dr. 208, 213
LH, Anfluten von 79
Libido 41, 57, 109, 124, 130, 290, 309–314, 326
Libidostörung, hypoaktive 129, 131
Lipoprotein (a) 243
Lunge 60, 63, 144, 180, 192, 284, 420, 224
Lungenembolie 65, 180, 282
Lungenödem 192
Lupus erythematodes (SLE) 170, 391 f.
Lutealphase 74, 77, 79, 159–161, 294

Lutschtabletten 104, 274, 304, 335

M

Magen-Darm-Trakt 12, 51, 114, 189, 406
Magnesium 11, 155, 166, 181, 194, 427 f.
Mammogramm 26, 213, 301
Marker, hämostatische 252
Marker-Degradation 86 f., 105, 396
Medien 255, 347, 351, 353, 357, 363, 420
Medroxyprogesteron 12, 23, 55, 79, 87, 93, 100, 140, 157, 195, 215, 250
Medroxyprogesteronacetat 55 f., 215
Melatonin 70, 342, 399, 408
Menaquinon 181, 194
Menopause 26, 31 f., 41, 53, 71–79, 125, 130, 135, 145, 210
Menopause, operativ herbeigeführte 112, 127, 130, 233, 265, 289
Menstruation 54, 60, 71–79, 142, 203, 293, 298, 313, 334
Menstruationszyklus 71–79, 154, 157, 160, 246, 249, 293
Metabolite, prokanzerogene 195, 218, 221–228, 300, 302, 306, 362, 400, 413
Metastasierung → Proliferation
Methylfolat 47
Methyltestosteron 128–133, 291, 308, 316
Mikrodosen 296
Mikronisation 97
MISSION-Studie 197–199
Molybdän 181, 194
Mucopolysaccharide 123
Multiple Sklerose 104, 345, 352, 391
Muskelmasse 40, 129, 132 f., 309 f., 325–328
Mutter Natur 163, 168, 177, 203, 217, 261–264
Myokardinfarkt 65

N

Nachtschweiße 31, 40, 109, 111 f., 141
Naturmedizin 48, 263, 297
Nebennieren 10, 76, 79, 125, 127, 158, 169, 278, 289, 310, 404, 413
Neoplasie, zervikale intraepitheliale 225
Nervenzellen 134
Nervosität 60, 327
Neuronen 134
Neurotoxine 134
Neurotransmission 134
Nobelpreis 81
Norethindron 96, 103, 271
Norethindronacetat 102 f., 186, 270
Norgestimat 96, 259
Norgestrel 96, 246, 259, 327
Normgrenze, obere 268–272, 300, 321 f.

O

Oberschenkelknochen 151, 185, 187
Off-label-Verschreibung 128, 381
Onkogene 200
Osteoklasten 152–155, 169, 182, 183, 187 f.
Osteomalazie 173, 180
Osteonekrose des Kiefers 190–192
Osteopenie 149, 171, 184, 194
Osteoporose 149–194
Östradiol 34–37, 46, 76, 88, 91, 104, 200, 208–212, 217, 252 f., 261, 264–268, 279, 281, 297, 365
Östradiol, oral eigenommenes 50, 126, 211, 255, 265, 267–269, 272, 279, 280, 304, 361, 365
Östradiol, transdermal angewendetes 279
Östradiolcreme, 100 Prozent 105
Östradioltablette 267, 279, 364

Östriol 33, 35–37, 46–52, 73, 91, 93, 99, 111–123, 144 f., 195, 200–223, 252, 261, 273, 286, 297, 303, 351 f., 362, 382, 391–395, 402, 404, 439 f.

Östriolsalbe 352

Östrogen 31, 33–36, 47, 49–58, 73–78, 81–87, 92–97, 109–114, 122–124, 137 f., 144, 153–156, 195–203, 206–216, 221–224, 230, 233–257, 264–273, 281–292, 295–299, 304, 368, 420–424

Östrogen, topisch angewandtes 112, 115, 126, 130, 132, 142, 144 f., 198, 215, 272, 277, 280–284

Östrogen, transdermal angewandtes 283 f.

Östrogenausschüttung, übermäßige 36, 268, 299

Östrogendominanz 54, 77 f.

Östrogene, ovarielle 38, 76, 126, 137, 202, 256

Östrogene, veresterte (EE) 128

Östrogenersatztherapie (ERT) 230, 238 f., 266, 283

Östrogenmetabolit 34, 39, 49, 195 f., 212, 218, 221 f., 228, 345, 392, 401, 404 f.

östrogenpositiver Brustkrebs 24

Östrogenquotient 208–214, 218, 299

Östrogenquotient, aus dem Urin ermittelter 209 f., 213, 429

Östrogenrezeptor, positiver 24, 200 f.

Östrogenstoffwechsel 91, 223, 272, 296, 429 ff.

Östron 33, 35–39, 46, 49, 52, 73, 76 f., 91, 93, 99, 195, 204–224, 255, 261, 268–272, 279 f., 297–300, 303, 305

Ott, Dr. Susan 188, 189, 192

Ovulation 72, 74–77, 79, 125, 158, 160, 167, 297

Oxidation 244, 280 f.

P

Patent 42 f., 86, 100 f., 104, 286

PEPI-Studie 162, 167 f., 246, 248–250, 370

perkutan 284

Pferdehormone 28, 36, 40, 48, 71, 84, 120

Pferdeöstrogene, konjugierte 32–39, 45 f., 56, 61, 65, 84–89, 98–101, 106 f., 154, 175, 195, 229, 231, 239

Pferdeurin 11, 23–43, 82, 85, 106, 305, 396

Pflanzenstoffe, sekundäre 224, 227

pflanzliche Präparate 43, 99, 105–107, 358–361

Phlebitis → Venenentzündung

physiologische Dosis 21, 46, 51, 111, 131, 133, 167, 175, 255 f., 278, 294, 312, 361

Phytoöstrogene 15, 99–102, 358 f.

Pille → Empfängnisverhütungsmittel

Placebo 83, 111, 157, 239, 242, 262

Plaquebildung 244 f., 250–252, 280 f.

Plaques, arteriosklerotische 250, 280

PMS → prämenstruelles Syndrom

Pok-choi → Kreuzblütler

Postmenopause 31

prämenstruelles Syndrom 78, 142

Prasteron 170, 345

Prednison 170

Premarin®/Presomen® 11, 33, 39, 63, 101, 106, 162, 229, 248, 266

Prempro®/Premella®/Climopax® 15, 23, 55 f., 61–67, 135 f., 261, 346

Progesteron 53–57, 73–79, 84–87, 91, 93, 98, 102, 141–143, 154, 157–160, 163–168, 203, 214–216, 248–257, 285, 295

Progesteron, mikronisiertes 104, 167, 198, 246, 362

Progesteroninjektionen 365

Progestine 86, 92 f., 95–97, 101 f., 157, 161–163, 195, 214–216, 245, 255, 307, 369

Progynon 83 f.

Proliferation 414, 434, 95, 200, 221, 432

Prostaglandine 153

Prostata 222, 309, 312, 315, 328–332, 407

Prostatahypertrophie, gutartige 330

Prostatakrebs 136, 223, 312 f., 328–331, 405, 407, 410, 413, 416

prostataspezifisches Antigen (PSA) 320 f., 416 f.

Provera®/Prodafem® 12, 15, 17–19, 23 f., 56, 60, 87, 93, 101, 143, 157, 162, 167, 195, 248, 250, 252 f., 255

Pseudohormon 55, 57, 60, 94, 131, 250, 254–257, 260, 262, 268, 350, 354

Pubertät 30, 53, 124, 324

Pyridoxamin 47

Pyrophosphat 183

R

Radikale, freie 134

Raloxifen 193, 216

Rektumkrebs 301

Resorptionsermüdung, dermale 284 f.

Rezeptoren 38, 54, 88 f., 123, 193, 200 f., 208, 216, 219, 292, 304, 421

Rosenkohl → Kreuzblütler

S

Scheidenschleimhaut 40, 113, 273

Scheidentrockenheit 31, 40, 109, 112, 124, 313

Schichten, endotheliale 244

Schilddrüse 278, 401, 428, 430, 432 f.

Schilddrüsenhormon 9 f., 82, 99, 342, 399, 431 f.

Schlaf 41, 64, 119, 142 f., 408

Schlaganfall 41, 64–67, 192, 196, 233–236, 399

Schlaganfälle, hämorrhagische 235

Schlaganfälle, ischämische 235, 250

Schleimhaut 12, 39 f., 75 f., 124, 189–190, 272, 278

Schwangerschaft 38, 54, 57, 60, 72 f., 75, 83, 94, 144, 159, 203–206

Schwangerschaftsurin, menschlicher 83, 107

Selbstuntersuchung der Brust 14, 301

selektive Serotoninrezeptor-Modulatoren (SERM) 181, 193 f., 216–219

selektive Serotonin-Wiederaufnahmehemmer (SSRI) 58, 262

Selen 181, 194

Senfkohl → Kreuzblütler

Senilität 41, 67, 196, 254, 307, 354

Serum 34, 265, 303

sexualhormonbindendes Globulin (SHBG) 125–127, 208, 304

sexuelle/erektile Funktion 309 f., 314 f., 364, 409

sexuelles Verlangen 41, 109, 124 f., 127, 310, 314

Silizium 181, 194

Soja 99–105, 358, 369, 405, 409

Somers, Suzanne 7, 9, 16, 29, 259, 265, 479

Speicheltest 301 f., 305, 356, 403

Speiseröhrengeschwüre 189 f.

spongiös 151, 153, 187

Steroide 30, 85, 290, 308, 312, 316, 318, 393, 402, 404, 409, 413

Steroide, anabole 290, 308, 312, 316–318

Steroide, konjugierte 305, 402

Steroidhormone 31, 51, 53, 83, 85–87, 90, 92, 103, 105, 125, 129, 154, 169, 171, 204, 255, 273, 276, 305, 412

Steroidtherapie 191
Stimme, Veränderung der 81, 132, 170, 295, 310, 324, 376, 424
Stimmung 41, 70, 132, 326 f.
Stimmungsschwankungen 31, 60, 76, 109, 141, 146, 312
Stirnlappen 136
Störung, endotheliale 244
Stressinkontinenz 119 f.
Strontium-90 176
Strontium 174–181, 193 f.
Strontiumchlorid 174
Strontiumkarbonat 174 f., 179
Strontiumlaktat 175, 179
Strontiumranelat 177–181
Strontiumsulfat 174
sublingual 104, 169, 274
Suppositorium → Zäpfchen
Symptom unterdrückende Maßnahmen 256, 262, 332
systematischer Lupus erythematodes (SLE) 170, 391 f.

T

Tahoma-Klinik und Meridian-Valley-Laboratorien 45, 49, 52, 163, 267, 270, 273, 284, 408–410, 428, 479
Taille-Hüfte-Verhältnis 317
Tamoxifen 193, 216
Testosteron 32, 51 f., 57, 70, 78 f., 91, 109, 124–135, 168–170, 290 f., 295, 307–311, 314–331
Testosteron, endogenes 318–321, 328,
Testosteron, freies 126 f.
Testosteronersatz 128–133, 290, 308–332
Testosteronpflaster 130 f., 315, 325
Thrombenbildung 244, 252, 281, 309, 320
Thrombozytenaktivierung 244

Thrombus 39, 60–65, 78, 129, 144, 180, 192, 194, 252, 281–283
Tocopherole, gemischte 145
transdermal 12, 51, 272, 273, 284–287, 290, 341, 394
transmukös 12, 272–274, 290, 341, 395, 397
transvaginal 273, 285 f.
Triade 333 f., 359, 377
Tri-Est 51, 104, 111, 115, 208, 249, 271, 273, 288, 293, 295, 297, 392
Triglyceride, erhöhte 243, 280, 317, 321
Triple-Östrogen → Tri-Est
Trochanter 187
Tropfen 274

U

Urin einer trächtigen Stute 27, 34, 37, 84, 106

V

Vaginismus 124
variable Dosierung 294
Venenentzündung 145
Venenthrombose 65, 245, 282
venöse Thromboembolie (VTE) 144, 180, 235, 240, 249, 252, 282 f.
Verdauungsenzyme 275
Verwirrung 33, 233
Viagra® 314, 332, 408
Vitamin B_6 47
Vitamin C 164, 166
Vitamin D 153–155, 173 f., 181, 194
Vitamin K_2 181, 194
Vitamine, antioxidative 245
Vorhofflimmern 192
VTE → Thromboembolie

W

Wärmegefühl 109

Wassereinlagerungen 36, 39, 59, 60, 78, 146

Wechseljahre der Frau → Menopause

Wechseljahre des Mannes → Andropause

Weißkohl → Kreuzblütler

WHIMS-Studie 134–139

WHI-Studie 16, 19, 24–27, 61–70, 120, 197, 233–249, 266

WHO 16, 107, 197, 210

Wirbelfrakturen 151, 178, 183 f., 193

Witwenbuckel 149–151

Wohlbefinden 61, 124, 132–137, 326

Y

Yamswurzel, mexikanische 81–87, 100–105, 368

Z

Zäpfchen 273

zerebrale Erweiterung 134

Zervix 72, 89, 222, 225, 307, 392

Zink 57, 181, 194, 407, 410

zugelassene Rezepturen, durch die FDA 17–19, 25, 28, 37, 47, 49, 66, 699 f., 105, 128–132, 163, 181 f., 193, 197 f., 213, 216, 255, 262, 268–277, 291, 314, 345, 352, 357, 362, 364

Zulassungsbehörde, amerikanische → FDA

Zystitis → Blaseninfekt

Über die Autoren

Dr. Jonathan V. Wright

Dr. Jonathan Wright ist ärztlicher Direktor der Tahoma-Klinik in Renton (Washington), die er 1973 gründete und die sich auf die Behandlung mit naturheilkundlichen Methoden spezialisiert hat. 1982 begann er als Erster mit der Entwicklung und Anwendung der bioidentischen Hormontherapie und setzt sich seitdem für ihre Verbreitung ein. Tausende Ärzte hat er bereits unterrichtet. Er ist Autor von elf Büchern zum Themenkreis Gesundheit und Ernährung.

Dr. Lane Lenard

Dr. Lane Lenard hält einen Doktortitel in Psychopharmakologie und ist seit mehr als 20 Jahren als medizinischer Autor und Herausgeber verschiedenster Newsletter zu Gesundheitsthemen tätig. Vor seiner Tätigkeit als Schriftsteller war er viele Jahre in der Forschungsabteilung eines großen Pharmakonzerns beschäftigt.

Dr. med. Michael Platt:
Die Hormonrevolution
Spektakuläre Behandlungserfolge mit bioidentischen Hormonen
Leseprobe unter: www.vakverlag.de

Hormone spielen eine wichtige Rolle: Gerät dieses Gleichgewicht aus den Fugen, entwickeln sich Krankheiten – auch solche, die nichts mit unseren Hormonen zu tun haben scheinen. Oft aber werden falsche Diagnosen gestellt und nur Symptome behandelt, obwohl die Ursachen sich sehr gut mit bioidentischen Hormonen therapieren lassen. Der Patientenratgeber enthält praktische Informationen, Fallbeispiele und Therapieempfehlungen und ist auch für Ärzte geeignet, die sich in die das Thema einarbeiten möchten.
240 Seiten, Paperback (15 x 21,5 cm)
ISBN 978-3-86731-045-1

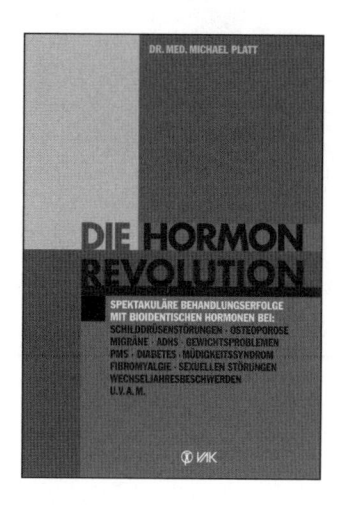

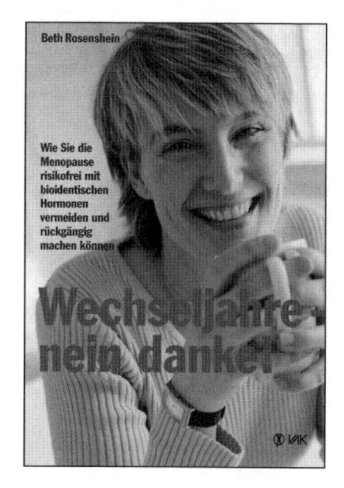

Beth Rosenshein:
Wechseljahre – nein danke!
Wie Sie die Menopause risikofrei mit bioidentischen Hormonen vermeiden und rückgängig machen können
Leseprobe unter: www.vakverlag.de

Bislang galt sie als unvermeidbar – die Menopause! Um den Hormonmangel auszugleichen, verschreiben viele Ärzte künstliche Hormonersatz-Therapien. Dabei werden Hormone als „natürlich" angepriesen, obwohl sie keineswegs gesünder sind! Denn all diese Präparate ähneln nur den körpereigenen Hormonen, sind aber nicht mit ihnen identisch. Nebenwirkungsfrei und am effektivsten sind nur bioidentische Hormone. Wie Sie die Wechseljahre risikolos durch Anwendung von bioidentischen Hormonen umgehen können, erfahren Sie hier.
160 Seiten, 31 Abbildungen, Paperback (16 x 22,5 cm)
ISBN 978-3-86731-032-1

Donna Eden mit David Feinstein:
Energiemedizin für Frauen
Leseprobe unter: www.vakverlag.de

Energiemedizin für Frauen ist ein unentbehrlicher Ratgeber, der ganz auf die gesundheitlichen Fragen speziell von Frauen eingeht – und noch mehr: Das Buch bietet sanfte Lösungen für eine Reihe typisch weiblicher Beschwerden – wirkungsvoll, aber ganz ohne Nebenwirkungen: Vom prämenstruellen Syndrom (PMS) über Schwangerschaft bis zu den Wechseljahren, von Stoffwechselstörungen bis hin zu Depressionen: Hier finden Sie nicht nur alternative Therapieansätze, sondern auch zahlreiche Übungen zu den einzelnen Beschwerden. Ein Buch, das jede Frau besitzen sollte!

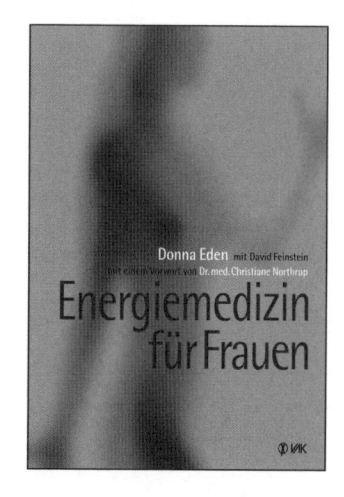

368 Seiten, 106 Fotos, Paperback (19 x 23,5 cm)
ISBN 978-3-86731-037-6

Abonnieren Sie unseren Newsletter (gratis) unter: www.vakverlag.de

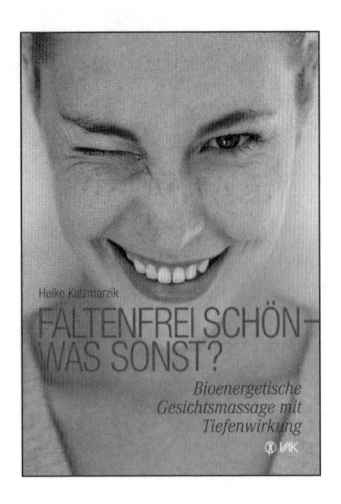

Heike Katzmarzik:
Faltenfrei schön – was sonst?
Bioenergetische Gesichtsmassage mit Tiefenwirkung

Leseprobe unter: www.vakverlag.de

Faltenfreie bis ins hohe Alter? Nichts leichter als das, so suggerieren es zumindest die Kosmetikindustrie und die Medien. Doch Schönheit ist mehr als nur Faltenfreiheit! Diese leicht erlernbare und unmittelbar wirksame bioenergetische Gesichtsmassage sorgt nicht nur für ein entspanntes Gesicht und straffe Haut, sondern auch für Lebendigkeit, Frische und körperliches Wohlbefinden sowie – als angenehmer „Nebeneffekt" – für ein strahlendes Äußeres. Die Massage wirkt speziell gegen Stress, Kopfschmerzen, Übermüdung und Erschöpfung. Gleichzeitig sorgt das natürliche Facelifting für ein gesundes Aussehen.

112 Seiten, zahlreiche Abbildungen, Paperback (16 x 22,5 cm)
ISBN 978-3-86731-011-6

Eric Franklin:
Denk dich jung!
Gesund und schön mit der Franklin-Methode®

Leseprobe unter: www.vakverlag.de

Wahre Schönheit kommt bekanntlich von innen. Wie Sie Ihre Vorstellungskraft auch für Bauch, Beine und Po einsetzen können, zeigt Eric Franklin in seinem neuesten Buch: zur Lockerung und Entspannung der Muskeln, für gesunde Organe, bewegliche Gelenke, straffes Bindegewebe und glatte, frische Haut! Bekannt ist die Franklin-Methode® aus Sport und Tanz. Inzwischen erfreut sie sich aber auch für Gesundheit, Beauty und Wellness zunehmender Beliebtheit: als sanfte Methode, die auf natürlichem Weg zu einem attraktiven Äußeren führt. Mit 10-Tage-Beauty-Programm gegen Falten, für einen straffen Bauch und strahlendere Augen!

192 Seiten, 69 Abbildungen, Paperback (16 x 22,5 cm)
ISBN 978-3-935767-67-5

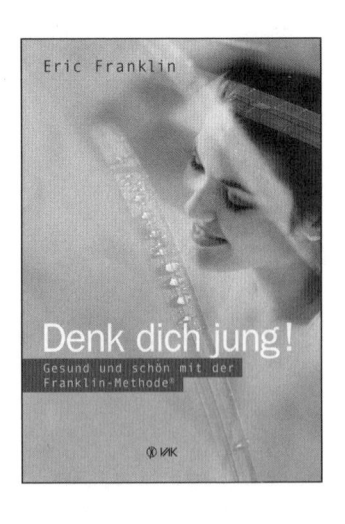

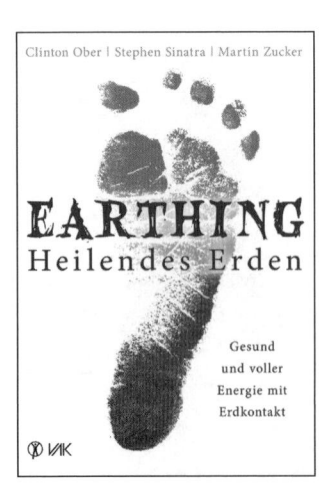

Clinton Ober, Stephen Sinatra, Martin Zucker:
Earthing – Heilendes Erden
Gesund und voller Energie mit Erdkontakt

Leseprobe unter: www.vakverlag.de

Clinton Ober zeigt Ihnen hier, wie Sie die elektromagnetische Qualität der Erdoberfläche für Ihre Gesundheit nutzen können. Als „Erden" bezeichnet er es, wenn wir auf der Erde sitzen oder barfuß stehen oder laufen. Wenn das nicht geht, können wir uns auch erden, indem wir auf einer speziellen leitfähigen Unterlage sitzen oder schlafen, die an die Erdleitung einer Steckdose angeschlossen ist. Fehlt uns der direkte Erdkontakt, wird unser Körper anfällig für Fehlfunktionen oder Erkrankungen und wir altern schneller.
Erden – so genial einfach wie Wassertrinken!

288 Seiten, 30 Abb., Paperback (16 x 22,5 cm)
ISBN 978-3-86731-091-8

Bestellen Sie unsere kostenlosen Kataloge unter: www.vakverlag.de